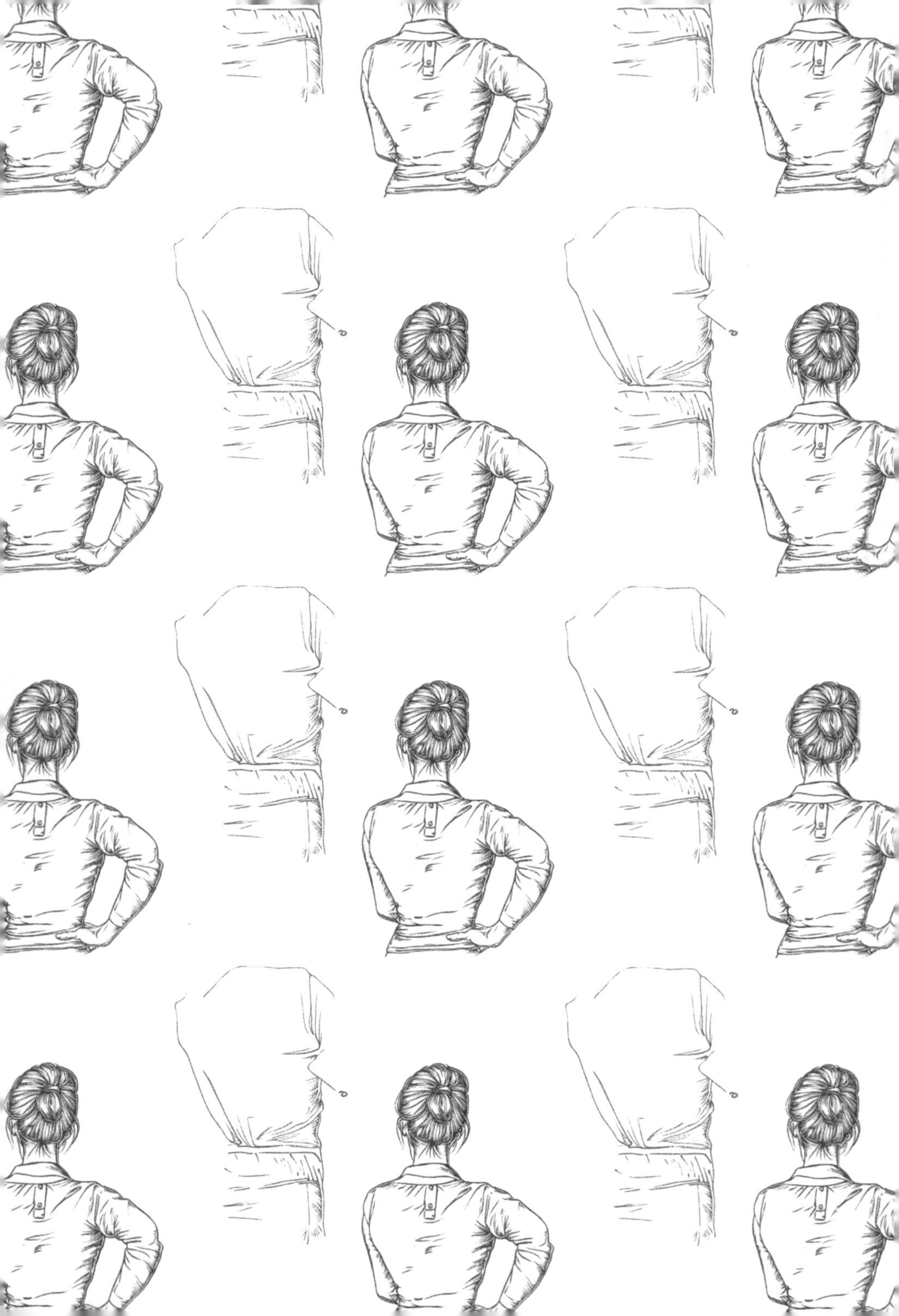

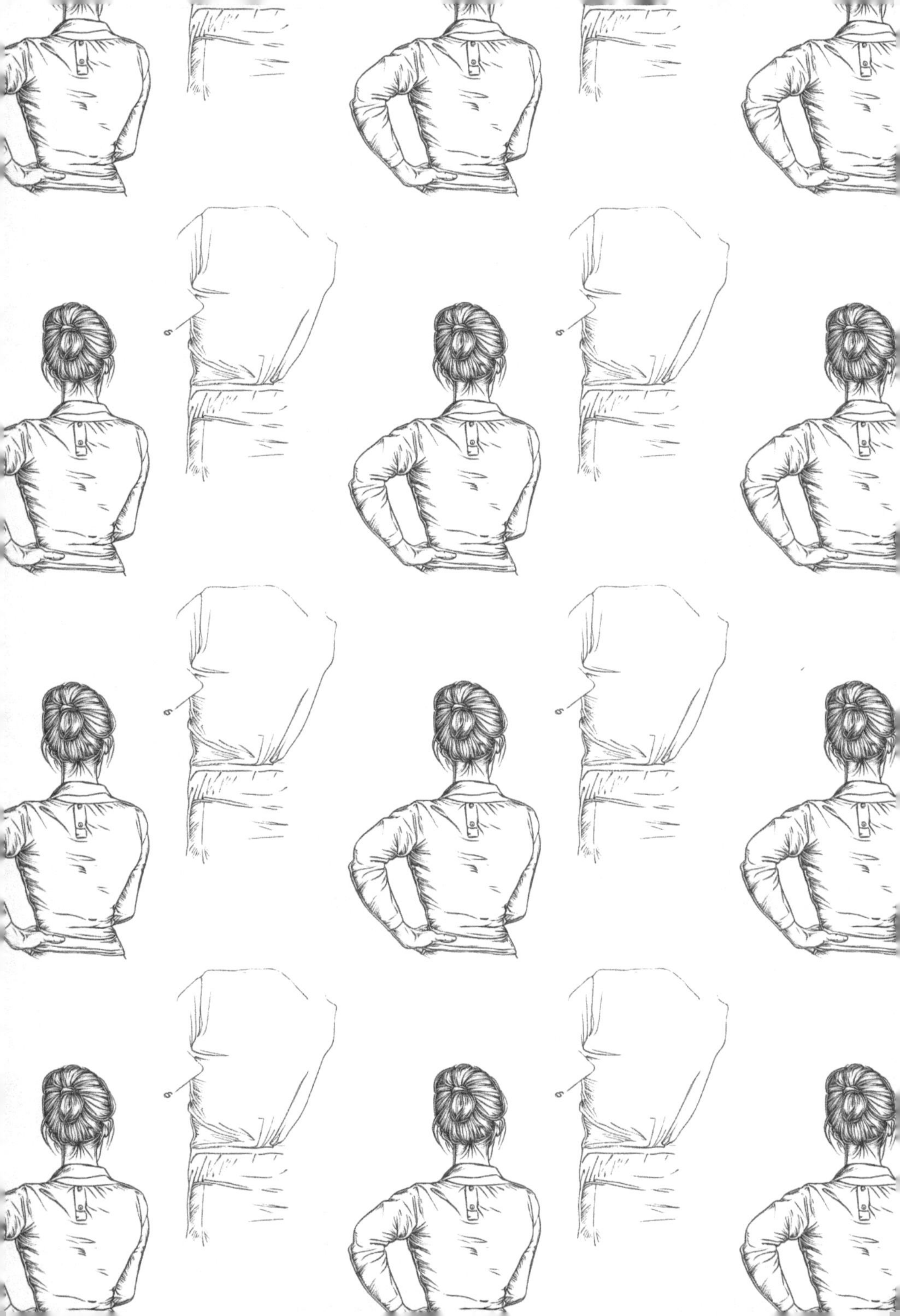

Impressão legal

Saage Media GmbH
c/o SpinLab – The HHL Accelerator
Spinnereistraße 7
04179 Leipzig, Germany
E-Mail: contact@SaageMedia.com
Web: www.SaageMedia.com
Commercial Register: Local Court Leipzig, HRB 42755 (Handelsregister: Amtsgericht Leipzig, HRB 42755)
Managing Director: Rico Saage (Geschäftsführer)
VAT ID Number: DE369527893 (USt-IdNr.)

Editora: Saage Media GmbH
Publicação: 02.2025
Design da capa: Saage Media GmbH
ISBN Capa mole (pt): 978-3-384-52232-0
ISBN Ebook (pt): 978-3-384-52233-7

Legal / Avisos

Os links externos e referências às fontes listados neste livro foram verificados no momento da publicação. O autor não tem influência sobre os designs e conteúdos atuais e futuros das páginas vinculadas. O fornecedor do site vinculado é o único responsável por conteúdos ilegais, incorretos ou incompletos, bem como por danos decorrentes do uso ou não uso das informações, não quem se refere à respectiva publicação através de links. Todas as fontes externas utilizadas estão listadas na bibliografia. Apesar do cuidadoso controle de conteúdo, não assumimos responsabilidade pelo conteúdo de fontes externas. Os operadores das fontes citadas são os únicos responsáveis pelo seu conteúdo. Imagens e fontes de terceiros são marcadas como tal. A reprodução, processamento, distribuição e qualquer tipo de exploração fora dos limites dos direitos autorais requerem o consentimento por escrito do respectivo autor ou criador.
Este livro foi traduzido do alemão. Desvios do original ou erros de tradução não podem ser completamente descartados. Todas as fontes citadas no livro estão disponíveis em inglês. Não nos responsabilizamos por quaisquer imprecisões ou mal-entendidos de conteúdo que possam surgir através da tradução.
Os dados nos diagramas que não estão explicitamente marcados com uma fonte não são baseados em estudos, mas são suposições não vinculativas para melhor visualização.
Este livro foi criado usando Inteligência Artificial (IA) e outras ferramentas. Entre outras coisas, foram utilizadas ferramentas para pesquisa, escrita/edição e geração de ilustrações decorativas. Apesar do controle, os erros não podem ser completamente descartados. Gostaríamos de enfatizar que o uso de IA serve como uma ferramenta de suporte para proporcionar aos nossos leitores uma experiência de leitura de alta qualidade e inspiradora.

As referências e citações contidas neste livro foram cuidadosamente pesquisadas e reproduzidas em seu sentido. A interpretação e apresentação do conteúdo citado reflete a visão do autor e não necessariamente corresponde à intenção ou opinião dos autores originais. Em citações contextuais, as principais declarações das fontes originais foram incorporadas ao contexto desta obra de acordo com o melhor conhecimento e consciência, mas podem diferir das formulações e nuances de significado originais devido à transferência e simplificação. Todas as fontes utilizadas estão listadas completamente na bibliografia e podem ser consultadas no original. A responsabilidade pela interpretação e incorporação contextual do conteúdo citado é do autor deste livro. Para questões científicas e informações detalhadas, recomenda-se consultar as fontes originais. O autor se esforçou para apresentar assuntos científicos complexos de forma compreensível. Simplificações e generalizações não podem ser excluídas. Nenhuma garantia pode ser dada quanto à precisão técnica e completude das apresentações simplificadas. A reprodução contextual de citações e descobertas científicas é feita conscienciosamente em conformidade com o direito de citação de acordo com § 51 da Lei de Direitos Autorais e todas as disposições relevantes de direitos autorais de outros países. Na simplificação, transferência e possível tradução de conteúdo científico para uma linguagem geralmente compreensível, nuances de significado e detalhes técnicos podem ser perdidos. O autor não reivindica direitos sobre as obras citadas e respeita todos os direitos autorais dos autores originais. Se for identificado um uso não autorizado, o autor solicita notificação para tomar as medidas apropriadas. Para fins acadêmicos e uso como referência científica, recomenda-se expressamente recorrer às fontes originais. A apresentação simplificada serve exclusivamente para informação científica popular.

As informações contidas neste livro sobre dores nas costas, exercícios e terapias foram cuidadosamente pesquisadas, mas não podem substituir uma consulta médica profissional, diagnóstico ou tratamento. Antes de iniciar um programa de exercícios ou terapia, você deve consultar seu médico, fisioterapeuta ou outro profissional de saúde qualificado. Em caso de dores nas costas agudas ou crônicas, sintomas neurológicos ou após lesões, é imprescindível uma avaliação médica. Os exercícios e abordagens terapêuticas apresentados podem levar a lesões ou agravamento das queixas se executados incorretamente ou em presença de certas condições pré-existentes. As técnicas e exercícios descritos foram elaborados no momento da impressão com o melhor conhecimento e consciência, com base em evidências científicas atuais. Novas descobertas podem levar a recomendações alteradas. Todas as instruções de exercícios, sugestões de terapia e outros conteúdos deste livro estão protegidos por direitos autorais. A utilização em outras publicações ou mídias requer autorização expressa por escrito. Os materiais, dispositivos terapêuticos e medicamentos mencionados podem ser marcas registradas de seus respectivos proprietários. Informações detalhadas sobre estudos científicos e literatura especializada podem ser encontradas no apêndice do livro.

Bendis Saage

Dores nas Costas: Guia Completo para Alívio e Prevenção

Técnicas eficazes de tratamento, exercícios práticos e estratégias para uma coluna saudável no dia a dia

101 Fontes
41 Diagramas
24 Imagens
7 Ilustrações

Queridos leitores,

agradecemos de coração por terem escolhido este livro. Com a vossa escolha, não só nos deram a vossa confiança, mas também parte do vosso precioso tempo. Agradecemos muito.

Dor nas costas afeta cerca de 80% de todas as pessoas pelo menos uma vez na vida - muitas vezes com impactos significativos no cotidiano e na qualidade de vida. Este livro especializado oferece uma visão fundamentada sobre as complexas inter-relações das dores lombares e apresenta caminhos cientificamente embasados para alívio e prevenção. Desde a origem até fatores psicossomáticos e programas de exercícios direcionados, todos os aspectos relevantes são abordados. Com treinos testados na prática, abordagens terapêuticas e estratégias aplicáveis ao dia a dia, o livro possibilita um manejo autônomo dos problemas nas costas. Os métodos apresentados vão desde o tratamento agudo até a estabilização a longo prazo da coluna vertebral. A combinação de conhecimento médico e orientações práticas de exercícios torna este livro um valioso companheiro para todos que desejam ativamente cuidar de sua saúde nas costas. Assuma agora mesmo a sua saúde nas costas - com conhecimentos fundamentados e exercícios comprovados para um cotidiano sem dor.

Este guia fornece informações compreensíveis e práticas sobre um tópico complexo. Graças a ferramentas digitais desenvolvidas internamente que também utilizam redes neurais, pudemos realizar pesquisas extensivas. O conteúdo foi estruturado de forma ideal e desenvolvido até a versão final para fornecer uma visão geral bem fundamentada e facilmente acessível. O resultado: você obtém uma visão abrangente e se beneficia de explicações claras e exemplos ilustrativos. O design visual também foi otimizado por meio deste método avançado para que você possa captar e usar as informações rapidamente.

Nos esforçamos pela máxima precisão, mas agradecemos qualquer indicação de possíveis erros. Visite nosso site para encontrar as últimas correções e adições a este livro. Estas também serão incorporadas em edições futuras.

Esperamos que goste de ler e descubra coisas novas! Se tiver sugestões, críticas ou perguntas, aguardamos seu feedback. Somente através da troca ativa com vocês, leitores, as futuras edições e obras poderão se tornar ainda melhores. Mantenha-se curioso!

Bendis Saage

Saage Media GmbH - Equipe

- www.SaageBooks.com/pt
- support@saagemedia.com
- Spinnereistraße 7 - c/o SpinLab – The HHL Accelerator, 04179 Leipzig, Germany

Acesso rápido ao conhecimento

Para garantir uma experiência de leitura ideal, gostaríamos de familiarizá-lo com as principais características deste livro:

- **Estrutura Modular:** Cada capítulo é independente e pode ser lido separadamente dos outros.
- **Pesquisa Aprofundada:** Todos os capítulos são baseados em pesquisa minuciosa e são apoiados por referências científicas. Os dados mostrados nos diagramas servem para melhor visualização e são baseados em suposições, não nos dados fornecidos nas fontes. Uma lista abrangente de fontes e créditos de imagem pode ser encontrada no apêndice.
- **Terminologia Clara:** Termos técnicos sublinhados são explicados no glossário.
- **Resumos dos Capítulos:** No final de cada capítulo, você encontrará resumos concisos que fornecem uma visão geral dos pontos principais.
- **Recomendações Concretas:** Cada subcapítulo conclui com uma lista de conselhos específicos para ajudá-lo a colocar em prática o que aprendeu.

Materiais bônus adicionais em nosso site

Em nosso site, planejamos disponibilizar os seguintes materiais exclusivos:

- Conteúdo bônus e capítulos adicionais
- Um resumo geral compacto
- Uma versão em radionovela. (Em planejamento)

O site está atualmente em construção.

www.SaageBooks.com/pt/dores_nas_costas-bonus-KFG4B6

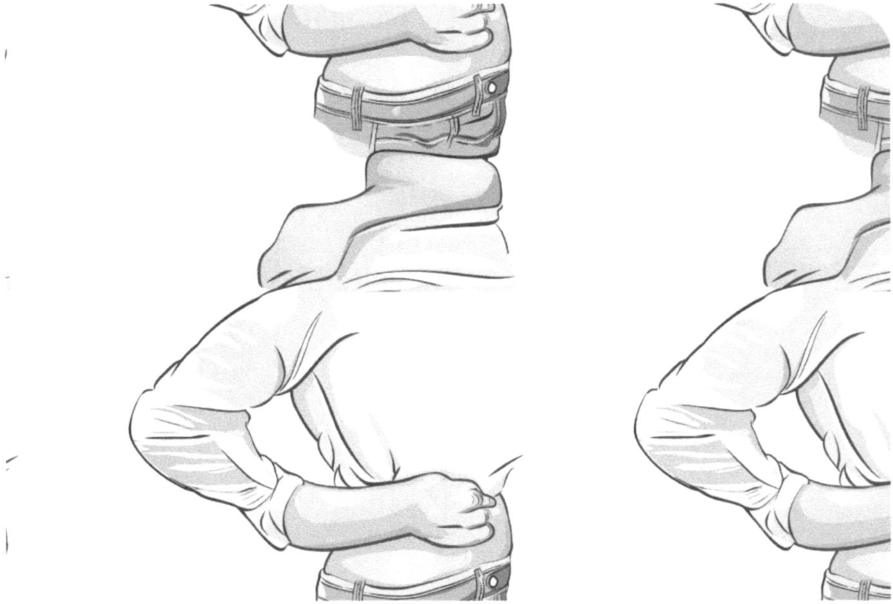

Índice

1. Causas e Desenvolvimento

Por que nossas costas nos incomodam exatamente quando mais precisamos delas? A arquitetura complexa de nossa coluna vertebral a torna ao mesmo tempo robusta e suscetível a distúrbios. Desde a postura diária até o estado emocional, diversos fatores influenciam nossas costas. O estilo de vida moderno apresenta desafios especiais para nosso aparelho locomotor. Neste capítulo, deciframos os mecanismos ocultos que podem levar à dor nas costas.

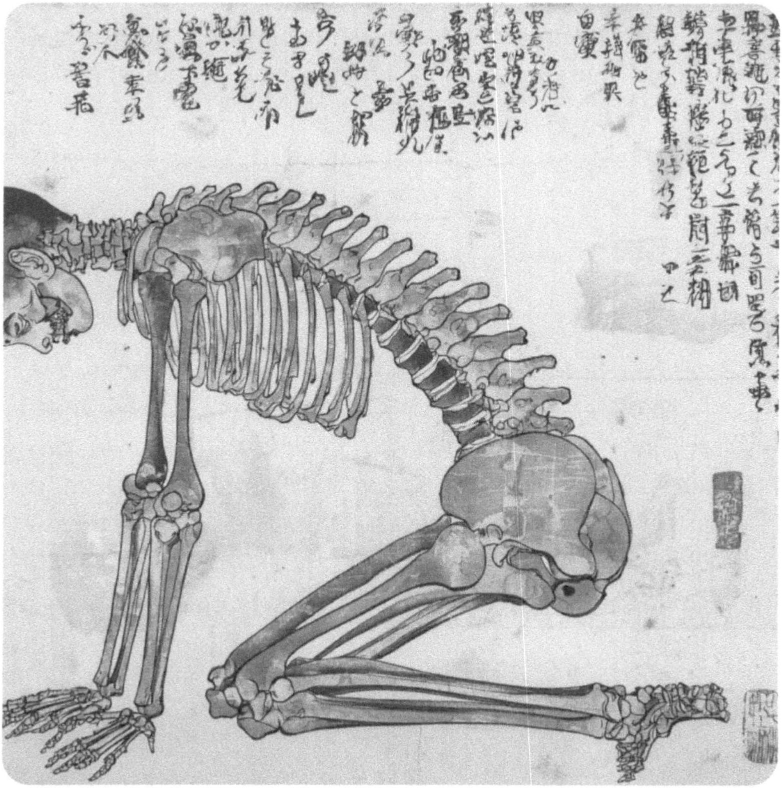

1. 1 Tensões Físicas

As cargas físicas desempenham um papel decisivo na origem das dores nas costas. Posturas inadequadas do dia a dia, falta de movimento e sobrecarga devido ao levantamento de pesos pesados afetam a saúde da coluna vertebral e aumentam o risco de desconfortos. Essas cargas impactam tanto os músculos, ligamentos e discos intervertebrais quanto a estática corporal como um todo, podendo levar a alterações estruturais a longo prazo. Atividades profissionais e nosso estilo de vida influenciam significativamente as cargas às quais nossas costas estão expostas. As consequências variam de leves tensões a dores crônicas e limitações de movimento, que podem reduzir consideravelmente a qualidade de vida. Compreenda as causas e previna efetivamente as dores nas costas – continue lendo!

Posturas inadequadas, falta de movimento e sobrecarga prejudicam a coluna vertebral e levam a dores nas costas. Cargas unilaterais, levantamento incorreto e longos períodos sentados aumentam o risco. Movimento ativo, técnicas de levantamento corretas e locais de trabalho ergonômicos previnem desconfortos.

Posturas Incorretas no Dia a Dia

Posturas incorretas no dia a dia contribuem significativamente para o surgimento de dores nas costas. O longo período sentado, frequentemente em uma posição curvada diante da tela, encurta os músculos na parte frontal do corpo, enquanto a musculatura das costas se enfraquece [s1]. Esse desequilíbrio muscular contínuo leva a uma alteração na estática da coluna vertebral e pode causar dor. Também em pé, posturas incorretas geram problemas: uma hiperlordose (lordose), uma cifose (cifose) ou uma coluna reta podem distribuir a carga sobre a coluna de maneira desfavorável e provocar desconforto na região lombar [s2]. A escoliose, uma curvatura lateral da coluna vertebral, também pode levar a dores nas costas [s2]. A longo prazo, essas posturas incorretas podem até resultar em alterações estruturais e lesões na coluna lombar [s2]. Vários fatores influenciam nossa postura, incluindo características anatômicas, processos de envelhecimento, doenças, atividades profissionais e até mesmo nosso estado emocional [s2]. No ambiente de trabalho, posturas corporais inadequadas podem agravar queixas existentes ou causar novas [s3]. Por exemplo, se mesas e cadeiras não forem ajustadas às medidas corporais individuais, isso pode levar a posturas incorretas e, consequentemente, a queixas musculoesqueléticas [s3]. Mesas ajustáveis em altura oferecem a possibilidade de alternar entre sentar e ficar em pé, reduzindo assim a carga sobre as costas [s3]. Não apenas a postura corporal em si, mas também a maneira como nos movemos é crucial. Movimentos rígidos e lentos e posturas de proteção intensificam a dor e restringem ainda mais a mobilidade [s1]. O medo de se mover e pensamentos negativos sobre a própria postura podem agravar ainda mais esse ciclo vicioso [s1].

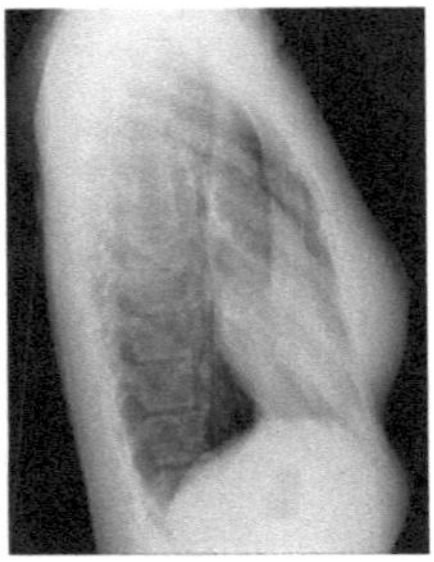

Cifose [i1]

Bom saber

Desequilíbrio Muscular

Um desequilíbrio na força muscular, onde certos músculos são excessivamente fortes ou fracos em comparação com seus antagonistas. Isso pode levar a posturas incorretas, dor e limitações de movimento, especialmente nas costas.

Postura de Proteção

Uma postura corporal adotada para evitar ou aliviar a dor. No entanto, a longo prazo, pode levar a mais problemas, pois enfraquece a musculatura e transfere a carga para outras áreas do corpo.

Queixas Musculoesqueléticas

Queixas que afetam músculos, ossos, articulações, tendões, ligamentos e nervos. Podem causar dor, rigidez, inchaço e limitações de movimento.

Erros Posturais Comuns

Distribuição de causas de dor nas costas relacionadas à postura.

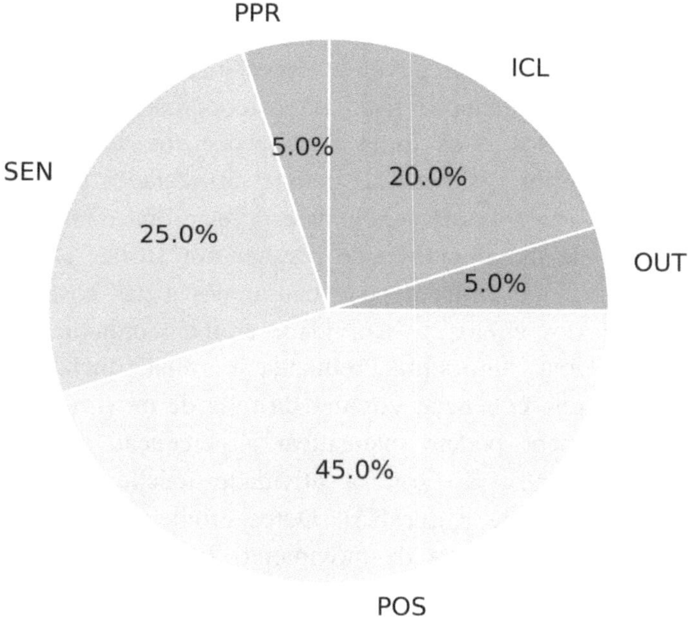

ICL: Levantamento Incorreto

OUT: Outros fatores

POS: Postura Sentada Prolongada

PPR: Postura em Pé Incorreta

SEN: Sentando-se Incorretamente/Curvado

O maior fator que contribui para a dor nas costas é ficar sentado por muito tempo, destacando a importância de pausas regulares e espaços de trabalho ergonômicos. Embora a postura curvada e as técnicas incorretas de levantamento também contribuam significativamente, elas são menos prevalentes do que o impacto de ficar sentado por muito tempo. Abordar essas três áreas principais pode reduzir significativamente a ocorrência de dor nas costas.

Falta de movimento e consequências

Inatividade afeta negativamente o corpo e favorece diversos problemas de saúde, incluindo dores nas costas. A inatividade física leva a uma deterioração da circulação sanguínea, reduzindo o fornecimento de nutrientes e oxigênio para os músculos e as discos intervertebrais [s4]. Isso pode resultar em um enfraquecimento da musculatura das costas e uma diminuição da elasticidade dos discos intervertebrais, tornando a coluna vertebral mais suscetível a lesões e dores. Um estilo de vida inativo também aumenta o risco de osteoporose, uma condição que enfraquece os ossos e os torna mais propensos a fraturas [s4]. Em particular, os corpos vertebrais da coluna são afetados pela osteoporose, o que pode levar a fraturas vertebrais e dores crônicas nas costas. Além disso, a falta de movimento pode resultar em artrite, uma inflamação das articulações que também pode causar dores nas costas [s4]. Além dos efeitos físicos diretos, a inatividade também prejudica o bem-estar psicológico. Uma autoestima reduzida e uma qualidade de vida diminuída são consequências comuns da falta de movimento [s4]. Esses fatores psicológicos podem intensificar a percepção da dor e reduzir ainda mais a motivação para a atividade física, criando um ciclo vicioso de inatividade e dor [s5]. Dores crônicas, que surgem ou se intensificam devido à falta de movimento, restringem a mobilidade e reduzem a participação em atividades sociais e profissionais [s6]. Isso leva à isolamento social e pode favorecer depressões [s6] [s7]. Atividades sedentárias, como trabalhar horas a fio no computador, aumentam o risco de depressão e deterioram a densidade óssea, o que, por sua vez, eleva o risco de osteoporose [s7]. A duração da permanência sentada correlaciona-se diretamente com um aumento do risco de mortalidade e a probabilidade de desenvolver diversas doenças [s7]. Quanto mais tempo se passa sentado, mais graves são as consequências negativas para a saúde. Enquanto no passado o repouso era recomendado como terapia para dores nas costas, estudos recentes demonstram os efeitos positivos do movimento e da atividade física na redução da dor [s8]. A atividade física regular melhora a função física e reduz a percepção da dor, especialmente em casos de dor crônica [s5].

A integração do movimento no tratamento da dor crônica é recomendada em diretrizes nacionais e internacionais [s5]. Um programa de exercícios deve ser adaptado às necessidades individuais e ao nível de dor. Comece com atividades leves, como caminhadas, e aumente gradualmente a intensidade e a duração. Sessões curtas e regulares de atividade são mais eficazes do que treinos intensos e raros. Integre o movimento no seu dia a dia, utilizando escadas em vez de elevadores ou percorrendo pequenas distâncias a pé ou de bicicleta. Se durante o exercício ocorrerem tensões musculares ou dores, geralmente elas diminuem após algumas semanas [s8]. É importante consultar um médico ou fisioterapeuta em caso de dores persistentes ou intensas.

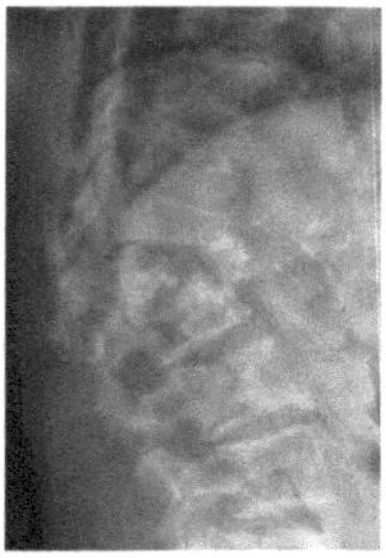

Osteoporose [i2]

Bom saber

Depressões

A falta de movimento prolongada e as dores crônicas podem aumentar o risco de depressões. As depressões, por sua vez, podem intensificar a percepção da dor e reduzir a motivação para a atividade física.

Discos Intervertebrais

Os discos intervertebrais atuam como amortecedores entre as vértebras e permitem a mobilidade da coluna. Na inatividade, o fornecimento de nutrientes aos discos é prejudicado, o que pode levar à perda de elasticidade e maior suscetibilidade a lesões.

Inatividade

A falta de atividade física pode levar ao enfraquecimento da musculatura das costas, à diminuição do fornecimento de nutrientes aos discos intervertebrais e a um aumento do risco de dores nas costas. Também contribui para outros problemas de saúde, como osteoporose e artrite, que também podem causar ou agravar dores nas costas.

Tensões Musculares

Tensões musculares na região das costas podem surgir devido a posturas inadequadas, sobrecarga ou falta de movimento. Elas se manifestam por dor, rigidez e mobilidade reduzida.

Correlação entre Inatividade e Dor nas Costas

O aumento da inatividade está correlacionado com maior gravidade da dor nas costas.

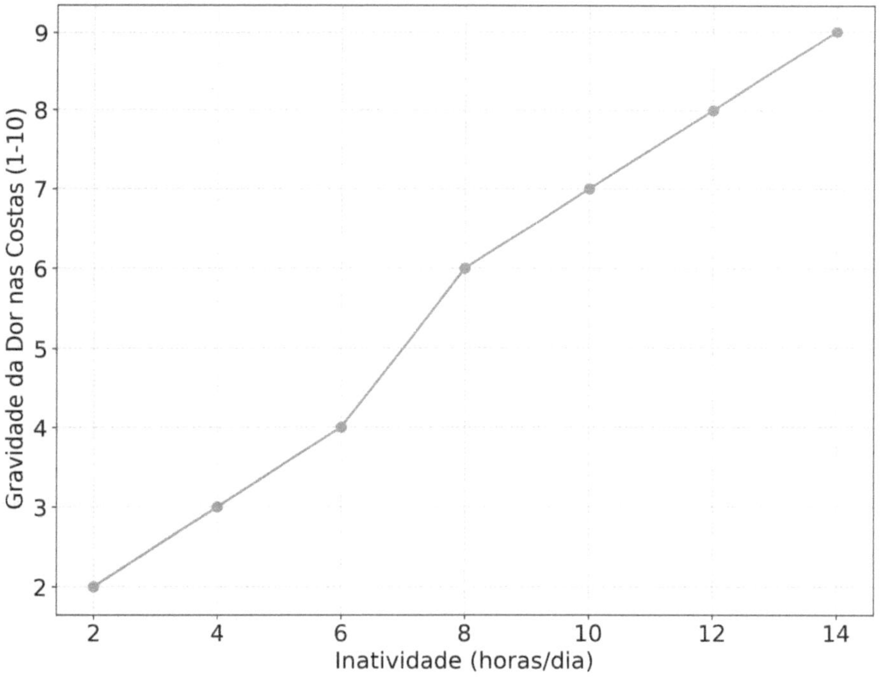

O gráfico demonstra uma correlação positiva entre horas de inatividade por dia e a gravidade relatada da dor nas costas. Indivíduos com maiores níveis de inatividade tendem a sentir dores nas costas mais graves. Isso sugere que o aumento da atividade física pode ajudar a aliviar os sintomas de dor nas costas.

Sobrecarga por Levantamento de Peso

O levantamento excessivo de cargas pesadas é uma das causas mais comuns de problemas nas costas. A carga na coluna vertebral ao levantar, especialmente na região lombar, pode sobrecarregar os discos intervertebrais, ligamentos e músculos, levando a danos [s9]. Levantar repetidamente objetos pesados, como no trabalho, aumenta o risco de doenças musculoesqueléticas como hérnias de disco, distensões musculares e desgaste articular [s9]. O nível de risco aumenta com o peso da carga, a frequência do levantamento e a postura corporal durante o processo. Cargas unilaterais, como carregar objetos pesados em um ombro, intensificam a assimetria e o risco de dor. Para prevenir problemas nas costas, deve-se prestar atenção a uma técnica de levantamento correta ao levantar cargas pesadas: dobre os joelhos e mantenha as costas retas para distribuir a carga nos músculos das pernas. Carregue as cargas o mais próximo possível do corpo e evite movimentos bruscos. Ferramentas como cintos de levantamento ou carrinhos de transporte podem reduzir a carga. O treinamento regular dos músculos das costas e do abdômen fortalece o tronco e protege a coluna vertebral contra sobrecarga. Se já houver dores nas costas, deve-se buscar orientação médica antes de levantar cargas pesadas.

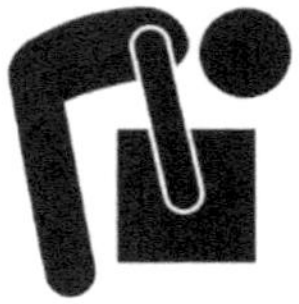

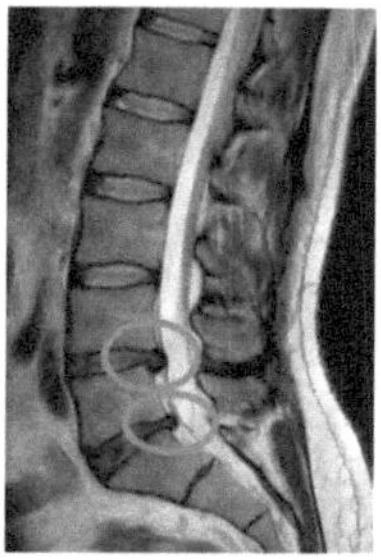

hérnia de disco [i3]

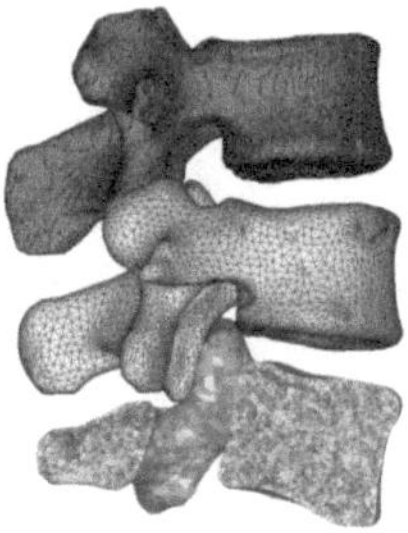

vértebra lombar [i4]

Bom saber

Desgaste Articular

A sobrecarga crônica das articulações vertebrais pode levar ao desgaste da cartilagem e à artrose. Isso causa dor, rigidez e mobilidade reduzida.

Doenças Musculoesqueléticas

As doenças musculoesqueléticas afetam músculos, ossos, articulações, tendões, ligamentos e nervos. Elas podem surgir devido a sobrecarga, lesões ou posturas inadequadas, causando dor, limitações de movimento e perda de função.

Região Lombar

A região lombar é especialmente suscetível a lesões devido ao levantamento de peso, pois suporta grande parte do peso e deve ser flexível ao mesmo tempo.

Técnica de Levantamento

Uma técnica de levantamento correta distribui a carga uniformemente entre as pernas e o tronco, minimiza o risco de lesões e protege a coluna vertebral.

Tensão Estimada na Coluna Lombar Durante Atividades Comuns de Levantamento

Comparação das Cargas Espinhais em Diferentes Cenários de Levantamento

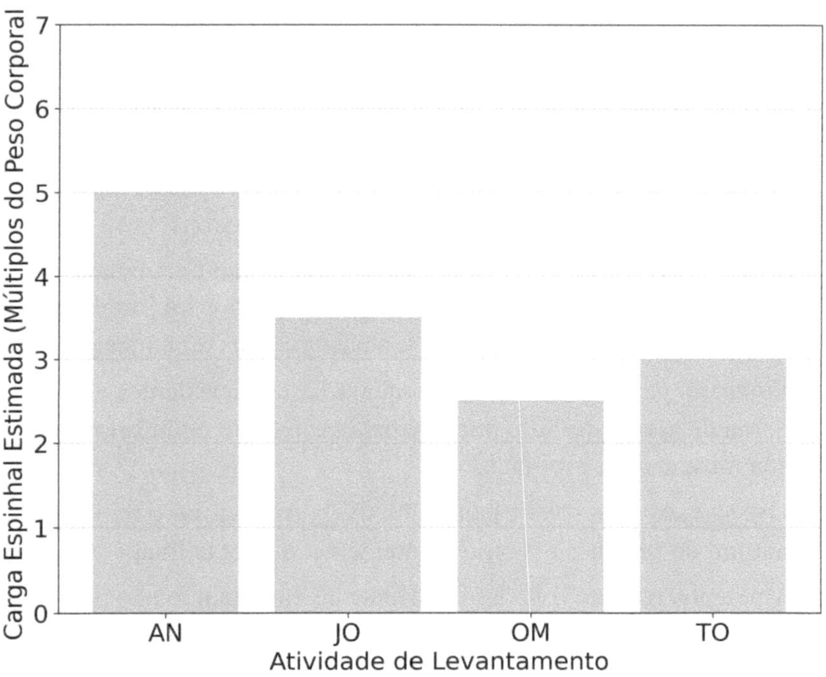

AN: Levantamento do Chão (10kg)

JO: Levantamento na Altura do Joelho (10kg)

OM: Levantamento na Altura do Ombro (10kg)

TO: Levantamento na Altura da Cintura (10kg)

Este gráfico demonstra visualmente como diferentes posturas e pesos de levantamento impactam significativamente a tensão na coluna lombar. Levantar do chão, especialmente com pesos mais pesados, aumenta drasticamente a carga. Manter a coluna neutra e a carga próxima ao corpo parece ser crucial para minimizar a tensão. Essas descobertas ressaltam a importância de técnicas adequadas de levantamento na prevenção de lesões nas costas.

Conselhos concretos

- Altere regularmente sua posição ao sentar e levante-se pelo menos uma vez por hora para ativar sua musculatura.
- Aproveite a pausa para o almoço para uma breve caminhada ao ar livre, a fim de aliviar tensões e recarregar as energias.
- Incorpore sequências curtas de movimento, como alongamentos ou agachamentos, em sua rotina de trabalho, por exemplo, enquanto espera pela impressora.
- Ao carregar bolsas ou mochilas, preste atenção à distribuição uniforme do peso para evitar sobrecargas unilaterais.
- Experimente diferentes opções de assento, como uma bola de ginástica ou um travesseiro em forma de cunha, para fortalecer sua musculatura do tronco e tornar sua postura mais dinâmica.
- Fique em pé sobre uma perna enquanto escova os dentes e troque a perna de apoio após um minuto, para treinar seu equilíbrio e ativar sua musculatura profunda.
- Use sapatos com solas planas e flexíveis para apoiar o movimento natural de seus pés e, consequentemente, de sua coluna vertebral.
- Mantenha o olhar voltado para frente ao caminhar, e não para o chão, para promover uma postura ereta e prevenir tensões no pescoço.
- Respire conscientemente, enchendo o abdômen de ar e soltando-o, para fornecer oxigênio à sua musculatura e aliviar tensões.
- Deite-se à noite por alguns minutos de costas com as pernas flexionadas, para aliviar e relaxar sua coluna vertebral.

1. 2 Fatores Psicológicos

Fatores psicológicos desempenham um papel decisivo na origem e na manutenção da dor nas costas. Estresse, emoções negativas e padrões de pensamento desfavoráveis podem intensificar a percepção da dor e contribuir para a cronicidade. A reação individual ao estresse e o ambiente pessoal também influenciam significativamente a evolução da dor. Por exemplo, a catastrofização ou a falta de apoio social podem agravar os sintomas. Este capítulo explora as complexas interações entre a psique e a dor nas costas, mostrando como as cargas emocionais, os processos cognitivos e os fatores sociais influenciam a gestão da dor. Compreenda as influências psicológicas para lidar melhor com suas dores nas costas.

A reação individual ao estresse, especialmente a tendência a catastrofizar, desempenha um papel fundamental na origem e na manutenção da dor nas costas.

Tensões Relacionadas ao Estresse

O estresse leva a tensões musculares que podem causar ou agravar dores nas costas. O estresse persistente pode resultar em contrações musculares baixas, mas duradouras, que prejudicam a circulação sanguínea (Isquemia) e a oxigenação (hipóxia) dos tecidos, causando assim dor [s10]. Essa relação é particularmente evidente na musculatura da parte inferior das costas. Pacientes com dor crônica nas costas tendem a ter contrações excessivas desses músculos, o que influencia sua percepção da dor [s10]. A resposta individual ao estresse desempenha um papel importante. A tendência a catastrofizar – ou seja, a tendência de avaliar e dramatizar excessivamente a dor – pode aumentar a tensão muscular na musculatura paravertebral (musculatura paravertebral), especialmente quando emoções negativas são vivenciadas [s10]. Um exemplo disso seria um paciente que teme perder o emprego devido à dor nas costas, colocando em risco sua base de sustento. Essas preocupações e ansiedades podem intensificar a tensão muscular e, consequentemente, a dor. Além disso, a catastrofização da dor e a tensão muscular em repouso interagem: pacientes com alta manifestação de ambos os fatores relatam as dores mais intensas [s10]. A reatividade cardiovascular ao estresse também é relevante. Uma baixa reatividade da pressão arterial à carga emocional pode reduzir o efeito analgésico da pressão arterial, aumentando assim a intensidade da dor em pacientes com comportamento de catastrofização acentuado [s10]. O estresse não afeta apenas a dor nas costas, mas também outros tipos de dor. Por exemplo, pode desencadear ou agravar dores fantasma [s11]. Estudos mostram que estresse e carga emocional podem provocar episódios de dores fantasma, com contrações musculares involuntárias no membro amputado associadas a medo, tensão e estresse [s11]. Cargas emocionais e exaustão são frequentemente citadas por muitos amputados como gatilhos para dores fantasma [s11]. Portanto, intervenções terapêuticas que visam regular as reações ao estresse também podem ser úteis no tratamento de dores fantasma [s11]. As interações entre estresse, emoções e dor são complexas e variam de indivíduo para indivíduo. É importante reconhecer os próprios gatilhos de estresse e padrões de reação para desenvolver estratégias direcionadas de enfrentamento do estresse e, assim, reduzir a dor.

Bom saber

Catastrofização
A tendência de avaliar a dor de forma excessivamente negativa, dramatizá-la e superestimar as possíveis consequências. A catastrofização pode agravar a dor nas costas ao aumentar a tensão muscular e intensificar emoções negativas.

Dores Fantasma
Dores sentidas em um membro amputado, embora este não esteja mais presente. O estresse e a carga emocional podem desencadear ou agravar dores fantasma, ressaltando a importância do enfrentamento do estresse na terapia da dor.

Musculatura Paravertebral
A musculatura que corre ao longo da coluna vertebral e é responsável pela estabilização e movimento das costas. O estresse e emoções negativas podem aumentar a tensão na musculatura paravertebral, causando ou agravando dores nas costas.

Reatividade Cardiovascular
A reação do sistema cardiovascular ao estresse, medida por alterações na pressão arterial e na frequência cardíaca. Uma baixa reatividade cardiovascular pode reduzir o efeito analgésico da pressão arterial, aumentando assim a dor nas costas.

Stress e Tensão

Frequência de fatores de stress psicológico

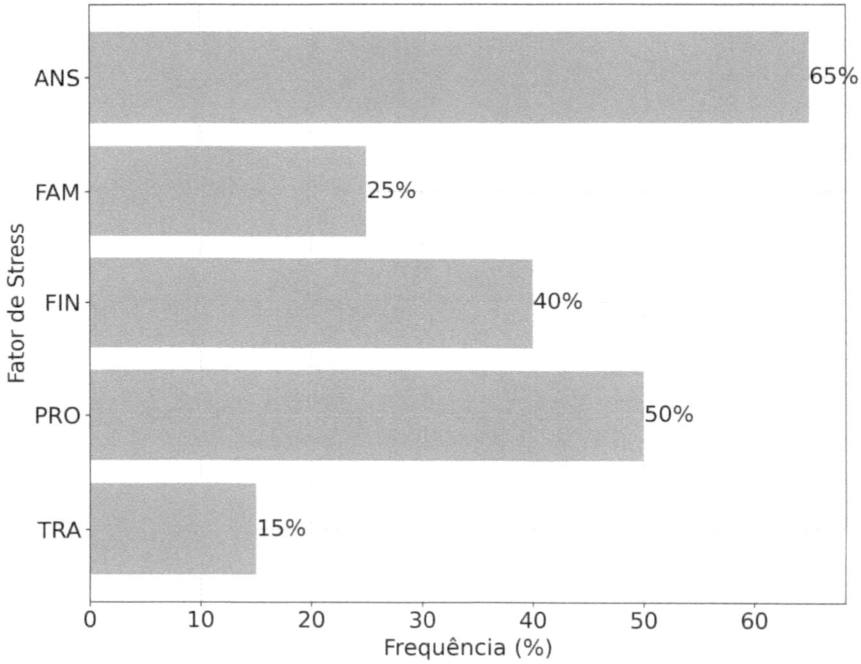

ANS: Ansiedades Sociais

FAM: Problemas Familiares

FIN: Preocupações Financeiras

PRO: Problemas de Sono

TRA: Stress no Trabalho

O gráfico de barras visualiza a frequência relativa de diferentes fatores de stress psicológico que podem levar à tensão, especialmente na região das costas. O stress no local de trabalho é o fator dominante, seguido por problemas familiares e preocupações financeiras. Distúrbios do sono e ansiedades sociais desempenham um papel comparativamente menor, mas ainda relevante.

Padrões de Carga Emocional

Padrões de carga emocional influenciam a origem e o curso da dor nas costas. Sentimentos negativos como medo, raiva ou tristeza podem intensificar a percepção da dor e contribuir para uma cronificação [s12] [s13]. Especialmente a alimentação emocional como estratégia de enfrentamento em situações de sentimentos negativos pode não apenas levar ao ganho de peso, mas também afetar negativamente a saúde mental e, indiretamente, a dor nas costas [s14]. O estresse psicológico, como o que ocorre em casos de burnout, se manifesta em exaustão, cinismo e redução da capacidade de desempenho [s15]. Esses sintomas podem dificultar ainda mais o enfrentamento da dor e intensificar a dor nas costas existente. Interações sociais negativas no ambiente de trabalho ou na vida pessoal também têm um efeito semelhante, esgotando as reservas de energia necessárias para lidar com a dor [s15]. Por outro lado, contatos sociais positivos e apoio podem fortalecer a resiliência, ou seja, a capacidade de lidar com as dificuldades, facilitando assim o enfrentamento da dor [s12]. Por exemplo, quem percebe que o estresse profissional intensifica a dor nas costas pode buscar o apoio de colegas ou aprender estratégias de enfrentamento do estresse, como exercícios de atenção plena. Além disso, uma mudança na alimentação, afastando-se da alimentação emocional em direção a uma dieta consciente e equilibrada, pode ter efeitos positivos na saúde mental e física [s14]. Experiências negativas precoces, como traumas na infância ou cuidados maternos inadequados, podem influenciar os padrões de reação cognitivo-emocionais e a capacidade de lidar com o estresse a longo prazo, aumentando assim a suscetibilidade à dor nas costas [s13] [s16]. A percepção de controle sobre a própria situação (Locus of Control) e a confiança nas próprias habilidades (autoeficácia) também desempenham um papel no enfrentamento da dor [s17]. Um forte sentimento de autoeficácia pode levar os afetados a tomar medidas ativas para aliviar sua dor, enquanto uma baixa autoestima pode dificultar a implementação de comportamentos que aliviam a dor [s17]. Uma terapia pode ajudar a mudar padrões de pensamento negativos e fortalecer a autoeficácia.

Bom saber

Autoeficácia

A crença de que se pode realizar ações com sucesso e alcançar objetivos. Uma alta autoeficácia pode motivar os afetados a participar ativamente do enfrentamento da dor.

Cronificação

Transição de dores agudas para uma síndrome de dor crônica, frequentemente associada a fatores psicológicos como medo ou depressão.

Exercícios de Atenção Plena

Exercícios para a percepção consciente do momento presente, que podem ajudar a reduzir o estresse e melhorar a percepção corporal, o que pode ter um efeito positivo sobre a dor nas costas.

Padrões de Reação Cognitivo-Emocionais

Pensamentos e sentimentos que surgem como resposta a determinadas situações ou estímulos. Padrões de reação negativos podem intensificar a percepção da dor e dificultar o enfrentamento da dor nas costas.

Carga Emocional e Intensidade da Dor

Correlação entre estresse, carga emocional e intensidade da dor.

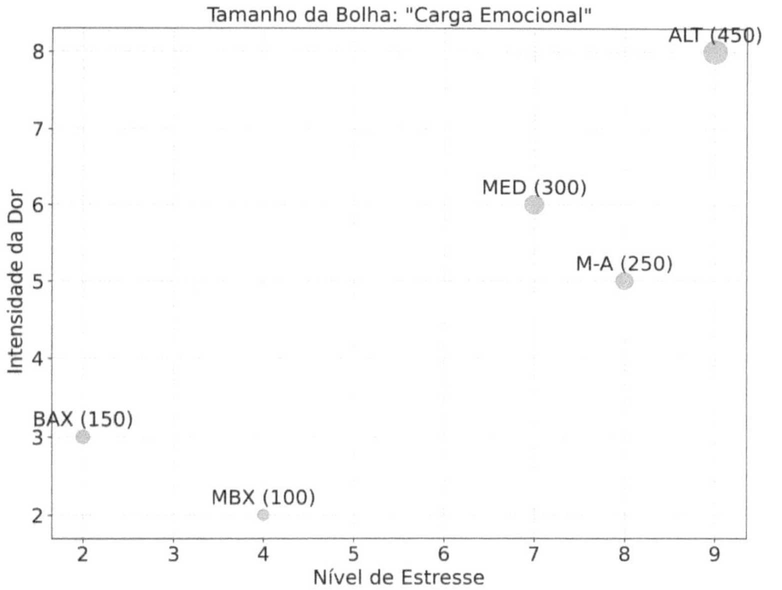

Blasengröße: Carga Emocional

ALT: Alto Estresse e Carga

M-A: Estresse e Carga Médio-Altos

MED: Estresse e Carga Médios

BAX: Baixo Estresse e Carga

MBX: Estresse e Carga Muito Baixos

O gráfico indica uma correlação positiva entre carga emocional e intensidade da dor. Altos níveis de estresse, juntamente com alta carga emocional, tendem a corresponder a níveis mais altos de dor relatados. Por outro lado, indivíduos que experimentam níveis mais baixos de estresse e carga emocional geralmente relatam menor intensidade de dor. Isso sugere que gerenciar o bem-estar emocional e os níveis de estresse pode desempenhar um papel significativo no tratamento da dor.

Psicossomática Conexões

As conexões psicossomáticas descrevem a interação entre processos psicológicos e queixas físicas. No contexto da dor nas costas, isso significa que fatores emocionais e cognitivos não apenas influenciam a percepção da dor, mas também podem contribuir para o surgimento e a manutenção das queixas [s18] [s19]. O medo, um desencadeador comum de dores de cabeça, pode intensificar a dor e reduzir a qualidade de vida [s19]. De maneira semelhante, isso se aplica à dor nas costas: emoções negativas como raiva ou tristeza podem intensificar a percepção da dor e, assim, levar à cronicidade das queixas [s18]. Isso também se aplica à percepção de controle sobre a própria situação e à confiança nas próprias habilidades. Uma baixa autoestima pode dificultar a implementação de comportamentos que aliviam a dor, enquanto um forte sentido de autoeficácia motiva os afetados a tomar medidas ativas para aliviar a dor [s19]. Por exemplo, quem sofre de dor nas costas e ao mesmo tempo está convencido de que não pode influenciar a dor pode buscar soluções de forma menos ativa, favorecendo assim a cronicidade da dor. A capacidade de perceber e expressar emoções pode aliviar os efeitos da dor [s18]. Pacientes que conseguem nomear e comunicar suas emoções claramente podem ter melhores chances de receber apoio adequado e lidar melhor com a dor. Catastrófico, um estilo de enfrentamento desfavorável, no qual a dor é avaliada de forma excessivamente negativa e dramatizada, intensifica a percepção da dor [s20]. Isso é comparável a um paciente que interpreta cada dor nas costas como um prenúncio de uma doença grave e, em consequência, limita fortemente suas atividades, o que pode aumentar a dor a longo prazo. A pesquisa também mostra uma relação entre apoio social e menor ansiedade e depressão [s21]. Um ambiente social estável pode, portanto, servir como um fator de proteção no manejo da dor crônica e influenciar positivamente a gestão da dor.

Bom saber

Catastrófico

É um estilo de pensamento negativo, onde a dor é superestimada e sentida como insuportável. Catastrófico intensifica a percepção da dor e pode agravar a dor nas costas.

Cognitivo

Refere-se aos processos mentais como pensar, perceber e lembrar. Padrões de pensamento negativos podem intensificar a dor nas costas e prejudicar a recuperação.

Psicossomático

Refere-se à interação entre processos psicológicos e físicos, que desempenha um papel importante na dor nas costas, pois estresse, medos e depressões podem intensificar a dor.

Autoeficácia

É a crença de que se pode alcançar objetivos próprios e lidar com situações difíceis. Um forte senso de autoeficácia pode promover a motivação para lidar com a dor e aliviar a dor nas costas.

Correlação entre o Nível de Estresse e a Gravidade da Dor nas Costas

Ilustra a relação entre o estresse percebido e a intensidade da dor nas costas.

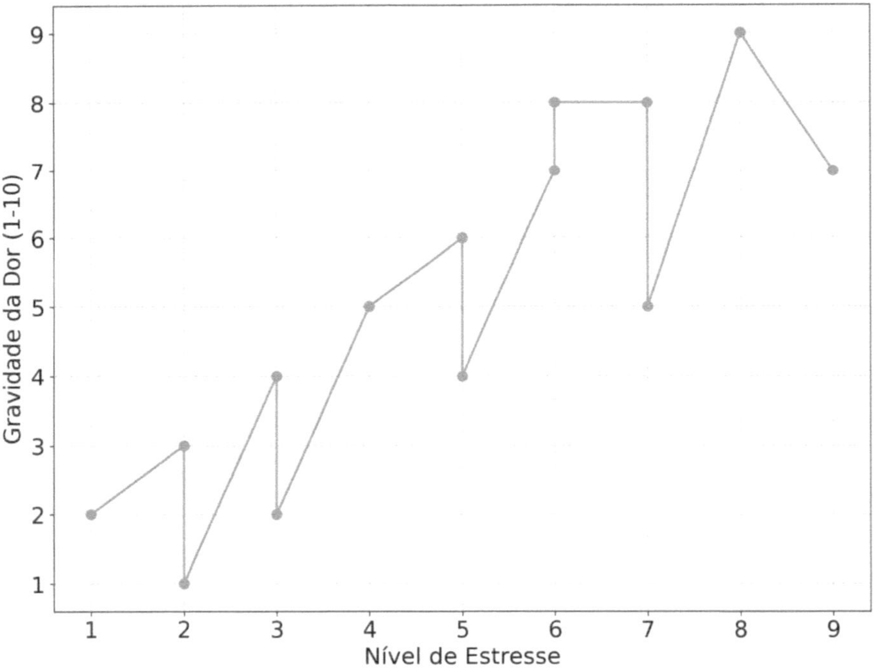

Este gráfico sugere uma correlação positiva entre os níveis de estresse e a gravidade da dor nas costas. À medida que o estresse aumenta, a intensidade relatada da dor nas costas também tende a aumentar. Isso não implica necessariamente causalidade, mas destaca a potencial influência de fatores psicológicos nos sintomas físicos. Mais investigação é necessária para determinar a natureza dessa relação e explorar possíveis intervenções.

Conselhos concretos

- Refletir regularmente sobre seus pensamentos e sentimentos em relação à sua dor.
- Mantenha um diário para reconhecer padrões recorrentes em suas reações emocionais à dor.
- Pratique questionar e reinterpretar conscientemente padrões de pensamento negativos relacionados à dor.
- Treine sua autoeficácia estabelecendo pequenas metas realistas para lidar com sua dor e alcançando-as.
- Visualize regularmente situações em que você consegue lidar com sua dor com sucesso.
- Busque ativamente aspectos positivos em sua vida, mesmo quando estiver com dor.
- Concentre-se em suas forças e recursos, em vez de suas fraquezas e deficiências no manejo da dor.
- Aprenda a aceitar seus limites no enfrentamento da dor e a ter compaixão por si mesmo.
- Desenvolva um ritual pessoal que o ajude a lidar com as cargas emocionais relacionadas à dor.
- Compartilhe suas experiências com outras pessoas afetadas sobre dor e cargas emocionais.
- Busque apoio profissional se tiver dificuldades em regular suas reações emocionais à dor por conta própria.
- Aprenda técnicas de relaxamento, como relaxamento muscular progressivo ou treinamento autógeno, para reduzir sua tensão emocional.

1. 3 Condições Anatômicas

Dor nas costas é uma das queixas mais comuns e limita significativamente a qualidade de vida. Estruturas anatômicas da coluna vertebral, como discos intervertebrais, articulações facetárias e corpos vertebrais, sofrem alterações ao longo da vida que podem levar a dores. Desequilíbrios musculares agravam ainda mais essa problemática e comprometem a estabilidade da coluna. Os discos intervertebrais perdem líquido e elasticidade, o que resulta em uma maior carga sobre as articulações facetárias e, por fim, em dores. Anomalias congênitas, como uma vértebra de transição lombo-sacral, também podem influenciar a biomecânica da coluna e favorecer a degeneração precoce. Compreenda os fundamentos anatômicos de suas dores nas costas para abordar de forma direcionada as causas e o desenvolvimento, prevenindo efetivamente as queixas.

Dor nas costas frequentemente resulta de uma interação complexa entre alterações degenerativas da coluna vertebral (discos intervertebrais, articulações facetárias, ossos), desequilíbrios musculares e particularidades anatômicas.

Alterações na Coluna Vertebral

Alterações na coluna vertebral ocorrem ao longo da vida e afetam diferentes estruturas. Os discos intervertebrais, que estão entre as vértebras e funcionam como amortecedores, mudam devido ao envelhecimento e lesões. Sua estrutura – composta por um núcleo gelatinoso (Núcleo pulposo) e um anel fibroso (Anulus fibrosus) – perde conteúdo de água e elasticidade. Isso resulta na diminuição da altura do disco intervertebral e pode causar fissuras no anel fibroso, levando a dores – mesmo sem hérnia de disco. As articulações facetárias, que controlam a mobilidade da coluna, também estão sujeitas a processos degenerativos. A artrose nessas articulações contribui, além da degeneração do disco, para dores nas costas. A perda de densidade óssea no osso esponjoso dos corpos vertebrais agrava ainda mais esse desenvolvimento e aumenta o risco de fraturas. Por exemplo, em um vértebra de transição lumbossacral (LSTV) – uma anomalia congênita em que a última vértebra lombar está fundida ao sacro – a anatomia alterada pode influenciar a biomecânica da coluna e levar a uma degeneração precoce do disco. Os ligamentos iliolombares, que são menos desenvolvidos nessa região, contribuem para a instabilidade. É importante ressaltar que uma altura de disco intervertebral reduzida abaixo de um LSTV não deve ser confundida com degeneração. Métodos de imagem, como tomografia computadorizada e ressonância magnética, são essenciais para diagnosticar essas alterações. Por exemplo, uma ressonância magnética pode revelar rupturas dos ligamentos interespinhosos e artrose das articulações vertebrais posteriores, que indicam alterações degenerativas.

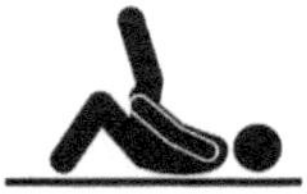

Bom saber

Articulações Vertebrais Posteriores

As articulações vertebrais posteriores, também chamadas de articulações facetárias, permitem o movimento da coluna e contribuem para a estabilidade. A artrose nessas articulações pode causar dor e limitações de movimento.

Núcleo Pulposo

O núcleo pulposo é o núcleo gelatinoso no interior de um disco intervertebral. É composto principalmente de água e proporciona flexibilidade e amortecimento ao disco.

Osso Esponjoso

Osso esponjoso é um osso poroso que se encontra no interior dos corpos vertebrais. É mais leve que o osso compacto, mas ainda oferece estabilidade e contém medula óssea.

Vértebra de Transição Lumbossacral (LSTV)

Uma vértebra de transição lumbossacral é uma anomalia congênita em que a última vértebra lombar está parcialmente ou totalmente fundida ao sacro. Isso pode levar a uma carga alterada na coluna e dores nas costas.

Problemas comuns da coluna vertebral

Distribuição de problemas comuns da coluna vertebral que contribuem para a dor nas costas.

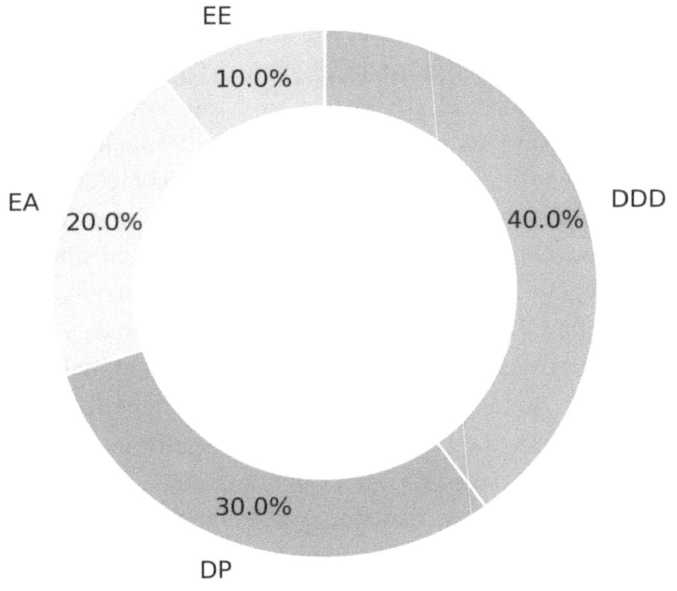

DDD: Doença Degenerativa do Disco
DP: Problemas nas Articulações Facetárias
EA: Hérnias Discais
EE: Estenose Espinhal

A doença degenerativa do disco é o problema mais prevalente, afetando uma parte significativa da população e destacando a importância de medidas preventivas e cuidados adequados. Problemas na articulação facetária e hérnias de disco também representam porções substanciais, indicando a necessidade de diagnósticos completos para distinguir entre essas condições relacionadas. A estenose espinhal, embora menos comum do que as outras, ainda afeta uma porcentagem notável e requer considerações específicas de tratamento.

Desequilíbrios Musculares

Desequilíbrios musculares, ou seja, desigualdades na força e flexibilidade de diferentes grupos musculares, influenciam a função das articulações e podem causar dores nas costas. Eles surgem quando os músculos ao redor de uma articulação não trabalham em equilíbrio, alguns sendo muito fortes e outros muito fracos, prejudicando assim a mecânica e a estabilidade articular. [s22] Um exemplo disso é o Síndrome do Upper-Crossed, onde há fraqueza dos músculos flexores do pescoço e dos músculos estabilizadores da escápula. Ao mesmo tempo, ocorre um encurtamento da musculatura peitoral, do trapézio superior, do músculo esternocleidomastoideo e do elevador da escápula. [s22] Esse desequilíbrio leva a uma postura alterada e pode causar dores na região do pescoço, ombros e costas. Também na região da coluna lombar, desequilíbrios musculares podem causar problemas e, por exemplo, levar a uma sobrecarga dos extensores das costas, quando a musculatura abdominal é muito fraca para estabilizar adequadamente a coluna vertebral. [s23] Diversos fatores favorecem o surgimento de tais desequilíbrios, incluindo cargas unilaterais devido ao esporte ou profissão, falta de aquecimento antes da atividade física, mas também particularidades anatômicas. [s23] Assim, uma musculatura da panturrilha encurtada ou fraca pode alterar o eixo da perna e impactar negativamente a carga sobre o joelho e o quadril, mas também sobre a coluna lombar. [s23] Até mesmo desequilíbrios na região da coluna torácica podem afetar os membros inferiores e, por exemplo, causar dores no joelho. [s23] Para entender e tratar esses complexos relacionamentos de forma direcionada, um diagnóstico abrangente que também inclua a atividade muscular por meio da Eletromiografia (EMG) é útil. [s22] Este método de medição permite analisar os padrões de ativação dos músculos e, assim, identificar as causas do desequilíbrio.

Bom saber

Desequilíbrios Musculares

Eles desempenham um papel crucial na origem das dores nas costas. Um desequilíbrio entre a musculatura abdominal anterior e posterior pode, por exemplo, sobrecarregar a coluna lombar e causar dor. Também na região do ombro e pescoço, desequilíbrios podem levar a uma má postura e dores associadas.

Eletromiografia

Com o auxílio de eletrodos colocados na pele, a eletromiografia mede a atividade elétrica dos músculos. Essa informação ajuda a determinar quais músculos estão ativados em excesso ou em falta e fornece insights sobre as causas dos desequilíbrios musculares.

EMG

EMG é a abreviação de Eletromiografia. É um procedimento diagnóstico que mede a atividade elétrica dos músculos. Um EMG pode ajudar a identificar desequilíbrios musculares que podem contribuir para dores nas costas.

Síndrome do Upper-Crossed

Na Síndrome do Upper-Crossed, há uma combinação de encurtamento dos músculos peitorais e do pescoço, bem como fraqueza dos músculos das costas e do pescoço profundo. Esse desequilíbrio leva a uma postura característica da cabeça para frente e pode causar dores no pescoço, ombros e parte superior das costas.

Desequilíbrios Musculares

Desequilíbrios musculares comuns em dores nas costas

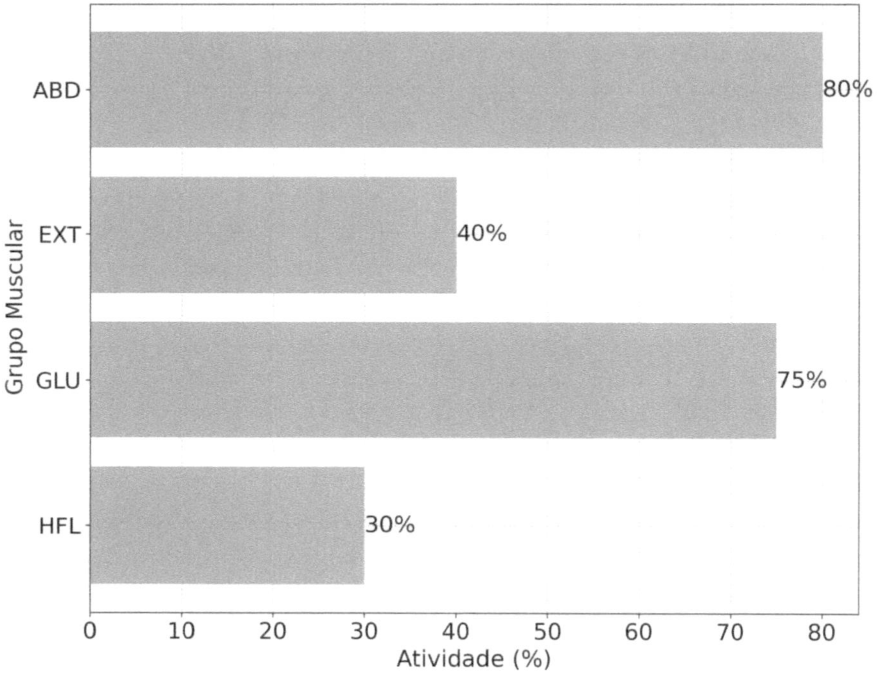

ABD: Musculatura Abdominal
EXT: Extensores das Costas
GLU: Glúteos
HFL: Flexores do Quadril

O diagrama visualiza desequilíbrios musculares típicos que podem estar associados a dores nas costas. O encurtamento dos flexores do quadril e dos extensores das costas, combinado com a fraqueza dos músculos abdominais e glúteos, pode levar a uma postura e carga alteradas na coluna lombar e, portanto, causar dor.

Problemas de Disco Intervertebral

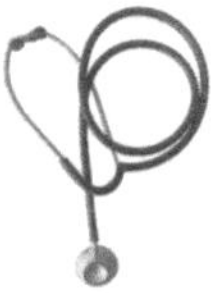

Problemas de disco intervertebral surgem devido a mudanças complexas na estrutura do disco em si e em seu entorno. O disco, composto por um anel fibroso externo (Anulus fibrosus) e um núcleo gelatinoso interno (Nucleus pulposus), perde água e elasticidade com a idade [s24]. Essa perda de fluido altera a estrutura e a função do disco, reduzindo sua capacidade de distribuir pressão uniformemente e absorver impactos [s25]. Com a diminuição da altura do disco, a carga sobre as articulações vertebrais adjacentes (articulações facetárias) aumenta, o que pode levar ao seu desgaste (artrose) [s26]. Essa degeneração das articulações facetárias é uma fonte adicional de dor que frequentemente acompanha problemas de disco. As dores resultantes podem se manifestar de diferentes maneiras. Um paciente com degeneração avançada da coluna lombar pode não apenas sentir dores locais na parte inferior das costas, mas também experimentar dores irradiadas para a perna, semelhantes a uma ciática [s26]. Além disso, fissuras no anulus fibrosus podem ocorrer, causando também dor, mesmo sem uma hérnia de disco [s27]. O suprimento do disco ocorre por difusão, uma vez que não é vascularizado (avascular) [s28]. Essa condição o torna mais suscetível a danos e retarda a cura [s29]. A predisposição genética, assim como influências externas como fumar e esforço físico, afetam esse processo [s24]. Os processos inflamatórios resultantes da degeneração do disco levam à imigração de fibras nervosas para o disco, que anteriormente era insensível à dor (Neurotização) [s29]. Essas terminações nervosas no disco e nas estruturas adjacentes, como as articulações facetárias e ligamentos, transmitem sinais de dor que são interpretados pelo cérebro como dor nas costas.

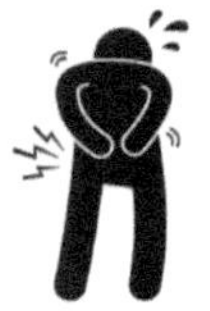

Bom saber

Anulus Fibrosus

O anulus fibrosus é o anel externo fibroso do disco. Ele envolve o núcleo gelatinoso e proporciona estabilidade e flexibilidade.

Coluna Lombar

A coluna lombar é a parte inferior da coluna vertebral e é especialmente suscetível a cargas e dores.

Neurotização

Neurotização é o crescimento de fibras nervosas em um tecido que anteriormente não era suprido por nervos. Isso pode levar a dores em discos degenerados.

Núcleo Pulposo

O núcleo pulposo, o núcleo gelatinoso interno do disco, é composto por uma substância gelatinosa responsável pela amortização e distribuição de pressão.

Localização das Hérnias Discais

Distribuição das ocorrências de hérnia de disco por região da coluna.

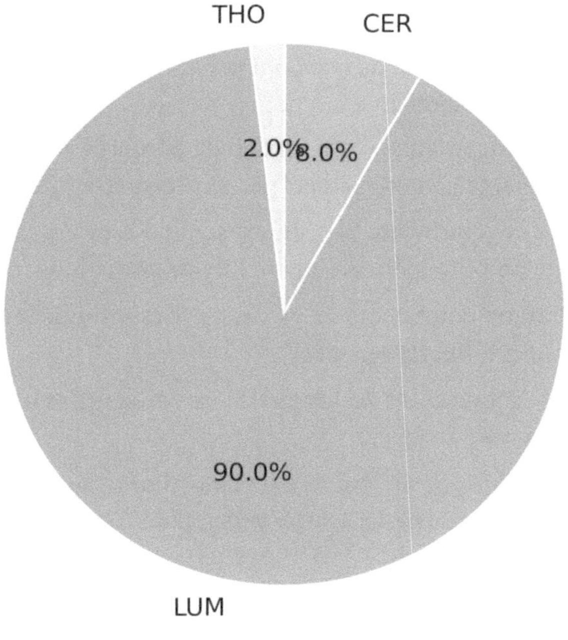

- CER: Coluna Cervical
- LUM: Coluna Lombar
- THO: Coluna Torácica

A grande maioria das hérnias de disco ocorre na coluna lombar, seguida pela coluna cervical. As hérnias da coluna torácica são consideravelmente menos comuns. Essa distribuição provavelmente reflete as maiores demandas de estresse e mobilidade colocadas nas regiões lombar e cervical em comparação com a coluna torácica mais estável.

Conselhos concretos

- Perceba conscientemente a curvatura natural da sua coluna vertebral e tente mantê-la no dia a dia.
- Toque sua coluna e explore seu trajeto e os músculos adjacentes.
- Observe o movimento da sua coluna em atividades cotidianas, como se curvar ou girar.
- Compare a mobilidade da sua coluna em diferentes posturas corporais, como sentado e em pé.
- Imagine que sua coluna é um cordão de pérolas e tente mover conscientemente cada uma das "pérolas" (vértebras).
- Pendure-se regularmente por alguns segundos em uma barra ou em um batente de porta para alongar e aliviar sua coluna.
- Role-se em um colchonete de ginástica para promover a mobilidade da sua coluna e liberar tensões.
- Massageie os músculos ao longo da sua coluna com uma bola de tênis ou um rolo de fascia.
- Deite-se de barriga para baixo e levante alternadamente o braço direito e a perna esquerda e vice-versa, para fortalecer a musculatura das costas.
- Sinta seus ossos do quadril e tente alinhá-los conscientemente para estabilizar a base da sua coluna.
- Visualize a posição dos seus discos intervertebrais entre as vértebras e imagine como eles são nutridos por movimento com líquido.

Revisão - 1. Causas e Desenvolvimento

Dor nas costas é um problema amplamente disseminado, cujas causas são diversas e frequentemente interligadas. Um aspecto central é a postura corporal no dia a dia. Sentar-se por longos períodos, especialmente em posições inadequadas, leva a desequilíbrios musculares: a musculatura abdominal enfraquece, enquanto os músculos na parte posterior do corpo se encurtam. Essa assimetria altera a estática da coluna vertebral e pode causar dor. Posturas inadequadas ao ficar em pé, como lordose ou cifose, também contribuem para uma carga desfavorável na coluna. Para contrabalançar isso, você deve organizar seu local de trabalho de forma ergonômica, corrigir sua postura regularmente e garantir movimento suficiente. Integre pausas curtas para se movimentar em sua rotina de trabalho, utilize mesas ajustáveis em altura e preste atenção a uma posição de assento dinâmica. Reflita sobre sua postura no dia a dia e corrija-se ativamente assim que perceber uma postura inadequada. Embora isso exija um esforço consciente inicialmente, com o tempo se tornará um hábito.

Outro fator importante é a falta de movimento. A inatividade leva a uma diminuição da circulação sanguínea nos músculos e discos intervertebrais, o que prejudica seu suprimento de nutrientes e oxigênio. As consequências são o enfraquecimento da musculatura das costas, a diminuição da elasticidade dos discos intervertebrais e um aumento do risco de doenças como osteoporose e artrite. Além dos efeitos físicos, a falta de movimento também influencia o bem-estar psicológico e pode levar a um ciclo vicioso de inatividade e dor. Portanto, o exercício regular é essencial para a prevenção e alívio da dor nas costas. Comece com atividades leves, como caminhadas, e aumente gradualmente a intensidade e a duração. Incorpore movimento em sua rotina, utilizando escadas em vez de elevadores ou percorrendo pequenas distâncias a pé. Encontre um esporte que você goste e que possa integrar a longo prazo em sua vida. Seja paciente consigo mesmo e aceite também os retrocessos.

Além de posturas inadequadas e falta de movimento, a sobrecarga, especialmente devido ao levantamento incorreto de cargas pesadas, desempenha um papel crucial. A carga na coluna ao levantar, especialmente na região lombar, pode causar danos aos discos intervertebrais, ligamentos e músculos. Para evitar isso, a técnica de levantamento correta é fundamental: dobre os joelhos, mantenha as costas retas e carregue a carga próxima ao corpo. Evite movimentos bruscos e utilize, se necessário, ferramentas como cintos de levantamento. Preste atenção a uma carga uniforme no dia a dia e distribua cargas pesadas entre as duas metades do corpo. Treine sua musculatura das costas e abdominal para fortalecer sua coluna e protegê-la de sobrecargas.

Finalmente, a influência do estresse e das tensões emocionais não deve ser subestimada. O estresse leva a tensões musculares, que podem causar ou agravar dores nas costas. Emoções negativas como medo, raiva ou tristeza influenciam a percepção da dor e podem contribuir para a cronicidade das queixas. Portanto, é importante desenvolver estratégias de gerenciamento do estresse. Exercícios de atenção plena, técnicas de relaxamento e uma atitude positiva em relação à vida podem ajudá-lo a reduzir o estresse e melhorar a saúde das suas costas. Busque apoio em seu ambiente social e não hesite em procurar ajuda profissional se não conseguir avançar sozinho.

A origem da dor nas costas é um complexo entrelaçamento de diversos fatores. Ao refletir sobre sua postura, seu nível de atividade e sua forma de lidar com o estresse, você pode contribuir ativamente para melhorar a saúde das suas costas e prevenir dores. O caminho para uma coluna sem dor exige comprometimento e paciência, mas a recompensa é um bem-estar aumentado e uma qualidade de vida superior.

2. Medidas Preventivas

Você sabia que mais de 80% de todas as pessoas sofrem de dores nas costas ao longo da vida? O estilo de vida moderno, com longos períodos sentados e falta de movimento, cobra seu preço do nosso corpo. Mas, em vez de agir apenas quando a dor já está presente, podemos tomar medidas ativas. Os hábitos corretos e uma abordagem consciente em relação ao nosso corpo formam a base para uma coluna saudável. Neste capítulo, você descobrirá como prevenir problemas nas costas de forma direcionada com estratégias simples, mas eficazes.

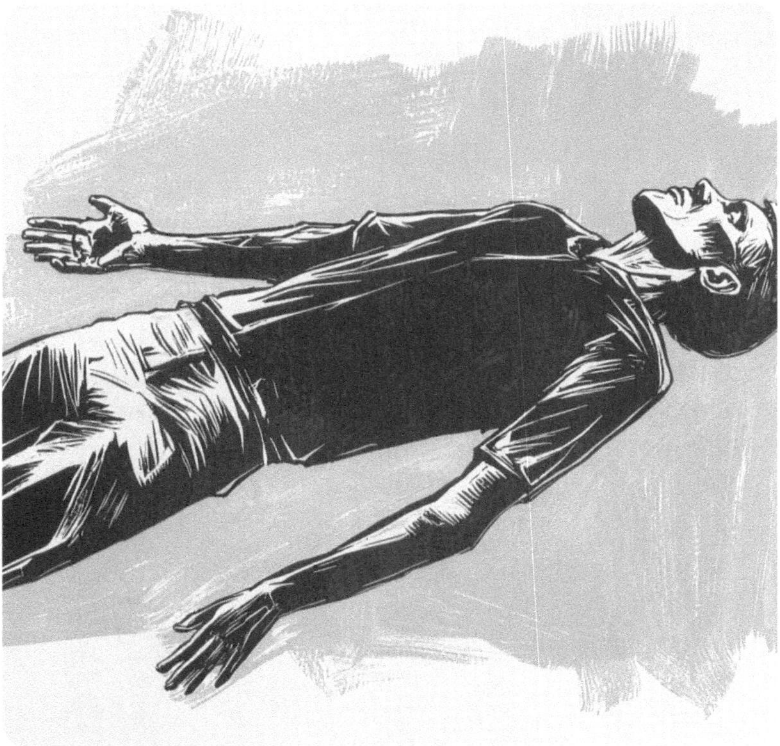

2. 1 Otimização do Movimento

A otimização do movimento no dia a dia protege contra dores nas costas e melhora o desempenho físico geral. Movimentos realizados de forma inconsciente muitas vezes apresentam riscos de sobrecarga e dor, especialmente na região lombar. Esses riscos podem ser minimizados por meio de uma melhor percepção corporal e da otimização dos padrões de movimento. A forma correta de levantar, agachar e a postura adequada durante atividades cotidianas desempenham um papel crucial. Uma musculatura do tronco forte e ângulos articulares ideais sustentam a coluna vertebral e previnem lesões. Descubra a seguir como otimizar seus padrões de movimento e, assim, contribuir ativamente para uma coluna saudável e móvel.

A otimização do movimento no dia a dia requer tanto o fortalecimento da musculatura do tronco quanto o treinamento da percepção corporal, para que os movimentos sejam executados de forma consciente, eficiente e que respeitem a saúde das costas.

Treinamento Postural

O treinamento postural visa melhorar a postura corporal para aliviar a dor nas costas e aprimorar a percepção corporal geral. Um aspecto importante é o fortalecimento da musculatura que sustenta a coluna vertebral. Uma musculatura do tronco fraca pode levar a posturas inadequadas e, consequentemente, a dores. Através de treinamento direcionado, incluindo exercícios neuromusculares, é possível melhorar a estabilidade da coluna e fortalecer a musculatura. [s30] Esses exercícios podem ser realizados em diferentes níveis de dificuldade para atender às necessidades individuais e evitar sobrecargas. Começando com exercícios simples deitado, a intensidade pode ser gradualmente aumentada até exercícios mais complexos em pé. Assim, a musculatura é treinada de forma ideal e o controle sobre a postura corporal é aprimorado. A chamada "postura neutra da coluna vertebral" – uma postura que mantém a coluna em sua forma natural em S – desempenha um papel central. Um controle aprimorado sobre essa postura pode ajudar a evitar sobrecargas e reduzir a dor. [s30] Além do fortalecimento da musculatura, o treinamento da percepção corporal é outro componente importante do treinamento postural. Muitas pessoas não estão cientes de sua postura no dia a dia e só percebem posturas inadequadas quando a dor já se manifestou. Através de exercícios direcionados e uma maior atenção ao próprio corpo, a percepção da postura corporal pode ser aprimorada. Isso permite reconhecer e corrigir posturas inadequadas no cotidiano de forma precoce. Por exemplo, longos períodos sentados à mesa podem ser positivamente influenciados por interrupções regulares para se mover e uma organização ergonômica do local de trabalho. Também em pé, é importante manter uma postura ereta e distribuir o peso uniformemente entre as duas pernas. Outro aspecto considerado no treinamento postural é a respiração. Uma respiração correta apoia a estabilidade da coluna vertebral e pode ajudar a aliviar tensões. [s30] A respiração abdominal profunda, na qual o abdômen se eleva ao inspirar e desce ao expirar, pode ativar a musculatura do tronco e aliviar a coluna vertebral. Exercícios de respiração podem ser integrados ao cotidiano, por exemplo, através de breves pausas para respirar durante o trabalho ou ao caminhar. A realização regular de exercícios de treinamento postural pode levar a uma redução significativa da dor nas costas e melhorar o controle do movimento, especialmente na região da lendenwirbelsaeule. [s30] É importante adaptar os exercícios às necessidades individuais e realizá-los regularmente. Uma combinação de exercícios de fortalecimento, treinamento da percepção corporal e técnicas de respiração pode ter um efeito positivo duradouro na postura e no bem-estar geral. Quando os exercícios são realizados de forma consistente, os afetados podem obter um melhor controle sobre sua coluna lombar e reduzir a dor. [s30] Com a postura corporal aprimorada e a musculatura fortalecida, as costas se tornam mais resistentes a cargas, e o risco de dores nas costas futuras pode ser minimizado.

Bom saber

Musculatura do Tronco

A musculatura que estabiliza o tronco e sustenta a coluna vertebral. Uma musculatura do tronco forte é essencial para uma boa postura e previne dores nas costas.

Neuromuscular

Refere-se à conexão e interação entre nervos e músculos. Na otimização do movimento, os exercícios neuromusculares desempenham um papel importante, pois melhoram a coordenação e o controle dos músculos, promovendo o controle e a estabilidade do movimento, prevenindo assim dores nas costas.

Eficácia das Intervenções para Dor nas Costas

Comparação dos Métodos de Treinamento

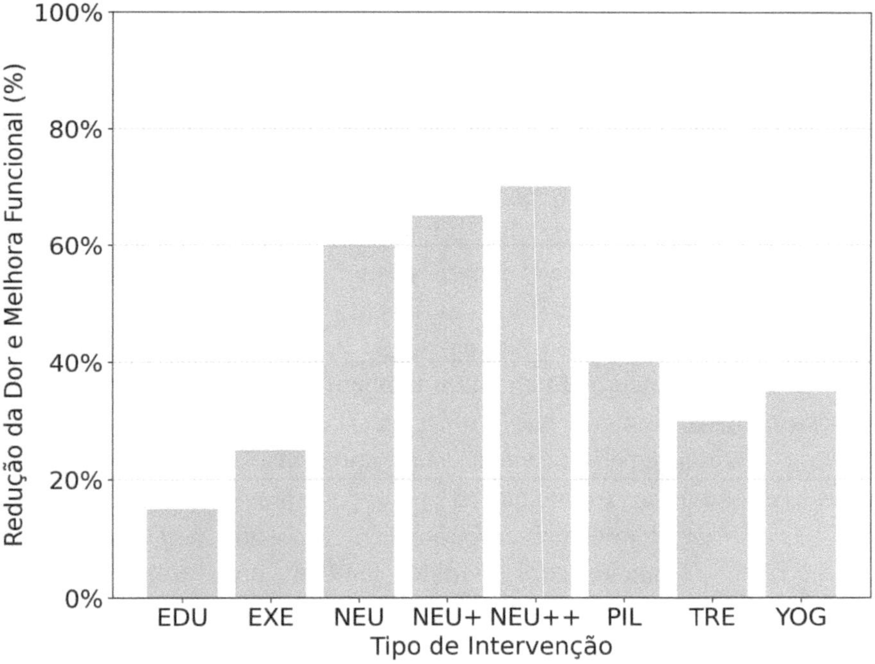

EDU: Educação
EXE: Exercício Geral
NEU: Treinamento Neuromuscular
PIL: Pilates
TRE: Treinamento de Força
YOG: Yoga

Os dados sugerem que o treinamento neuromuscular e as abordagens combinadas (neuromuscular + outras) produzem as melhorias mais significativas na redução da dor e na capacidade funcional. Embora outros métodos, como educação e exercícios gerais, mostrem algum benefício, seu impacto é menos pronunciado. Isso destaca a importância do treinamento direcionado para o tratamento eficaz da dor nas costas.

Design ergonômico do local de trabalho

Um design ergonômico do local de trabalho contribui significativamente para a prevenção e alívio das dores nas costas. O objetivo é minimizar a carga sobre o corpo durante o trabalho, reduzindo assim a ocorrência de desconfortos. Um aspecto central é a adaptação do local de trabalho às medidas corporais individuais. A altura da mesa e da cadeira deve ser escolhida de modo que os pés fiquem planos no chão e as coxas permaneçam paralelas ao solo. A altura da mesa deve ser ajustada para que os antebraços fiquem paralelos ao digitar e os cotovelos estejam dobrados em um ângulo de 90 graus. Uma mesa muito baixa frequentemente leva a uma postura curvada para frente, sobrecarregando a musculatura das costas. Por outro lado, uma mesa muito alta pode causar tensões na região dos ombros e do pescoço. A correta posicionamento do monitor também é importante. A tela deve ser posicionada de modo que o olhar esteja levemente direcionado para baixo e a borda superior da tela esteja aproximadamente na altura dos olhos. Isso alivia a musculatura do pescoço e previne dores de cabeça. [s31] O uso de ferramentas ergonômicas, como um mouse vertical ou um teclado dividido, também pode reduzir a carga sobre os punhos e, assim, minimizar o risco de um síndrome do túnel do carpo. [s32] Através da adaptação do local de trabalho e da integração de princípios ergonômicos, é possível prevenir efetivamente desconfortos e melhorar o desempenho no trabalho. Pausas regulares e breves períodos de movimento, como alongamentos ou uma curta caminhada, complementam o design ergonômico do local de trabalho e promovem a circulação sanguínea e o metabolismo muscular. Uma postura sentada dinâmica, na qual a posição é alterada regularmente, também alivia a coluna vertebral e previne tensões. Por exemplo, um bola de ginástica pode ser utilizada temporariamente como uma alternativa à cadeira de escritório, ativando a musculatura do tronco e treinando o equilíbrio.

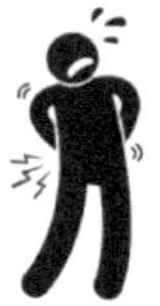

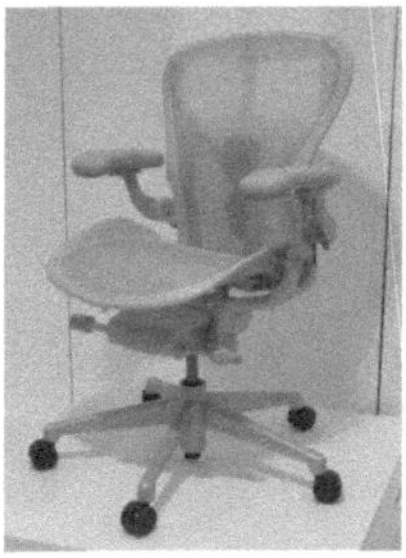

Cadeira de escritório ergonômica [i5]

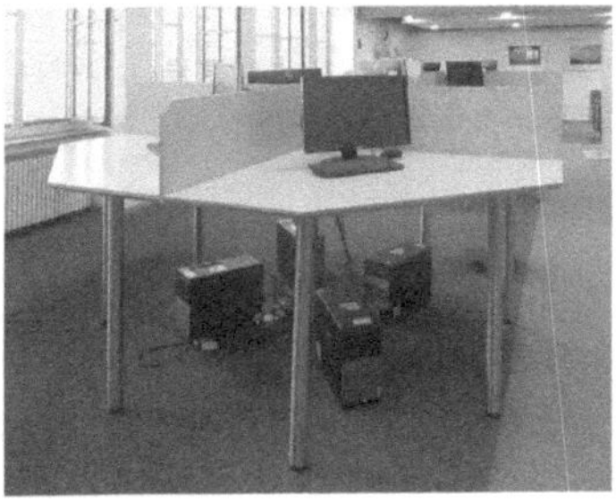

Secretária ergonómica [i6]

Bom saber

Bola de ginástica

Sentar-se de forma dinâmica em uma bola de ginástica fortalece a musculatura do tronco, melhorando a estabilidade da coluna vertebral e podendo prevenir dores nas costas.

Síndrome do túnel do carpo

A síndrome do túnel do carpo é uma condição do punho causada pela pressão sobre o nervo mediano, que pode levar a dores e formigamentos nas mãos e dedos. Um design ergonômico do local de trabalho pode ajudar a reduzir o risco de síndrome do túnel do carpo.

Fatores ergonômicos que contribuem para a dor nas costas

Distribuição dos fatores de risco ergonômicos para dor nas costas.

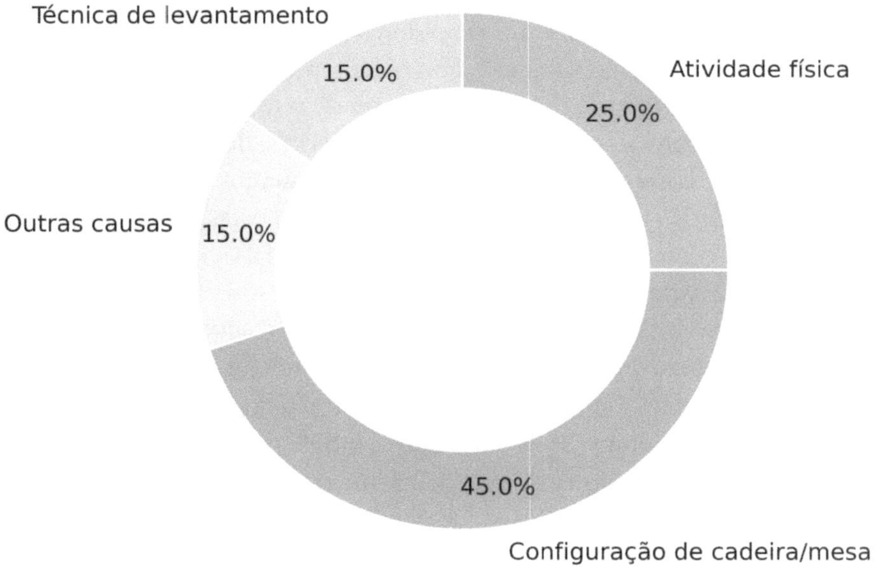

ATV: Atividade física

CAD: Configuração de cadeira/mesa

LEV: Técnica de levantamento

OUT: Outras causas

O gráfico destaca que a configuração da cadeira/mesa é o contribuidor mais significativo para a dor nas costas, enfatizando a importância da ergonomia adequada da estação de trabalho. Embora a atividade física e a técnica de levantamento desempenhem um papel, abordar o problema principal da configuração da estação de trabalho pode reduzir substancialmente o risco de dor nas costas. Priorizar os ajustes da cadeira, a altura da mesa e o posicionamento do monitor pode levar a melhorias significativas na saúde geral das costas.

Fluxos de movimento no dia a dia

Fluxos de movimento cotidianos apresentam, devido à execução geralmente inconsciente, potencial de otimização em relação à prevenção de lesões e aumento da eficiência. [s33] O alinhamento correto do corpo, em especial os ângulos articulares corretos, influencia significativamente a qualidade da execução do movimento e previne dores e limitações de movimento. [s33] Por exemplo, ao levantar um objeto pesado, se os joelhos não forem flexionados e as costas mantidas retas, isso resulta em uma forte carga na lendenwirbelsaeule. Em vez disso, flexione os joelhos, mantenha as costas retas e contraia os músculos abdominais para distribuir a carga uniformemente e proteger as costas. A integração da musculatura central desempenha um papel crucial na transferência de força entre a parte superior e inferior do corpo. [s34] Uma musculatura do tronco forte estabiliza a coluna durante movimentos cotidianos como caminhar, inclinar-se ou levantar. [s34] Exercícios direcionados que promovem tanto a estabilização local quanto a mobilização global da musculatura melhoram a estabilidade central. [s34] Um treinamento progressivo, começando com exercícios simples para ativar os músculos locais, leva finalmente a fluxos de movimento dinâmicos e relevantes para o dia a dia. [s34] Ao entender e implementar esses princípios, os movimentos cotidianos podem ser realizados de forma mais eficiente e suave. Especialistas oferecem exercícios direcionados para melhorar a flexibilidade e a amplitude de movimento, o que pode prevenir dores e problemas músculo-esqueléticos. [s33] Uma maior amplitude de movimento em articulações como quadris e ombros facilita atividades cotidianas como calçar sapatos ou alcançar objetos em prateleiras mais altas.

Bom saber

Ângulos Articulares

O ajuste correto dos ângulos articulares desempenha um papel crucial na otimização dos movimentos e na prevenção de dores nas costas. Ângulos desfavoráveis podem levar a sobrecargas e dores.

Estabilização Local

A estabilização local refere-se à capacidade dos músculos de estabilizar a coluna em sua proximidade imediata. Isso é importante para proteger as vértebras de movimentos e cargas excessivas.

Mobilização Global

A mobilização global refere-se à capacidade de realizar movimentos maiores do corpo que envolvem várias articulações e grupos musculares. Uma boa mobilização global é importante para a mobilidade e funcionalidade geral.

Músculo-Esquelético

Refere-se aos músculos e ossos, ou seja, ao sistema esquelético e sua interação. Problemas músculo-esqueléticos podem causar dores e limitações de movimento.

Treinamento Progressivo

Treinamento progressivo significa aumentar gradualmente a intensidade e a dificuldade do treinamento para desafiar continuamente os músculos e o sistema nervoso, alcançando progresso. Isso é importante para evitar sobrecarga e lesões.

Carga Espinhal Durante Atividades Diárias

Comparação da carga espinhal durante várias atividades comuns.

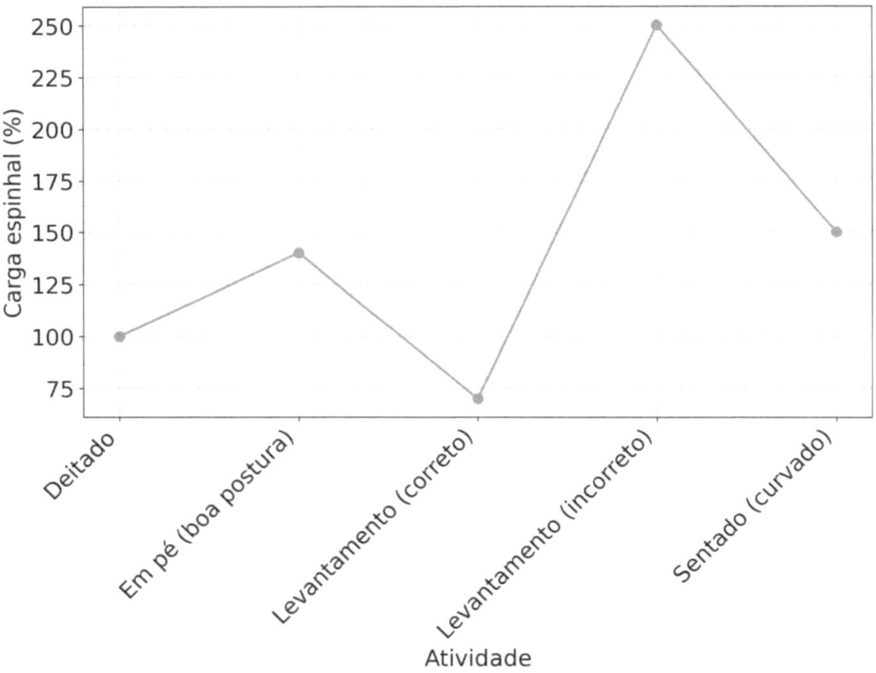

Este gráfico destaca a variação significativa na carga espinhal em diferentes atividades diárias. Ficar sentado em uma postura curvada coloca consideravelmente mais tensão na coluna do que ficar em pé com uma boa postura. Enquanto levantar um objeto pesado incorretamente aumenta drasticamente a carga espinhal, o uso de técnicas de levantamento adequadas reduz significativamente a tensão. Isso enfatiza a importância de manter uma boa postura e empregar a mecânica corporal adequada durante as atividades diárias para minimizar o risco de dor nas costas.

Conselhos concretos

- Conecte caminhos do dia a dia com sequências de movimento curtas, como subir escadas em vez de usar o elevador.
- Aproveite os tempos de espera para treinar sua percepção corporal, mudando conscientemente a posição dos pés e sentindo a transferência de peso.
- Integre "micro-movimentos" em sua rotina, como ao telefonar em pé, transferindo o peso de uma perna para a outra.
- Experimente diferentes superfícies ao caminhar descalço para fortalecer a musculatura dos pés e, consequentemente, sua postura.
- Equilibre-se ao caminhar em terrenos irregulares, como em florestas ou parques, para treinar sua musculatura profunda.
- Ao fazer compras, carregue a cesta alternadamente na mão direita e na esquerda para garantir uma carga equilibrada.
- Sente-se no chão ao assistir televisão ou ler e varie sua posição sentada para promover sua flexibilidade.
- Use o encosto da cadeira apenas para alívio temporário e mantenha uma postura ativa e ereta.
- Fique em uma pequena elevação ao cozinhar ou passar roupa para variar a carga em sua musculatura das pernas.
- Ao levantar objetos pesados, expire conscientemente para ativar a musculatura do tronco e proteger suas costas.
- Explore seu ambiente caminhando conscientemente com diferentes comprimentos e velocidades de passo.
- Mude sua direção de movimento habitual, como andar para trás ou lateralmente.
- Brinque com seus filhos em jogos de movimento que promovam sua coordenação e equilíbrio.

2. 2 Fortalecimento Físico

Dor nas costas prejudica a qualidade de vida e limita a liberdade de movimento. O fortalecimento físico é um componente central na prevenção e tratamento de desconfortos lombares e dores nas costas. Ele influencia a força muscular, a flexibilidade e a postura – fatores decisivos para uma coluna saudável. Diferentes abordagens de treinamento e a execução correta dos exercícios desempenham um papel importante nesse processo. Além da escolha do método, a integração a longo prazo na rotina diária é crucial para o sucesso. Motivação, definição de metas realistas e adaptação individual do plano de treinamento são, portanto, tão importantes quanto os próprios exercícios. Continue lendo e descubra como, por meio de um fortalecimento físico direcionado, você pode melhorar a saúde das suas costas e prevenir dores.

A chave para um treinamento bem-sucedido contra dores nas costas está na adaptação individual e na motivação a longo prazo por meio de metas realistas e execução contínua.

Treinos para as Costas

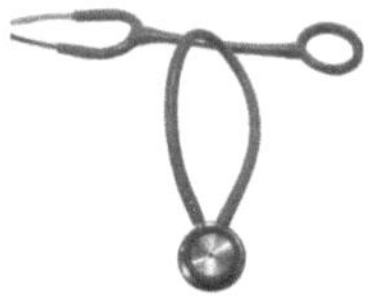

Treinos para as costas visam fortalecer a musculatura das costas, melhorar a mobilidade e reduzir a dor. Diferentes abordagens, como exercícios de controle motor, Pilates, treinamento de resistência, exercícios chineses tradicionais e Yoga demonstram efeitos positivos sobre a dor e as limitações funcionais, com evidências variando de baixas a moderadas [s35]. Métodos como a Método McKenzie ou a Reabilitação Postural Global (GPR) podem, segundo estudos, aliviar a dor e melhorar a qualidade de vida [s36]. Não existe um método claramente superior; ao contrário, depende da situação individual e das preferências pessoais. Por exemplo, quem sofre de dor crônica nas costas e deseja melhorar a postura pode se beneficiar do Pilates, pois este método enfatiza o fortalecimento da musculatura do tronco e o controle da postura [s36]. Um fator crucial para o sucesso é a aderência, ou seja, a realização regular dos exercícios. O treinamento supervisionado, seja em grupo ou com um terapeuta, é mais eficaz do que o treinamento não supervisionado para aumentar a frequência de treinamento [s37]. A combinação de sessões supervisionadas e um programa de treinamento em casa pode aumentar ainda mais a atividade total [s37]. Para manter a motivação e realizar os exercícios corretamente, materiais de apoio, como vídeos, podem ser úteis [s37]. A individualização do plano de treinamento também é importante. Um programa muito longo ou inadequado pode diminuir a motivação. A duração e o tipo de exercícios devem ser adaptados às necessidades e possibilidades individuais [s38]. Uma equipe multidisciplinar, composta por médicos, fisioterapeutas e, se necessário, psicólogos, pode ajudar na elaboração de um plano de treinamento individual e aumentar a aderência [s38]. A participação ativa do paciente no planejamento e a definição de metas realistas também contribuem para a motivação a longo prazo [s38].

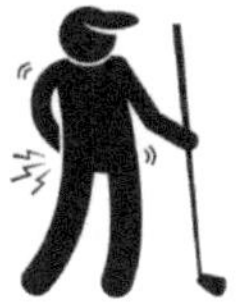

Bom saber

Aderência

Aderência descreve quão consistentemente um programa de treinamento é realizado. Uma alta aderência é importante para o sucesso da terapia.

Exercícios Chineses Tradicionais

Exercícios chineses tradicionais, como Tai Chi ou Qigong, promovem a mobilidade, fortalecem a musculatura e podem ajudar a combater dores nas costas ao melhorar a percepção corporal.

Exercícios de Controle Motor

Exercícios de controle motor melhoram a coordenação e a interação dos músculos, promovendo a estabilidade da coluna vertebral e prevenindo dores nas costas.

Reabilitação Postural Global (GPR)

A Reabilitação Postural Global (GPR) concentra-se na correção de posturas inadequadas e desequilíbrios musculares para tratar dores nas costas e melhorar a postura.

Eficácia dos exercícios para as costas

Eficácia dos exercícios para dores nas costas

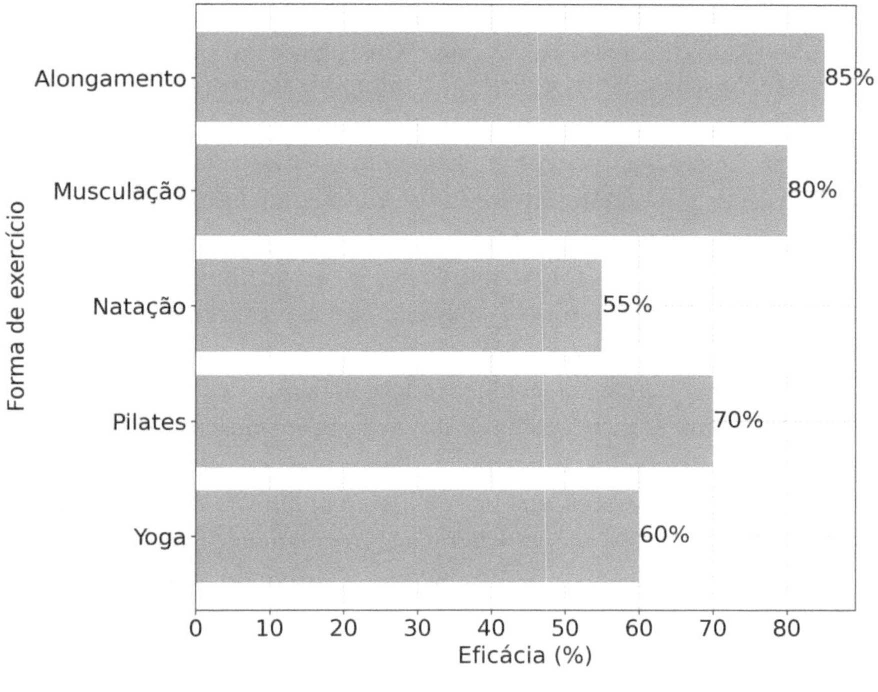

ALO: Alongamento
MUS: Musculação
NAT: Natação
PIL: Pilates
YOG: Yoga

Yoga e Pilates demonstram a maior eficácia no alívio das dores nas costas, seguidos do treinamento de força. Alongamento e natação também são úteis, mas menos eficazes em comparação com os 3 primeiros. Os dados sugerem que exercícios direcionados, como Yoga e Pilates, são particularmente benéficos para a saúde das costas.

Construção Muscular Direcionada

A construção muscular direcionada para as costas requer mais do que apenas fortalecimento geral. Trata-se do fortalecimento seletivo de grupos musculares específicos que são cruciais para a estabilidade e função da coluna vertebral. Isso não apenas melhora a força, mas também a postura e reduz o risco de dores nas costas. Um plano de treinamento deve, portanto, considerar tanto a musculatura superficial das costas, responsável pelo movimento, quanto a musculatura profunda, que estabiliza a coluna vertebral. Esta última desempenha um papel especialmente importante no controle dos movimentos e na prevenção de sobrecargas inadequadas. O Yoga pode contribuir significativamente aqui, promovendo a força muscular e a flexibilidade [s39]. Os exercícios abordam grupos musculares específicos e melhoram simultaneamente a mobilidade das articulações, o que influencia positivamente a saúde da coluna vertebral [s39]. Para se beneficiar a longo prazo dos efeitos positivos da construção muscular, a realização contínua dos exercícios é essencial. Programas de autogerenciamento, baseados em princípios cognitivos e comportamentais, podem promover a regularidade do treinamento [s40]. Um plano estruturado com objetivos claramente definidos e expectativas realistas aumenta a motivação e facilita a integração do treinamento na vida cotidiana. Comparável a um plano alimentar individualizado que altera hábitos alimentares a longo prazo, um plano de treinamento pessoal leva a mudanças comportamentais duradouras em relação à atividade física. Estratégias simples de educação e comportamento, como manter um diário de treinamento ou buscar parceiros de treino, podem apoiar ainda mais a implementação do plano de treinamento [s40].

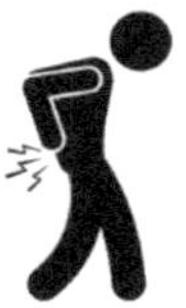

Bom saber

Programas de Autogerenciamento

Programas de autogerenciamento, baseados em princípios cognitivos e comportamentais, podem ajudar as pessoas a alcançar seus objetivos de treinamento e lidar com dores nas costas, aumentando a autoeficácia e a motivação.

Musculatura Profunda

A musculatura profunda das costas estabiliza a coluna vertebral. O treinamento direcionado desses músculos melhora a estabilidade e protege contra lesões.

Musculatura Superficial das Costas

A musculatura superficial das costas é responsável pelos movimentos das costas. O fortalecimento dessa musculatura pode melhorar o controle do movimento e prevenir dores nas costas.

Yoga

Os exercícios de Yoga podem fortalecer a musculatura das costas e melhorar a flexibilidade, contribuindo para uma melhor postura e alívio da dor.

Fortalecimento Muscular para Dor nas Costas

Intensidade e duração do treinamento vs. eficácia na redução da dor nas costas.

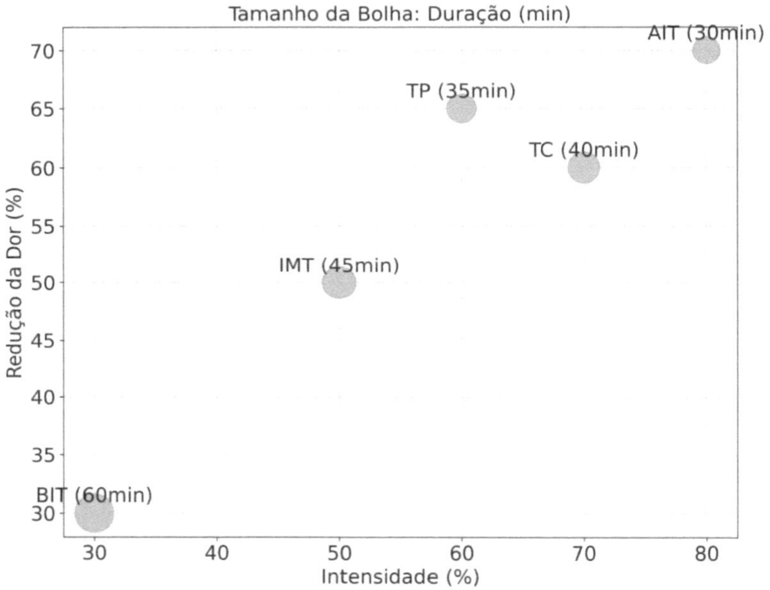

Blasengröße: Duração (min)

AIT: Treinamento de Alta Intensidade

BIT: Treinamento de Baixa Intensidade

IMT: Treinamento de Intensidade Moderada

TC: Treinamento em Circuito

TP: Treinamento com Pesos

O treinamento de alta intensidade, mesmo por curtos períodos, parece ser mais eficaz na redução da dor nas costas do que sessões mais longas de baixa intensidade. O treinamento de intensidade moderada mostra um equilíbrio entre investimento de tempo e eficácia. Focar na forma correta e na sobrecarga progressiva é crucial, independentemente da intensidade.

Exercícios de Alongamento

Os exercícios de alongamento não servem apenas para aumentar a flexibilidade, mas também para aliviar a dor nas costas, especialmente nos ombros, na região média e inferior das costas [s41]. Eles promovem a mobilidade e fortalecem a musculatura, o que combate os desequilíbrios posturais [s41]. Dentro de um programa de exercícios abrangente, os alongamentos podem ser integrados já na primeira semana, antes de se focar na correção de posturas inadequadas nas semanas seguintes [s41]. Além dos benefícios físicos, os exercícios de alongamento também desempenham um papel importante na terapia cognitivo-comportamental para dores nas costas. Eles transmitem aos pacientes a segurança do movimento e promovem a aceitação das costas como resilientes [s42]. Um ambiente de apoio durante a realização dos exercícios reforça essa mensagem e encoraja atividades normais [s42]. Os exercícios em si são ajustados individualmente para apoiar da melhor forma a mobilidade e o uso das costas [s42]. Embora o tipo específico de exercícios de alongamento não tenha um impacto significativo na adesão ao programa de treinamento como um todo [s43], sua integração em um programa abrangente para promover a atividade física e aliviar a dor é sensata [s43]. Semelhante à "Atividade Gradual", uma estratégia comportamental para aumentar gradualmente a carga e superar limitações de movimento [s44], os exercícios de alongamento também são adaptados às necessidades individuais e à percepção da dor. Um paciente com dor na região inferior das costas pode começar com alongamentos suaves da parte posterior das pernas e gradualmente aumentar a intensidade e a amplitude de movimento para melhorar a mobilidade na região inferior das costas. Essa abordagem promove a confiança do paciente em sua própria resiliência e reduz o medo do movimento [s44].

Bom saber

Atividade Gradual

Atividade Gradual é um método em que a atividade física é aumentada gradualmente para melhorar a resiliência e reduzir a dor. Ajuda a superar o medo do movimento e a fortalecer a confiança no próprio corpo.

Desequilíbrios Posturais

Desequilíbrios posturais podem levar a uma carga desigual na coluna vertebral e na musculatura circundante, o que pode causar dores nas costas. O treinamento direcionado ajuda a compensar esses desequilíbrios.

Flexibilidade

A flexibilidade desempenha um papel crucial na prevenção de dores nas costas, pois mantém as articulações e músculos ágeis, minimizando assim o risco de lesões.

Terapia Cognitivo-Comportamental

A terapia cognitivo-comportamental pode ajudar com dores nas costas, identificando e alterando padrões de pensamento e comportamentos negativos que intensificam a dor. Ela promove a autoeficácia e a gestão ativa da dor.

Áreas de Foco para Alongamentos para Alívio da Dor nas Costas

Distribuição dos tipos de alongamento recomendados para alívio da dor nas costas.

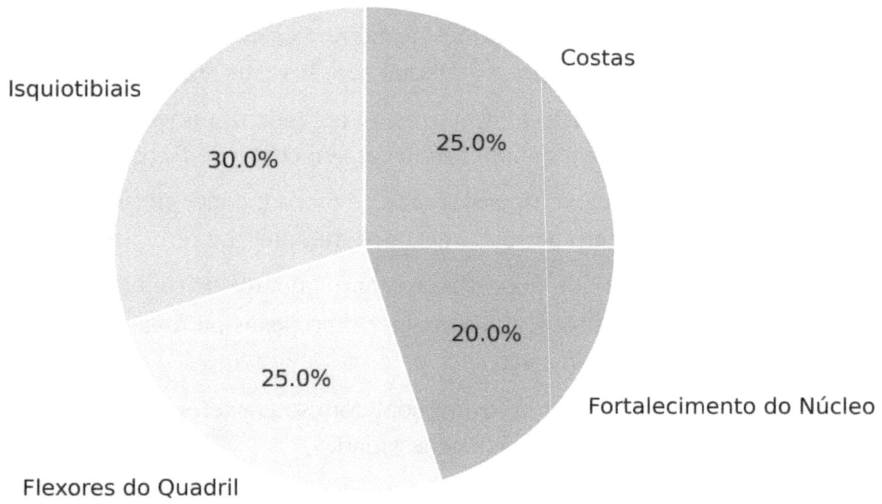

COS: Costas

FON: Fortalecimento do Núcleo

FLQ: Flexores do Quadril

ISQ: Isquiotibiais

O gráfico destaca a importância de uma abordagem equilibrada para o alongamento para dor nas costas. Embora a flexibilidade dos isquiotibiais seja crucial, abordar os flexores do quadril, extensores das costas e força do núcleo é igualmente vital para a saúde geral das costas e redução da dor. Esta distribuição enfatiza uma abordagem holística em vez de focar apenas em uma área.

Conselhos concretos

- Vincule sua música favorita a um curto e dinâmico programa de exercícios e treine seus músculos de forma lúdica.
- Aproveite o poder da natureza: realize seus exercícios ao ar livre para revitalizar seus sentidos e recarregar suas energias.
- Aumente sua motivação com pequenas recompensas por treinos realizados regularmente. Permita-se, por exemplo, um banho relaxante ou um bom livro.
- Integre breves e intensas sessões de exercícios em suas pausas para assistir TV, ativando sua musculatura sem investir tempo extra.
- Descubra a diversidade do movimento: aprenda um novo esporte, como dança ou natação, para fortalecer seu corpo de forma holística.
- Treine sua percepção corporal: feche os olhos e concentre-se na tensão e relaxamento de seus músculos durante os exercícios.
- Transforme objetos do dia a dia em equipamentos de treino: utilize, por exemplo, garrafas de água cheias como pesos ou uma toalha para exercícios de alongamento.
- Crie uma rotina de exercícios pessoal com seus exercícios favoritos e ajuste-a regularmente às suas necessidades.
- Motivem-se mutuamente: treine junto com amigos ou familiares para aumentar o fator diversão e apoiar uns aos outros.
- Descubra os benefícios do treinamento funcional: integre exercícios que simulam os movimentos do dia a dia em seu programa de treino.

2. 3 Estilo de Vida Saudável

Dor nas costas afeta significativamente a qualidade de vida. Um estilo de vida saudável desempenha um papel crucial na prevenção e alívio. O excesso de peso, a alimentação desequilibrada e a falta de atividade física sobrecarregam a coluna vertebral e promovem inflamações. Ao mesmo tempo, nosso sono influencia a regeneração e, consequentemente, a capacidade do corpo de lidar com a dor. Esta seção destaca a relação entre fatores de estilo de vida, como alimentação, exercício e sono, e a ocorrência de dores nas costas. Descubra como, por meio de ajustes direcionados, você pode promover ativamente a saúde das suas costas e prevenir dores.

Um estilo de vida saudável com uma alimentação equilibrada, exercício regular e sono adequado é essencial para a saúde das costas e pode prevenir dores nas costas.

Aspectos Nutricionais

A alimentação influencia nossa saúde e bem-estar, também no contexto da dor nas costas. Uma dieta desequilibrada, como a que ocorre em áreas urbanas com o consumo frequente de fast food e alimentos processados, pode levar à obesidade e problemas cardiovasculares [s45]. O excesso de peso, por sua vez, sobrecarrega ainda mais a coluna vertebral e pode intensificar a dor nas costas. Um alto índice de massa corporal (IMC) pode ser um indicador de um estilo de vida não saudável [s45]. Para contrabalançar isso, deve-se prestar atenção a uma dieta rica em nutrientes e baixa em gordura, que seja rica em vitaminas e fibras [s46]. Frutas e vegetais frescos, grãos integrais, carnes magras, peixes, aves e laticínios com baixo teor de gordura devem formar a base da alimentação [s46] [s47]. Como mostra um estudo recente, pequenas mudanças, como o aumento do consumo de peixe ou vegetais folhosos, podem ter efeitos positivos na saúde [s47]. Inflamações no corpo também podem favorecer a dor nas costas [s48]. Uma alimentação saudável pode ajudar a reduzir essas inflamações [s48]. A dieta mediterrânea, rica em frutas frescas, vegetais, grãos integrais e gorduras saudáveis, tem um efeito positivo na saúde e pode até reduzir o risco de morte súbita por doenças cardíacas [s47]. De forma semelhante, a dieta DASH, que se baseia em uma alimentação com baixo teor de sal e reduz a pressão arterial, diminui o risco de diabetes tipo 2 e doenças cardíacas [s47]. Uma combinação de ambas, a dieta MIND, concentra-se especificamente na saúde cognitiva [s47]. Além da alimentação, a atividade física regular é importante. Apenas 150 minutos por semana promovem a saúde geral e têm um efeito positivo na função cerebral [s46]. O exercício também melhora a flexibilidade, a força muscular e a resistência, o que pode contribuir para a redução da dor [s48]. Embora a pesquisa sobre alimentação e dores crônicas ainda necessite de mais estudos, os primeiros resultados indicam que uma mudança na dieta – seja uma alteração na alimentação geral ou a ingestão direcionada de certos nutrientes – pode reduzir a intensidade da dor [s49]. Por exemplo, certos ácidos graxos em estudos pré-clínicos mostraram melhora em dores inflamatórias [s49].

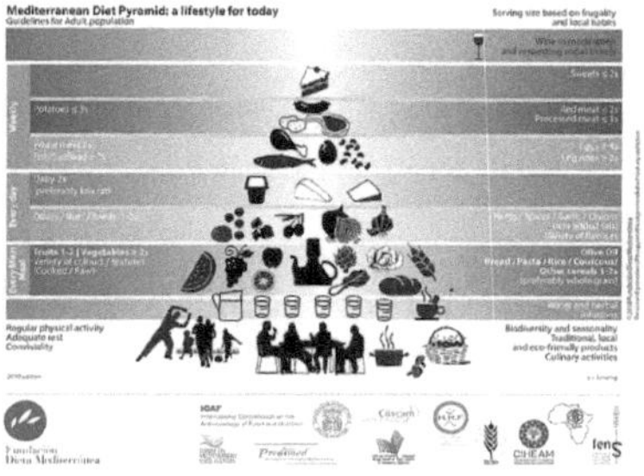

Dieta mediterrânica [i7]

Bom saber

Dieta DASH

A dieta DASH (Dietary Approaches to Stop Hypertension) foi desenvolvida para reduzir a hipertensão. É rica em frutas, vegetais, grãos integrais e laticínios com baixo teor de gordura, e pobre em sódio, ácidos graxos saturados e açúcar. Uma pressão arterial saudável pode indiretamente ajudar a reduzir a dor nas costas, diminuindo a carga sobre o sistema cardiovascular.

Dieta Mediterrânea

Esta forma de alimentação é caracterizada por uma alta proporção de frutas, vegetais, leguminosas, grãos integrais, nozes, azeite de oliva e peixe. É rica em antioxidantes e nutrientes anti-inflamatórios que podem ajudar a aliviar a dor nas costas e promover a saúde geral.

Dieta MIND

A dieta MIND (Mediterranean-DASH Intervention for Neurodegenerative Delay) combina elementos da dieta mediterrânea e da dieta DASH. Ela se concentra em alimentos que promovem a saúde cognitiva. Indiretamente, uma função cognitiva melhorada pode ajudar a lidar melhor com dores crônicas, como a dor nas costas.

Nutrientes Chave para a Saúde das Costas

Distribuição da ingestão de nutrientes para a saúde das costas.

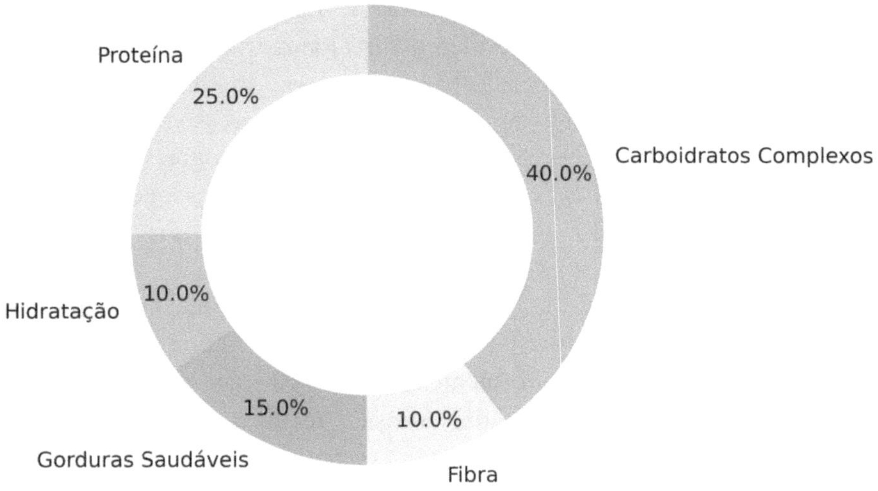

CAR: Carboidratos Complexos (40%)

FAT: Gorduras Saudáveis (15%)

FIB: Fibra (10%)

HID: Hidratação (10%)

PRO: Proteína (25%)

Este gráfico destaca a importância de uma ingestão nutricional equilibrada para apoiar a saúde das costas. Enquanto a proteína é crucial para o reparo e crescimento muscular, os carboidratos complexos fornecem energia sustentada e as gorduras saudáveis contribuem para a função celular e reduzem a inflamação. A ingestão suficiente de fibras apoia a saúde digestiva, influenciando indiretamente a saúde das costas, prevenindo a tensão da constipação. A hidratação adequada é representada por sua porção significativa, sublinhando seu papel vital no transporte de nutrientes, hidratação do disco e função corporal geral, todos cruciais para as costas saudáveis.

Técnicas de Relaxamento

As técnicas de relaxamento oferecem diversas possibilidades para soltar os músculos relevantes para dores nas costas e reduzir o estresse, que pode intensificar a dor. O treinamento regular da musculatura das costas melhora a função de suporte e, assim, previne dores [s50]. Além disso, métodos de relaxamento direcionados podem soltar ainda mais a musculatura e aumentar o bem-estar geral. Práticas comprovadas incluem, por exemplo, relaxamento muscular progressivo, treinamento autógeno e yoga. No relaxamento muscular progressivo, grupos musculares individuais são tensionados e relaxados sequencialmente, alcançando um estado de relaxamento profundo. O treinamento autógeno utiliza frases formulaicas que o paciente repete para influenciar positivamente funções corporais como respiração, batimentos cardíacos e tensão muscular. O yoga, por sua vez, combina exercícios físicos com técnicas de respiração e meditação. A prática regular dessas técnicas – cerca de 15 minutos por dia – pode ajudar a liberar tensões, reduzir o estresse e, assim, aliviar dores nas costas. Por exemplo, o relaxamento muscular progressivo pode ser integrado ao cotidiano, tensionando conscientemente partes musculares, como os ombros ou o pescoço, por alguns segundos enquanto se está sentado ou deitado – por exemplo, à noite antes de dormir – e, em seguida, relaxando novamente.

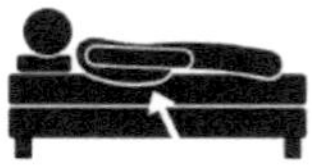

Bom saber

Relaxamento Muscular Progressivo

No relaxamento muscular progressivo, diferentes grupos musculares são tensionados e relaxados sequencialmente. Essa técnica ajuda a perceber o corpo de forma mais consciente e a liberar tensões que podem contribuir para dores nas costas. A tensão e o relaxamento melhoram a circulação sanguínea nos músculos e podem aumentar a mobilidade.

Técnicas de Relaxamento

Técnicas de relaxamento como meditação, exercícios de respiração ou treinamento autógeno podem ajudar a reduzir o estresse e relaxar a musculatura, o que, por sua vez, pode aliviar dores nas costas. Elas promovem a circulação sanguínea e reduzem a liberação de hormônios do estresse, que podem intensificar a dor.

Treinamento Autógeno

O treinamento autógeno é um método de auto-influência, onde frases formulaicas geram calma e relaxamento no corpo. Ele influencia o sistema nervoso vegetativo e pode ajudar a liberar tensões musculares nas costas e reduzir a dor.

Eficácia das Técnicas de Relaxamento para Dor nas Costas

Comparação da redução da dor (escala 0-10)

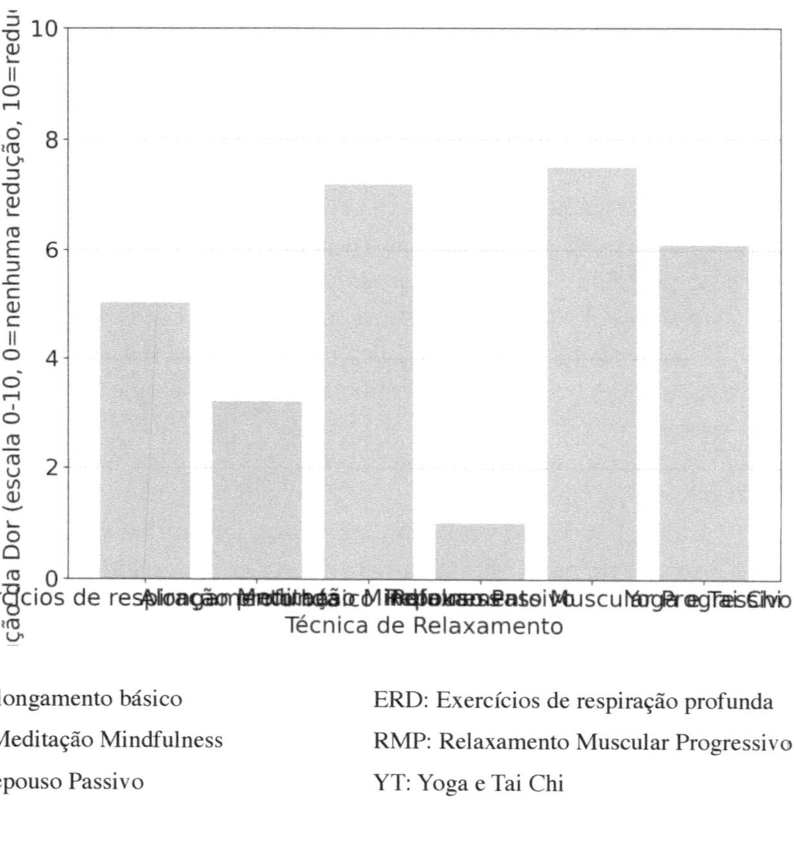

AB: Alongamento básico

MM: Meditação Mindfulness

RP: Repouso Passivo

ERD: Exercícios de respiração profunda

RMP: Relaxamento Muscular Progressivo

YT: Yoga e Tai Chi

O Relaxamento Muscular Progressivo e a Meditação Mindfulness mostram a redução da dor mais significativa, sugerindo que podem ser particularmente eficazes no tratamento da dor nas costas. Os exercícios de respiração profunda também oferecem um alívio moderado, enquanto o alongamento básico demonstra um impacto menor. A alteração mínima observada com o repouso passivo destaca a importância das estratégias ativas no tratamento da dor.

Otimização do Sono

O sono é essencial para a regeneração do corpo e, portanto, para a saúde das costas [s51]. Dormir o suficiente – de sete a nove horas por noite [s52] – promove a recuperação física e reduz a inflamação, que pode contribuir para dores nas costas [s51]. Além da duração do sono, a qualidade do sono é crucial. Um ritmo de sono constante, ou seja, ir para a cama e acordar à mesma hora todos os dias, inclusive nos fins de semana, favorece um sono reparador [s53] [s51]. Aqueles que sofrem de distúrbios do sono, como insônia ou apneia do sono, devem procurar orientação médica, pois esses problemas podem reduzir significativamente a qualidade do sono [s51]. Várias medidas contribuem para a otimização do sono. A atividade física regular – incluindo caminhadas, ciclismo ou natação – melhora o sono, mas não deve ser realizada imediatamente antes de dormir [s53] [s51]. A nicotina e a cafeína têm um efeito estimulante e devem ser evitadas [s53] [s54]. O álcool e refeições pesadas antes de dormir também podem prejudicar a qualidade do sono [s53]. Técnicas de relaxamento, como meditation ou autogenes_training, podem ajudar a reduzir o estresse e, assim, melhorar o sono [s54]. Outro fator importante é o ambiente de sono: um quarto escuro, silencioso e fresco contribui para um sono reparador [s54]. Para garantir a tranquilidade noturna, pode-se, por exemplo, usar protetores de ouvido ou instalar cortinas blackout.

Bom saber

Apneia do Sono

A apneia do sono causa pausas na respiração durante o sono, resultando em falta de oxigênio, o que prejudica os processos de regeneração no corpo e, consequentemente, nas costas.

Regeneração

A regeneração durante o sono é importante para a reparação de danos nos tecidos das costas e para a restauração da funcionalidade dos músculos.

Ritmo de Sono

Um ritmo de sono constante estabiliza o equilíbrio hormonal, que, por sua vez, influencia a percepção da dor e a regeneração muscular.

Qualidade do Sono vs. Intensidade da Dor nas Costas

Correlação entre a qualidade do sono e a intensidade da dor nas costas.

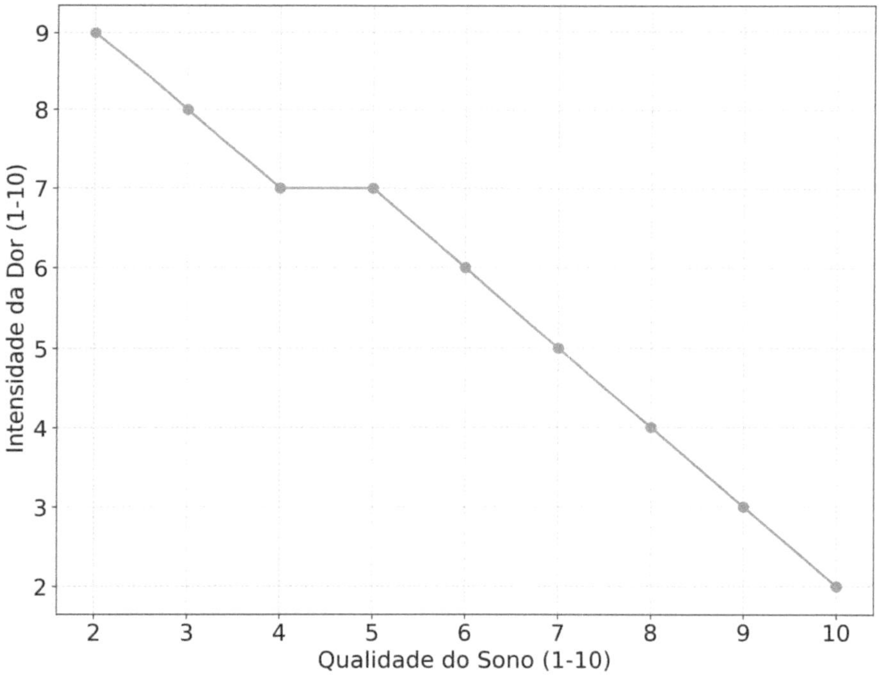

Os dados sugerem uma correlação negativa entre a qualidade do sono e a intensidade da dor nas costas. Indivíduos que relatam pontuações mais altas na qualidade do sono tendem a sentir dores nas costas menos intensas. Isso destaca a importância potencial de abordar problemas de sono no tratamento da dor nas costas.

Conselhos concretos

- Melhore seu bem-estar integrando uma nova fruta ou legume à sua dieta todos os dias.
- Beba um copo de água morna com limão pela manhã para estimular seu metabolismo e hidratar seu corpo.
- Mastigue suas refeições de forma consciente e lenta para promover a digestão e alcançar a saciedade mais rapidamente.
- Prepare suas refeições você mesmo para ter controle sobre os ingredientes e o modo de preparo.
- Descubra o mundo das ervas e especiarias e utilize-as para aprimorar seus pratos de forma saborosa e saudável.
- Planeje suas refeições com antecedência para evitar compras impulsivas não saudáveis.
- Crie uma horta de ervas na varanda ou na janela e use as ervas frescas em suas refeições.
- Visite um mercado local de agricultores e deixe-se inspirar pelos produtos sazonais.
- Reserve um tempo para suas refeições e desfrute delas tranquilamente, sem distrações.
- Troque ideias com amigos e familiares sobre receitas saudáveis e dicas de nutrição.
- Recompense-se por seus sucessos na adoção de um estilo de vida saudável, mas não com alimentos não saudáveis.
- Incorpore gorduras saudáveis, como abacate ou nozes, em sua dieta.
- Experimente diferentes métodos de preparo para tornar os alimentos saudáveis saborosos.

Revisão - 2. Medidas Preventivas

Prevenir eficazmente a dor nas costas requer uma compreensão holística dos fatores subjacentes e a disposição para trabalhar ativamente na sua saúde da coluna. Não se trata apenas de realizar exercícios isolados, mas de ajustar seu estilo de vida para que suas costas sejam apoiadas e protegidas de forma ideal. Comece com uma análise crítica de suas rotinas diárias de movimento. Ao levantar objetos pesados, preste atenção em dobrar os joelhos e manter as costas retas. Distribua o peso de maneira uniforme e ative sua musculatura do tronco para estabilizar sua coluna vertebral. Integre exercícios regulares em sua rotina diária para fortalecer sua musculatura e manter sua mobilidade. Caminhadas curtas, alongamentos ou subir escadas podem já fazer uma grande diferença.

No ambiente de trabalho, a ergonomia desempenha um papel crucial. Organize seu espaço de trabalho de modo a permitir uma postura ereta sem precisar se contorcer. Preste atenção à altura correta da mesa e da cadeira, posicione seu monitor de forma ergonômica e utilize, se necessário, ferramentas como um teclado ou mouse ergonômico. Pausas regulares para se movimentar também são importantes para prevenir tensões. Levante-se a cada 30-60 minutos, alongue-se ou dê alguns passos. Assentos dinâmicos, como uma bola de ginástica, podem ativar sua musculatura do tronco e melhorar sua postura.

Além do movimento e da ergonomia, sua alimentação também desempenha um papel importante na saúde das suas costas. Uma dieta equilibrada, rica em frutas, vegetais, grãos integrais e proteínas magras, fornece ao seu corpo os nutrientes necessários para ossos e músculos fortes. Evite alimentos altamente processados, bebidas açucaradas e consumo excessivo de álcool. Certifique-se de se manter hidratado para fornecer líquido suficiente aos seus discos intervertebrais. Técnicas de relaxamento, como relaxamento muscular progressivo, treinamento autógeno ou meditação, podem ajudá-lo a reduzir o estresse e aliviar tensões musculares.

Por fim, um sono adequado e reparador é essencial para a regeneração do seu corpo. Crie um ambiente de sono agradável, garantindo escuridão, silêncio e uma temperatura confortável. Evite cafeína e álcool antes de dormir e estabeleça um ritmo regular de sono. A implementação dessas medidas pode parecer desafiadora no início, mas com paciência e consistência, você pode melhorar sua saúde das costas de forma sustentável e prevenir dores nas costas. Invista em sua saúde – suas costas agradecerão!

3. Métodos de Tratamento Agudo

O que fazer quando as costas de repente falham e cada movimento se torna uma tortura? As primeiras horas após o início da dor aguda nas costas são decisivas para o curso posterior das queixas. Os conceitos modernos de tratamento apostam em uma combinação equilibrada de movimento, alívio direcionado e medidas terapêuticas. A pesquisa científica dos últimos anos trouxe algumas descobertas surpreendentes sobre a eficácia de várias intervenções. Neste capítulo, você descobrirá quais medidas imediatas realmente ajudam e como passar pela fase aguda da melhor forma possível.

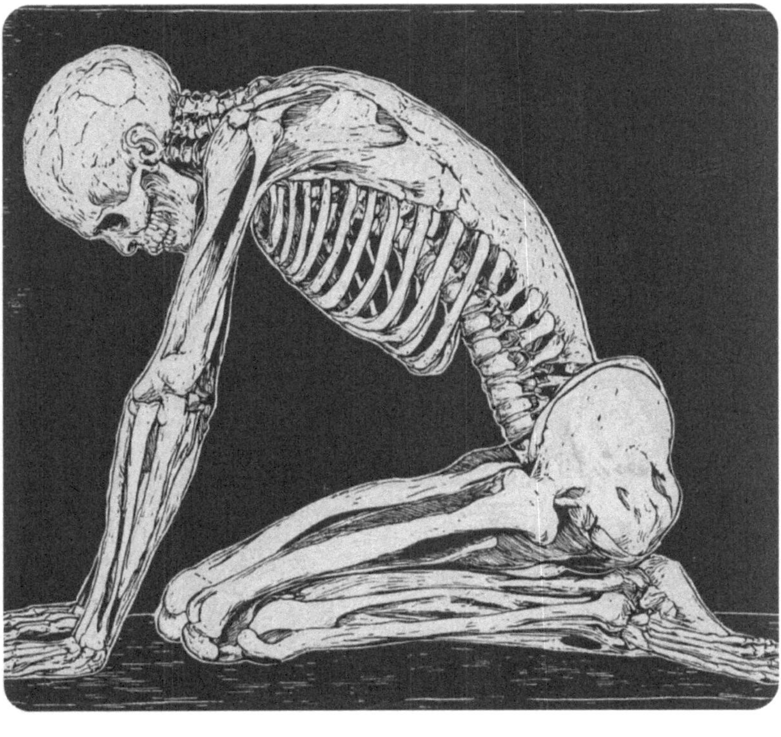

3. 1 Medidas Imediatas para Lombalgia

Lumbago agudo, popularmente conhecido como 'puxada nas costas', leva a dores intensas nas costas que podem prejudicar significativamente o dia a dia. Ajuda rápida é crucial para aliviar a dor e restaurar a mobilidade. Esta seção descreve medidas imediatas eficazes para o tratamento do lumbago agudo. Calor, posições de alívio e movimentos que reduzem a dor desempenham um papel central na terapia aguda. A aplicação correta desses métodos pode acelerar significativamente o processo de cura e reduzir a necessidade de medicamentos. Continue lendo e descubra como, com meios simples, você pode aliviar seu desconforto e apoiar ativamente sua recuperação.

Em caso de dor nas costas aguda, o equilíbrio adequado entre repouso, calor e movimento é crucial para um alívio rápido.

Tratamento com Calor

O calor pode proporcionar alívio em lombalgia, também conhecida coloquialmente como ciática, ao promover a circulação sanguínea e relaxar os músculos tensionados. [s55] A melhora na circulação na área afetada transporta mais oxigênio e nutrientes, o que pode apoiar o processo de cura. Ao mesmo tempo, o calor é percebido como agradável pelo corpo, o que pode reduzir a percepção da dor. [s55] Estudos demonstram que o calor pode diminuir tanto a intensidade da dor quanto a duração dos sintomas em dores nas costas. [s55] Isso pode também reduzir a necessidade de analgésicos, minimizando assim o risco de efeitos colaterais. O calor pode ser aplicado de várias maneiras: compressas quentes ou toalhas mergulhadas em água morna, que são colocadas diretamente na área dolorida, oferecem uma terapia térmica localizada. Um chuveiro quente ou um banho morno, por outro lado, têm um efeito mais abrangente e podem contribuir adicionalmente para o relaxamento muscular. A temperatura deve ser agradavelmente quente, mas nunca excessivamente quente, para evitar queimaduras. Em casos de dor aguda acompanhada de vermelhidão, inchaço ou sinais de inflamação, o calor deve ser evitado inicialmente e deve-se buscar orientação médica. Nesses casos, o frio, comparável ao efeito de compressas frias em lesões esportivas, pode ser mais apropriado na fase aguda para inibir a inflamação. A escolha da temperatura adequada e da duração da aplicação depende das queixas individuais e da sensibilidade pessoal. Comece com aplicações mais curtas e aumente a duração lentamente para alcançar o efeito ideal, minimizando ao mesmo tempo o risco de irritações na pele.

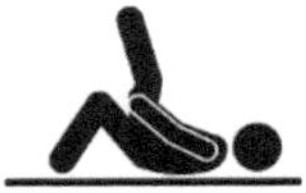

Efeito do Calor na Lombalgia

Eficácia das aplicações de calor

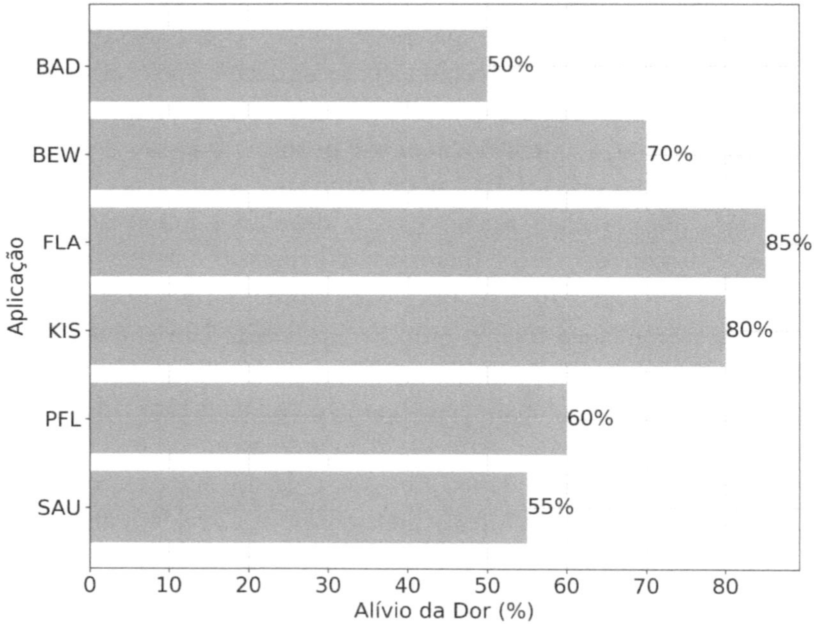

BAD: Banho Quente
BEW: Movimento
FLA: Garrafa de Água Quente
KIS: Almofada de Calor
PFL: Adesivo Térmico
SAU: Sauna

A apresentação mostra a eficácia relativa de diferentes aplicações de calor na lombalgia. Almofadas e garrafas de água quente oferecem o maior alívio da dor, seguidas por adesivos térmicos. Banhos quentes e saunas mostram um efeito menor, mas ainda positivo. O movimento, embora não seja uma aplicação direta de calor, também tem um efeito positivo. Os dados sugerem que as aplicações de calor geralmente podem ajudar a aliviar a dor lombar.

Posições de Alívio

Posições de alívio podem ajudar a aliviar a dor e relaxar a musculatura em casos de lumbago, também conhecida como hexenschuss. O objetivo é descomprimir a coluna vertebral e acalmar as raízes nervosas afetadas. Diferentes posições são adequadas para diferentes pessoas e intensidades de dor. Deitar-se, por exemplo, de costas com as pernas dobradas, pode reduzir a pressão na lendenwirbelsaeule. Um travesseiro ou uma toalha enrolada sob os joelhos pode apoiar a curvatura natural da coluna e aliviar ainda mais a musculatura das costas [s56]. A posição de lado com as pernas levemente dobradas e um travesseiro entre os joelhos também pode ser benéfica, pois apoia a coluna em sua forma natural em S. Outra opção é a posição de barriga para baixo, que deve ser adotada apenas se não causar dor. Aqui, um travesseiro fino pode ser colocado sob a barriga e a região pélvica para evitar a hiperlordose. É importante encontrar a posição que proporciona mais alívio individualmente. Evite, nas primeiras seis semanas após o início da dor, atividades que sobrecarreguem a coluna, como levantar pesos ou movimentos bruscos de rotação [s56]. No entanto, o movimento é importante para o processo de cura. Exercícios de alongamento suaves ou caminhadas podem relaxar a musculatura e promover a circulação sanguínea. Consulte um médico ou fisioterapeuta em caso de dor persistente ou intensa, que pode recomendar exercícios individuais e outras opções de tratamento [s56]. A avaliação da dor por meio de escalas como a Escala Visual Analógica (EVA) e testes funcionais, como o Teste de Schober, podem objetivar o curso do tratamento e verificar a eficácia de terapias, como a acupuntura [s57].

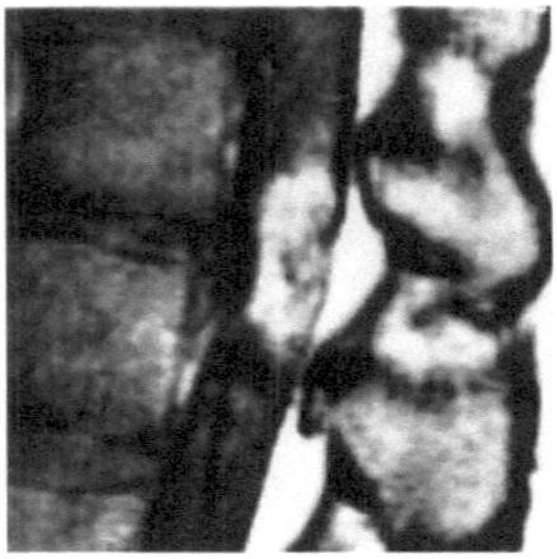

raízes nervosas [i8]

Posições eficazes para alívio da lombalgia

Distribuição de posições eficazes para alívio da lombalgia.

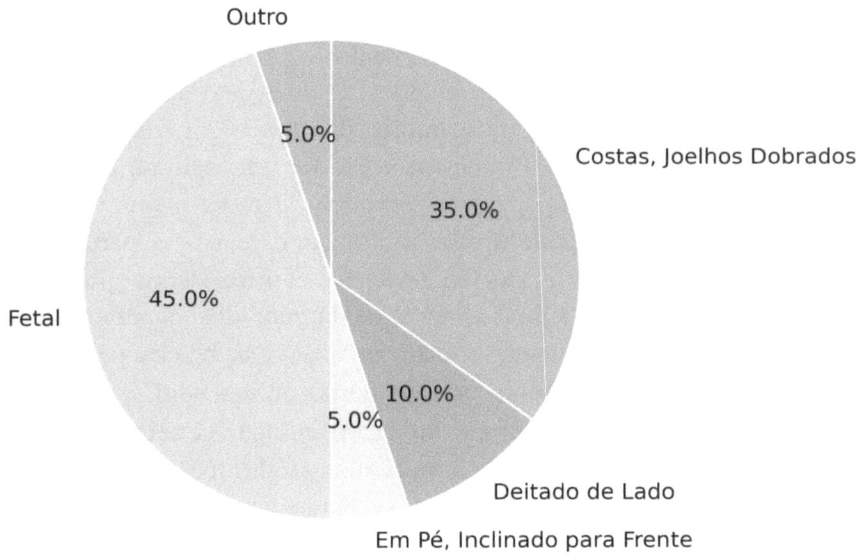

CJD: Costas, Joelhos Dobrados

DED: Deitado de Lado

EPI: Em Pé, Inclinado para Frente

FET: Fetal

OUT: Outro

Os dados sugerem que a posição fetal e deitar de costas com os joelhos dobrados são as posições mais eficazes para o alívio da dor lombar, representando uma porção significativa das estratégias eficazes de alívio. Embora outras posições ofereçam algum alívio, concentrar-se nessas duas posições principais pode proporcionar o maior benefício para indivíduos que sofrem de lombalgia.

Movimentos para Alívio da Dor

O movimento desempenha um papel importante na recuperação de lumbago, mesmo diante da dor. Movimentos suaves e aliviadores promovem a circulação sanguínea, relaxam a musculatura e apoiam a cura. É importante realizar os movimentos de forma lenta e controlada, prestando atenção aos sinais do corpo. Movimentos que aumentam a dor devem ser evitados. Formas adequadas de movimento incluem, por exemplo, yoga, pilates ou escolas de coluna específicas. O yoga não apenas melhora a flexibilidade e a força da musculatura do tronco, mas também pode reduzir significativamente a intensidade da dor por meio da combinação de técnicas de respiração, posturas corporais e relaxamento. A postura da criança (Balasana) pode ajudar a alongar e relaxar a parte inferior das costas. Nela, você se ajoelha no chão, com os dedos grandes dos pés se tocando e os joelhos abertos na largura dos quadris. Você se inclina para frente, apoiando a testa no chão. Os braços podem estar relaxados ao lado do corpo ou estendidos para frente.

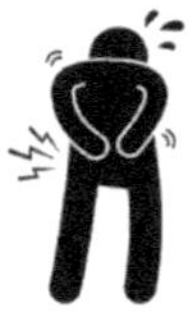

Essa postura alivia a coluna vertebral e alonga suavemente a musculatura das costas. Caminhadas leves, natação ou ciclismo também podem apoiar o processo de cura, desde que possam ser realizadas sem dor. É importante aumentar a carga gradualmente e ouvir o corpo. Em caso de dor persistente ou intensa, um médico ou fisioterapeuta deve ser consultado para elaborar um programa de exercícios individualizado.

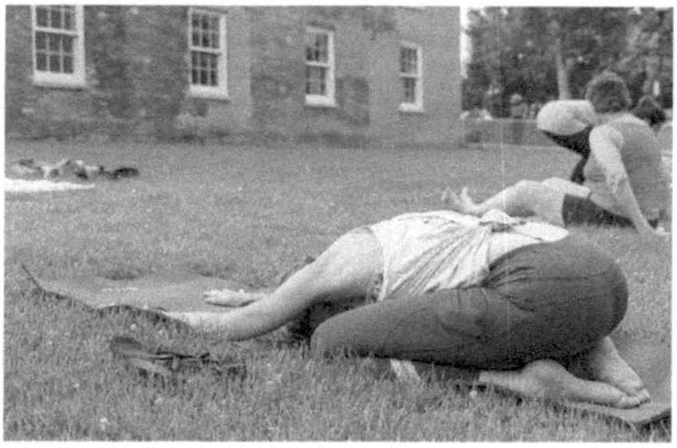

Postura da criança [i9]

Redução da Dor através do Movimento

Ilustra a correlação entre exercícios de amplitude de movimento e redução da dor na lombalgia.

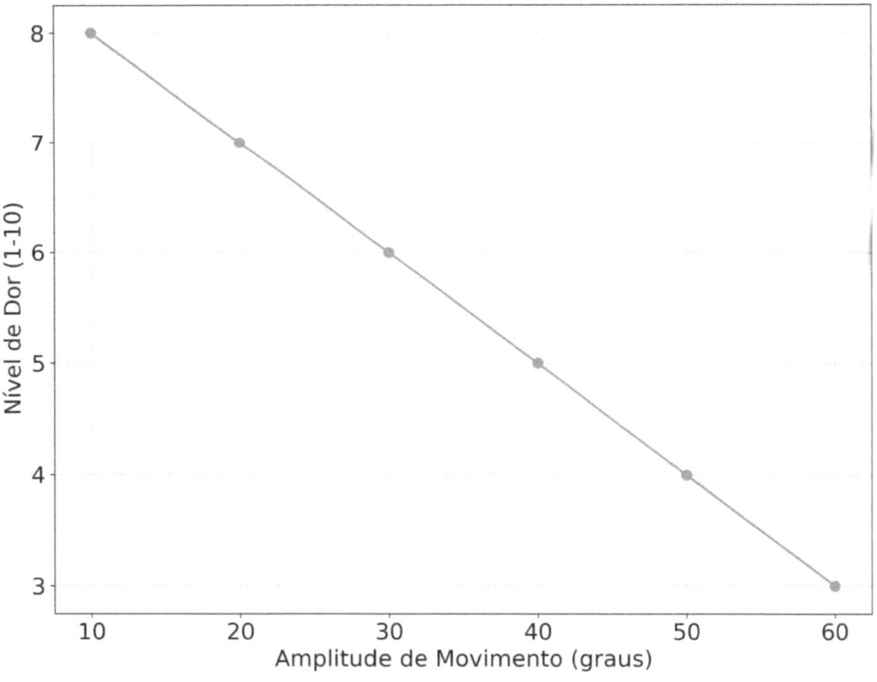

Os dados sugerem uma correlação positiva entre o aumento da amplitude de movimento e a diminuição dos níveis de dor. À medida que a amplitude de movimento melhora (eixo x), a intensidade da dor diminui (eixo y). Isso destaca a eficácia desses exercícios no tratamento da lombalgia. No entanto, os resultados individuais podem variar e é crucial ouvir seu corpo e parar se a dor aumentar.

Conselhos concretos

- Respire profundamente pelo abdômen e, ao expirar, imagine a tensão na parte inferior das costas se dissipando.
- Busque intuitivamente uma posição que alivie suas costas, independentemente de ser incomum, e permaneça nela.
- Zunfa ou cante suavemente para si mesmo – as vibrações podem relaxar a musculatura.
- Acaricie suavemente suas costas inferiores, como se estivesse confortando uma criança dolorida.
- Direcione sua atenção para seus pés e mova seus dedos – isso pode alterar a percepção da dor nas costas.
- Imagine que suas costas são uma árvore que se balança suavemente ao vento e imite esse movimento.
- Concentre-se em um aroma agradável, como lavanda ou limão, para desviar e relaxar seus sentidos.
- Beba um grande copo de água – a hidratação pode ajudar a manter os discos intervertebrais e aliviar a dor.
- Sorria conscientemente – mesmo que pareça artificial, isso pode influenciar positivamente o processamento da dor.
- Balance suavemente sua pelve para frente e para trás e sinta como esse movimento afeta suas costas.
- Massageie as solas dos seus pés – zonas reflexas podem estar conectadas à parte inferior das costas e trazer alívio.
- Visualize uma energia quente e dourada fluindo para suas costas e aliviando a dor.

3. 2 Abordagens Terapêuticas

Dor nas costas aguda limita a mobilidade e afeta significativamente o dia a dia. Abordagens terapêuticas oferecem uma variedade de opções para aliviar esses sintomas e restaurar a funcionalidade. Esta seção destaca os principais métodos de tratamento, desde terapia manual e fisioterapia até técnicas osteopáticas. Esses procedimentos visam reduzir a dor, melhorar a mobilidade e tratar as causas dos sintomas. Eles consideram tanto fatores biomecânicos quanto psicossociais que podem contribuir para a dor nas costas. Saiba mais a seguir sobre as diferentes opções terapêuticas e encontre a abordagem adequada para suas necessidades individuais.

Uma abordagem terapêutica bem-sucedida para dores nas costas integra tanto tratamentos físicos (terapia manual, fisioterapia, exercícios) quanto a consideração de fatores psicossociais (terapia cognitivo-comportamental, manejo da dor) em uma abordagem multimodal.

Terapia Manual

A terapia manual refere-se a técnicas de tratamento nas quais terapeutas utilizam as mãos para aliviar a dor e melhorar a mobilidade. Diferentes estruturas anatômicas são influenciadas para provocar mudanças positivas na experiência de dor do paciente [s58]. O tratamento inclui abordagens físicas como massagem e manipulação da coluna vertebral [s59]. A terapia manual é recomendada para dores agudas nas costas, juntamente com exercícios e calor superficial [s60]. Também é uma das abordagens de tratamento conservadoras recomendadas para dores crônicas nas costas sem patologia grave – ao lado de massagem e reabilitação interdisciplinar [s60]. Fisioterapeutas utilizam a terapia manual para tratar queixas músculo-esqueléticas. É recomendada como uma opção de tratamento complementar ou secundária para dores nas costas não específicas [s61]. A eficácia da terapia manual evoluiu ao longo do tempo. Anteriormente, o foco estava em explicações biomecânicas. Hoje, o paradigma neurofisiológico está em destaque. Os efeitos analgésicos são mediados por vias moduladas descendentes no sistema nervoso central [s61]. Pressão moderadamente dolorosa pode levar a uma inibição da dor a curto prazo [s61]. Além dos fatores neurofisiológicos, fatores psicológicos e biomecânicos também desempenham um papel [s58] [s61]. As expectativas do paciente e a relação com o terapeuta podem influenciar o sucesso do tratamento [s61]. Mediadores biomecânicos incluem movimentos mensuráveis nos tecidos-alvo e mudanças estruturais que ocorrem em

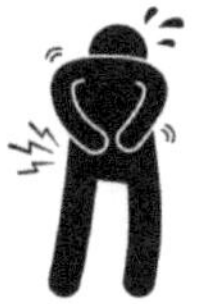

resposta à terapia [s58]. Mediadores neurofisiológicos mostram mudanças imediatas na função neurofisiológica após a terapia, como a redução de marcadores inflamatórios e uma diminuição na sensibilidade à dor [s58]. Para dores crônicas nas costas, a terapia manual é recomendada como parte de uma abordagem de tratamento multimodal que inclui um programa de exercícios supervisionado [s62]. A kognitive_verhaltenstherapie em combinação com fisioterapia pode reduzir os níveis de dor e melhorar a funcionalidade [s62]. O diagnóstico e terapia mecânica (MDT) visa prescrever exercícios específicos e instruções posturais. Há evidências moderadas a altas de sua eficácia na redução da dor e da incapacidade [s60]. Terapias de mobilização e manipulação mostram evidências moderadas para alívio da dor e melhoria da função em dores crônicas nas costas. A manipulação pode ser mais eficaz do que a mobilização [s60]. Aqueles que sofrem de dores crônicas nas costas e apresentam fatores de risco para chronifizierung devem considerar a fisioterapia como tratamento de primeira linha [s62].

Bom saber

Coluna Vertebral

A coluna vertebral é a estrutura de suporte central do corpo e é composta por vértebras individuais conectadas por discos intervertebrais e articulações. Ela protege a medula espinhal e permite os movimentos do tronco.

Conservador

Refere-se a métodos de tratamento que não são cirúrgicos.

Músculo-Esquelético

Refere-se a músculos e ossos, bem como às estruturas associadas, como tendões, ligamentos e articulações.

Interdisciplinar

Significa a colaboração entre diferentes áreas de especialização, como médicos, fisioterapeutas e psicólogos.

Sistema Nervoso Central

O sistema nervoso central é composto pelo cérebro e pela medula espinhal e controla a maioria das funções corporais.

Terapia Manual

A terapia manual abrange várias técnicas aplicadas por terapeutas treinados para aliviar a dor, liberar bloqueios articulares e melhorar a mobilidade. Pode ajudar em dores agudas e crônicas nas costas e é frequentemente utilizada em combinação com outras terapias.

Eficácia das Técnicas de Terapia Manual para Dor nas Costas

Comparação da redução da dor e melhora funcional

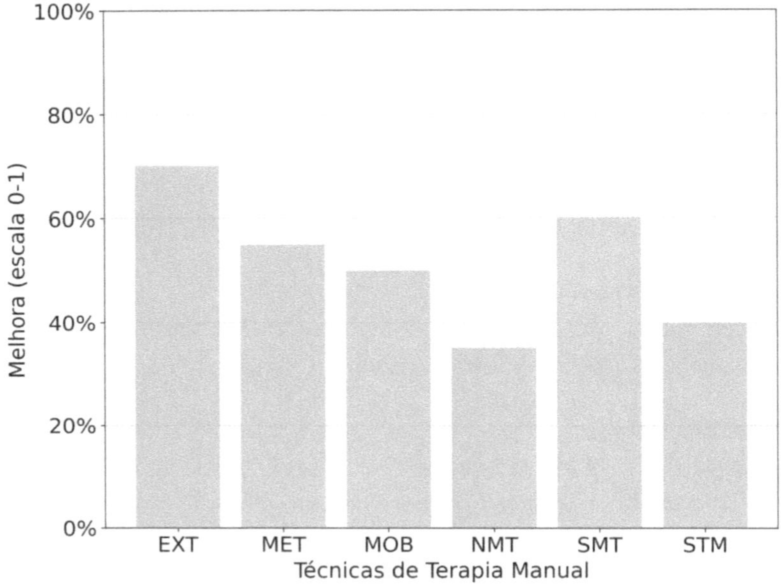

EXT: Terapia com Exercícios
MET: Técnica de Energia Muscular
MOB: Mobilização
NMT: Terapia Neuromuscular
SMT: Terapia de Manipulação Espinhal
STM: Mobilização de Tecidos Moles

Embora a manipulação da coluna vertebral mostre um efeito imediato significativo na redução da dor, as técnicas de mobilização demonstram uma melhora mais gradual, porém sustentada, na função. A mobilização de tecidos moles oferece benefícios moderados tanto na dor quanto na função, sugerindo seu potencial como uma abordagem complementar. A terapia com exercícios, embora não seja estritamente uma terapia manual, demonstra fortes benefícios a longo prazo tanto para o alívio da dor quanto para a restauração funcional, destacando sua importância em um plano de tratamento abrangente. Os dados sugerem que uma combinação de técnicas de terapia manual e terapia com exercícios pode fornecer a abordagem mais abrangente e eficaz para o tratamento da dor nas costas.

Tratamento Fisioterapêutico

Os tratamentos fisioterapêuticos para dores nas costas abrangem uma ampla gama de medidas, que são individualmente adaptadas ao paciente. Além das técnicas manuais já mencionadas, como massagem e manipulação da coluna vertebral, as formas de terapia ativa, especialmente os exercícios, desempenham um papel crucial. Um programa de treinamento direcionado pode ajudar a fortalecer a musculatura das costas, melhorar a mobilidade e corrigir posturas inadequadas. Além de exercícios de força e mobilidade, também podem ser integrados exercícios de coordenação, que treinam a interação de diferentes grupos musculares, na terapia. Um novo programa de educação para as costas, por exemplo, combina uma abordagem multidisciplinar com uma avaliação funcional quantitativa e exercícios terapêuticos, mostrando assim efeitos positivos sobre a dor, flexibilidade, força muscular e resistência [s63]. Os fisioterapeutas utilizam diferentes sistemas de classificação, baseados em fatores biomecânicos e psicossociais, para melhor categorizar pacientes com dores nas costas não específicas e individualizar a terapia. Assim, padrões de movimento maladaptativos e distúrbios de controle motor que causam dor podem ser identificados e tratados de forma direcionada [s64]. Além disso, medidas físicas, como aplicações de calor ou frio, também podem ser utilizadas. Além dos aspectos puramente físicos, a fisioterapia também considera fatores psicossociais que podem desempenhar um papel nas dores nas costas. Dores crônicas não afetam apenas a função física, mas também o bem-estar emocional e o comportamento. Portanto, os fisioterapeutas frequentemente integram aspectos da kognitiven_verhaltenstherapie em seu tratamento. Os pacientes aprendem a reconhecer e mudar padrões de pensamento e comportamentos negativos que podem intensificar a dor. Eles aprendem estratégias para lidar com a dor e desenvolvem uma melhor compreensão dos aspectos multidimensionais de suas queixas [s65]. A componente educativa da fisioterapia também é importante. Os pacientes recebem informações sobre as causas de suas dores nas costas, aprendem comportamentos adequados para a coluna no dia a dia e são apoiados para melhorar suas habilidades de autogestão [s66]. O retorno precoce às atividades normais e a integração na vida profissional são outros objetivos terapêuticos que são apoiados por medidas fisioterapêuticas [s67]. Uma abordagem multimodal, que combina diferentes formas de terapia, tem se mostrado particularmente eficaz no tratamento de dores nas costas. [s66] [s67] Assim, uma combinação de terapia manual, exercícios ativos, medidas físicas e terapia cognitivo-comportamental pode ajudar a aliviar a dor, melhorar a função e aumentar a qualidade de vida dos pacientes de forma sustentável.

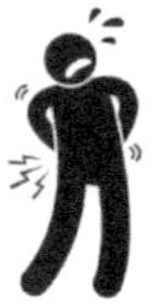

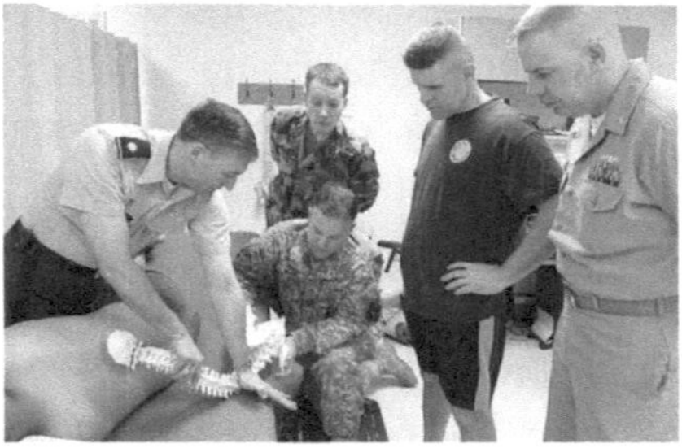

Manipulação [i10]

Bom saber

Abordagem Multidisciplinar
Envolve a colaboração de diferentes especialidades para criar um plano de tratamento abrangente para dores nas costas.

Abordagem Multimodal
Combinação de diferentes formas de terapia para otimizar o tratamento de dores nas costas e atender às necessidades individuais do paciente.

Avaliação Funcional Quantitativa
Medições objetivas das funções físicas para monitorar o progresso do tratamento e ajustar a terapia.

Manipulação
Manipulações na coluna vertebral podem liberar bloqueios e melhorar a mobilidade, mas devem ser realizadas apenas por profissionais qualificados.

Fisioterapia para Dor nas Costas: Abordagens de Tratamento

Eficácia das abordagens de fisioterapia para dor nas costas com base na duração e intensidade.

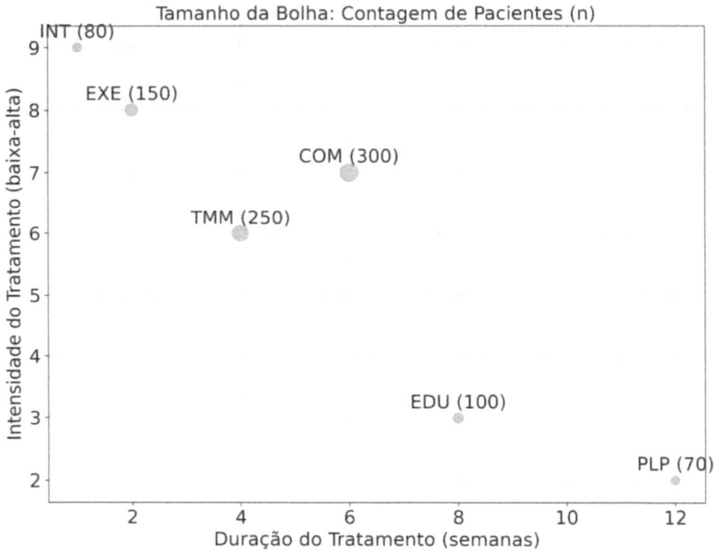

Blasengröße: Contagem de Pacientes (n)

COM: Abordagem Combinada

EDU: Educação do Paciente

EXE: Exercícios Terapêuticos

INT: Programa Intensivo

PLP: Programa de Longo Prazo

TMM: Terapia Manual e de Movimento

O gráfico sugere que tratamentos de intensidade moderada com duração entre 4-8 semanas mostram a maior eficácia para a maioria dos pacientes. Embora tratamentos mais curtos e de alta intensidade possam ser eficazes para alguns, eles não são tão consistentemente bem-sucedidos. Tratamentos mais longos e de baixa intensidade parecem menos eficazes em geral. O tamanho das bolhas indica o número de pacientes tratados com essa abordagem específica.

Técnicas Osteopáticas

As técnicas osteopáticas pertencem aos procedimentos de medicina complementar para o tratamento de dores nas costas e incluem abordagens físicas e psicológicas. [s68] Elas se baseiam na concepção do paciente como uma unidade de corpo, mente e alma, incorporando as forças de autocura do corpo. [s69] Osteopatas utilizam técnicas manuais para otimizar as funções fisiológicas e promover a homeostase, ou seja, o equilíbrio interno do corpo. [s70] O espectro de tratamento varia de técnicas em articulações, músculos e tecidos conjuntivos até procedimentos orientados neurovascularmente. [s71] Técnicas de energia muscular, relaxamento miofascial e técnicas para restaurar o equilíbrio ligamentar são alguns dos métodos frequentemente aplicados. [s70] O tratamento do diafragma também desempenha um papel importante. Através de técnicas como a dominação do diafragma ou a liberação indireta do diafragma, a respiração é melhorada e a mobilidade do diafragma é aumentada. [s70] Outra técnica, chamada "Rib Raising", influencia a atividade do sistema nervoso simpático e otimiza tanto o movimento respiratório quanto o fluxo linfático. [s70] A técnica de bomba linfática fortalece o sistema imunológico e melhora a circulação linfática, o que pode ter um efeito positivo sobre infecções. [s70] Especialmente em casos de dores nas costas durante a gravidez, os tratamentos osteopáticos podem proporcionar alívio e prevenir a piora dos sintomas. [s72] Estudos comprovam a eficácia dos tratamentos osteopáticos no terceiro trimestre para melhorar a funcionalidade em pacientes com dores nas costas. [s72] A osteopatia integra diferentes procedimentos manuais, frequentemente em combinação com outros métodos como yoga ou acupuntura. [s68] Através da manipulação do sistema musculoesquelético, os osteopatas buscam alcançar efeitos positivos na saúde. [s73] Assim, em casos de restrições de movimento na região da coluna torácica, técnicas suaves de mobilização podem melhorar a mobilidade e reduzir a dor associada.

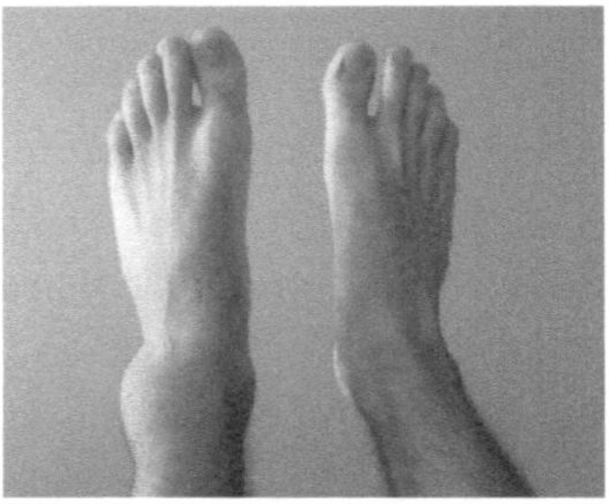

Equilíbrio Ligamentar [i11]

Bom saber

Medicina Complementar

Os procedimentos de medicina complementar complementam a medicina convencional e oferecem opções adicionais para o tratamento de dores nas costas.

Equilíbrio Ligamentar

A restauração do equilíbrio ligamentar visa restabelecer o equilíbrio dos ligamentos no corpo, reduzindo assim as dores nas costas.

Osteopatia

A osteopatia é uma forma de terapia holística que considera o corpo como uma unidade e ativa as forças de autocura para aliviar dores nas costas.

Relaxamento Miofascial

As técnicas de relaxamento miofascial aliviam tensões nas fáscias, o tecido conjuntivo que envolve músculos, ossos e órgãos.

Técnica de Bomba Linfática

A técnica de bomba linfática estimula o fluxo linfático e apoia o sistema imunológico, o que pode ser útil na regeneração de dores nas costas.

Técnicas Osteopáticas para Dor nas Costas

Distribuição das abordagens de tratamento osteopático para dor nas costas.

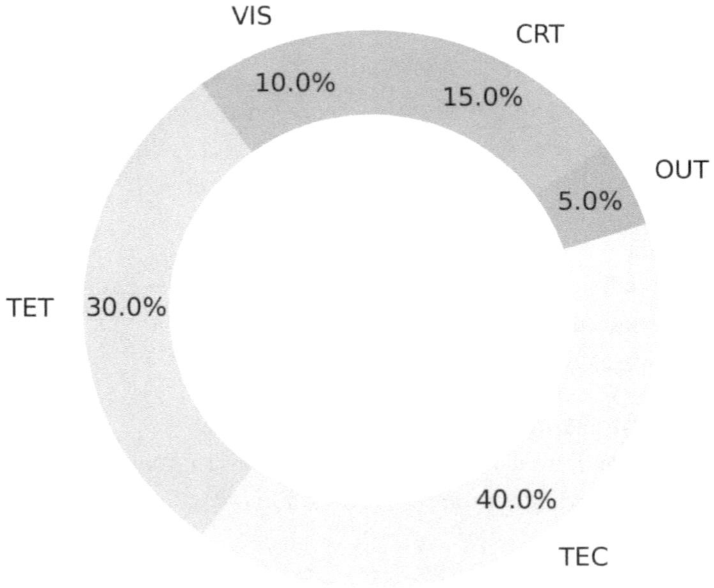

CRT: Técnicas Cranianas

TEC: Manipulação Estrutural

VIS: Técnicas Viscerais

OUT: Outras Técnicas

TET: Técnicas de Tecidos Moles

O gráfico destaca a diversidade de técnicas osteopáticas empregadas no tratamento da dor nas costas. Embora a manipulação estrutural receba atenção considerável, as proporções significativas dedicadas às técnicas de tecidos moles, cranianas e viscerais ressaltam uma abordagem holística que considera a interconexão de diferentes sistemas do corpo. Isso sugere que o tratamento osteopático para dor nas costas geralmente se estende além do tratamento da coluna vertebral.

Conselhos concretos

- Concentre-se na qualidade de seus toques ao lidar com dores agudas e varie a pressão, a velocidade e o ritmo da massagem.
- Utilize o calor de suas mãos para direcionar calor às áreas doloridas e relaxar a musculatura.
- Observe a expressão facial e a linguagem corporal de seu paciente para ajustar a intensidade do tratamento de forma ideal.
- Integre pausas conscientes no tratamento, nas quais você e seu paciente sintam o respirar e aprofundem a percepção corporal.
- Incentive seu paciente a acompanhar ativamente o movimento de suas mãos e a intensificar o alongamento da musculatura.
- Trabalhe com a imaginação de seu paciente: peça a ele que se imagine como as dores diminuem a cada respiração.
- Combine técnicas manuais com movimentos suaves e rítmicos para levar o corpo a um estado de profunda relaxação.
- Estimule as forças de autocura do corpo por meio de técnicas suaves de batidas e promova a circulação do tecido.
- Sinta os fluxos de energia no corpo de seu paciente e tente liberar bloqueios por meio de toques direcionados.
- Trate não apenas a área dolorida, mas também inclua estruturas e articulações circundantes na terapia.
- Desperte a curiosidade de seu paciente explicando as inter-relações anatômicas e esclarecendo os efeitos do tratamento.
- Integre elementos de outras formas de terapia, como acupressão ou terapia craniossacral, para individualizar o tratamento.

3. 3 Intervenção Médica

As intervenções médicas desempenham um papel importante no tratamento agudo da dor nas costas. Elas variam desde terapia medicamentosa até infiltrações e métodos de medicina natural. Cada abordagem apresenta vantagens específicas, mas também riscos e limitações potenciais. A escolha da intervenção adequada depende da causa da dor, da intensidade e do estado de saúde pessoal. As seções a seguir exploram detalhadamente as diferentes opções de tratamento médico e oferecem uma visão geral de seus mecanismos de ação, áreas de aplicação e possíveis efeitos colaterais. Continue lendo para encontrar a estratégia de tratamento adequada para você e aliviar efetivamente sua dor nas costas.

Em casos de dor nas costas, especialmente crônica, terapias não medicamentosas como exercícios, fisioterapia e abordagens multidisciplinares são frequentemente o melhor primeiro passo e, a longo prazo, mais eficazes do que o uso contínuo de analgésicos.

Terapia Medicamentosa

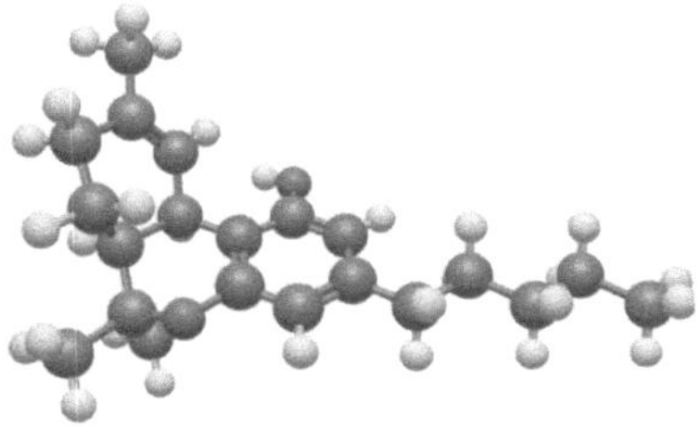

Canabinoides [i12]

A terapia medicamentosa para dores nas costas abrange uma ampla gama de opções, que são utilizadas dependendo do tipo e da duração da dor. Para dores nas costas agudas ou subagudas, são recomendados tratamentos não farmacológicos, como calor, massagem ou terapia manual. Se medicamentos forem desejados, são utilizados anti-inflamatórios não esteroides (AINEs) ou relaxantes musculares [s74]. Para dores nas costas crônicas, inicialmente, terapias não farmacológicas, como exercícios ou reabilitação multidisciplinar, são priorizadas. Se estas não forem suficientemente eficazes, os AINEs podem ser utilizados como terapia de primeira linha e tramadol ou duloxetina como terapia de segunda linha [s74]. Opioides devem ser prescritos apenas após uma cuidadosa avaliação dos benefícios e riscos e após a falha de outras terapias [s74]. O uso prolongado de analgésicos pode levar a sintomas relacionados a medicamentos e não é necessariamente superior a outras estratégias de tratamento em casos de dores crônicas moderadas a severas [s75]. Um paciente com dor persistente, apesar do uso de AINEs, pode ser aconselhado por seu médico sobre opções de tratamento alternativas, como fisioterapia ou uma terapia multidisciplinar da dor. Além de medicamentos estabelecidos, novas abordagens terapêuticas estão sendo pesquisadas, incluindo canabinoides, que mostraram resultados promissores em estudos clínicos [s76] [s77]. Ao mesmo tempo, novas formulações de medicamentos existentes estão sendo desenvolvidas para melhorar o tratamento da dependência de opioides e da overdose [s78]. Um estudo mostrou que dois medicamentos investigados para o tratamento de dores radiculares agudas nas costas reduziram os níveis de dor, mas não apresentaram diferença significativa em sua eficácia [s79]. Isso sublinha a necessidade de uma terapia individualizada e de uma abordagem abrangente para o tratamento da dor, que inclua não apenas medicamentos, mas também fisioterapia e uma abordagem multidisciplinar [s77].

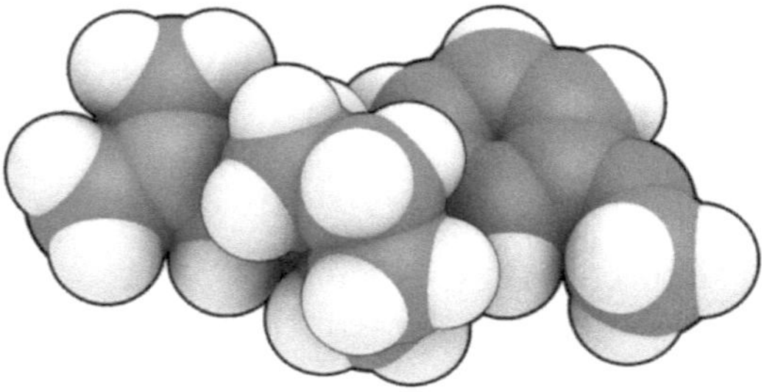

Tramadol [i13]

Dores radiculares agudas nas costas

Dores radiculares agudas nas costas surgem devido à irritação ou compressão das raízes nervosas na região da coluna vertebral. Elas frequentemente irradiam para os braços ou pernas e podem estar acompanhadas de dormência ou formigamento.

Relaxantes musculares

Relaxantes musculares são utilizados para tratar dores nas costas causadas por tensões ou espasmos musculares. Eles atuam relaxando a musculatura e podem, assim, aliviar a dor. No entanto, os relaxantes musculares também podem causar efeitos colaterais, como fadiga ou tontura.

Terapia multidisciplinar da dor

A terapia multidisciplinar da dor é uma abordagem holística para o tratamento de dores crônicas nas costas. Ela combina diferentes formas de terapia, como fisioterapia, psicoterapia e tratamento medicamentoso. O objetivo é aliviar a dor e melhorar a qualidade de vida dos pacientes.

Eficácia para Dor nas Costas

Alívio da Dor através de Medicação

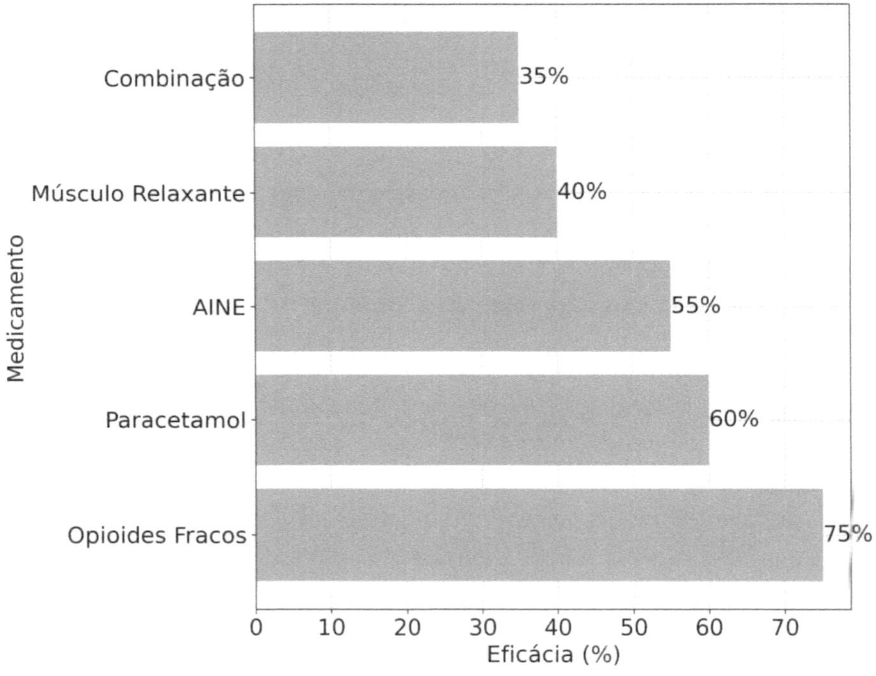

AINE: AINEs

MUS: Músculo Relaxante

PAR: Paracetamol

COM: Combinação

OFO: Opioides Fracos

Os AINEs mostram a maior eficácia, seguidos por opioides fracos. Paracetamol e relaxantes musculares oferecem menor alívio da dor. As terapias de combinação podem variar dependendo da composição.

Tratamento por Infiltração

Terapias de Injeção, também conhecidas como infiltrações, representam uma opção adicional no tratamento da dor nas costas. Nessa abordagem, medicamentos, geralmente corticosteroides em combinação com um anestésico local, são injetados diretamente na área causadora da dor. O objetivo desse tratamento é inibir a inflamação e aliviar a dor. A infiltração pode ser realizada em várias estruturas das costas, como nas articulações facetárias, nas nervenwurzeln ou nos músculos. Um estudo mostrou que a percepção da dor durante uma infiltração é significativamente menor em comparação com outra técnica de injeção (bloqueio nervoso), enquanto a percepção da dor durante o tratamento real (por exemplo, uma extração dentária) não apresentou diferença significativa entre as duas técnicas [s80]. Isso sugere que as infiltrações podem ser um método relativamente menos doloroso para a administração de medicamentos. No entanto, as terapias de injeção não são adequadas para todos os pacientes e devem ser consideradas apenas após uma cuidadosa avaliação médica dos benefícios e riscos. Os riscos potenciais incluem infecções, hemorragias ou danos aos nervos. O número de infiltrações também é limitado para minimizar possíveis efeitos colaterais dos corticosteroides. Uma infiltração pode ser parte de um plano de tratamento abrangente que inclui, além de terapias medicamentosas, fisioterapia, terapia de movimento e apoio psicológico. O médico responsável pode avaliar as necessidades individuais do paciente e determinar a estratégia de tratamento adequada.

Bom saber

Anestésico Local

Um anestésico local é um medicamento que desativa temporariamente a sensação de dor em uma área específica do corpo. É frequentemente utilizado em combinação com corticosteroides em infiltrações para reduzir a dor durante e após o procedimento.

Articulações Facetárias

As articulações facetárias são pequenas articulações que conectam as vértebras da coluna vertebral e permitem seu movimento. Podem ser uma fonte de dor nas costas quando irritadas por artrose, lesões ou posturas inadequadas.

Bloqueio Nervoso

No bloqueio nervoso, um anestésico local é injetado próximo a um nervo para interromper a transmissão da dor. Pode ser utilizado para tratar dores nas costas agudas e crônicas.

Terapia de Injeção

Terapias de injeção, que incluem infiltrações, descrevem a administração de medicamentos por meio de injeção. No caso de dor nas costas, podem ser utilizadas para o tratamento direcionado de inflamações e dores.

Redução da Dor por Dosagem de Infiltração

Ilustra a relação entre a dosagem de infiltração e a redução da dor.

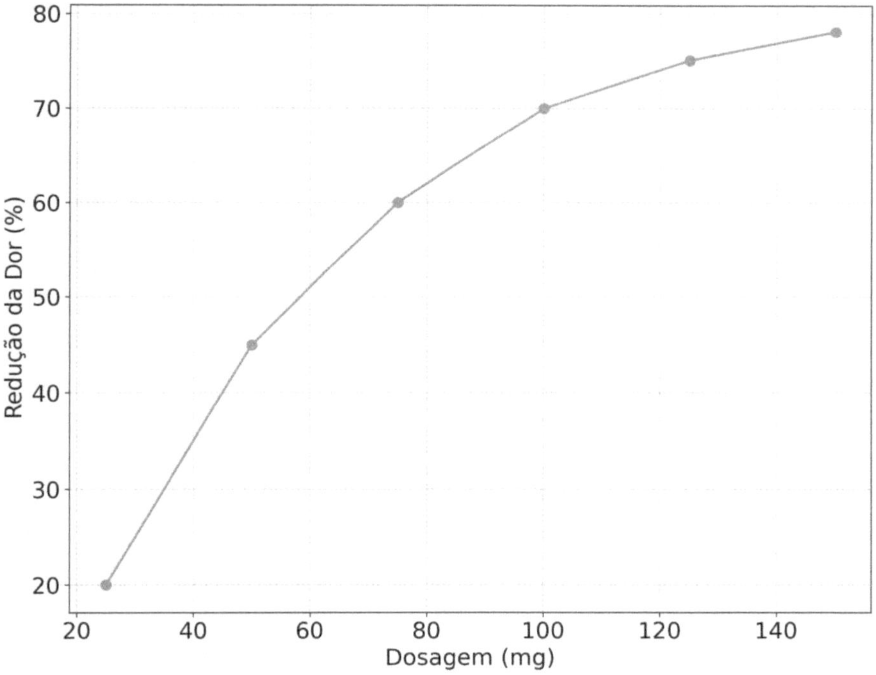

O gráfico demonstra uma correlação geralmente positiva entre o aumento da dosagem de infiltração e a maior redução da dor, embora o efeito pareça estabilizar após uma determinada dosagem. Isso sugere uma faixa de dosagem ideal para maximizar o alívio da dor e minimizar os potenciais efeitos colaterais.

Procedimentos Naturopáticos

Os procedimentos naturopáticos oferecem uma série de opções para o tratamento da dor nas costas, que se diferenciam das abordagens da medicina convencional já discutidas [s81]. Esses procedimentos, que não pertencem à medicina convencional, incluem diversos sistemas e práticas que visam ativar as forças de autocura do corpo. A Naturopatia, um exemplo de tal sistema, concentra-se em mudanças na dieta, alterações no estilo de vida e terapias como aplicações de ervas, massagens e terapia manual [s81]. Assim, uma mudança na dieta para alimentos integrais e não processados e a integração de exercícios regulares na rotina diária podem já trazer os primeiros efeitos positivos. Além da naturopatia, existem outras abordagens naturopáticas, como acupuntura, ayurveda, homeopatia e terapias energéticas. A acupuntura visa a alívio da dor e a prevenção, colocando agulhas finas em pontos específicos do corpo [s81]. O ayurveda, por sua vez, um sistema tradicional de medicina indiana, considera corpo, mente e alma como uma unidade e busca a harmonia interior [s81]. A homeopatia utiliza substâncias altamente diluídas que, em doses mais altas, causariam sintomas semelhantes, para aliviar desconfortos [s81]. As terapias energéticas tentam influenciar os campos de energia do corpo, cuja existência ainda não foi comprovada cientificamente [s81]. Além desses procedimentos, também podem ser utilizados suplementos alimentares e remédios à base de plantas [s81]. A integração dessas abordagens complementares em um conceito de tratamento convencional é chamada de saúde integrativa [s82]. É importante aplicar as diferentes abordagens de forma coordenada para garantir um tratamento ótimo [s82]. Além dos procedimentos físicos, como massagem ou acupuntura, abordagens psicológicas e relacionadas à nutrição também desempenham um papel na saúde integrativa [s82]. Por exemplo, a meditation, um método de foco mental e relaxamento, pode reduzir a pressão arterial e os sintomas de ansiedade e depressão [s82]. A combinação de tratamentos médicos convencionais com procedimentos naturopáticos selecionados pode, portanto, oferecer uma abordagem holística para o tratamento da dor nas costas.

Bom saber

Naturopatia

A naturopatia é um sistema de tratamento que utiliza remédios naturais e terapias, como nutrição, exercício e ervas, para promover as forças de autocura do corpo e aliviar a dor nas costas.

Remédios à Base de Plantas

Remédios à base de plantas utilizam extratos de plantas para tratar doenças e aliviar dores, o que pode ser uma opção para a dor nas costas.

Saúde Integrativa

A saúde integrativa combina medicina convencional com terapias complementares, como naturopatia, para oferecer uma abordagem holística ao tratamento da dor nas costas.

Suplementos Alimentares

Suplementos alimentares podem ser utilizados para compensar deficiências nutricionais e apoiar a saúde, o que pode ser útil no tratamento da dor nas costas.

Terapias Energéticas

As terapias energéticas visam influenciar os campos de energia do corpo para aliviar a dor e melhorar o bem-estar. No entanto, sua eficácia na dor nas costas não é comprovada cientificamente.

Medicina Complementar e Alternativa (CAM) para Dor nas Costas

Distribuição de abordagens CAM para dor nas costas.

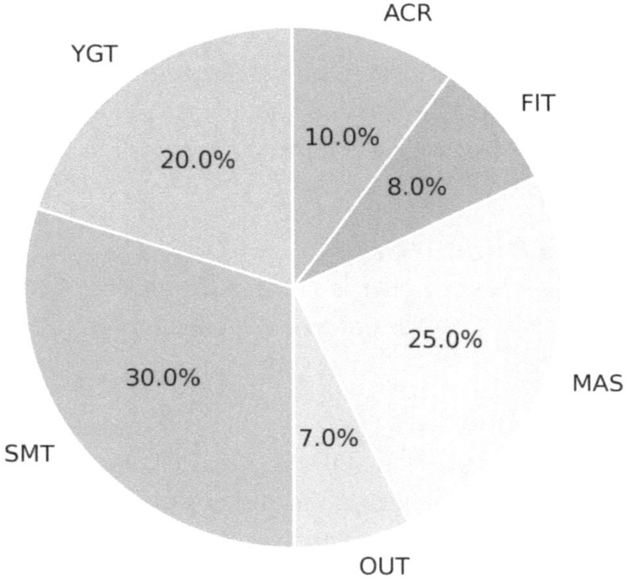

ACR: Acupuntura
FIT: Remédios e suplementos de ervas
MAS: Massoterapia
OUT: Outras terapias CAM
SMT: Terapias de Manipulação Espinal (Quiropraxia, Osteopatia)
YGT: Ioga e Tai Chi

O gráfico destaca a popularidade da manipulação da coluna vertebral e da massoterapia entre indivíduos que procuram abordagens CAM para dor nas costas. Práticas mente-corpo como ioga e tai chi também detêm uma parcela significativa, indicando um interesse crescente em abordagens holísticas. Embora outras terapias como acupuntura e remédios fitoterápicos estejam representadas, elas parecem ser escolhas menos prevalentes para o alívio da dor nas costas neste contexto.

Conselhos concretos

- Altere minimamente a posição da agulha durante a infiltração para otimizar o efeito do anestésico local.
- Combine uma terapia analgésica sistêmica de baixa dosagem com uma infiltração direcionada em casos de dor aguda intensa.
- Considere o uso de injeções de ácido hialurônico para melhorar a função articular em casos de dor recorrente.
- Utilize ultrassom ou controle por raios-X para aumentar a precisão da infiltração e minimizar o risco de complicações.
- Discuta com o paciente a possibilidade de crioterapia após a infiltração para reduzir a reação inflamatória.
- Informe o paciente sobre a possibilidade de infiltração de ponto-gatilho em casos de dor miofascial.
- Considere a infiltração com um anestésico local e um corticosteroide em combinação com um agonista alfa-2 para dores neuropáticas.
- Verifique a eficácia da infiltração por meio de uma nova avaliação da dor após um período definido.
- Documente cuidadosamente o local da infiltração, o medicamento utilizado e a reação do paciente.
- Eduque seus pacientes sobre o manejo da dor aguda para reduzir a necessidade de intervenções invasivas.
- Leve em conta as necessidades individuais e a causa da dor do paciente ao selecionar a terapia de infiltração.
- Avalie a eficácia de diferentes técnicas de infiltração no âmbito de um círculo de qualidade.

Revisão - 3. Métodos de Tratamento Agudo

dores agudas nas costas, muitas vezes chamadas de 'lombalgia', podem afetar significativamente sua qualidade de vida. Para aliviar rapidamente e de forma eficaz os sintomas, várias opções de tratamento estão disponíveis. A combinação correta de medidas de curto prazo e estratégias de longo prazo é crucial para uma recuperação bem-sucedida. Comece com alívio da dor através do calor. Aplicações de calor, como compressas quentes, um banho quente ou uma bolsa de água quente, promovem a circulação sanguínea e relaxam os músculos tensos. No entanto, certifique-se de que o calor seja agradável e não cause queimaduras. Em caso de dor aguda com sinais de inflamação, como vermelhidão ou inchaço, você deve inicialmente recorrer a aplicações de frio e buscar orientação médica. Além disso, encontre uma posição de alívio que reduza sua dor. Isso pode ser deitado de costas com as pernas dobradas, de lado com um travesseiro entre os joelhos ou – se possível sem dor – de bruços. Evite atividades extenuantes, como levantar pesos, nas primeiras semanas após o episódio de dor.

Além do calor e do alívio, o movimento também desempenha um papel importante na recuperação. Movimentos suaves e que aliviam a dor, como yoga, pilates ou caminhadas, promovem a circulação sanguínea e relaxam a musculatura. Concentre-se em exercícios que não aumentem a dor. A posição da criança no yoga (Balasana) pode, por exemplo, alongar e relaxar a parte inferior das costas. Preste atenção aos sinais do seu corpo e aumente a carga lentamente. Se a dor persistir ou for intensa, consulte um médico ou fisioterapeuta que possa elaborar um programa de exercícios individualizado. A terapia manual realizada por um terapeuta qualificado também pode proporcionar alívio. Por meio de técnicas direcionadas em articulações, músculos e tecidos conjuntivos, bloqueios podem ser liberados e a mobilidade melhorada. A terapia manual pode ser utilizada tanto em dores agudas quanto crônicas nas costas e atua por meio de mecanismos neurofisiológicos, psicológicos e biomecânicos.

Além dos métodos mencionados, você também pode considerar o suporte medicamentoso. Converse com seu médico sobre analgésicos adequados, como anti-inflamatórios não esteroides (AINEs) ou relaxantes musculares. Para dores crônicas, outros medicamentos, como tramadol ou duloxetina, também podem ser considerados. Opioides devem ser tomados apenas em casos excepcionais e sob supervisão médica. Lembre-se de que os medicamentos são apenas uma parte do tratamento e, a longo prazo, nem sempre representam a melhor solução. Como alternativa ou complemento à medicina convencional, você também pode considerar métodos de medicina natural. Naturopatia, acupuntura, osteopatia ou remédios à base de plantas podem ativar as forças de autocura do seu corpo e, assim, contribuir para o alívio da dor. Discuta também essas opções com seu médico ou terapeuta para encontrar o tratamento mais adequado para você.

O tratamento de dores agudas nas costas requer uma abordagem individualizada. Ouça seu corpo, experimente diferentes métodos e não hesite em buscar ajuda profissional. Com a combinação certa de diferentes abordagens de tratamento, você pode aliviar sua dor, recuperar sua mobilidade e melhorar sua qualidade de vida de forma sustentável. Mantenha-se ativo e positivo – suas costas agradecerão!

4. Processo de Cura e Alívio

Quem não conhece a sensação de dor nas costas e se pergunta quanto tempo esse estado ainda vai durar? O caminho para a liberdade da dor assemelha-se a uma viagem, onde cada passo conta e diferentes abordagens se entrelaçam. Descobertas modernas da pesquisa sobre a dor mostram que a participação ativa dos afetados influencia significativamente o processo de cura. A combinação de movimento direcionado, carga adaptada e fases de regeneração individuais forma a base para uma recuperação sustentável. Neste capítulo, você descobrirá os principais elementos para o seu caminho pessoal para fora da dor.

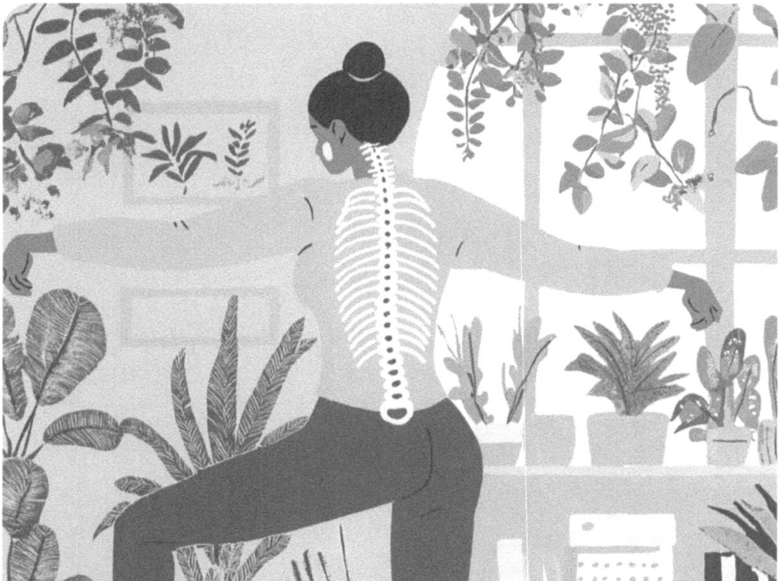

4. 1 Regeneração Ativa

A regeneração ativa é crucial para a cura da dor nas costas e para a reconstrução de uma coluna saudável. Ela envolve o aumento gradual da atividade física após uma fase inicial de repouso e serve para fortalecer a musculatura das costas, além de melhorar a circulação e a mobilidade. É importante encontrar o equilíbrio certo entre movimentos suaves e a evitação de sobrecarga. Os desafios da regeneração ativa residem na adaptação individual ao processo de cura e às necessidades pessoais. Uma dosagem inadequada da carga pode atrasar o processo de recuperação ou até mesmo levar a novas queixas. Descubra neste capítulo como, por meio de movimentos direcionados, você pode recuperar e manter a saúde das suas costas a longo prazo.

A regeneração ativa por meio do aumento gradual da carga, adaptada aos limites de dor individuais, é crucial para a cura e o sucesso a longo prazo no tratamento da dor nas costas.

Treinamento de Reconstrução

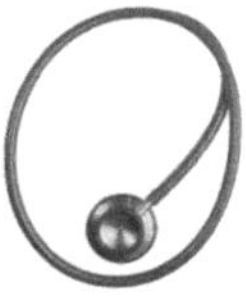

treinamento de reconstrução é um passo importante para superar a dor nas costas e prevenir novas queixas. Após uma fase inicial de repouso, que varia de acordo com a intensidade da dor, é aconselhável retomar a atividade gradualmente. Esse aumento progressivo da atividade promove a cura e fortalece a musculatura das costas. [s83] Um treinamento de reconstrução bem estruturado inclui diferentes formas de exercício. Atividades aeróbicas, como caminhadas rápidas, ciclismo ou natação em ritmo moderado, melhoram a circulação sanguínea e fortalecem a condição física geral. Por exemplo, quem caminha 20 minutos diariamente apoia a regeneração e, ao mesmo tempo, desenvolve resistência. Exercícios de alongamento promovem a flexibilidade dos músculos e melhoram a mobilidade da coluna vertebral. O alongamento regular, como o da musculatura extensora das costas, pode aliviar tensões e melhorar a postura. Além disso, exercícios de força são essenciais para fortalecer a musculatura do tronco. Uma musculatura abdominal e das costas forte estabiliza a coluna vertebral e reduz a carga sobre os discos intervertebrais. Exercícios como a prancha ou a elevação do quadril fortalecem especificamente esses grupos musculares e, assim, contribuem para a redução da dor a longo prazo. A combinação dessas três formas de exercício – atividade aeróbica, alongamentos e treinamento de força – forma a base para um treinamento de reconstrução eficaz. A adaptação individual do plano de treinamento às necessidades pessoais e ao estado de saúde atual é crucial. Um physiotherapeut pode ajudar a determinar o momento ideal para o início do treinamento, bem como a seleção e dosagem dos exercícios. [s83] Ele pode recomendar exercícios específicos e garantir a execução correta para evitar sobrecargas e novas lesões. O treinamento de reconstrução, portanto, não é um conceito rígido, mas um processo dinâmico que deve ser

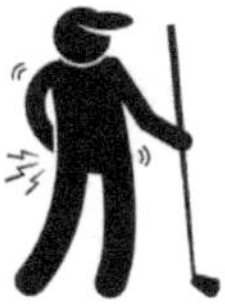

continuamente ajustado e otimizado para permanecer livre de queixas a longo prazo.

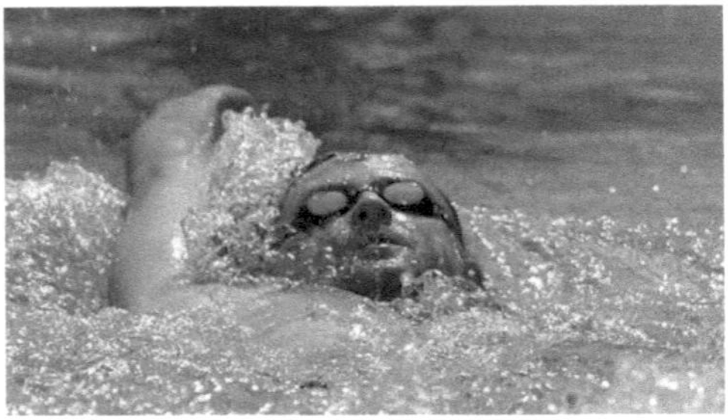

Natação [i14]

Bom saber

Extensores das Costas

A musculatura extensora das costas desempenha um papel crucial na estabilidade e na postura da coluna vertebral. O treinamento direcionado dessa musculatura pode ajudar a aliviar a dor nas costas e melhorar a postura. Na regeneração ativa, é importante alongar e fortalecer os extensores das costas de forma suave, para reconstruir a musculatura e promover a mobilidade.

Dor nas Costas e Progresso do Treinamento

Correlação entre o progresso do treinamento e a redução da dor durante a reabilitação.

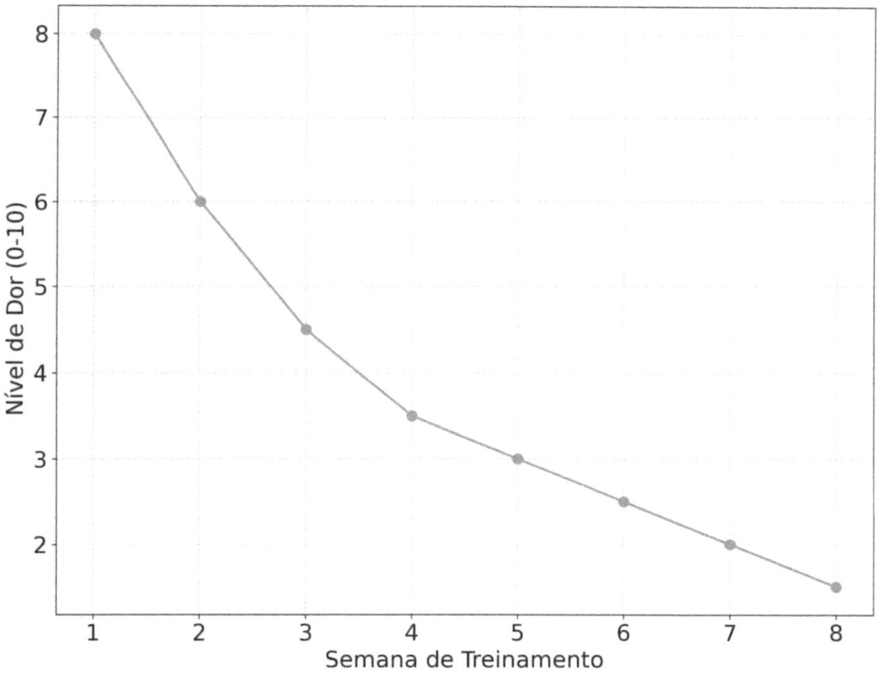

O gráfico ilustra uma tendência geral de diminuição da dor nas costas à medida que o treinamento progride. As melhorias iniciais são rápidas, seguidas por um período de progresso mais lento, sugerindo que a fase inicial da reabilitação é crucial para o controle da dor. Embora a tendência seja positiva, os resultados individuais podem variar e os platôs podem ocorrer. A adesão contínua ao programa de treinamento é essencial para a redução da dor a longo prazo.

Aumento da Carga

O aumento da carga no treinamento de reabilitação é essencial para o processo de cura e a liberdade de dor a longo prazo. Após a fase inicial de repouso, é necessário aumentar a carga de forma sistemática e controlada. Isso significa que tanto a intensidade quanto a duração das atividades devem ser aumentadas lentamente. Um aumento de carga muito rápido pode levar a novas dores ou até lesões, enquanto um aumento muito lento pode atrasar o processo de cura [s84]. O aumento deve se basear nos limites de dor individuais e ser minimamente incrementado em cada sessão de exercício. Por exemplo, ao caminhar, a distância pode ser aumentada semanalmente em algumas centenas de metros ou a duração pode ser estendida por alguns minutos. O mesmo se aplica aos exercícios de força: aqui, a carga pode ser aumentada por meio do aumento do peso, do número de repetições ou do número de séries. É importante prestar atenção aos sinais do corpo e, em caso de dor, reduzir a carga ou pausar o exercício [s85]. Uma abordagem multidisciplinar, que combina diferentes formas de treinamento, como atividades aeróbicas, exercícios de alongamento e treinamento de força, é mais eficaz do que um programa unidimensional [s85]. O exercício regular pode reduzir significativamente o risco de novas dores nas costas e melhorar a condição física geral [s86]. A integração a longo prazo de atividades físicas no cotidiano é, portanto, crucial para o sucesso sustentável da terapia.

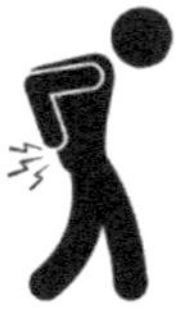

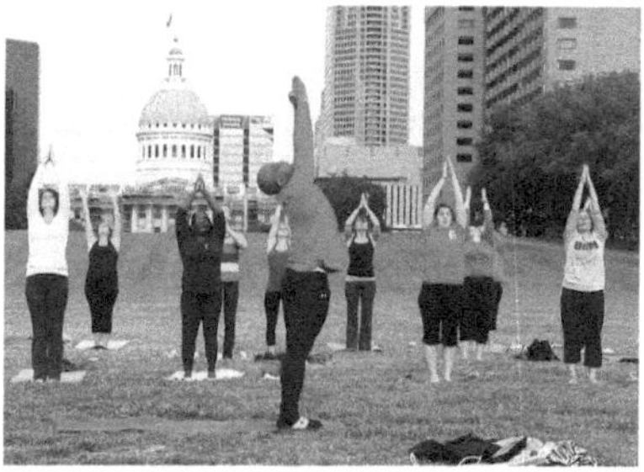

Exercício de alongamento [i15]

Bom saber

Aeróbico

Dependente de oxigênio. Atividades aeróbicas como natação ou ciclismo melhoram a resistência e promovem a circulação sanguínea, o que apoia a recuperação.

Multidisciplinar

Refere-se à combinação de diferentes abordagens terapêuticas e de treinamento para garantir um tratamento abrangente e considerar diferentes aspectos da saúde das costas.

Dor nas Costas: Carga, Regeneração e Tempo

Impacto da regeneração ativa na dor nas costas com base na carga e no tempo investido.

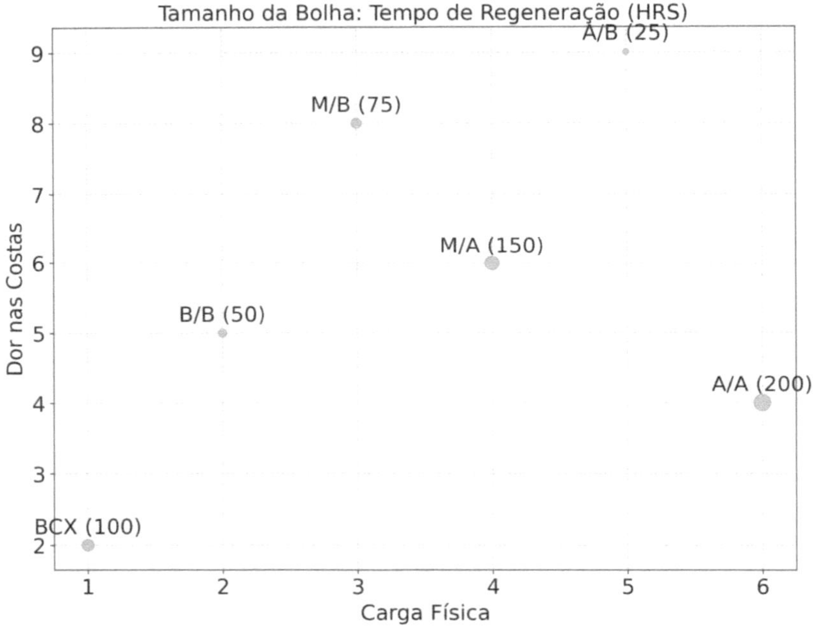

Blasengröße: Tempo de Regeneração (HRS)

A/A: Alta Carga, Alta Regeneração

A/B: Alta Carga, Baixa Regeneração

B/B: Baixa Carga, Baixa Regeneração

BCX: Baixa Carga, Alta Regeneração

M/A: Carga Média, Alta Regeneração

M/B: Carga Média, Baixa Regeneração

Uma carga maior geralmente se correlaciona com o aumento da dor nas costas. No entanto, investir mais tempo em regeneração ativa parece mitigar a dor, mesmo sob alta carga. Tempo limitado de regeneração, mesmo com carga menor, ainda pode resultar em dor significativa. A abordagem mais eficaz parece ser combinar menor carga com maior regeneração ativa.

Conselhos concretos

- Conecte sua respiração consciente com movimentos suaves e balançantes do seu tronco para mobilizar e relaxar sua coluna vertebral.
- Aproveite as pausas entre atividades extenuantes para se deitar brevemente no chão e elevar suas pernas contra a parede. Assim, você alivia suas costas e promove o retorno venoso.
- Sinta seu corpo e identifique áreas com tensão residual. Libere-as de forma direcionada através de alongamentos suaves, amassos ou massagens.
- Desenvolva uma sensação pelo movimento natural de sua coluna vertebral, imaginando uma onda fluindo pelo seu corpo, da cabeça aos pés.
- Aumente sua consciência corporal desacelerando seus movimentos e percebendo cada passo, cada giro e cada flexão de forma consciente.
- Experimente diferentes temperaturas: duchas alternadas ou banhos quentes podem promover a circulação e apoiar a regeneração.
- Deixe suas emoções fluírem: dance livremente ou cante em voz alta para liberar bloqueios emocionais e ganhar nova energia.
- Cerque-se de impressões sensoriais positivas: ouça música relaxante, admire imagens bonitas ou desfrute de aromas agradáveis.
- Crie pequenos oásis de tranquilidade no seu dia a dia, onde você possa desligar-se conscientemente e recarregar suas energias.
- Integre pequenos exercícios de atenção plena em sua rotina diária para aguçar sua percepção corporal e reagir precocemente a sinais de dor.

4. 2 Gestão da Dor

O gerenciamento eficaz da dor é central para a cura e alívio das dores nas costas. Vai além da mera medição da dor e abrange a coleta detalhada da qualidade da dor, localização e fatores individuais de influência. Esta análise precisa forma a base para uma terapia bem-sucedida. Além do tratamento medicamentoso e do acompanhamento profissional, as técnicas de autoajuda desempenham um papel decisivo. Estratégias ativas para lidar com a dor, técnicas de relaxamento e a mudança de padrões de pensamento negativos permitem que se tenha um impacto ativo na percepção da dor. Descubra neste capítulo como gerenciar a dor de forma eficaz e melhorar sua qualidade de vida de maneira sustentável.

Uma avaliação abrangente da dor, que considera tanto a experiência subjetiva da dor do paciente quanto os achados objetivos, é crucial para uma terapia eficaz da dor.

Controle da Dorsalgia

O controle da dorsalgia visa uma redução abrangente da dor e uma melhoria da função. Um aspecto importante é a avaliação cuidadosa da dor, que vai além da simples indicação da intensidade da dor em uma escala de 0 a 10. Ela inclui a descrição da dor com palavras próprias, a localização, a duração, bem como fatores que desencadeiam ou aliviam a dor. Por exemplo, uma dor aguda na região lombar que ocorre ao se curvar e é aliviada pelo calor pode fornecer informações valiosas para a terapia. Além disso, a consideração de fatores individuais, como crenças e conhecimentos prévios sobre a dor, é relevante, pois podem influenciar a percepção da dor e a resposta ao tratamento. Especialmente em pacientes que não podem se expressar verbalmente ou que têm limitações cognitivas, métodos alternativos de avaliação são necessários. A validação de todos os relatos de dor como válidos é crucial para um tratamento da dor compassivo e ético. A história qualitativa da dor, ou seja, a descrição detalhada da experiência da dor pelo paciente, oferece a melhor visão da percepção subjetiva da dor. A combinação de métodos qualitativos e quantitativos – como escalas de dor e exames físicos – resulta em uma imagem abrangente. A chamada triangulação dos dados de diferentes fontes ajuda a entender os processos que levam aos relatos de dor. O tratamento da dor nas costas geralmente ocorre em etapas. Inicialmente, são utilizados analgésicos não opioides, como NSAR ou paracetamol. Para dores mais intensas, podem ser adicionados opioides fracos. Somente em

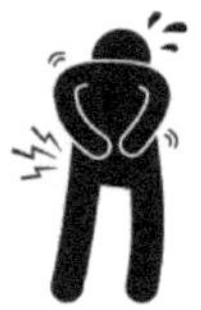

casos de dor grave e persistente, considerando os riscos de dependência e overdose, são considerados opioides mais potentes. Além disso, podem ser administrados medicamentos adjuvantes, como antidepressivos ou anticonvulsivantes, que em certos casos podem até representar a primeira opção de tratamento. Procedimentos não farmacológicos, como fisioterapia, também são uma parte importante do controle da dorsalgia. Procedimentos intervencionais, como a estimulação da medula espinhal, são considerados para pacientes que não respondem adequadamente a terapias conservadoras. O tratamento deve ser adaptado individualmente e revisado regularmente para maximizar a eficácia e minimizar os efeitos colaterais. A consideração de comorbidades, especialmente doenças mentais como depressão, é essencial para um tratamento eficaz da dor e para a melhoria da qualidade de vida.

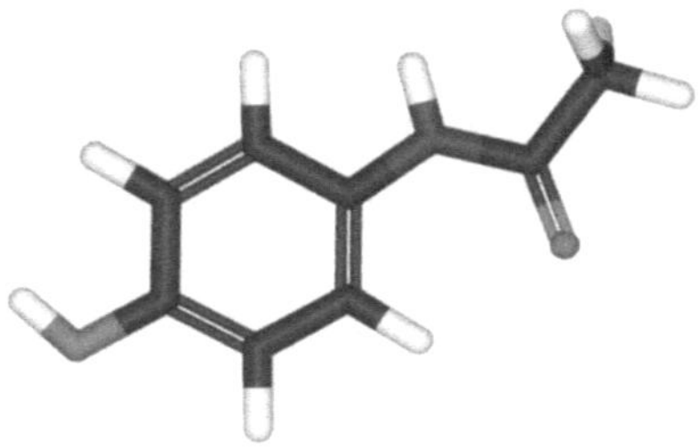

Paracetamol [i16]

Técnicas de alívio da dor para dorsalgia

Distribuição de técnicas de alívio da dor para dor nas costas.

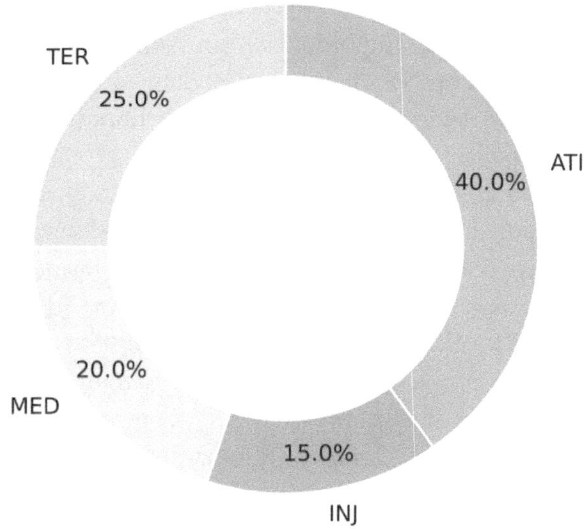

ATI: Terapias Ativas (por exemplo, Exercício, Fisioterapia)

INJ: Injeções (por exemplo, Esteroides, Bloqueios Nervosos)

MED: Medicação (por exemplo, AINEs, Relaxantes Musculares)

TER: Terapias Passivas (por exemplo, Massagem, Calor/Frio)

O gráfico visualiza a distribuição de várias abordagens de gerenciamento da dor para dorsalgia. Uma parte significativa é dedicada a terapias ativas, como exercícios, destacando sua importância. As terapias passivas também desempenham um papel, enquanto medicamentos e injeções oferecem suporte adicional. O foco em terapias ativas sugere uma abordagem holística para o gerenciamento da dor, enfatizando o empoderamento do paciente e o alívio a longo prazo por meio de movimento e fortalecimento.

Técnicas de Autoajuda

A autoajuda desempenha um papel crucial no manejo da dor nas costas. Além da terapia medicamentosa e dos tratamentos profissionais, existem uma série de medidas que os afetados podem tomar para aliviar suas queixas e melhorar sua qualidade de vida [s87]. Estratégias ativas para lidar com a dor são especialmente importantes. Em vez de se deixar controlar passivamente pela dor, os pacientes podem aprender a influenciar ativamente sua percepção da dor. Um aspecto importante é a promoção da selbstwirksamkeit, ou seja, a confiança na própria capacidade de lidar com a dor e controlá-la [s87]. Essa confiança pode ser fortalecida através do aprendizado e da aplicação de várias técnicas de autoajuda. Isso inclui, entre outras coisas, abordagens não farmacológicas como técnicas de relaxamento, musicoterapia ou terapia de visualização e biofeedback [s88]. Esses métodos podem ajudar a influenciar a percepção da dor e promover o relaxamento. A integração de atividades positivas no dia a dia também pode contribuir para reduzir a intensidade da dor e melhorar o humor [s87]. Uma caminhada no parque, um encontro com amigos ou a prática de um hobby podem evocar emoções positivas e, assim, fazer com que a dor fique em segundo plano. Outro componente importante da autoajuda é a kognitive_verhaltenstherapie. Essa forma de terapia ajuda os pacientes a reconhecer e mudar padrões de pensamento e comportamentos negativos que intensificam a dor [s87]. Um exemplo disso é a chamada catastrofização, ou seja, a tendência de avaliar a dor de forma excessivamente negativa e esperar as piores consequências possíveis. Através da terapia cognitivo-comportamental, os afetados aprendem a questionar esses padrões de pensamento negativos e substituí-los por pensamentos mais realistas e úteis. Para aplicar as técnicas de autoajuda de forma eficaz, é importante que os pacientes recebam as informações e orientações necessárias. A transmissão de conhecimento sobre os mecanismos da dor, opções de tratamento e métodos de autoajuda deve ser adaptada à competência de saúde dos pacientes [s89]. Uma linguagem clara e compreensível, bem como o uso de informações específicas, podem facilitar a compreensão. A método Teach-back, onde os pacientes recontam o que aprenderam com suas próprias palavras, pode ajudar a identificar e esclarecer mal-entendidos [s90]. Através de uma educação sobre a dor individualizada e estruturada, os pacientes podem ser capacitados a participar ativamente de seu manejo da dor e melhorar suas habilidades de autogestão [s89] [s90]. Assim, eles podem controlar melhor sua dor e aumentar sua qualidade de vida.

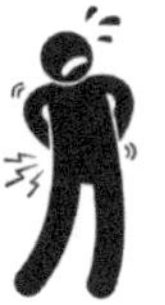

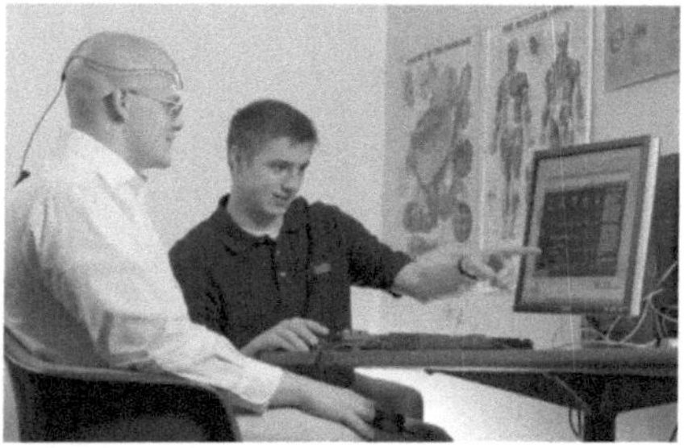

Biofeedback [i17]

Bom saber

Abordagens não farmacológicas

Abordagens não farmacológicas no manejo da dor referem-se a métodos de tratamento que não utilizam medicamentos. Isso inclui, por exemplo, fisioterapia, técnicas de relaxamento, acupuntura, massagem e terapia cognitivo-comportamental. Essas abordagens visam aliviar a dor de forma natural e ativar as forças de autocura do corpo.

Método Teach-back

O método Teach-back é uma estratégia de comunicação na área da saúde, onde os pacientes recontam o que aprenderam com suas próprias palavras. Isso serve para garantir que as informações foram compreendidas corretamente e para esclarecer mal-entendidos. No manejo da dor, o método Teach-back pode ajudar a envolver os pacientes ativamente no processo de tratamento e promover a adesão à terapia.

Terapia de Visualização

A terapia de visualização, também conhecida como imaginação guiada, é uma técnica na qual os pacientes são orientados a imaginar imagens ou cenas positivas. No manejo da dor, a visualização pode ajudar a influenciar a percepção da dor, promover o relaxamento e gerar emoções positivas que podem aliviar a dor.

Efetividade das técnicas de autoajuda para dor nas costas

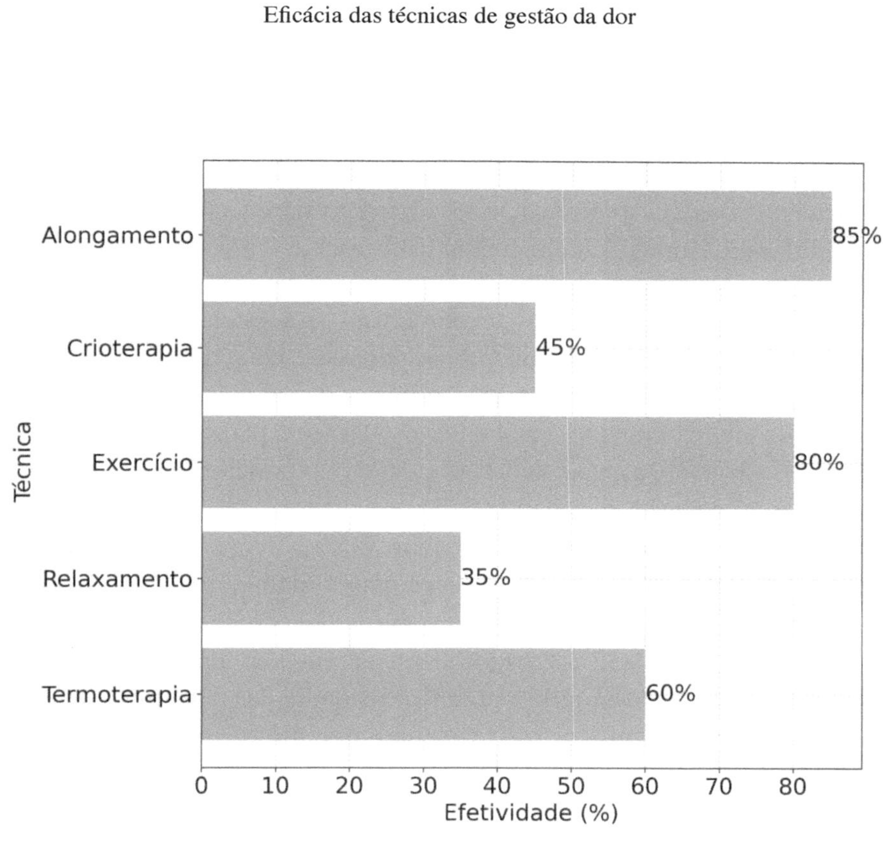

ALO: Alongamento
CRI: Crioterapia
EXE: Exercício
REL: Relaxamento
TER: Termoterapia

O gráfico de barras horizontais visualiza a eficácia relativa de diferentes técnicas de autoajuda para dor nas costas. A termoterapia e o exercício mostram a maior eficácia, enquanto as técnicas de relaxamento e a aplicação de frio parecem ser menos eficazes. O alongamento regular atinge uma eficácia média.

Exercícios de Estabilização

Os exercícios de estabilização concentram-se no fortalecimento da musculatura profunda ao redor da coluna vertebral, que é responsável pela sua estabilidade e pelo controle dos movimentos [s91]. Um aspecto importante é a ativação direcionada do músculo multifidus, uma parte dessa musculatura central profunda, que contribui significativamente para a estabilidade funcional e cujo treinamento específico pode reduzir a dor [s91]. Os exercícios visam restaurar o controle neuromuscular – ou seja, a interação entre nervos e músculos – e a estabilidade funcional geral [s91]. Isso é especialmente importante, pois a dor nas costas muitas vezes está associada a uma inibição da atividade muscular e às limitações de movimento resultantes [s91]. Um plano de treinamento deve ser adaptado às necessidades e objetivos funcionais do paciente, incluindo a melhoria da qualidade do movimento [s91]. Recomenda-se o início precoce de exercícios estabilizadores, cerca de 4-6 semanas após uma cirurgia como uma discectomia lombar, para promover a reabilitação e obter efeitos positivos sobre a dor, limitações funcionais e qualidade de vida [s92]. Estudos demonstram que tais programas de exercícios não apenas reduzem a intensidade da dor, mas também melhoram a força muscular e aceleram o retorno ao trabalho [s92]. Assim, a estabilidade do tronco melhorada pode reduzir a carga sobre a coluna vertebral e otimizar a postura, contribuindo assim para a redução da dor.

Controle Neuromuscular

O controle neuromuscular descreve a interação entre nervos e músculos. Ele permite o controle preciso dos movimentos. A dor nas costas pode perturbar esse controle. Exercícios para melhorar o controle neuromuscular visam otimizar a comunicação entre nervos e músculos, melhorando assim a qualidade e o controle do movimento, o que pode reduzir a dor.

Estabilidade Funcional

A estabilidade funcional refere-se à capacidade do corpo de executar movimentos de forma controlada e eficiente. Uma boa estabilidade funcional é importante para evitar lesões e lidar com as demandas diárias. Na dor nas costas, a estabilidade funcional pode estar comprometida. Os exercícios de estabilização visam melhorar a estabilidade funcional, fortalecendo os músculos que sustentam e controlam a coluna vertebral.

Exercícios de Estabilização

Os exercícios de estabilização são exercícios que fortalecem os músculos ao redor da coluna vertebral. Esses músculos ajudam a sustentar e mover a coluna. Na dor nas costas, esses músculos podem estar fracos, o que pode levar a mais dor e limitações de movimento. Os exercícios de estabilização ajudam a fortalecer esses músculos, aliviando assim a dor e melhorando a mobilidade.

Exercícios de estabilização essenciais para dor nas costas

Distribuição de exercícios de estabilização do core para o tratamento da dor nas costas.

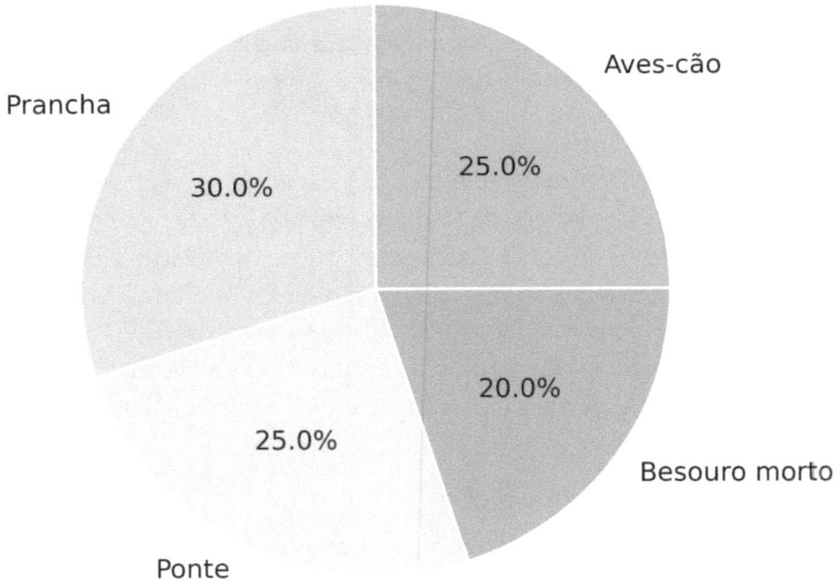

AC: Aves-cão
BM: Besouro morto
PR: Prancha
PT: Ponte

Este gráfico destaca a importância de uma abordagem equilibrada para a estabilização do core. Embora a prancha seja um exercício fundamental, a incorporação de pontes, aves-cão e besouros mortos garante o fortalecimento abrangente de diferentes grupos musculares cruciais para a estabilidade da coluna e redução da dor. Priorizar esses exercícios pode melhorar a postura, reduzir os gatilhos de dor e melhorar o movimento funcional geral.

Conselhos concretos

- Perceba conscientemente as áreas do seu corpo que tocam o chão ou a superfície e distribua seu peso de maneira uniforme.
- Dirija sua atenção para a sua respiração e observe como seu tórax e abdômen se elevam e descem ao inspirar e expirar. Utilize a respiração para influenciar a percepção da dor.
- Desenvolva uma imagem interna de suas costas e visualize como os músculos se relaxam e a dor diminui.
- Reserve um tempo diariamente para uma breve automassagem. Passe suavemente as pontas dos dedos ou uma bola de espinhos sobre as áreas doloridas.
- Explore os limites da sua tolerância à dor através de um aumento suave nos movimentos. No entanto, não ultrapasse esses limites.
- Mude sua perspectiva sobre a dor. Não a veja como um inimigo, mas como um sinal do seu corpo.
- Aceite a dor como parte do seu processo de cura e concentre-se em seus progressos.
- Encontre um lugar tranquilo e ouça os sons ao seu redor. Este exercício desvia a atenção da dor.
- Imagine como, a cada respiração, uma nova energia flui para o seu corpo e suavemente lava a dor.
- Direcione sua atenção para sensações corporais positivas, como calor, formigamento ou relaxamento.
- Desenvolva um mantra pessoal que o ajude a lidar com a dor, como "Eu sou forte e posso enfrentar a dor".
- Conecte-se com sua sabedoria interior e confie que seu corpo possui a capacidade de se auto-curar.

4. 3 Cura Sustentável

A cura sustentável das dores nas costas requer mais do que apenas o tratamento de queixas agudas. Envolve a adaptação de comportamentos e o desenvolvimento de estratégias de longo prazo para prevenir recaídas e melhorar a qualidade de vida. Isso inclui a consideração de fatores físicos, psicológicos e sociais que influenciam o processo de cura. As dores crônicas nas costas são complexas e exigem uma abordagem holística. Estratégias bem-sucedidas levam em conta as circunstâncias de vida individuais e combinam diferentes formas de terapia com mudanças no estilo de vida. Esse caminho pode ser desafiador, mas leva a um manejo sustentável da dor e a um bem-estar aprimorado. Continue lendo para descobrir os fundamentos da sua cura sustentável.

A cura sustentável das dores nas costas significa ver as recaídas como oportunidades para otimizar a estratégia de recuperação e mudar o estilo de vida e a mentalidade a longo prazo.

Prevenção de Recaídas

A prevenção de recaídas é crucial para a recuperação a longo prazo das dores nas costas. Uma recaída não é um sinal de falha na terapia, mas sim uma parte do processo de recuperação [s93]. Ela sinaliza a necessidade de ajustar a estratégia de tratamento. Por exemplo, a terapia anterior pode ser modificada ou um novo método de tratamento pode ser experimentado [s93]. A detecção precoce de sinais de alerta é de grande importância para uma prevenção de recaídas bem-sucedida [s94]. As recaídas frequentemente ocorrem devido à desconsideração de regras básicas e à evitação de mudanças necessárias no estilo de vida [s94]. A Terapia Cognitiva e a Relaxação Corpo-Mente ajudam a aprender estratégias de enfrentamento saudáveis e, assim, prevenir recaídas [s94]. Um paciente que integra regularmente exercícios leves de alongamento em sua rotina diária melhora sua flexibilidade e fortalece a musculatura das costas, reduzindo o risco de dor recorrente. As recaídas oferecem a oportunidade de analisar as causas e otimizar a estratégia de recuperação [s95]. Elas são parte de um processo de aprendizado que contribui para uma mudança de comportamento sustentável [s95]. Em vez de considerar uma recaída como um fracasso definitivo, ela deve ser vista como uma oportunidade para melhorar as próprias estratégias [s95].

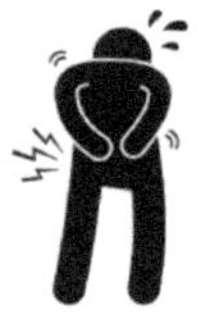

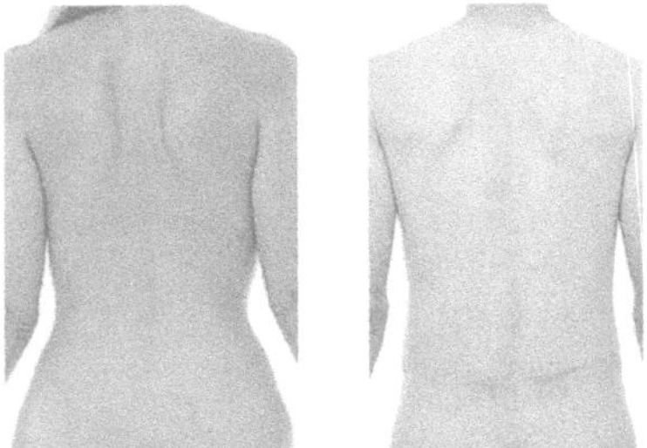

músculos das costas [i18]

Prevenção de Recaídas

Medidas que são tomadas para prevenir a recorrência de dores nas costas após um tratamento. Elas se concentram em estratégias de longo prazo para fortalecer as costas e mudar comportamentos que podem levar à dor.

Relaxação Corpo-Mente

Técnicas que conectam corpo e mente para reduzir o estresse e promover o relaxamento. Exemplos incluem yoga, meditação e tai chi. Essas práticas podem ajudar a aliviar tensões musculares e melhorar a tolerância à dor.

Terapia Cognitiva

Uma forma de psicoterapia que visa reconhecer e modificar padrões de pensamento e comportamentos negativos que contribuem para a dor nas costas ou a agravam. Ajuda a influenciar a percepção da dor e as reações a ela.

Prevenção de Recaídas de Dor nas Costas

Comparação de Medidas Preventivas

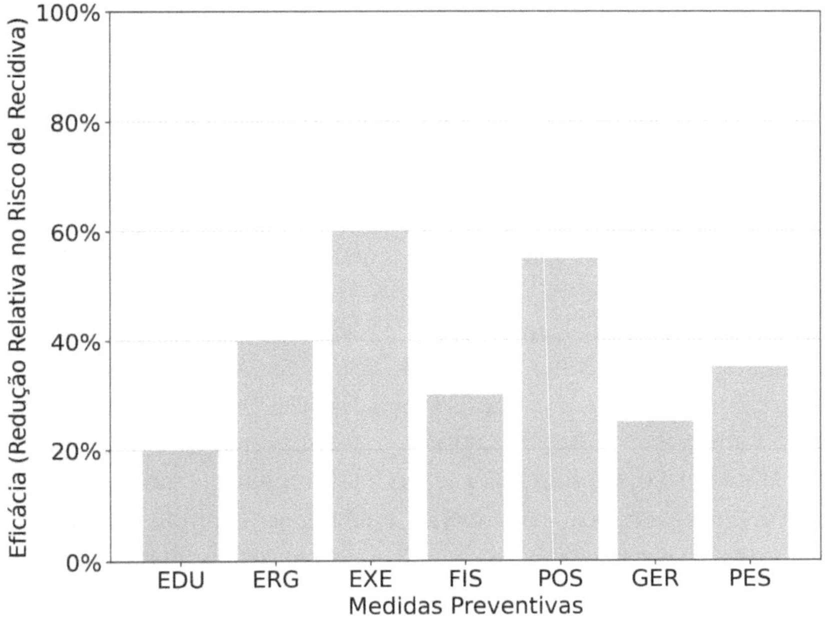

EDU: Educação sobre as Costas
ERG: Configuração Ergonômica
EXE: Exercício Regular
FIS: Fisioterapia
GER: Gerenciamento de Estresse
PES: Controle de Peso
POS: Postura Correta

Este gráfico destaca a eficácia de várias medidas preventivas contra recaídas de dor nas costas. Exercícios regulares e manter a postura correta mostram o maior impacto, sugerindo seu papel crucial na saúde das costas a longo prazo. Embora a orientação profissional (como fisioterapia) seja valiosa, seu impacto é menos pronunciado nesta visualização, potencialmente devido à sua natureza de tempo limitado em comparação com hábitos arraigados como exercícios e postura. Concentrar-se na construção de rotinas consistentes de exercícios e postura provavelmente produzirá os resultados mais significativos e sustentáveis na prevenção de futuros problemas nas costas.

Adaptação Comportamental

A adaptação comportamental no contexto da dor nas costas significa mudar hábitos e padrões de pensamento que podem prejudicar o processo de cura ou intensificar a dor [s96]. Dores Crônicas não são influenciadas apenas por fatores físicos, mas também por aspectos psicossociais como estresse, traumas anteriores ou a qualidade das relações sociais [s96]. Emoções negativas, incluindo ansiedade ou estados depressivos, podem intensificar a percepção da dor, enquanto sentimentos positivos e uma atitude otimista estão associados a uma menor intensidade da dor e melhor funcionalidade [s96]. Um aspecto importante é a autoeficácia – a crença na própria capacidade de lidar com a dor e contribuir ativamente para a recuperação [s96]. Fortalecer essa autoeficácia é um passo central no manejo da dor nas costas. Além da mentalidade, comportamentos cotidianos também influenciam o processo de cura. Uma alimentação equilibrada e exercícios regulares, mesmo na forma de leves alongamentos, não apenas ajudam no controle do peso, mas também promovem a mobilidade e fortalecem a musculatura das costas [s97]. Técnicas de relaxamento podem ajudar a reduzir o estresse e a percepção da dor [s97]. Quem sofre de dor nas costas deve revisar seu cotidiano para identificar quais atividades agravam a dor e quais proporcionam alívio. Em vez de depender exclusivamente de medicamentos, é aconselhável agir de forma preventiva e ajustar os hábitos de vida a longo prazo [s97]. Um paciente que, por exemplo, faz caminhadas curtas e realiza exercícios leves para as costas após um longo dia de trabalho no escritório pode assim liberar ativamente tensões e fortalecer sua musculatura. Essa multimodale_ansatz, que combina diferentes formas de terapia e mudanças no estilo de vida, é crucial para um manejo sustentável da dor [s97]. É importante considerar as circunstâncias de vida individuais e as comorbidades do paciente [s97].

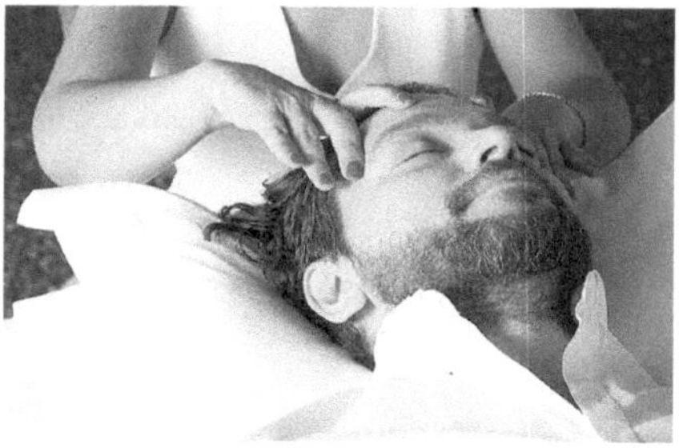

Técnicas de relaxamento [i19]

Bom saber

Aspectos Psicossociais

Referem-se à interação entre fatores psicológicos e sociais. No contexto da dor nas costas, estresse, apoio social e bem-estar emocional desempenham um papel importante no processo de cura.

Dores Crônicas

Persistem por um longo período e podem continuar mesmo após a resolução da lesão ou doença original. Muitas vezes, exigem uma abordagem de tratamento abrangente que considere tanto fatores físicos quanto psicossociais.

Redução da Dor por meio de Mudança Comportamental

Correlação entre adaptação comportamental e nível de dor.

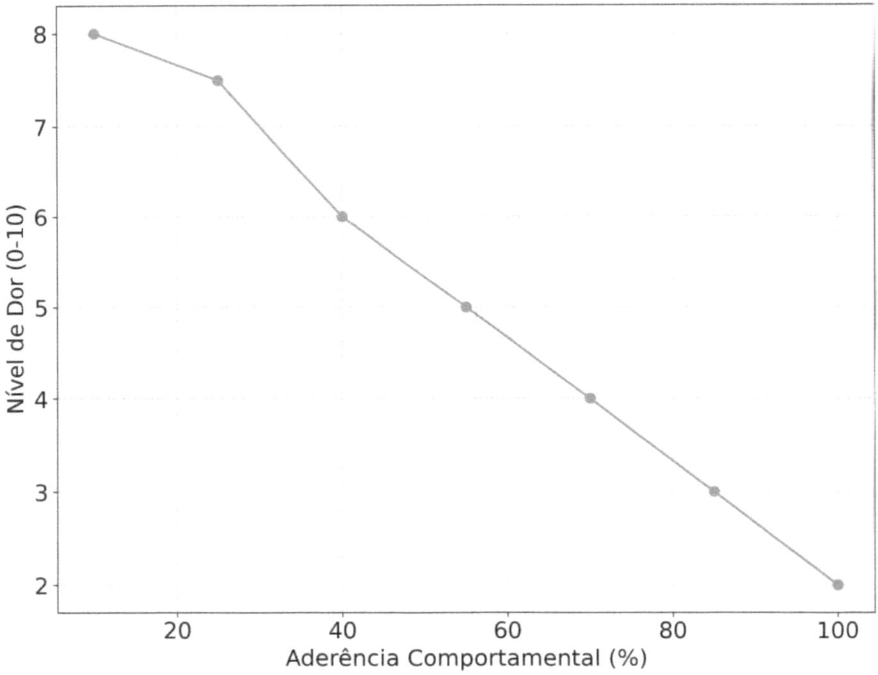

O gráfico demonstra uma tendência geral de diminuição dos níveis de dor à medida que a aderência às modificações comportamentais prescritas aumenta. O progresso inicial pode ser lento, mas o esforço consistente leva a uma redução da dor mais significativa e sustentável ao longo do tempo. Os platôs podem ocorrer, destacando a importância da aderência contínua e possíveis ajustes no plano comportamental.

Estratégias de Longo Prazo

Estratégias de longo prazo para lidar com dores nas costas visam mudanças sustentáveis no estilo de vida e na mentalidade. O abordagem biopsicossocial ilustra as múltiplas influências na percepção da dor e nas limitações físicas [s98]. Fatores fisiológicos, psicológicos e sociais interagem. Emoções positivas e uma atitude otimista podem influenciar a percepção da dor e melhorar a funcionalidade, atuando como um tipo de amortecedor contra os efeitos negativos da dor [s98]. Por outro lado, interações sociais negativas ou experiências traumáticas podem intensificar a carga da dor [s98]. Um paciente que, por exemplo, recebe apoio e compreensão em seu ambiente social pode lidar melhor com a dor do que alguém que se sente isolado e incompreendido. A crença de que se pode controlar a dor e contribuir ativamente para a recuperação (autoeficácia) também é crucial para o sucesso do tratamento [s98]. Essa autoeficácia pode ser promovida por meio de diferentes métodos, como kognitive_verhaltenstherapie ou técnicas de relaxamento. Além da mentalidade, comportamentos concretos também desempenham um papel. Exercícios regulares, comportamentos adequados para a coluna no dia a dia e uma alimentação equilibrada apoiam a saúde física e podem aliviar a dor. Quem trabalha, por exemplo, em um escritório pode prevenir desconfortos por meio de pausas curtas para movimento e ajustes ergonômicos no local de trabalho. Técnicas de relaxamento, como progressive_muskelentspannung ou achtsamkeitsuebungen, ajudam a reduzir o estresse, que frequentemente agrava os estados de dor. A estratégia de longo prazo consiste em considerar as necessidades e circunstâncias individuais e desenvolver uma abordagem pessoal para lidar com a dor, que inclua aspectos físicos e psicossociais.

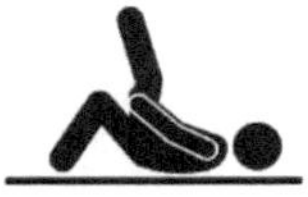

Bom saber

Abordagem Biopsicossocial

Esta abordagem considera as dores nas costas não apenas como um problema físico, mas também leva em conta as interações entre fatores biológicos, psicológicos e sociais que podem contribuir para o surgimento e a manutenção da dor. Uma estratégia de tratamento holística que considere todos esses aspectos é crucial para uma cura sustentável.

Estratégias de Gestão da Dor Lombar a Longo Prazo

Distribuição de estratégias eficazes a longo prazo para gerir a dor lombar.

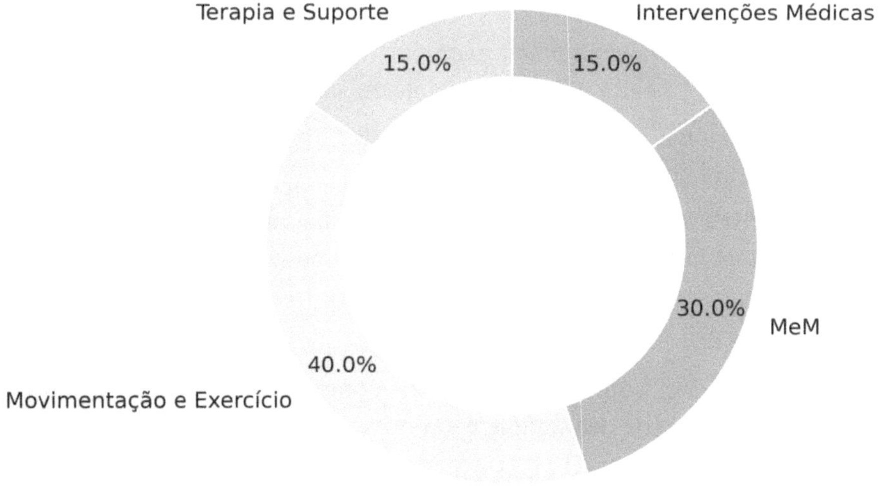

IM: Intervenções Médicas
MeM: Atenção Plena e Redução do Stress
MovEx: Movimentação e Exercício
TeS: Terapia e Suporte

O maior segmento destaca a importância do Movimento e Exercício, enfatizando o seu papel crucial na recuperação e na saúde lombar a longo prazo. A Atenção Plena e Redução do Stress representam uma parte significativa, indicando o impacto dos fatores psicológicos na gestão da dor. As Intervenções Médicas e a Terapia e Suporte desempenham um papel, embora menor, demonstrando a necessidade de uma abordagem holística que englobe o bem-estar físico e mental.

Conselhos concretos

- Conecte sua respiração com o movimento: Inspire profundamente ao levantar ou esticar e expire ao abaixar ou dobrar.
- Imagine sua dor como um objeto tangível e visualize como ela diminui e desaparece a cada expiração.
- Desenvolva um mantra de movimento pessoal que você repita durante seus exercícios, por exemplo, "Força e flexibilidade crescem a cada respiração".
- Crie um "kit de emergência para dor" com itens reconfortantes, como uma bolsa de calor, óleos essenciais ou sua música favorita.
- Mantenha um "diário de sucessos da dor": anote o que trouxe alívio para otimizar suas estratégias.
- Mude seu ambiente habitual: reorganize sua mesa ou redecore seu quarto para trazer um novo ânimo ao seu processo de cura.
- Aprenda a entender a linguagem do seu corpo: preste atenção a sinais sutis de dor e reaja precocemente, antes que se intensifiquem.
- Encontre um "companheiro de dor": compartilhe suas experiências com uma pessoa de confiança e motivem-se mutuamente.
- Desenvolva um ritual que marque o encerramento de um episódio de dor, como um banho relaxante ou uma meditação.
- Considere seu corpo como seu aliado no processo de cura e cuide dele com atenção e respeito.
- Utilize o poder das afirmações positivas: diga a si mesmo várias vezes ao dia "Meu corpo está se curando, estou ficando mais forte".

Revisão - 4. Processo de Cura e Alívio

O caminho para a cura e alívio das dores nas costas é um processo individual que requer participação ativa e uma compreensão das complexas interações entre corpo e mente. Após um período de descanso adequado, ajustado à intensidade da dor, é crucial um aumento gradual da atividade. Comece com atividades aeróbicas suaves, como natação ou caminhadas. Esteja sempre atento ao seu limite de dor e aumente a intensidade e a duração do esforço de forma lenta e controlada. Integre desde o início exercícios de alongamento para melhorar a flexibilidade dos músculos das costas e aliviar tensões. Complementar seu programa com treinamento de força direcionado, que fortalece a musculatura do tronco e estabiliza a coluna vertebral, é essencial. Um fisioterapeuta pode ajudá-lo a elaborar um plano de treino individual e a executar os exercícios corretamente.

O controle das suas dores nas costas requer mais do que apenas movimento. Uma avaliação abrangente da dor, que considere suas experiências individuais de dor, gatilhos e fatores de alívio, é essencial. Comunique-se abertamente com seu médico ou terapeuta sobre a natureza, localização e intensidade da sua dor. Não hesite em falar sobre seus medos e preocupações. Além da terapia medicamentosa, técnicas de autoajuda, como treinamento de relaxamento, biofeedback ou terapia cognitivo-comportamental, podem ajudá-lo a influenciar ativamente sua percepção da dor e a fortalecer sua autoeficácia. Integre atividades positivas em sua rotina diária que lhe tragam alegria e ajudem a colocar a dor em segundo plano.

Para prevenir recaídas, é importante analisar e ajustar seus comportamentos e hábitos a longo prazo. Preste atenção aos sinais de alerta do seu corpo e reaja precocemente a mudanças na percepção da dor. Reflita sobre suas experiências anteriores com dores nas costas e utilize-as para otimizar suas estratégias de enfrentamento. Incorpore comportamentos que respeitem a saúde das costas em seu cotidiano, tanto no trabalho quanto no lazer. Complementar sua rotina de exercícios com técnicas de relaxamento corpo-mente, como yoga ou meditação, pode ajudar a reduzir o estresse e melhorar sua tolerância à dor.

A chave para um sucesso a longo prazo reside em uma abordagem holística que considere fatores físicos, psicológicos e sociais. Estabeleça metas realistas e concentre-se em pequenos, mas constantes progressos. Veja as recaídas não como fracassos, mas como valiosas experiências de aprendizado em seu caminho para uma vida ativa e sem dor. Com paciência, perseverança e o apoio adequado, você pode aliviar suas dores nas costas de forma sustentável e melhorar sua qualidade de vida.

5. Programas de Exercícios Específicos

Quem não conhece a sensação de dor nas costas e se pergunta quais exercícios realmente ajudam? A combinação certa de movimentos direcionados pode fazer a diferença decisiva entre desconfortos persistentes e uma melhora duradoura. Um programa de exercícios bem elaborado leva em consideração tanto as necessidades individuais quanto as descobertas científicas sobre a saúde das costas. Este capítulo mostra passo a passo como você pode construir seu programa de treinamento pessoal e integrá-lo de forma ideal ao seu dia a dia. Vamos juntos descobrir quais exercícios específicos fortalecerão suas costas de forma sustentável.

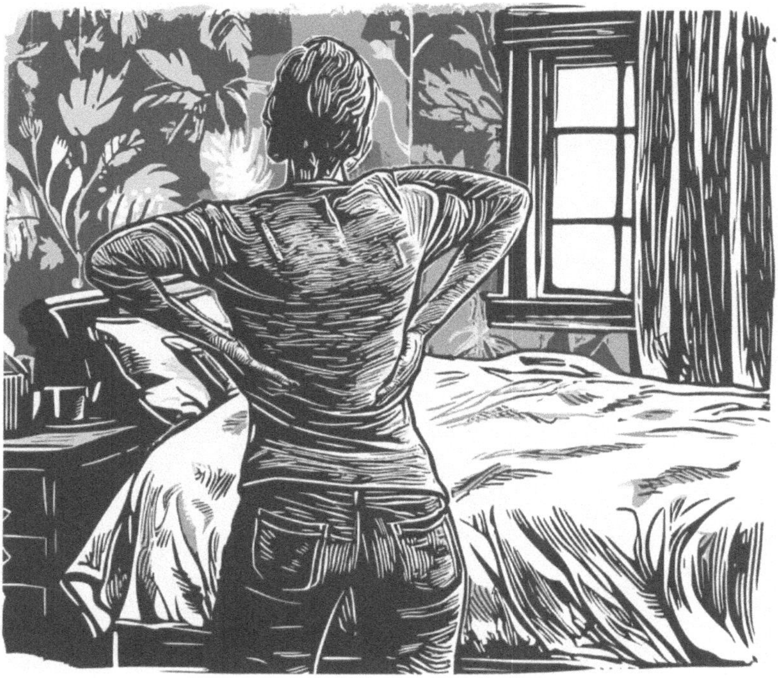

5. 1 Exercícios de Fortalecimento

A estabilização do tronco é essencial para uma coluna saudável. Deficiências na musculatura local e global do tronco podem causar dores e limitações de movimento. Exercícios de fortalecimento abordam esses problemas e melhoram o controle neuromuscular. Este capítulo apresenta programas de exercícios específicos que podem ser utilizados tanto para a prevenção quanto para o alívio de desconfortos lombares e dores nas costas. Você aprenderá como um treinamento direcionado melhora a estabilidade da sua coluna e aumenta sua qualidade de vida. Descubra agora exercícios eficazes para uma coluna forte e sem dor.

O treinamento direcionado da musculatura profunda, especialmente em combinação com exercícios funcionais, melhora a estabilidade e reduz a dor nas costas de forma sustentável.

Estabilização do Tronco

A estabilização do tronco descreve a capacidade de controlar a coluna vertebral e movê-la dentro de seus limites naturais. Essa habilidade baseia-se em uma complexa interação entre estruturas passivas (por exemplo, ligamentos), musculatura ativa e controle neural [s99]. Simplificando, um tronco estável proporciona uma transferência de força ideal e protege a coluna de sobrecargas. A musculatura do tronco pode ser dividida em músculos locais e globais [s99]. Os músculos locais, como o *Transversus abdominis* e os *Multifidi*, estão localizados profundamente e estabilizam a coluna diretamente. Os músculos globais, como o *Rectus abdominis* (músculo reto do abdômen) e os extensores das costas, permitem movimentos maiores. Em casos de dor nas costas, esses padrões de recrutamento estão frequentemente alterados, o que compromete a estabilidade [s99]. Por exemplo, levantar um objeto leve pode causar dor se os músculos locais não forem ativados corretamente. Exercícios de estabilização do tronco visam corrigir esses desequilíbrios e melhorar o controle neuromuscular [s100]. Estudos demonstram que o treinamento direcionado da musculatura profunda, especialmente do *Transversus abdominis* e dos *Multifidi*, resulta em uma redução significativa da dor e melhora da funcionalidade em casos de dor crônica nas costas [s100] [s101]. Esse treinamento pode ser realizado com exercícios simples, sem equipamentos especiais, tornando-se adequado para a prática em casa [s101]. Além da redução da dor, os exercícios de estabilização do tronco também melhoram a propriocepção, o equilíbrio e a força muscular [s102]. Isso não apenas melhora a estabilidade da coluna, mas também reduz o medo do movimento [s102]. Além disso, os exercícios de estabilização do tronco aumentam a mobilidade do tronco, especialmente a flexão e a extensão na plano sagital, e melhoram a qualidade de vida [s103]. Portanto, esses exercícios devem ser integrados em programas de reabilitação [s103]. Também são relevantes para atletas. Eles melhoram a resistência do tronco, a força do quadril e a cinemática do joelho, podendo assim reduzir o risco de lesões, especialmente em aterrissagens [s104]. Os atletas devem, portanto, integrar esses exercícios em suas rotinas de aquecimento [s104]. Os exercícios de estabilização do tronco podem ser considerados um método custo-efetivo para o tratamento da dor nas costas, ajudando os pacientes a gerenciar seus sintomas de forma autônoma e a reduzir a dependência de prestadores de serviços médicos [s105].

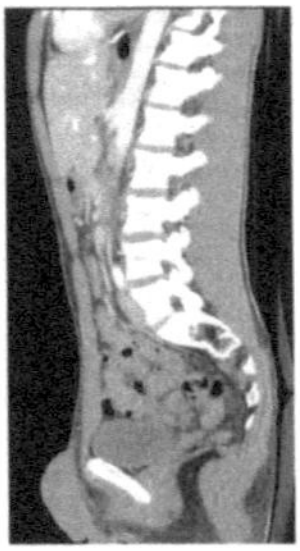

Plano Sagital [i20]

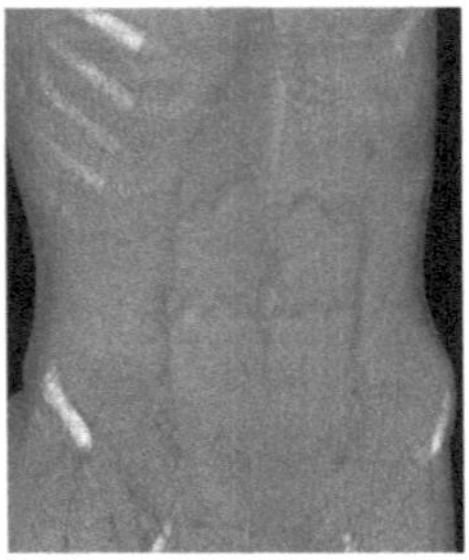

Reto abdominal [i21]

Bom saber

Exercícios de Estabilização do Tronco

Os exercícios de estabilização do tronco visam fortalecer os músculos ao redor da coluna vertebral e melhorar a estabilidade do tronco. Isso pode ajudar a reduzir a dor nas costas e otimizar a postura.

Mobilidade do Tronco

A mobilidade do tronco (mobilidade do tronco) desempenha um papel importante na aptidão geral e pode ser melhorada por meio de exercícios direcionados, contribuindo para a redução da dor nas costas.

Plano Sagital

O plano sagital refere-se ao plano de movimento que divide o corpo em esquerda e direita. Exercícios no plano sagital, como flexões para frente e extensões para trás, são importantes para a mobilidade da coluna.

Rectus Abdominis

O Rectus abdominis, também conhecido como músculo reto do abdômen, é um músculo global que participa dos movimentos do tronco e, por meio de treinamento direcionado, apoia a estabilidade da coluna.

Resistência do Tronco

A resistência do tronco refere-se à capacidade da musculatura do tronco de exercer força por um período prolongado. Uma boa resistência do tronco é importante para a estabilidade da coluna e pode ser melhorada por meio de treinamento regular.

Eficácia da estabilização do tronco

Eficácia do exercício para dores nas costas

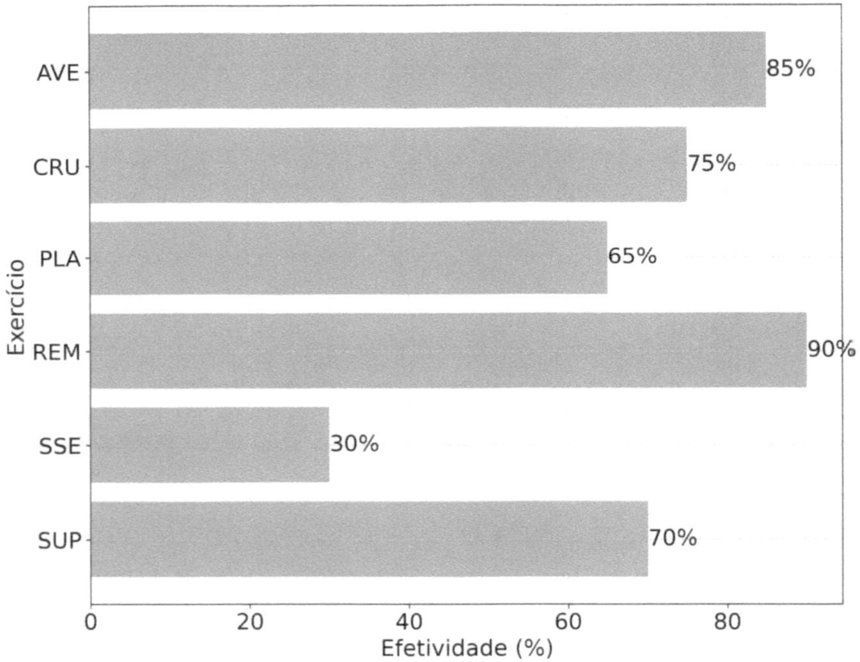

AVE: Ave
CRU: Abdominais
PLA: Prancha
REM: Remada
SSE: Prancha Lateral
SUP: Prancha com antebraço

O gráfico de barras horizontais mostra a eficácia de diferentes exercícios de fortalecimento para a estabilização do tronco. Exercícios como a prancha com antebraço e a prancha lateral mostram alta eficácia, enquanto os abdominais parecem ser menos eficazes para a estabilização do tronco e, portanto, para a prevenção/alívio de dores nas costas.

Musculatura Profunda

A musculatura profunda, composta por pequenos músculos profundos ao longo da coluna vertebral, desempenha um papel crucial na estabilidade e função das costas. Ao contrário dos músculos superficiais, que são responsáveis por grandes movimentos, essa musculatura profunda atua mais nos bastidores, estabilizando a coluna durante movimentos cotidianos. Um treinamento direcionado desses músculos pode influenciar positivamente os padrões de ativação da musculatura e, assim, melhorar a estabilidade da coluna [s106]. Isso significa que, por meio de treinamento regular, os músculos aprendem a se ativar nos momentos certos, sustentando a coluna de maneira ideal. Estudos mostram que exercícios direcionados podem melhorar a ativação consciente e automática dos músculos abdominais, especialmente do transversus abdominis [s106]. Isso tem um efeito positivo na estabilização da coluna e pode prevenir ou aliviar dores nas costas. Um exemplo de tal exercício é a contração consciente do assoalho pélvico em combinação com a contração do abdômen, enquanto se levanta as pernas em posição deitada. É importante realizar o movimento de forma lenta e controlada, prestando atenção à respiração correta. Embora os efeitos terapêuticos dos exercícios de estabilização nem sempre possam ser atribuídos diretamente a mudanças específicas na função da musculatura profunda, estudos ainda conseguiram observar um aumento significativo na ativação voluntária do transversus abdominis após um programa de treinamento de 9 semanas [s107]. Isso sugere que, além das adaptações fisiológicas, fatores psicológicos, como a redução da catastrofização da dor, podem desempenhar um papel importante na melhoria das queixas [s107]. O treinamento da musculatura profunda não apenas melhora a estabilidade, mas também aprimora a percepção corporal e a consciência dos próprios movimentos, o que pode contribuir a longo prazo para uma melhor postura e redução das dores nas costas.

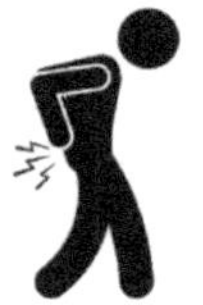

Bom saber

Catastrofização da Dor

A catastrofização da dor descreve a tendência de avaliar e temer a dor de forma excessivamente negativa. Isso pode intensificar a sensação de dor e prejudicar a recuperação. O treinamento pode ajudar a reduzir essa avaliação negativa.

Padrões de Ativação

Os padrões de ativação descrevem como diferentes músculos trabalham juntos para executar movimentos e estabilizar a coluna. Um padrão de ativação ideal garante uma carga uniforme e previne posturas inadequadas.

Transversus Abdominis

O transversus abdominis é uma parte importante da musculatura profunda e desempenha um papel crucial na estabilização da região lombar-pélvica. Seu fortalecimento melhora a estabilidade do tronco e pode prevenir dores nas costas.

Exercícios de Musculação Profunda para Dor nas Costas

Eficácia, duração e intensidade dos exercícios de musculação profunda para alívio da dor nas costas.

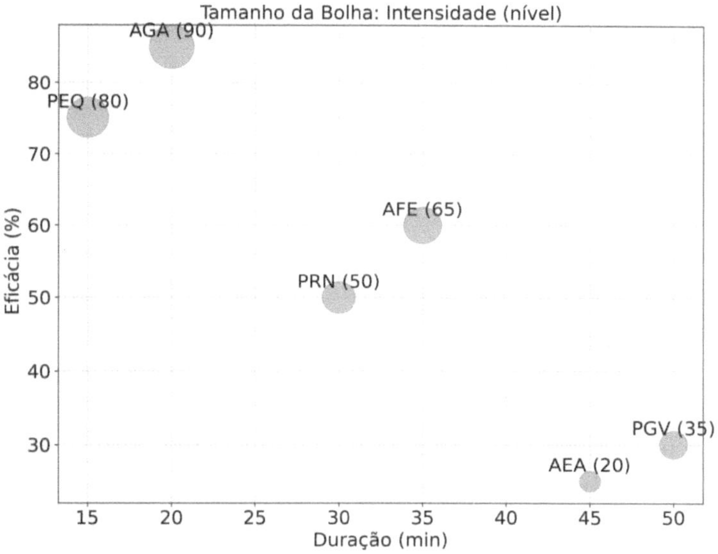

Blasengröße: Intensidade (nível)

AEA: Alongamentos para as Costas	AFE: Afundos
AGA: Agachamentos	PEQ: Ponte de Quadril
PGV: Postura Gato-Vaca	PRN: Prancha

Exercícios de maior intensidade, embora exijam menos tempo, mostram uma forte correlação com a eficácia no alívio da dor nas costas. Exercícios de intensidade moderada, apesar de durações mais longas, demonstram menos eficácia. Exercícios de baixa intensidade, embora consumam tempo, têm um impacto mínimo na dor nas costas. Isso sugere que focar em exercícios de maior intensidade pode ser uma abordagem mais eficiente para o controle da dor nas costas.

Treinamento Funcional

O treinamento funcional tem como objetivo melhorar os padrões de movimento necessários no dia a dia ou no esporte. Ele se concentra menos em grupos musculares isolados e mais na ativação coordenada de vários músculos para movimentos complexos. Este princípio de treinamento não apenas aumenta a força e a resistência, mas também melhora o equilíbrio, a coordenação e a flexibilidade [s108]. Ao fortalecer a musculatura, atividades cotidianas, como subir escadas ou levantar objetos, tornam-se mais fáceis [s108]. Um treinamento combinado de exercícios de fortalecimento e caminhada tem se mostrado particularmente eficaz na redução da dor em comparação com o treinamento de força isolado [s109]. Além disso, o treinamento de força pode contribuir para a redução da gordura corporal, o que também pode ter efeitos positivos nas dores nas costas [s109]. Para garantir a motivação e a eficácia do treinamento, os programas devem ser regularmente variados e ajustados [s109]. Um exemplo disso seria realizar os exercícios com pesos ou faixas de resistência, começando com resistências baixas e aumentando gradualmente [s108]. É importante respirar regularmente e profundamente durante o treinamento [s108]. O treinamento funcional, portanto, oferece uma abordagem holística para melhorar o desempenho físico e aliviar as dores nas costas. Ele apoia a realização de tarefas diárias e promove a saúde geral. O treinamento funcional pode, especialmente em pessoas mais velhas, ajudar a retardar a perda de massa muscular e força relacionada à idade, conhecida como sarcopenia [s110]. Isso tem um impacto positivo na mobilidade e na independência no dia a dia. Exercícios de resistência, como levantamento de peso ou uso de faixas de resistência, desafiam a musculatura e promovem o crescimento muscular [s110]. Além do fortalecimento, o treinamento funcional também tem efeitos positivos no metabolismo e pode, assim, ajudar a combater a obesidade na velhice [s110]. Treinamentos em grupo podem aumentar a motivação e a interação social, o que apoia a participação a longo prazo em programas de treinamento [s110]. Na elaboração do treinamento funcional, é essencial uma adaptação individual às necessidades do praticante [s111]. Fatores como idade, sexo, histórico médico e objetivos de treinamento influenciam a seleção e a intensidade dos exercícios. Na reabilitação após lesões ou doenças, o treinamento começa com baixa intensidade e aumenta gradualmente para treinamento de força e desempenho [s111]. Exercícios multiarticulares, que envolvem vários grupos musculares ao mesmo tempo, são particularmente eficazes para a saúde muscular e óssea [s111]. A disponibilidade de equipamentos de treinamento e a frequência de treinamento também devem ser consideradas no planejamento [s111]. Embora o treinamento funcional possa reduzir a percepção da dor em dores crônicas, a eficácia varia de acordo com o tipo e a intensidade dos exercícios [s112]. Mais pesquisas com amostras maiores e períodos de estudo mais longos são necessárias para avaliar a eficácia do treinamento funcional de forma mais abrangente [s112].

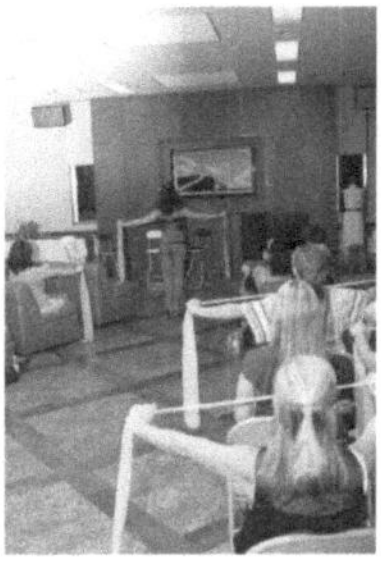

Bandas de resistência [i22]

Bom saber

Exercícios de Resistência

Exercícios de resistência, como levantamento de peso ou uso de faixas de resistência, aumentam a carga sobre os músculos e estimulam o crescimento muscular e o desenvolvimento da força. Eles são uma parte central do treinamento funcional para fortalecer as costas.

Exercícios Multiarticulares

Exercícios multiarticulares envolvem várias articulações e grupos musculares ao mesmo tempo, tornando-os particularmente eficazes para o desenvolvimento de força e estabilidade nas costas. Exemplos incluem agachamentos ou levantamento terra.

Sarcopenia

Sarcopenia descreve a perda de massa muscular e força relacionada à idade, que pode levar a limitações de movimento e a um aumento do risco de quedas. O treinamento direcionado pode ajudar a combater esse processo.

Componentes do Treinamento Funcional para Dor nas Costas

Distribuição de exercícios em um programa de treinamento funcional projetado para aliviar a dor nas costas.

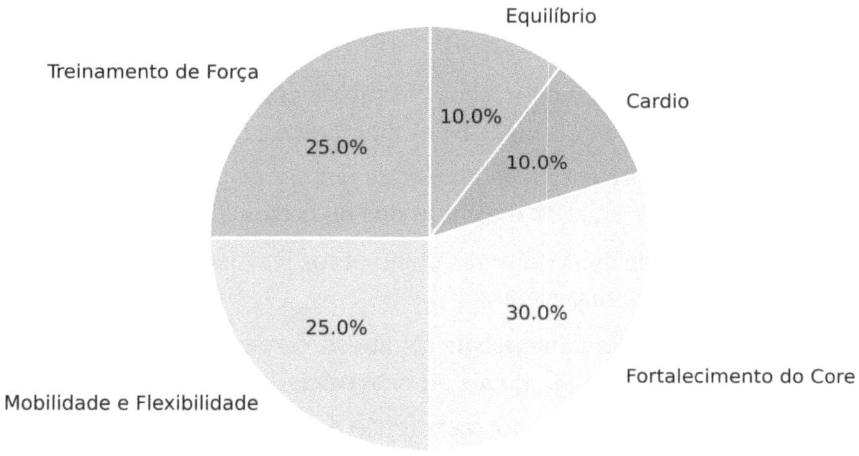

BAL: Treinamento de Equilíbrio (ex: postura de perna única, postura da árvore)

CAR: Exercício Cardiovascular (ex: caminhada, natação)

COR: Fortalecimento do Core (ex: Prancha, Bird-dog)

MOB: Mobilidade e Flexibilidade (ex: Gato-vaca, alongamentos de isquiotibiais)

STR: Treinamento de Força (ex: Agachamentos, remadas)

Este gráfico destaca a importância de uma abordagem equilibrada para o treinamento funcional para dor nas costas. O fortalecimento do core forma a base, enfatizando seu papel crucial na estabilidade da coluna. Os exercícios de mobilidade e flexibilidade são vitais para melhorar a amplitude de movimento e reduzir a rigidez, enquanto o treinamento de força se concentra na construção de músculos de suporte. O treinamento de equilíbrio aprimora a propriocepção e a consciência corporal, contribuindo para a prevenção de lesões. A inclusão de exercícios cardiovasculares melhora o condicionamento físico geral e a resistência, o que pode beneficiar indiretamente a saúde das costas.

Conselhos concretos

- Utilize os degraus das escadas para exercícios de fortalecimento curtos e intensos, como elevações de panturrilha ou afundos.
- Transforme os tempos de espera no ponto de ônibus ou no supermercado em mini-sessões de treino, contraindo os músculos das pernas e glúteos.
- Inclua sprints curtos ou trechos em subida durante suas caminhadas para aumentar a intensidade e desafiar a musculatura das pernas.
- Carregue suas compras em uma cesta em vez de um carrinho de compras para treinar os músculos dos braços e ombros.
- Use garrafas de água ou livros como pesos para exercícios de fortalecimento em casa.
- Torne suas pausas para assistir TV ativas, fazendo flexões, agachamentos ou abdominais durante os comerciais.
- Desafie-se a incluir um novo exercício de fortalecimento em seu programa a cada semana.
- Varie a execução de seus exercícios, realizando, por exemplo, agachamentos com uma perna ou flexões com as mãos elevadas.
- Visualize os músculos trabalhados durante seus exercícios e sinta a força em seu corpo.
- Recompense-se por realizar regularmente exercícios de fortalecimento com uma atividade que lhe traga prazer.

5. 2 Exercícios de Mobilização

Restrições de movimento e dores na região das costas comprometem significativamente a qualidade de vida. Exercícios de mobilização oferecem uma abordagem promissora, atuando de forma direcionada nos músculos, tendões e ligamentos da coluna vertebral. Isso não apenas melhora a mobilidade, mas também ativa a musculatura estabilizadora – crucial para uma coluna saudável e sem dor. A correta ativação da musculatura profunda e o aumento da flexibilidade desempenham um papel central na prevenção e tratamento de dores lombares. Um programa de exercícios específico, que considere diferentes direções e posições de movimento, pode melhorar significativamente a funcionalidade no dia a dia e reduzir a dor. Descubra neste capítulo como, por meio de exercícios de mobilização direcionados, você pode fortalecer a musculatura das costas, melhorar sua mobilidade e prevenir efetivamente dores nas costas.

Exercícios de mobilização eficazes para as costas exigem uma progressão que vai desde a ativação da musculatura profunda, passando por exercícios de estabilização, até atividades dinâmicas, integrando mecanismos de controle tanto passivos quanto ativos, além de neuronais.

Mobilização da Coluna Vertebral

A mobilização da coluna vertebral envolve exercícios direcionados que melhoram a mobilidade e flexibilidade da coluna. Esses exercícios atuam nos músculos, tendões e ligamentos das costas, aumentando a liberdade de movimento e apoiando a funcionalidade no dia a dia [s113]. A flexibilidade aumentada melhora a mobilidade das articulações e facilita a execução de atividades cotidianas. Um aspecto importante é a ativação da musculatura profunda e estabilizadora, incluindo o Multifidus e o transversus_abdominis [s114]. A correta ativação desses músculos é fundamental para proteger a coluna e evitar dores. Um programa direcionado pode aumentar a estabilidade da coluna e treinar os padrões motores corretos, contribuindo para a redução das dores nas costas [s113]. A integração de sistemas de controle passivos, ativos e neuronais é essencial para uma mobilização eficaz da coluna vertebral [s115]. A construção de um programa de exercícios deve ser progressiva. Inicialmente, concentra-se na ativação da musculatura local, seguida de exercícios de estabilização e, finalmente, atividades dinâmicas e funcionais. Os exercícios devem ser realizados em diferentes posições e direções de movimento para melhorar amplamente a estabilidade do core [s115]. O treinamento de estabilização do core pode melhorar a mobilidade do tronco e a qualidade de vida dos pacientes [s116]. Estudos mostram melhorias significativas na limitação do tronco e na mobilidade funcional em comparação com terapias convencionais, especialmente na mobilidade sagital do tronco [s116]. Exercícios de estabilização isométricos também podem ser utilizados em pacientes com metástases na coluna vertebral no contexto de uma radioterapia paliativa-analgésica [s117]. Um estudo mostrou que a dose de exercício e a força muscular específica aumentaram significativamente ao longo do treinamento, embora ajustes nos exercícios devido a dores, fraqueza ou imobilidade fossem frequentemente necessários [s117]. A combinação de exercícios de mobilização e estabilização demonstrou melhorar a força muscular e a mobilidade da coluna em pacientes com dor crônica nas costas [s118]. A flexibilidade da coluna e, portanto, a mobilidade aumentaram significativamente com a mobilização [s118]. Um programa de treinamento consistente pode ajudar a corrigir uma ativação tardia dos músculos profundos, prevenindo recaídas e dores crônicas [s114]. Assim, o treinamento regular que promove a estabilidade segmentar pode mitigar dores nas costas, mesmo na ausência de defeitos estruturais [s114]. Um exercício para estabilizar a coluna lombar é a ponte, onde se está deitado de costas, dobra-se os joelhos, coloca-se os pés planos no chão e levanta-se a pelve até que o corpo e as coxas formem uma linha reta. Manter essa posição por alguns segundos e repetir o exercício várias vezes.

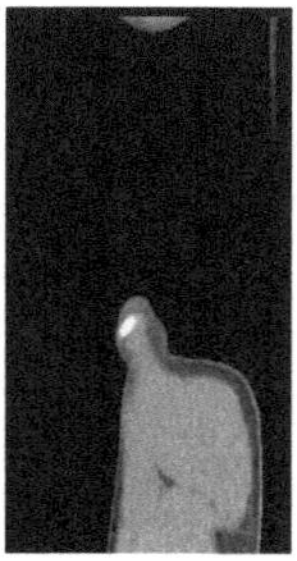

Sagital [i23]

Bom saber

Estabilidade do core

Estabilidade do core refere-se à capacidade da musculatura do tronco de estabilizar a coluna. Uma boa estabilidade do core é importante para uma postura saudável e pode reduzir dores nas costas.

Isométrico

Exercícios isométricos são exercícios estáticos nos quais os músculos são tensionados sem que ocorra movimento. Eles são particularmente úteis para fortalecer os músculos e melhorar a estabilidade, sem sobrecarregar as articulações.

Metástases na coluna vertebral

Metástases na coluna vertebral são depósitos de células cancerígenas na coluna. Elas podem causar dor e instabilidade, exigindo exercícios específicos para estabilização.

Multifidus

O Multifidus é uma parte importante da musculatura profunda das costas e desempenha um papel crucial na estabilização da coluna. O treinamento direcionado pode fortalecer esse músculo e, assim, prevenir dores nas costas.

Paliativo-analgésico

Paliativo-analgésico significa que o tratamento visa aliviar a dor e melhorar a qualidade de vida, sem curar a doença. No contexto de metástases na coluna vertebral, exercícios isométricos podem ser utilizados de forma paliativo-analgésica.

Eficácia das Técnicas de Mobilização Espinhal

Redução da Dor e Melhoria da Mobilidade

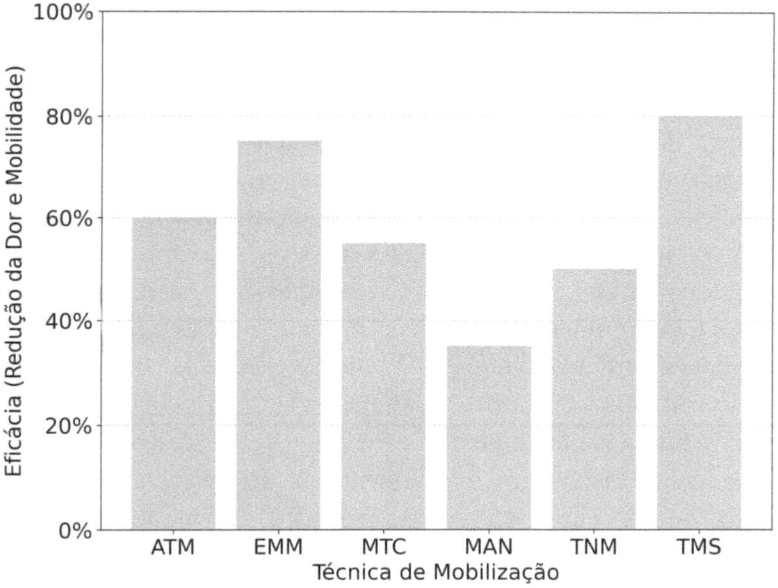

ATM: Automobilização

EMM: Técnica de Energia Muscular

MAN: Mobilização Articular Neural

MTC: Mobilização dos Tecidos Moles

TMS: Manipulação por Impulso

TNM: Técnica Neuromuscular

Este gráfico ilustra a eficácia relativa de diferentes técnicas de mobilização espinhal na redução da dor e melhoria da mobilidade. Embora a auto-mobilização mostre uma melhoria moderada, as técnicas realizadas por um quiroprático ou fisioterapeuta tendem a produzir resultados significativamente melhores. Especificamente, a manipulação por impulso e as técnicas de energia muscular demonstram o maior potencial para redução da dor e melhoria da mobilidade. Isso sugere que a intervenção profissional pode ser mais eficaz para certas condições de dor nas costas.

Mobilidade Articular

A mobilidade articular, definida pelo alcance de movimento (ROM) em juntas sinoviais, influencia significativamente nossa capacidade funcional. [s119] Com o avanço da idade, a mobilidade nas articulações diminui, sendo que essa redução varia conforme a articulação. [s120] Assim, a mobilidade dos cotovelos e joelhos tende a ser melhor preservada na velhice do que a dos ombros e do tronco. [s120] Diferenças de gênero também desempenham um papel: as mulheres apresentam uma diminuição da flexibilidade mais lenta em comparação aos homens. [s120] A flexibilidade é determinada por testes que avaliam o alcance de movimento passivo máximo em diferentes padrões de movimento. [s120] Exercícios de alongamento visam aumentar o comprimento da unidade músculo-tendão e, assim, melhorar a mobilidade articular. [s119] Diferentes métodos de alongamento, incluindo estático, dinâmico e alongamentos pré-contrativos, podem melhorar efetivamente a flexibilidade. [s119] O alongamento estático frequentemente resulta em um aumento do ROM, sendo que a maior mudança ocorre entre 15 e 30 segundos de alongamento. [s119] Alongamentos pré-contrativos, como a Facilitação Neuromuscular Proprioceptiva (PNF), podem provocar aumentos maiores na mobilidade articular a curto prazo e são frequentemente mais eficazes do que alongamento estático. [s119] O treinamento de resistência de alta intensidade também pode melhorar significativamente a mobilidade articular e a função física em pacientes com artrite reumatoide. [s121] A mobilização regular mantém a saúde das articulações e pode reduzir os sintomas da artrite reumatoide. [s121] O treinamento de força também pode melhorar o alcance de movimento, entre outras coisas, através do alongamento dos músculos e uma otimização da coativação de agonistas e antagonistas. [s122] Estudos demonstram a eficácia do treinamento de força e do alongamento para a melhoria do ROM, com resultados variando conforme o grupo de pessoas e o plano de treinamento. [s122] Aqueles que desejam melhorar sua mobilidade no quadril podem, por exemplo, realizar o exercício "Alongamento do Flexor do Quadril": em posição de avanço, abaixar o joelho de trás em direção ao chão, manter o tronco ereto e empurrar levemente a pelve para frente até sentir um alongamento na virilha e na coxa da perna de trás. Manter essa posição por 20-30 segundos e repetir o exercício várias vezes.

Bom saber

Alongamento Estático

O alongamento estático é um método de alongamento em que uma posição é mantida por um determinado tempo para alongar os músculos. Este método pode melhorar a flexibilidade e é especialmente útil no tratamento de dores nas costas, pois relaxa os músculos tensionados.

Alongamentos Pré-Contrativos

Alongamentos pré-contrativos utilizam o reflexo do sistema nervoso para relaxar os músculos e intensificar o alongamento. Este método pode melhorar rapidamente a flexibilidade e é especialmente útil no tratamento de dores nas costas causadas por tensões musculares.

Coativação

A coativação descreve a ativação simultânea de agonistas e antagonistas. Isso é importante para a estabilização das articulações, especialmente na região das costas, e pode ajudar a reduzir dores nas costas e melhorar a postura.

Juntas Sinoviais

As juntas sinoviais são as articulações mais móveis do corpo e especialmente importantes para exercícios de mobilização. Elas contêm líquido sinovial, que lubrifica as articulações, permitindo movimentos suaves. Em casos de dores nas costas, exercícios direcionados podem melhorar a função das juntas sinoviais na região.

Mobilidade Articular vs. Dor nas Costas

Correlação entre a mobilidade articular e a redução da dor nas costas após exercícios de mobilização.

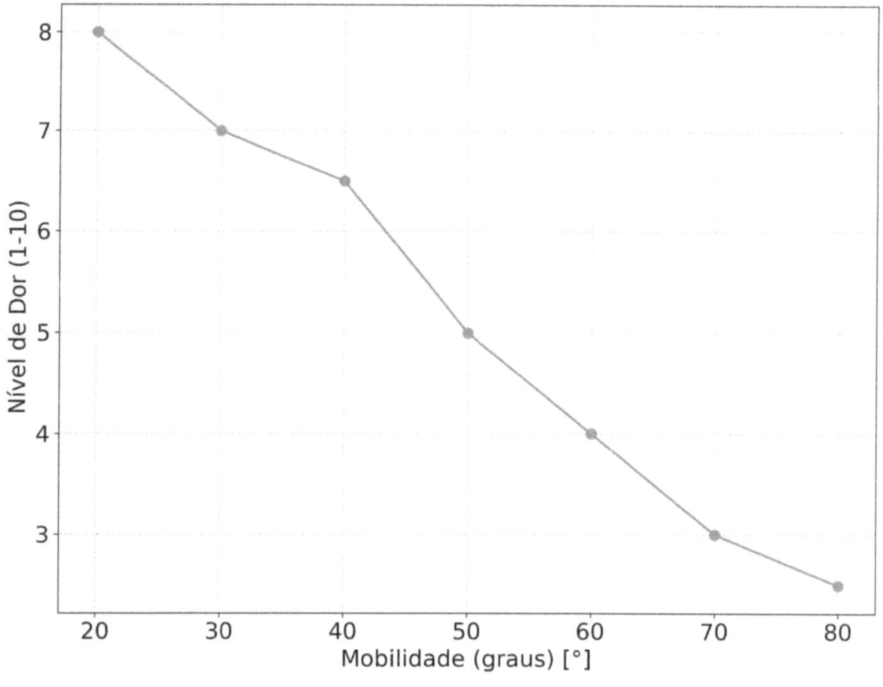

O gráfico indica uma tendência geral de diminuição dos níveis de dor nas costas à medida que a mobilidade articular melhora. Embora as respostas individuais variem, os dados sugerem que o aumento da mobilidade por meio de exercícios direcionados pode ser benéfico no controle da dor nas costas. Mais investigações são necessárias para estabelecer uma relação causal e explorar estratégias de exercícios ideais para diferentes indivíduos.

Treinamento Fascial

As fáscias, o tecido conjuntivo em rede que envolve músculos, ossos e órgãos, influenciam a mobilidade e a função do corpo. Uma diminuição na capacidade de deslizamento das fáscias pode levar a restrições de movimento e dor [s123]. O treinamento fascial visa melhorar a elasticidade e a deslizabilidade das fáscias, otimizando assim a função muscular. Especialmente a mobilidade das fáscias ao longo das chamadas Superfícies de Deslizamento – aquelas camadas onde as fáscias se deslizam umas sobre as outras – é importante para a mobilidade muscular [s123]. Isso pode ser prejudicado, por exemplo, por lesões seguidas de formação de cicatrizes ou por posturas inadequadas persistentes. O treinamento fascial pode contrabalançar isso por meio de exercícios e técnicas direcionadas, restaurando a mobilidade. Um exemplo disso é a aplicação de um rolo de fáscia na parte externa da coxa, onde o rolamento lento e a pressão pontual podem liberar tensões e reorganizar a estrutura das fáscias. A importância das fáscias para a percepção corporal – a Propriocepção – está sendo cada vez mais pesquisada [s123]. As fáscias contêm numerosos receptores sensoriais que enviam informações sobre movimento e posição do corpo ao cérebro. Uma interação ideal entre músculos e fáscias é, portanto, relevante não apenas para a liberdade de movimento, mas também para a capacidade coordenativa e a prevenção de lesões. A integração do treinamento fascial em programas de tratamento para dores nas costas, especialmente em casos de dores miofasciais, é recomendada [s124]. Como a estrutura miofascial desempenha um papel importante nas dores nas costas, especialmente em pessoas mais velhas [s124], o treinamento direcionado pode ajudar a melhorar a flexibilidade e a mobilidade, além de reduzir a dor.

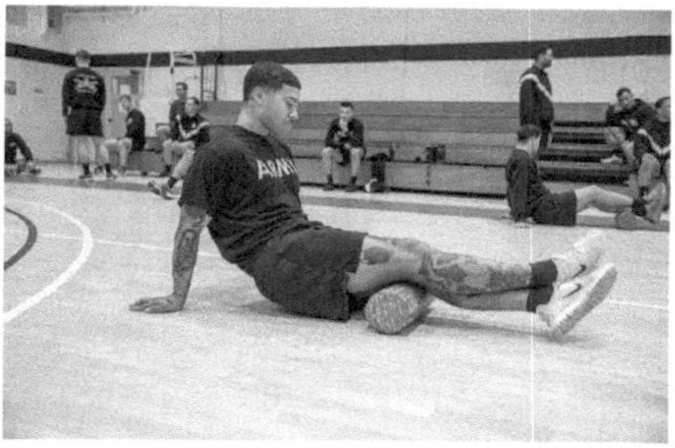

rolo de liberação miofascial [i24]

Bom saber

Propriocepção

Propriocepção, também conhecida como sensibilidade profunda, é a capacidade do corpo de perceber a posição e o movimento das articulações e músculos no espaço. As fáscias desempenham um papel importante na propriocepção, pois contêm numerosos receptores sensoriais que enviam informações ao cérebro. Uma boa propriocepção é importante para a coordenação, o equilíbrio e a prevenção de lesões.

Superfícies de Deslizamento

Superfícies de deslizamento referem-se às camadas onde as fáscias se deslizam umas sobre as outras. Um movimento suave das fáscias ao longo dessas superfícies é importante para a mobilidade. Restrições nas superfícies de deslizamento podem levar a limitações de movimento e dor.

Treinamento Fascial

O treinamento fascial inclui exercícios e técnicas especiais que visam melhorar a elasticidade e a capacidade de deslizamento das fáscias. Isso pode ajudar a aliviar a dor, aumentar a mobilidade e melhorar a percepção corporal. Pode ser realizado com ou sem equipamentos, como rolos de fáscia.

Distribuição de Exercícios Fasciais para Dor nas Costas

Distribuição de exercícios fasciais para alívio da dor nas costas.

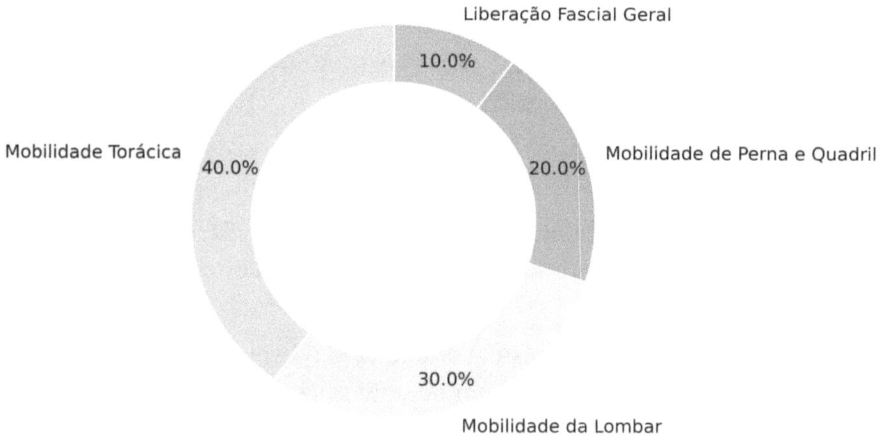

GER: Liberação Fascial Geral
LOM: Mobilidade da Lombar
PER: Mobilidade de Perna e Quadril
TOR: Mobilidade Torácica

A visualização destaca o foco na mobilidade da coluna torácica (TOR) em comparação com a coluna lombar (LOM) ou exercícios gerais. Isso sugere que a mobilidade torácica é crucial para lidar com a dor nas costas e pode ser uma área alvo principal para o treinamento fascial.

Conselhos concretos

- Integre movimentos rítmicos como círculos de quadrilhos ou círculos de braços em seus exercícios de mobilização para promover o fluxo do movimento.
- Varie o tipo de superfície em seus exercícios: treine descalço em um tapete macio ou em um terreno irregular para aprimorar sua propriocepção.
- Conecte seus exercícios de mobilização com sua respiração: respire conscientemente nas áreas que deseja mobilizar para aprofundar o alongamento.
- Visualize em cada exercício como suas articulações se abrem e a energia flui livremente pelo seu corpo.
- Desenvolva uma sensação pelo movimento da sua coluna vertebral, movendo-a de forma ondulante, como uma cobra.
- Integre exercícios de mobilização em sua rotina diária: role-se na cama pela manhã antes de se levantar ou alongue-se enquanto escova os dentes.
- Aproveite o poder da música: crie uma playlist com músicas rítmicas que o acompanhem e motivem durante seus exercícios de mobilização.
- Treine sua flexibilidade de forma lúdica: inspire-se em animais e imite seus movimentos, como os ágeis movimentos de um gato.
- Encontre um parceiro de treino com quem você possa realizar exercícios de mobilização e se motivar mutuamente.
- Reflexione após cada sessão de exercícios sobre como seu corpo se sente e quais mudanças positivas você percebe.

Revisão - 5. Programas de Exercícios Específicos

Um programa de exercícios direcionado é a chave para aliviar e prevenir dores nas costas. Não se trata apenas de fortalecer os músculos, mas também de melhorar a flexibilidade, a coordenação e a percepção corporal. Uma abordagem holística que considera os diferentes aspectos da saúde das costas é crucial para o seu sucesso. Comece fortalecendo sua musculatura profunda, a base para uma coluna vertebral estável. Exercícios como a prancha ou a ponte ativam os músculos profundos e melhoram a estabilidade no dia a dia. Preste atenção à execução correta e aumente a intensidade gradualmente. Integre esses exercícios regularmente em sua rotina, por exemplo, pela manhã ao acordar ou à noite antes de dormir.

Além da estabilidade, a mobilidade da sua coluna vertebral desempenha um papel importante. Exercícios de mobilização direcionados, como a posição gato-vaca ou rotações suaves, promovem a flexibilidade das articulações vertebrais e melhoram a flexibilidade dos músculos circundantes. Exercícios de alongamento, tanto estáticos quanto dinâmicos, complementam o treinamento e ajudam a aliviar tensões. Métodos de alongamento especialmente pré-contrativos, como a Facilitação Neuromuscular Proprioceptiva (PNF), podem aumentar efetivamente sua mobilidade. Consulte um fisioterapeuta, se necessário, para aprender as técnicas corretas e ajustar seus exercícios de acordo com suas necessidades.

Além dos exercícios clássicos, o treinamento funcional oferece uma excelente oportunidade para treinar movimentos relevantes do dia a dia e melhorar sua coordenação. Agachamentos, lunges ou exercícios com faixas de resistência não apenas fortalecem sua musculatura, mas também treinam seu equilíbrio e percepção corporal. Integre exercícios funcionais em sua rotina de treinamento e torne seu programa variado para manter a motivação alta. Lembre-se de que a execução correta é mais importante do que a intensidade. Comece devagar e aumente a carga gradualmente.

O treinamento de fáscias também está se tornando cada vez mais importante para a saúde das costas. Exercícios direcionados com o rolo de fáscia ou técnicas manuais podem liberar aderências no tecido conjuntivo e melhorar a deslizabilidade das fáscias. Isso tem um efeito positivo na sua mobilidade e na percepção da dor. Integre o treinamento de fáscias em seu programa de exercícios e preste atenção a uma execução lenta e controlada. Se tiver dúvidas, procure a orientação de um terapeuta experiente.

Um programa de exercícios individualizado, adaptado às suas necessidades e condição física, é o melhor caminho para uma coluna saudável. Seja paciente e consistente na implementação do seu programa e você logo sentirá mudanças positivas. Uma coluna forte e móvel é a base para uma vida ativa e sem dor. Invista em sua saúde e comece hoje mesmo seu programa de treinamento pessoal!

Ofertas adicionais gratuitas planejadas

Temos o prazer de oferecer futuramente materiais complementares gratuitos para este livro:

- Um capítulo bônus exclusivo com conteúdo adicional
- Um resumo compacto de todo o livro em formato PDF
- Uma versão em radionovela (Em Planejamento)

A publicação destes materiais está prevista para 2025.
Sinta-se à vontade para visitar nosso site hoje mesmo. Assim que nosso serviço de newsletter for lançado (previsto para 2025), você poderá se registrar para receber atualizações e não perder nenhuma novidade sobre as ofertas adicionais gratuitas.

www.SaageBooks.com/pt/dores_nas_costas-bonus-KFG4B6

Caros leitores,

Nos sentimos profundamente honrados por terem dedicado tempo para ler nosso livro do início ao fim. Nosso maior desejo é fornecer insights valiosos e orientação prática. Sua confiança em nosso trabalho significa muito para nós. Esperamos que a leitura tenha sido enriquecedora para vocês. Se tiverem alguma dúvida ou sugestão, não hesitem em nos contactar através do nosso site.

Se gostaram deste livro, agradeceríamos muito uma avaliação honesta. Vocês podem facilmente deixar sua avaliação honesta na plataforma de vendas onde compraram o livro.
Obrigado pelo seu apoio!

Bendis Saage

Saage Media GmbH - Equipe

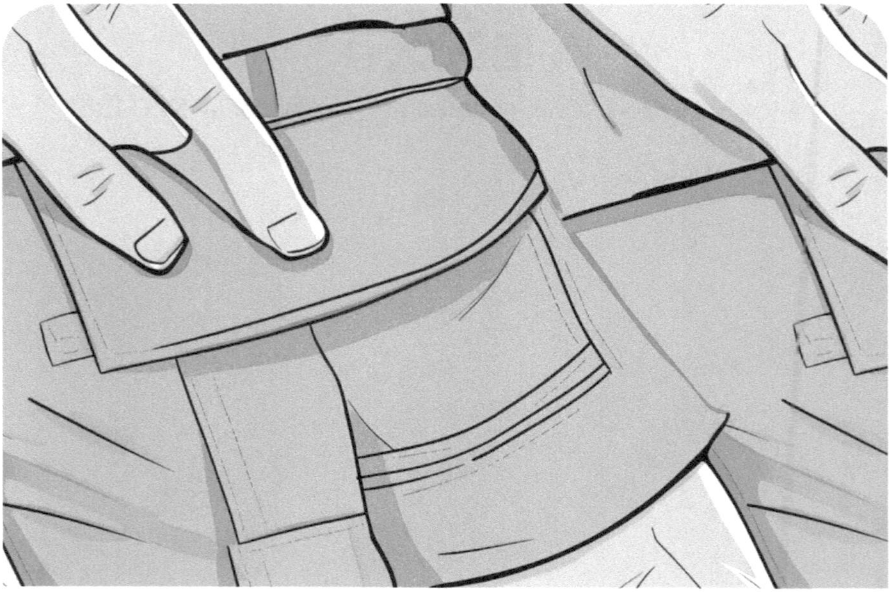

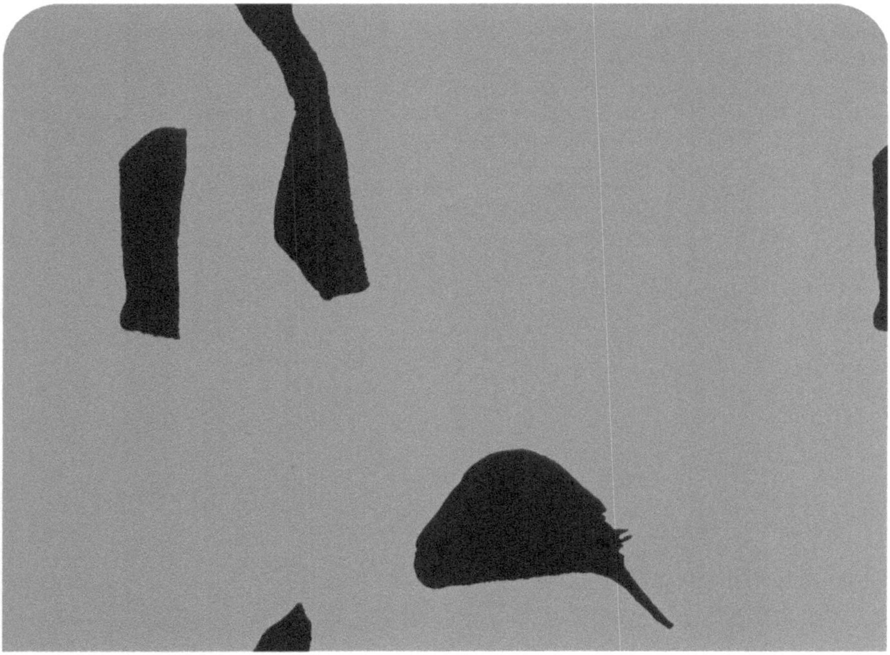

Fontes

Nossos sinceros agradecimentos a todos os autores das fontes científicas e não científicas citadas, aos operadores dos sites referenciados e aos criadores das imagens, gráficos e estudos utilizados, cujo valioso trabalho contribuiu para a criação deste livro. Para mais informações, recomendamos visitar os sites das fontes.
Se descobrir erros de mapeamento ou outras inconsistências, entre em contato conosco.

Todas as fontes foram acessadas pela última vez em: 2025-02-11

[s1] - https://pmc.ncbi.nlm.nih.gov/articles/PMC6037069/

Autor:	Peter B O'Sullivan, J P Caneiro, Mary O'Keeffe, Anne Smith, Wim Dankaerts, Kjartan Fersum, Kieran O' Sullivan	**Título:**	Cognitive Functional Therapy: An Integrated Behavioral Approach for the Targeted Management of Disabling Low Back Pain
por:	National Center for Biotechnology Information (NCBI)	**DOI:**	10.1093/ptj/pzy022
Data:	2018 Apr 16	**Site:**	PubMed Central (PMC)
Editora:	Physical Therapy		

[s2] - https://pmc.ncbi.nlm.nih.gov/articles/PMC10548303/

Autor:	Shu-Hao Du, Yong-Hui Zhang, Qi-Hao Yang, Yu-Chen Wang, Yu Fang, Xue-Qiang Wang	**Título:**	Spinal posture assessment and low back pain
por:	Shanghai University of Sport; Shanghai University of Medicine and Health Sciences Affiliated Zhoupu Hospital	**DOI:**	10.1530/EOR-23-0025
Data:	2023 Sep 1	**Site:**	PubMed Central (PMC)
Editora:	EFORT Open Reviews		

[s3] - https://pmc.ncbi.nlm.nih.gov/articles/PMC7195879/

Autor:	Cleuma Oliveira Soares, Bianca Furtado Pereira, Marcella Veronnica Pereira Gomes, Laís Passos Marcondes, Fabiana de Campos Gomes, João Simão de Melo-Neto	**Título:**	Preventive factors against work-related musculoskeletal disorders: narrative review
por:	Institute of Health Sciences, Universidade Federal do Pará – Belém (PA), Brazil; Physical Therapy, Centro Universitário de Rio Preto – São José do Rio Preto (SP), Brazil; Health Sciences, Faculdade de Medicina de São José do Rio Preto – São José do Rio Preto (SP), Brazil.	**DOI:**	10.5327/Z1679443520190360
Data:	2020 Apr 15	**Site:**	PMC (PubMed Central)
Editora:	Revista Brasileira de Medicina do Trabalho		

[s4] - https://pmc.ncbi.nlm.nih.gov/articles/PMC9219321/

Autor:	Elizabeth Anderson, J Larry Durstine	**Título:**	Physical activity, exercise, and chronic diseases: A brief review
DOI:	10.1016/j.smhs.2019.08.006	**Data:**	2019 Sep 10
Site:	PubMed Central (PMC)	**Editora:**	Sports Medicine and Health Science

[s5] - https://pmc.ncbi.nlm.nih.gov/articles/PMC6676152/

Autor:	Sarah EE Mills, Karen P Nicolson, Blair H Smith	**Título:**	Chronic pain: a review of its epidemiology and associated factors in population-based studies
por:	University of Dundee School of Medicine	**DOI:**	10.1016/j.bja.2019.03.023
Data:	2019 May 10	**Site:**	PubMed Central (PMC)
Editora:	BJA: British Journal of Anaesthesia		

[s6] - https://pmc.ncbi.nlm.nih.gov/articles/PMC4935027/

Autor:	María Dueñas, Begoña Ojeda, Alejandro Salazar, Juan Antonio Mico, Inmaculada Failde	**Título:**	A review of chronic pain impact on patients, their social environment and the health care system
por:	University of Cádiz	**DOI:**	10.2147/JPR.S105892
Data:	2016 Jun 28	**Site:**	PubMed Central (PMC)
Editora:	Journal of Pain Research		

[s7] - https://pmc.ncbi.nlm.nih.gov/articles/PMC7700832/

Autor:	Jung Ha Park, Ji Hyun Moon, Hyeon Ju Kim, Mi Hee Kong, Yun Hwan Oh	**Título:**	Sedentary Lifestyle: Overview of Updated Evidence of Potential Health Risks
por:	Jeju National University Hospital; Jeju National University School of Medicine	**DOI:**	10.4082/kjfm.20.0165
Data:	2020 Nov 19	**Site:**	PubMed Central (PMC)
Editora:	Korean Journal of Family Medicine		

[s8] - https://pmc.ncbi.nlm.nih.gov/articles/PMC5461882/

Autor:	Louise J Geneen, R Andrew Moore, Clare Clarke, Denis Martin, Lesley A Colvin, Blair H Smith	**Título:**	Physical activity and exercise for chronic pain in adults: an overview of Cochrane Reviews
DOI:	10.1002/14651858.CD011279.pub3	**Data:**	2017 Apr 24
Site:	PubMed Central (PMC)	**Editora:**	The Cochrane Database of Systematic Reviews

[s9] - https://pmc.ncbi.nlm.nih.gov/articles/PMC7195879/

Autor:	Cleuma Oliveira Soares, Bianca Furtado Pereira, Marcella Veronnica Pereira Gomes, Laís Passos Marcondes, Fabiana de Campos Gomes, João Simão de Melo-Neto	**Título:**	Preventive factors against work-related musculoskeletal disorders: narrative review
por:	Universidade Federal do Pará; Centro Universitário de Rio Preto; Faculdade de Medicina de São José do Rio Preto	**DOI:**	10.5327/Z1679443520190360
Data:	2020 Apr 15	**Site:**	PMC (PubMed Central)
Editora:	Revista Brasileira de Medicina do Trabalho		

[s10] - https://pmc.ncbi.nlm.nih.gov/articles/PMC4180106/

Autor:	Brandy Wolff, John W Burns, Phillip J Quartana, Kenneth Lofland, Stephen Bruehl, Ok Y Chung	**Título:**	Pain catastrophizing, physiological indexes, and chronic pain severity: tests of mediation and moderation models
por:	Rosalind Franklin University of Medicine and Science, Pain & Rehabilitation Clinic of Chicago, Vanderbilt University School of Medicine	**DOI:**	10.1007/s10865-007-9138-z
Data:	2008 Apr	**Site:**	PubMed Central (PMC)
Editora:	Journal of behavioral medicine		

[s11] - https://pmc.ncbi.nlm.nih.gov/articles/PMC6051014/

Autor:	Xaver Fuchs, Herta Flor, Robin Bekrater-Bodmann	**Título:**	Psychological Factors Associated with Phantom Limb Pain: A Review of Recent Findings
DOI:	10.1155/2018/5080123	**Data:**	2018 Jun 21
Site:	PubMed Central (PMC)	**Editora:**	Pain Research & Management

[s12] - https://www.ninds.nih.gov/health-information/disorders/pain

Título:	Pain	**por:**	National Institute of Neurological Disorders and Stroke
Site:	National Institute of Neurological Disorders and Stroke	**Editora:**	National Institutes of Health

[s13] - https://pmc.ncbi.nlm.nih.gov/articles/PMC6067990/

Autor:	SM Meints, RR Edwards	**Título:**	Evaluating Psychosocial Contributions to Chronic Pain Outcomes
DOI:	10.1016/j.pnpbp.2018.01.017	**Data:**	2018 Jan 31
Site:	PubMed Central (PMC)		

[s14] - https://pmc.ncbi.nlm.nih.gov/articles/PMC10005347/

Autor:	Antonios Dakanalis, Maria Mentzelou, Souzana K Papadopoulou, Dimitrios Papandreou, Maria Spanoudaki, Georgios K Vasios, Eleni Pavlidou, Maria Mantzorou, Constantinos Giaginis	**Título:**	The Association of Emotional Eating with Overweight/Obesity, Depression, Anxiety/Stress, and Dietary Patterns: A Review of the Current Clinical Evidence
por:	University of Milano-Bicocca; Fondazione IRCCS San Gerardo dei Tintori; University of Aegean; International Hellenic University; Zayed University; Clinical Dietetics & Nutrition Department of 424 General Military Hospital	**DOI:**	10.3390/nu15051173
Data:	2023 Feb 26	**Site:**	PubMed Central (PMC)
Editora:	Nutrients		

[s15] - https://pmc.ncbi.nlm.nih.gov/articles/PMC4911781/

Autor:	Christina Maslach, Michael P Leiter	**Título:**	Understanding the burnout experience: recent research and its implications for psychiatry
DOI:	10.1002/wps.20311	**Data:**	2016 Jun 5
Site:	PubMed Central (PMC)	**Editora:**	World Psychiatry

[s16] - https://pmc.ncbi.nlm.nih.gov/articles/PMC2568977/

Autor:	Neil Schneiderman, Gail Ironson, Scott D Siegel	**Título:**	STRESS AND HEALTH: Psychological, Behavioral, and Biological Determinants
DOI:	10.1146/annurev.clinpsy.1.102803.144141	**Data:**	2005
Site:	PubMed Central (PMC)	**Editora:**	Annual review of clinical psychology

[s17] - https://pmc.ncbi.nlm.nih.gov/articles/PMC2408884/

Autor:	Robert A Nicholson, Timothy T Houle, Jamie L Rhudy, Peter J Norton	**Título:**	Psychological Risk Factors in Headache
por:	St. Louis University School of Medicine; Ryan Headache Center; Wake Forest University Medical School; University of Tulsa; University of Houston	**DOI:**	10.1111/j.1526-4610.2006.00716.x
Data:	2007 Mar	**Site:**	PubMed Central (PMC)
Editora:	Headache		

[s18] - https://pmc.ncbi.nlm.nih.gov/articles/PMC3152687/

Autor:	Mark A Lumley, Jay L Cohen, George S Borszcz, Annmarie Cano, Alison M Radcliffe, Laura S Porter, Howard Schubiner, Francis J Keefe	**Título:**	Pain and Emotion: A Biopsychosocial Review of Recent Research
por:	Wayne State University, Duke University Medical Center, St. John Health/Providence Hospital and Medical Centers	**DOI:**	10.1002/jclp.20816
Data:	2011 Jun 6	**Site:**	PubMed Central (PMC)
Editora:	Journal of Clinical Psychology		

[s19] - https://pmc.ncbi.nlm.nih.gov/articles/PMC2408884/

Autor:	Robert A Nicholson, Timothy T Houle, Jamie L Rhudy, Peter J Norton	**Título:**	Psychological Risk Factors in Headache
DOI:	10.1111/j.1526-4610.2006.00716.x	**Data:**	2007 Mar
Site:	PubMed Central (PMC)		

[s20] - https://pmc.ncbi.nlm.nih.gov/articles/PMC6051014/

Autor:	Xaver Fuchs, Herta Flor, Robin Bekrater-Bodmann	**Título:**	Psychological Factors Associated with Phantom Limb Pain: A Review of Recent Findings
por:	PubMed Central (PMC)	**DOI:**	10.1155/2018/5080123
Data:	2018 Jun 21	**Site:**	PMC
Editora:	Pain Research & Management		

[s21] - https://pmc.ncbi.nlm.nih.gov/articles/PMC10617401/

Autor:	Angelina R Franqueiro, JiHee Yoon, Madelyn A Crago, Marie Curiel, Jenna M Wilson	**Título:**	The Interconnection Between Social Support and Emotional Distress Among Individuals with Chronic Pain: A Narrative Review
por:	Department of Anesthesiology, Perioperative and Pain Medicine, Brigham and Women's Hospital, Boston, MA, USA	**DOI:**	10.2147/PRBM.S410606
Data:	2023 Oct 27	**Site:**	PMC
Editora:	Psychology Research and Behavior Management		

[s22] - https://pmc.ncbi.nlm.nih.gov/articles/PMC7582398/

Autor:	Joseph Mizrahi	**Título:**	Neuro-mechanical aspects of playing-related mobility disorders in orchestra violinists and upper strings players: a review
por:	Department of Biomedical Engineering, Technion, Israel Institute of Technology, Haifa, Israel	**DOI:**	10.4081/ejtm.2020.9095
Data:	2020 Aug 4	**Site:**	PubMed Central (PMC)
Editora:	European Journal of Translational Myology		

[s23] - https://pmc.ncbi.nlm.nih.gov/articles/PMC9937638/

Autor:	Nikita Bhusari; Mitushi Deshmukh	**Título:**	Shin Splint: A Review
por:	Ravi Nair Physiotherapy College, Datta Meghe Institute of Medical Sciences	**DOI:**	10.7759/cureus.33905
Data:	2023 Jan 18	**Site:**	PubMed Central (PMC)
Editora:	Cureus		

[s24] - https://pmc.ncbi.nlm.nih.gov/articles/PMC7865549/

Autor:	Nicol Zielinska, Michał Podgórski, Robert Haładaj, Michał Polguj, Ł ukasz Olewnik	**Título:**	Risk Factors of Intervertebral Disc Pathology—A Point of View Formerly and Today—A Review
por:	Medical University of Lodz, Polish Mother's Memorial Hospital Research Institute	**DOI:**	10.3390/jcm10030409
Data:	2021 Jan 21	**Site:**	PMC (PubMed Central)
Editora:	MDPI		

[s25] - https://pmc.ncbi.nlm.nih.gov/articles/PMC6356370/

Autor:	Brody A Frost, Sandra Camarero-Espinosa, E Johan Foster	**Título:**	Materials for the Spine: Anatomy, Problems, and Solutions
DOI:	10.3390/ma12020253	**Data:**	2019 Jan 14
Site:	PubMed Central (PMC)	**Editora:**	Materials

[s26] - https://pmc.ncbi.nlm.nih.gov/articles/PMC10338069/

Autor:	Qianjun Jin, Yuxin Chang, Chenmiao Lu, Lunhao Chen, Yue Wang	**Título:**	Referred pain: characteristics, possible mechanisms, and clinical management
por:	Department of Orthopedic Surgery, The First Affiliated Hospital, Zhejiang University School of Medicine, Hangzhou, China	**DOI:**	10.3389/fneur.2023.1104817
Data:	2023 Jun 28	**Site:**	PubMed Central (PMC)
Editora:	Frontiers in Neurology		

[s27] - https://pmc.ncbi.nlm.nih.gov/articles/PMC9862392/

Autor:	Abdullah Mosabbir	**Título:**	Mechanisms behind the Development of Chronic Low Back Pain and Its Neurodegenerative Features
DOI:	10.3390/life13010084	**Data:**	2022 Dec 28
Site:	PubMed Central (PMC)		

[s28] - https://pmc.ncbi.nlm.nih.gov/articles/PMC9820240/

Autor:	Isma Liza Mohd Isa, Seong Lin Teoh, Nurul Huda Mohd Nor, Sabarul Afian Mokhtar	**Título:**	Discogenic Low Back Pain: Anatomy, Pathophysiology and Treatments of Intervertebral Disc Degeneration
por:	Universiti Kebangsaan Malaysia; University of Galway; Universiti Putra Malaysia	**DOI:**	10.3390/ijms24010208
Data:	2022 Dec 22	**Site:**	PubMed Central (PMC)
Editora:	International Journal of Molecular Sciences		

[s29] - https://pmc.ncbi.nlm.nih.gov/articles/PMC7073116/

Autor:	Hyeun Sung Kim, Pang Hung Wu, Il-Tae Jang	**Título:**	Lumbar Degenerative Disease Part 1: Anatomy and Pathophysiology of Intervertebral Discogenic Pain and Radiofrequency Ablation of Basivertebral and Sinuvertebral Nerve Treatment for Chronic Discogenic Back Pain: A Prospective Case Series and Review of Literature
por:	Nanoori Gangnam Hospital, Seoul, Spine Surgery, National University Health Systems, Juronghealth Campus	**DOI:**	10.3390/ijms21041483
Data:	2020 Feb 21	**Site:**	PubMed Central (PMC)
Editora:	International Journal of Molecular Sciences		

[s30] - https://pmc.ncbi.nlm.nih.gov/articles/PMC6626624/

Autor:	Annika Taulaniemi, Markku Kankaanpää, Kari Tokola, Jari Parkkari, Jaana H Suni	**Título:**	Neuromuscular exercise reduces low back pain intensity and improves physical functioning in nursing duties among female healthcare workers; secondary analysis of a randomised controlled trial
por:	UKK Institute for Health Promotion Research, Tampere University Hospital	**DOI:**	10.1186/s12891-019-2678-x
Data:	2019 Jul 13	**Site:**	PubMed Central (PMC)
Editora:	BMC Musculoskeletal Disorders		

[s31] - https://pmc.ncbi.nlm.nih.gov/articles/PMC10823195/

Autor:	Saurabh Shelke, Ratnakar Ambade, Aditi Shelke	**Título:**	From Conservative Measures to Surgical Interventions, Treatment Approaches for Cubital Tunnel Syndrome: A Comprehensive Review
por:	Jawaharlal Nehru Medical College, Datta Meghe Institute of Higher Education & Research	**DOI:**	10.7759/cureus.51262
Data:	2023 Dec 29	**Site:**	PubMed Central (PMC)
Editora:	Cureus		

[s32] - https://pmc.ncbi.nlm.nih.gov/articles/PMC11150592/

Autor:	Alexandra-Daniela Rotaru-Zavaleanu, Cristian Virgil Lungulescu, Marius Gabriel Bunescu, Ramona Constantina Vasile, Victor Gheorman, Andrei Gresita, Venera Cristina Dinescu	**Título:**	Occupational Carpal Tunnel Syndrome: a scoping review of causes, mechanisms, diagnosis, and intervention strategies
por:	University of Medicine and Pharmacy of Craiova; New York Institute of Technology	**DOI:**	10.3389/fpubh.2024.1407302
Data:	2024 May 22	**Site:**	PMC (PubMed Central)
Editora:	Frontiers in Public Health		

[s33] - https://pmc.ncbi.nlm.nih.gov/articles/PMC10048551/

Autor:	Pedro Forte, José E Teixeira	**Título:**	Exercise Biomechanics for Health: Evaluating Lifelong Activities for Well-Being
DOI:	10.3390/healthcare11060900	**Data:**	2023 Mar 21
Site:	PubMed Central (PMC)		

[s34] - https://pmc.ncbi.nlm.nih.gov/articles/PMC3806175/

Autor:	Kellie C Huxel Bliven, Barton E Anderson	**Título:**	Core Stability Training for Injury Prevention
por:	AT Still University, Mesa, Arizona	**DOI:**	10.1177/1941738113481200
Data:	2013 Nov	**Site:**	PubMed Central (PMC)
Editora:	Sports Health		

[s35] - https://pmc.ncbi.nlm.nih.gov/articles/PMC9394044/

Autor:	Wilhelmus Johannes Andreas Grooten, Carina Boström, Åsa Dedering, Marie Halvorsen, Roman P Kuster, Lena Nilsson-Wikmar, Christina B Olsson, Graciela Rovner, Elena Tseli, Eva Rasmussen-Barr	**Título:**	Summarizing the effects of different exercise types in chronic low back pain – a systematic review of systematic reviews
por:	Karolinska Institutet	**DOI:**	10.1186/s12891-022-05722-x
Data:	2022 Aug 22	**Site:**	PubMed Central (PMC)
Editora:	BMC Musculoskeletal Disorders		

[s36] - https://pmc.ncbi.nlm.nih.gov/articles/PMC6305160/

Autor:	Teresa Paolucci, Carmine Attanasi, Walter Cecchini, Alessandra Marazzi, Serena V Capobianco, Valter Santilli	**Título:**	Chronic low back pain and postural rehabilitation exercise: a literature review
por:	Sapienza University; S. Filippo Neri Hospital	**DOI:**	10.2147/JPR.S171729
Data:	2018 Dec 20	**Site:**	PMC (PubMed Central)
Editora:	Journal of Pain Research		

[s37] - https://pmc.ncbi.nlm.nih.gov/articles/PMC6769154/

Autor:	Joanne L Jordan, Melanie A Holden, Elizabeth EJ Mason, Nadine E Foster	**Título:**	Interventions to improve adherence to exercise for chronic musculoskeletal pain in adults
por:	Keele University, Arthritis Research Campaign National Primary Care Centre Primary Care Sciences, Keele, Staffordshire, UK	**DOI:**	10.1002/14651858.CD005956.pub2
Data:	2010 Jan 20	**Site:**	PubMed Central (PMC)
Editora:	The Cochrane Database of Systematic Reviews		

[s38] - https://pmc.ncbi.nlm.nih.gov/articles/PMC7922504/

Autor:	Daniel Collado-Mateo, Ana Myriam Lavín-Pérez, Cecilia Peñacoba, Juan Del Coso, Marta Leyton-Román, Antonio Luque-Casado, Pablo Gasque, Miguel Ángel Fernández-del-Olmo, Diana Amado-Alonso	**Título:**	Key Factors Associated with Adherence to Physical Exercise in Patients with Chronic Diseases and Older Adults: An Umbrella Review
DOI:	10.3390/ijerph18042023	**Data:**	2021 Feb 19
Site:	PubMed Central (PMC)	**Editora:**	International Journal of Environmental Research and Public Health

[s39] - https://pmc.ncbi.nlm.nih.gov/articles/PMC3193654/

Autor:	Catherine Woodyard	**Título:**	Exploring the therapeutic effects of yoga and its ability to increase quality of life
por:	The University of Mississippi	**DOI:**	10.4103/0973-6131.85485
Data:	2011 Jul-Dec	**Site:**	PubMed Central (PMC)
Editora:	International Journal of Yoga		

[s40] - https://pmc.ncbi.nlm.nih.gov/articles/PMC6769154/

Autor:	Joanne L Jordan, Melanie A Holden, Elizabeth EJ Mason, Nadine E Foster	**Título:**	Interventions to improve adherence to exercise for chronic musculoskeletal pain in adults
por:	Keele University	**DOI:**	10.1002/14651858.CD005956.pub2
Data:	2010 Jan 20	**Site:**	PubMed Central (PMC)
Editora:	The Cochrane Database of Systematic Reviews		

[s41] - https://pmc.ncbi.nlm.nih.gov/articles/PMC4499985/

Autor:	DeokJu Kim, MiLim Cho, YunHee Park, YeongAe Yang	**Título:**	Effect of an exercise program for posture correction on musculoskeletal pain
DOI:	10.1589/jpts.27.1791	**Data:**	2015 Jun 30
Site:	PubMed Central (PMC)	**Editora:**	Journal of Physical Therapy Science

[s42] - https://pmc.ncbi.nlm.nih.gov/articles/PMC2805825/

Autor:	James Rainville, Rosalyn Nguyen, Pradeep Suri	**Título:**	Effective Conservative Treatment for Chronic Low Back Pain
por:	Department of Physical Medicine and Rehabilitation, Harvard Medical School; New England Baptist Hospital	**DOI:**	10.1053/j.semss.2009.08.009
Data:	2009 Dec 1	**Site:**	PubMed Central (PMC)
Editora:	Seminars in spine surgery		

[s43] - https://pmc.ncbi.nlm.nih.gov/articles/PMC6769154/

Autor:	Joanne L Jordan, Melanie A Holden, Elizabeth EJ Mason, Nadine E Foster	**Título:**	Interventions to improve adherence to exercise for chronic musculoskeletal pain in adults
por:	Keele University	**DOI:**	10.1002/14651858.CD005956.pub2
Data:	2010 Jan 20	**Site:**	PubMed Central (PMC)
Editora:	The Cochrane Database of Systematic Reviews		

[s44] - https://pmc.ncbi.nlm.nih.gov/articles/PMC7808677/

Autor:	Rogelio A Coronado, Carrie E Brintz, Lindsey C McKernan, Hiral Master, Nicole Motzny, Flavio M Silva, Parul M Goyal, Stephen T Wegener, Kristin R Archer	**Título:**	Psychologically informed physical therapy for musculoskeletal pain: current approaches, implications, and future directions from recent randomized trials
por:	Vanderbilt University Medical Center, The Johns Hopkins School of Medicine	**DOI:**	10.1097/PR9.0000000000000847
Data:	2020 Sep 23	**Site:**	PMC (PubMed Central)
Editora:	Pain Reports		

[s45] - https://pmc.ncbi.nlm.nih.gov/articles/PMC4703222/

Autor:	Dariush D FARHUD	**Título:**	Impact of Lifestyle on Health
por:	School of Public Health, Tehran University of Medical Sciences, Tehran, Iran and Dept. of Basic Sciences, Iranian Academy of Medical Sciences,Tehran, Iran	**Data:**	2015 Nov
Site:	PubMed Central (PMC)	**Editora:**	Iranian Journal of Public Health

[s46] - https://www.nia.nih.gov/health/brain-health/cognitive-health-and-older-adults

Título:	Cognitive Health and Older Adults	**por:**	National Institute on Aging (NIA)
Site:	National Institute on Aging		

[s47] - https://www.nia.nih.gov/health/healthy-aging/what-do-we-know-about-healthy-aging

Título:	What Do We Know About Healthy Aging?	**por:**	National Institute on Aging
Site:	National Institute on Aging	**Editora:**	National Institutes of Health (NIH)

[s48] - https://www.ninds.nih.gov/health-information/disorders/pain

Título:	Pain	**por:**	National Institute of Neurological Disorders and Stroke (NINDS)
Site:	National Institute of Neurological Disorders and Stroke	**Editora:**	National Institutes of Health (NIH)

[s49] - https://pmc.ncbi.nlm.nih.gov/articles/PMC6676152/

Autor:	Sarah EE Mills, Karen P Nicolson, Blair H Smith	**Título:**	Chronic pain: a review of its epidemiology and associated factors in population-based studies
por:	Population Health and Genomics Division, University of Dundee School of Medicine, Ninewells Hospital and Medical School, Dundee, Scotland, UK	**DOI:**	10.1016/j.bja.2019.03.023
Data:	2019 May 10	**Site:**	PubMed Central (PMC)
Editora:	BJA: British Journal of Anaesthesia		

[s50] - https://www.niams.nih.gov/health-topics/back-pain/diagnosis-treatment-and-steps-to-take

Autor:	NIAMS Science Communications and Outreach Branch	**Título:**	Back Pain: Diagnosis, Treatment, and Steps to Take
por:	National Institute of Arthritis and Musculoskeletal and Skin Diseases (NIAMS)	**Data:**	2017-04-10
Site:	NIAMS.NIH.gov	**Editora:**	NIAMS

[s51] - https://newsinhealth.nih.gov/2021/04/good-sleep-good-health

Título:	Good Sleep for Good Health	**por:**	NIH News in Health
Data:	April 2021	**Site:**	NIH News in Health
Editora:	National Institutes of Health		

[s52] - https://www.nia.nih.gov/health/brain-health/cognitive-health-and-older-adults

Título:	Cognitive Health and Older Adults	**por:**	National Institute on Aging (NIA)
Site:	National Institute on Aging		

[s53] - https://www.nih.gov/health-information/emotional-wellness-toolkit

Título:	Emotional Wellness Toolkit	**por:**	National Institutes of Health (NIH)
Data:	2017-04-07	**Site:**	NIH.gov

[s54] - https://pmc.ncbi.nlm.nih.gov/articles/PMC4400203/

Autor:	Leah A Irish, Christopher E Kline, Heather E Gunn, Daniel J Buysse, Martica H Hall	**Título:**	The Role of Sleep Hygiene in Promoting Public Health: A Review of Empirical Evidence
DOI:	10.1016/j.smrv.2014.10.001	**Data:**	2014 Oct 16
Site:	PubMed Central (PMC)		

[s55] - https://pmc.ncbi.nlm.nih.gov/articles/PMC10707619/
Autor: Wassan Nori, Mustafa Ali Kassim Kassim, Zeena Raad Helmi, Alexandru Cosmin Pantazi, Dragos Brezeanu, Ana Maria Brezeanu, Roxana Cleopatra Penciu, Lucian Serbanescu
Título: Non-Pharmacological Pain Management in Labor: A Systematic Review
por: National Center for Biotechnology Information (NCBI)
DOI: 10.3390/jcm12237203
Data: 2023 Nov 21
Site: PubMed Central (PMC)
Editora: Journal of Clinical Medicine

[s56] - https://www.nlm.nih.gov/medlineplus/ency/article/002119.htm
Título: Taking care of your back at home: MedlinePlus Medical Encyclopedia
por: National Library of Medicine
Site: MedlinePlus

[s57] - https://pubmed.ncbi.nlm.nih.gov/17013356/
Autor: Inoue M; Kitakoji H; Ishizaki N; Tawa M; Yano T; Katsumi Y; Kawakita K
Título: Relief of low back pain immediately after acupuncture treatment--a randomised, placebo controlled trial
por: National Center for Biotechnology Information (NCBI)
DOI: 10.1136/aim.24.3.103
Data: 2006 Sep
Site: PubMed
Editora: Acupunct Med

[s58] - https://pmc.ncbi.nlm.nih.gov/articles/PMC4976880/
Autor: Mark D Bishop, Rafael Torres-Cueco, Charles W Gay, Enrique Lluch-Girbés, Jason M Beneciuk, Joel E Bialosky
Título: What effect can manual therapy have on a patient's pain experience?
por: National Center for Biotechnology Information (NCBI)
DOI: 10.2217/pmt.15.39
Data: 2015 Nov
Site: PubMed Central (PMC)
Editora: Pain Management

[s59] - https://www.nccih.nih.gov/health/complementary-alternative-or-integrative-health-whats-in-a-name
Título: Complementary, Alternative, or Integrative Health: What's In a Name?
por: NCCIH
Site: NCCIH

[s60] - https://pmc.ncbi.nlm.nih.gov/articles/PMC6251828/
Autor: Edward A Shipton
Título: Physical Therapy Approaches in the Treatment of Low Back Pain
por: University of Otago
DOI: 10.1007/s40122-018-0105-x
Data: 2018 Sep 18
Site: PubMed Central (PMC)

[s61] - https://pmc.ncbi.nlm.nih.gov/articles/PMC10036231/

Autor:	Brona M Fullen, Harriet Wittink, An De Groef, Morten Hoegh, Joseph G McVeigh, Denis Martin, Keith Smart	**Título:**	Musculoskeletal Pain: Current and Future Directions of Physical Therapy Practice
por:	UCD School of Public Health, Physiotherapy and Sports Science, University College Dublin, Ireland; Research Centre Healthy and Sustainable Living Utrecht University of Applied Sciences, The Netherlands; Department of Rehabilitation Sciences, Leuven, Belgium; Department of Rehabilitation Sciences and Physiotherapy MOVANT, University of Antwerp, Antwerp, Belgium; Pain in Motion International Research Group; Aalborg University, Faculty of Medicine, Department of Health Science and Technology, Denmark; Discipline of Physiotherapy, School of Clinical Therapies, College of Medicine and Health, University College Cork, Ireland; Centre for Rehabilitation, School of Health and Life Sciences, Teesside University, United Kingdom; NIHR Applied Research Collaborative North East and North Cumbria	**DOI:**	10.1016/j.arrct.2023.100258
Data:	2023 Feb 1	**Site:**	PubMed Central (PMC)

[s62] - https://pmc.ncbi.nlm.nih.gov/articles/PMC9964474/

Autor:	Vanina Nicol, Claire Verdaguer, Camille Daste, Hélène Bisseriex, Éric Lapeyre, Marie-Martine Lefèvre-Colau, François Rannou, Alexandra Rören, Julia Facione, Christelle Nguyen	**Título:**	Chronic Low Back Pain: A Narrative Review of Recent International Guidelines for Diagnosis and Conservative Treatment
DOI:	10.3390/jcm12041685	**Data:**	2023 Feb 20
Site:	PubMed Central (PMC)	**Editora:**	Journal of Clinical Medicine

[s63] - https://pubmed.ncbi.nlm.nih.gov/15897839/

Autor:	Shirado O, Ito T, Kikumoto T, Takeda N, Minami A, Strax TE	**Título:**	A novel back school using a multidisciplinary team approach featuring quantitative functional evaluation and therapeutic exercises for patients with chronic low back pain: the Japanese experience in the general setting
DOI:	10.1097/01.brs.0000162279.94779.05	**Data:**	05/15/2005
Site:	PubMed	**Editora:**	Spine (Phila Pa 1976)

[s64] - https://pmc.ncbi.nlm.nih.gov/articles/PMC9260567/

Autor:	Anke Steinmetz	**Título:**	Back pain treatment: a new perspective
por:	University Medicine Greifswald	**DOI:**	10.1177/1759720X221100293
Data:	2022 Jul 4	**Site:**	PubMed Central (PMC)
Editora:	Therapeutic Advances in Musculoskeletal Disease		

[s65] - https://pmc.ncbi.nlm.nih.gov/articles/PMC6037069/

Autor:	Peter B O'Sullivan, J P Caneiro, Mary O'Keeffe, Anne Smith, Wim Dankaerts, Kjartan Fersum, Kieran O' Sullivan	**Título:**	Cognitive Functional Therapy: An Integrated Behavioral Approach for the Targeted Management of Disabling Low Back Pain
por:	National Center for Biotechnology Information (NCBI)	**DOI:**	10.1093/ptj/pzy022
Data:	2018 Apr 16	**Site:**	PubMed Central (PMC)
Editora:	Oxford University Press		

[s66] - https://pmc.ncbi.nlm.nih.gov/articles/PMC9964474/

Autor:	Vanina Nicol, Claire Verdaguer, Camille Daste, Hélène Bisseriex, Éric Lapeyre, Marie-Martine Lefèvre-Colau, François Rannou, Alexandra Rören, Julia Facione, Christelle Nguyen	**Título:**	Chronic Low Back Pain: A Narrative Review of Recent International Guidelines for Diagnosis and Conservative Treatment
DOI:	10.3390/jcm12041685	**Data:**	2023 Feb 20
Site:	PubMed Central (PMC)	**Editora:**	Journal of Clinical Medicine

[s67] - https://pmc.ncbi.nlm.nih.gov/articles/PMC8119532/

Autor:	Salah N El-Tallawy, Rohit Nalamasu, Gehan I Salem, Jo Ann K LeQuang, Joseph V Pergolizzi, Paul J Christo	**Título:**	Management of Musculoskeletal Pain: An Update with Emphasis on Chronic Musculoskeletal Pain
por:	National Library of Medicine (NLM), National Institutes of Health (NIH)	**DOI:**	10.1007/s40122-021-00235-2
Data:	2021 Feb 11	**Site:**	PubMed Central (PMC)
Editora:	Pain and Therapy		

[s68] - https://www.nccih.nih.gov/health/complementary-alternative-or-integrative-health-whats-in-a-name

Título:	Complementary, Alternative, or Integrative Health: What's In a Name?	**por:**	NCCIH
Site:	NCCIH		

[s69] - https://pmc.ncbi.nlm.nih.gov/articles/PMC9818574/

Autor:	Rafael Zegarra-Parodi, Francesca Baroni, Christian Lunghi, David Dupuis	**Título:**	Historical Osteopathic Principles and Practices in Contemporary Care: An Anthropological Perspective to Foster Evidence-Informed and Culturally Sensitive Patient-Centered Care: A Commentary
por:	National Center for Biotechnology Information (NCBI)	**DOI:**	10.3390/healthcare11010010
Data:	2022 Dec 21	**Site:**	PubMed Central (PMC)
Editora:	Healthcare		

[s70] - https://pmc.ncbi.nlm.nih.gov/articles/PMC9143587/

Autor:	Ashley Roberts, Kaylee Harris, Bethany Outen, Amar Bukvic, Ben Smith, Adam Schultz, Stephen Bergman, Debasis Mondal	**Título:**	Osteopathic Manipulative Medicine: A Brief Review of the Hands-On Treatment Approaches and Their Therapeutic Uses
por:	DeBusk College of Osteopathic Medicine, Lincoln Memorial University	**DOI:**	10.3390/medicines9050033
Data:	2022 Apr 27	**Site:**	PMC (PubMed Central)
Editora:	MDPI		

[s71] - https://pmc.ncbi.nlm.nih.gov/articles/PMC4976880/

Autor:	Mark D Bishop, Rafael Torres-Cueco, Charles W Gay, Enrique Lluch-Girbés, Jason M Beneciuk, Joel E Bialosky	**Título:**	What effect can manual therapy have on a patient's pain experience?
por:	University of Florida, University of Valencia	**DOI:**	10.2217/pmt.15.39
Data:	2015 Nov	**Site:**	PubMed Central (PMC)

[s72] - https://pmc.ncbi.nlm.nih.gov/articles/PMC4584042/

Autor:	Shalini Shah, Esther T Banh, Katharine Koury, Gaurav Bhatia, Roneeta Nandi, Padma Gulur	**Título:**	Pain Management in Pregnancy: Multimodal Approaches
por:	University of California, Irvine; Massachusetts General Hospital	**DOI:**	10.1155/2015/987483
Data:	2015 Sep 13	**Site:**	PubMed Central (PMC)
Editora:	Pain Research and Treatment		

[s73] - https://pmc.ncbi.nlm.nih.gov/articles/PMC7854390/

Autor:	Ivan Urits, Ruben H Schwartz, Vwaire Orhurhu, Nishita V Maganty, Brian T Reilly, Parth M Patel, Christopher Wie, Alan D Kaye, Ken F Mancuso, Aaron J Kaye, Omar Viswanath	**Título:**	A Comprehensive Review of Alternative Therapies for the Management of Chronic Pain Patients: Acupuncture, Tai Chi, Osteopathic Manipulative Medicine, and Chiropractic Care
DOI:	10.1007/s12325-020-01554-0	**Data:**	2020 Nov 12
Site:	PubMed Central (PMC)	**Editora:**	Advances in Therapy

[s74] - https://pubmed.ncbi.nlm.nih.gov/28192789/

Autor:	Qaseem A;Wilt TJ;McLean RM; Forciea MA; ;Denberg TD;Barry MJ; Boyd C;Chow RD;Fitterman N;Harris RP;Humphrey LL;Vijan S	**Título:**	Noninvasive Treatments for Acute, Subacute, and Chronic Low Back Pain: A Clinical Practice Guideline From the American College of Physicians
por:	National Center for Biotechnology Information (NCBI)	**DOI:**	10.7326/M16-2367
Data:	04/04/2017	**Site:**	PubMed
Editora:	Ann Intern Med		

[s75] - https://pubmed.ncbi.nlm.nih.gov/29509867/
Autor: Krebs EE; Gravely A; Nugent S; Jensen AC; DeRonne B; Goldsmith ES; Kroenke K; Bair MJ; Noorbaloochi S.
Título: Effect of Opioid vs Nonopioid Medications on Pain-Related Function in Patients With Chronic Back Pain or Hip or Knee Osteoarthritis Pain: The SPACE Randomized Clinical Trial
DOI: 10.1001/jama.2018.0899
Data: 03/06/2018
Site: PubMed
Editora: JAMA

[s76] - https://pubmed.ncbi.nlm.nih.gov/32097466/
Autor: Kim TE, Townsend RK, Branch CL, Romero-Sandoval EA, Hsu W
Título: Cannabinoids in the Treatment of Back Pain
DOI: 10.1093/neuros/nyz573
Data: 08/01/2020
Site: PubMed
Editora: Neurosurgery

[s77] - https://pubmed.ncbi.nlm.nih.gov/15722781/
Autor: Grabois M
Título: Management of chronic low back pain
por: National Center for Biotechnology Information (NCBI)
Data: 2005 Mar
Site: PubMed
Editora: Am J Phys Med Rehabil

[s78] - https://heal.nih.gov/about/research-plan
Título: NIH HEAL Initiative Research Plan
por: NIH HEAL Initiative
Data: Sun, 08/18/2019
Site: NIH HEAL Initiative
Editora: National Institutes of Health

[s79] - https://pubmed.ncbi.nlm.nih.gov/24768290/
Autor: Tanen DA, Shimada M, Danish DC, Dos Santos F, Makela M, Riffenburgh RH
Título: Intravenous lidocaine for the emergency department treatment of acute radicular low back pain, a randomized controlled trial
DOI: 10.1016/j.jemermed.2012.12.014
Data: 2014 Jul
Site: PubMed
Editora: J Emerg Med

[s80] - https://pubmed.ncbi.nlm.nih.gov/38098898/
Autor: H A;Krishna VK;Lakshmanan S; Krishnan M;Kumar SP
Título: Comparison of Pain Perception Between Local Infiltration and Inferior Alveolar Nerve Block Injection Techniques in Patients Undergoing Orthodontic Lower Premolar Extractions
DOI: 10.7759/cureus.48794
Data: 11/14/2023
Site: PubMed
Editora: Cureus

[s81] - https://pmc.ncbi.nlm.nih.gov/articles/PMC3068720/
Autor: Syed Amin Tabish
Título: Complementary and Alternative Healthcare: Is it Evidence-based?
Data: 2008 Jan
Site: PubMed Central (PMC)
Editora: International Journal of Health Sciences

[s82] - https://www.nccih.nih.gov/health/complementary-alternative-or-integrative-health-whats-in-a-name
Título: Complementary, Alternative, or Integrative Health: What's In a Name?
por: National Center for Complementary and Integrative Health (NCCIH)
Site: NCCIH

[s83] - https://www.nlm.nih.gov/medlineplus/ency/article/002119.htm

Título:	Taking care of your back at home: MedlinePlus Medical Encyclopedia	**por:**	National Library of Medicine
Site:	MedlinePlus		

[s84] - https://www.nlm.nih.gov/medlineplus/ency/article/002119.htm

Título:	Taking care of your back at home: MedlinePlus Medical Encyclopedia	**por:**	National Library of Medicine
Site:	MedlinePlus		

[s85] - https://pmc.ncbi.nlm.nih.gov/articles/PMC4934575/

Autor:	Rebecca Gordon, Saul Bloxham	**Título:**	A Systematic Review of the Effects of Exercise and Physical Activity on Non-Specific Chronic Low Back Pain
por:	University of St Mark and St John	**DOI:**	10.3390/healthcare4020022
Data:	2016 Apr 25	**Site:**	PubMed Central (PMC)
Editora:	Healthcare		

[s86] - https://www.ncbi.nlm.nih.gov/books/NBK284944/

Título:	Low back pain: Learn More – Why movement is so important for back pain	**por:**	Institute for Quality and Efficiency in Health Care (IQWiG)
Data:	2019/02/14	**Site:**	NCBI Bookshelf

[s87] - https://pmc.ncbi.nlm.nih.gov/articles/PMC6067990/

Autor:	SM Meints, RR Edwards	**Título:**	Evaluating Psychosocial Contributions to Chronic Pain Outcomes
por:	Department of Anesthesiology Pain Management Center Brigham and Women's Hospital Harvard Medical School Chestnut Hill, MA, USA	**DOI:**	10.1016/j.pnpbp.2018.01.017
Data:	2018 Jan 31	**Site:**	PubMed Central (PMC)

[s88] - https://pmc.ncbi.nlm.nih.gov/articles/PMC1317046/

Autor:	Regina Fink	**Título:**	Pain assessment: the cornerstone to optimal pain management
por:	University of Colorado Hospital, Denver	**DOI:**	10.1080/08998280.2000.11927681
Data:	2000 Jul	**Site:**	PubMed Central (PMC)
Editora:	Proceedings (Baylor University. Medical Center)		

[s89] - https://pmc.ncbi.nlm.nih.gov/articles/PMC10586826/

Autor:	Janke Oosterhaven, Christopher D Pell, Carin D Schröder, Hans Popma, Loes Spierenburg, Walter LJM Devillé , Harriet Wittink	**Título:**	Health literacy and pain neuroscience education in an interdisciplinary pain management programme: a qualitative study of patient perspectives
por:	National Library of Medicine (NLM); National Center for Biotechnology Information (NCBI)	**DOI:**	10.1097/PR9.0000000000001093
Data:	2023 Oct 18	**Site:**	PubMed Central (PMC)
Editora:	Pain Reports		

[s90] - https://pmc.ncbi.nlm.nih.gov/articles/PMC7156054/

Autor: Jason Talevski, Anna Wong Shee, Bodil Rasmussen, Georgie Kemp, Alison Beauchamp
Título: Teach-back: A systematic review of implementation and impacts
DOI: 10.1371/journal.pone.0231350
Data: 2020 Apr 14
Site: PubMed Central (PMC)
Editora: PLoS ONE

[s91] - https://pmc.ncbi.nlm.nih.gov/articles/PMC11240036/

Autor: Alexios Carayannopoulos, David Johnson, David Lee, Anthony Giuffrida, Kavita Poply, Vivek Mehta, Marco Amann, Douglas Santillo, Yousef Ghandour, Amy Koch, Meredith Langhorst, Robert Heros
Título: Precision Rehabilitation After Neurostimulation Implantation for Multifidus Dysfunction in Nociceptive Mechanical Chronic Low Back Pain
DOI: 10.1016/j.arrct.2024.100333
Data: 2024 Mar 21
Site: PubMed Central (PMC)

[s92] - https://pmc.ncbi.nlm.nih.gov/articles/PMC7919938/

Autor: Nafsika Atsidakou, Aikaterini Evangelia Matsi, Anna Christakou
Título: The effectiveness of exercise program after lumbar discectomy surgery
DOI: 10.1016/j.jcot.2020.12.030
Data: 2021 Jan 5
Site: PubMed Central (PMC)
Editora: Journal of Clinical Orthopaedics and Trauma

[s93] - https://nida.nih.gov/publications/drugs-brains-behavior-science-addiction/treatment-recovery

Título: Drugs, Brains, and Behavior: The Science of Addiction
por: National Institute on Drug Abuse (NIDA)
Site: nida.nih.gov
Editora: National Institutes of Health (NIH)

[s94] - https://pmc.ncbi.nlm.nih.gov/articles/PMC4553654/

Autor: Steven M Melemis
Título: Relapse Prevention and the Five Rules of Recovery
por: Modern Therapies, Toronto, Ontario, Canada
Data: 2015 Sep 3
Site: PubMed Central (PMC)
Editora: The Yale Journal of Biology and Medicine

[s95] - https://pmc.ncbi.nlm.nih.gov/articles/PMC9014843/

Autor: Carlo C DiClemente, Michele A Crisafulli
Título: Relapse on the Road to Recovery: Learning the Lessons of Failure on the Way to Successful Behavior Change
DOI: 10.1007/s42843-022-00058-5
Data: 2022 Apr 18
Site: PubMed Central (PMC)
Editora: Journal of Health Service Psychology

[s96] - https://pmc.ncbi.nlm.nih.gov/articles/PMC6067990/

Autor: SM Meints, RR Edwards
Título: Evaluating Psychosocial Contributions to Chronic Pain Outcomes
por: Department of Anesthesiology Pain Management Center Brigham and Women's Hospital Harvard Medical School Chestnut Hill, MA, USA
DOI: 10.1016/j.pnpbp.2018.01.017
Data: 2018 Jan 31
Site: PubMed Central (PMC)
Editora: Progress in neuro-psychopharmacology & biological psychiatry

[s97] - https://pmc.ncbi.nlm.nih.gov/articles/PMC8119532/

Autor:	Salah N El-Tallawy, Rohit Nalamasu, Gehan I Salem, Jo Ann K LeQuang, Joseph V Pergolizzi, Paul J Christo	**Título:**	Management of Musculoskeletal Pain: An Update with Emphasis on Chronic Musculoskeletal Pain
por:	National Center for Biotechnology Information (NCBI)	**DOI:**	10.1007/s40122-021-00235-2
Data:	2021 Feb 11	**Site:**	PubMed Central (PMC)
Editora:	Pain and Therapy		

[s98] - https://pmc.ncbi.nlm.nih.gov/articles/PMC6067990/

Autor:	SM Meints, RR Edwards	**Título:**	Evaluating Psychosocial Contributions to Chronic Pain Outcomes
DOI:	10.1016/j.pnpbp.2018.01.017	**Data:**	2018 Jan 31
Site:	PubMed Central (PMC)		

[s99] - https://pmc.ncbi.nlm.nih.gov/articles/PMC3806175/

Autor:	Kellie C Huxel Bliven, Barton E Anderson	**Título:**	Core Stability Training for Injury Prevention
por:	AT Still University, Mesa, Arizona	**DOI:**	10.1177/1941738113481200
Data:	2013 Nov	**Site:**	PMC
Editora:	Sports Health		

[s100] - https://pmc.ncbi.nlm.nih.gov/articles/PMC5648929/

Autor:	Muhammad Waseem Akhtar, Hossein Karimi, Syed Amir Gilani	**Título:**	Effectiveness of core stabilization exercises and routine exercise therapy in management of pain in chronic non-specific low back pain: A randomized controlled clinical trial
DOI:	10.12669/pjms.334.12664	**Data:**	2017 Jul-Aug
Site:	PMC (PubMed Central)	**Editora:**	Pakistan Journal of Medical Sciences

[s101] - https://pmc.ncbi.nlm.nih.gov/articles/PMC4395677/

Autor:	Wen-Dien Chang, Hung-Yu Lin, Ping-Tung Lai	**Título:**	Core strength training for patients with chronic low back pain
DOI:	10.1589/jpts.27.619	**Data:**	2015 Mar 31
Site:	PubMed Central (PMC)	**Editora:**	Journal of Physical Therapy Science

[s102] - https://pubmed.ncbi.nlm.nih.gov/34847915/

Autor:	Hlaing SS;Puntumetakul R;Khine EE; Boucaut R	**Título:**	Effects of core stabilization exercise and strengthening exercise on proprioception, balance, muscle thickness and pain related outcomes in patients with subacute nonspecific low back pain: a randomized controlled trial
DOI:	10.1186/s12891-021-04858-6	**Data:**	11/30/2021
Site:	PubMed	**Editora:**	BMC Musculoskelet Disord

[s103] - https://pmc.ncbi.nlm.nih.gov/articles/PMC8991663/
Autor: Wajeeha Mahmood, Hafiz Syed Ijaz Ahmed Burq, Sarah Ehsan, Basita Sagheer, Tahir Mahmood
Título: Effect of core stabilization exercises in addition to conventional therapy in improving trunk mobility, function, ambulation and quality of life in stroke patients: a randomized controlled trial
DOI: 10.1186/s13102-022-00452-y
Data: 2022 Apr 8
Site: PubMed Central (PMC)
Editora: BMC Sports Science, Medicine and Rehabilitation

[s104] - https://pubmed.ncbi.nlm.nih.gov/36750662/
Autor: Saki F, Shafiee H, Tahayori B, Ramezani F
Título: The effects of core stabilization exercises on the neuromuscular function of athletes with ACL reconstruction
DOI: 10.1038/s41598-023-29126-6
Data: 02/07/2023
Site: PubMed
Editora: Sci Rep

[s105] - https://pmc.ncbi.nlm.nih.gov/articles/PMC9340836/
Autor: Zachary Smrcina, Sarah Woelfel, Christopher Burcal
Título: A Systematic Review of the Effectiveness of Core Stability Exercises in Patients with Non-Specific Low Back Pain
por: University of Nebraska at Omaha
DOI: 10.26603/001c.37251
Data: 2022 Aug 1
Site: PubMed Central (PMC)
Editora: International Journal of Sports Physical Therapy

[s106] - https://pubmed.ncbi.nlm.nih.gov/9475135/
Autor: O'Sullivan PB; Twomey L; Allison GT.
Título: Altered abdominal muscle recruitment in patients with chronic back pain following a specific exercise intervention
DOI: 10.2519/jospt.1998.27.2.114
Data: 1998 Feb
Site: PubMed
Editora: J Orthop Sports Phys Ther

[s107] - https://pmc.ncbi.nlm.nih.gov/articles/PMC3389103/
Autor: A F Mannion, F Caporaso, N Pulkovski, H Sprott
Título: Spine stabilisation exercises in the treatment of chronic low back pain: a good clinical outcome is not associated with improved abdominal muscle function
DOI: 10.1007/s00586-012-2155-9
Data: 2012 Jan 24
Site: PubMed Central (PMC)
Editora: European Spine Journal

[s108] - https://www.nia.nih.gov/health/exercise-and-physical-activity/four-types-exercise-can-improve-your-health-and-physical
Título: Four Types of Exercise Can Improve Your Health and Physical Ability
por: National Institute on Aging
Site: National Institute on Aging

[s109] - https://pmc.ncbi.nlm.nih.gov/articles/PMC5091063/

Autor:	Jung-Seok Lee, Suh-Jung Kang	**Título:**	The effects of strength exercise and walking on lumbar function, pain level, and body composition in chronic back pain patients
DOI:	10.12965/jer.1632650.325	**Data:**	2016 Oct 31
Site:	PubMed Central (PMC)	**Editora:**	Journal of Exercise Rehabilitation

[s110] - https://www.nia.nih.gov/news/how-can-strength-training-build-healthier-bodies-we-age

Título:	How can strength training build healthier bodies as we age?	**por:**	National Institute on Aging (NIA)
Site:	National Institute on Aging		

[s111] - https://pmc.ncbi.nlm.nih.gov/articles/PMC3164002/

Autor:	Michael P Reiman, Daniel S Lorenz	**Título:**	INTEGRATION OF STRENGTH AND CONDITIONING PRINCIPLES INTO A REHABILITATION PROGRAM
por:	Duke University Medical Center, Providence Medical Center	**Data:**	2011 Sep
Site:	PubMed Central (PMC)	**Editora:**	International Journal of Sports Physical Therapy

[s112] - https://pmc.ncbi.nlm.nih.gov/articles/PMC5461882/

Autor:	Louise J Geneen, R Andrew Moore, Clare Clarke, Denis Martin, Lesley A Colvin, Blair H Smith	**Título:**	Physical activity and exercise for chronic pain in adults: an overview of Cochrane Reviews
por:	Oxford, UK; Plymouth, UK; Division of Population Health Sciences, University of Dundee, Ninewells Hospital & Medical School; Teesside University, Institute of Health and Social Care; University of Edinburgh, Western General Hospital, Anaesthesia & Pain Medicine; University of Dundee, Division of Population Health Sciences	**DOI:**	10.1002/14651858.CD011279.pub3
Data:	2017 Apr 24	**Site:**	PMC (PubMed Central)
Editora:	The Cochrane Database of Systematic Reviews		

[s113] - https://pmc.ncbi.nlm.nih.gov/articles/PMC4934575/

Autor:	Rebecca Gordon, Saul Bloxham	**Título:**	A Systematic Review of the Effects of Exercise and Physical Activity on Non-Specific Chronic Low Back Pain
por:	University of St Mark and St John	**DOI:**	10.3390/healthcare4020022
Data:	2016 Apr 25	**Site:**	PubMed Central (PMC)

[s114] - https://www.ncbi.nlm.nih.gov/books/NBK562179/

Autor:	Katarzyna Studnicka; George Ampat	**Título:**	Lumbar Stabilization
por:	StatPearls Publishing	**Data:**	2023/08/14
Site:	NCBI Bookshelf	**Editora:**	StatPearls Publishing

[s115] - https://pmc.ncbi.nlm.nih.gov/articles/PMC3806175/

Autor:	Kellie C Huxel Bliven, Barton E Anderson	**Título:**	Core Stability Training for Injury Prevention
por:	AT Still University, Mesa, Arizona	**DOI:**	10.1177/1941738113481200
Data:	2013 Nov	**Site:**	PubMed Central (PMC)
Editora:	Sports Health		

[s116] - https://www.ncbi.nlm.nih.gov/pmc/articles/PMC8991663/

Autor:	Wajeeha Mahmood, Hafiz Syed Ijaz Ahmed Burq, Sarah Ehsan, Basita Sagheer, Tahir Mahmood	**Título:**	Effect of core stabilization exercises in addition to conventional therapy in improving trunk mobility, function, ambulation and quality of life in stroke patients: a randomized controlled trial
DOI:	10.1186/s13102-022-00452-y	**Data:**	2022 Apr 8
Site:	PubMed Central (PMC)	**Editora:**	BMC Sports Science, Medicine and Rehabilitation

[s117] - https://pmc.ncbi.nlm.nih.gov/articles/PMC7827062/

Autor:	Friederike Rosenberger, Tanja Sprave, Dorothea Clauss, Paula Hoffmann, Thomas Welzel, Jürgen Debus, Harald Rief, Joachim Wiskemann	**Título:**	Spinal Stabilization Exercises for Cancer Patients with Spinal Metastases of High Fracture Risk: Feasibility of the DISPO-II Training Program
por:	National Center for Biotechnology Information (NCBI)	**DOI:**	10.3390/cancers13020201
Data:	2021 Jan 8	**Site:**	PubMed Central (PMC)
Editora:	MDPI		

[s118] - https://pmc.ncbi.nlm.nih.gov/articles/PMC4713806/

Autor:	Seong-Rae Yang, Kyung Kim, Sun-Ja Park	**Título:**	The effect of thoracic spine mobilization and stabilization exercise on the muscular strength and flexibility of the trunk of chronic low back pain patients
por:	Daegu University, Republic of Korea	**DOI:**	10.1589/jpts.27.3851
Data:	2015 Dec 28	**Site:**	PMC
Editora:	Journal of Physical Therapy Science		

[s119] - https://pmc.ncbi.nlm.nih.gov/articles/PMC3273886/

Autor:	Phil Page	**Título:**	CURRENT CONCEPTS IN MUSCLE STRETCHING FOR EXERCISE AND REHABILITATION
por:	National Center for Biotechnology Information (NCBI)	**Data:**	2012 Feb
Site:	PubMed Central (PMC)	**Editora:**	International Journal of Sports Physical Therapy

[s120] - https://pmc.ncbi.nlm.nih.gov/articles/PMC3824991/

Autor:	Hugo Baptista de Oliveira Medeiros, Denise Sardinha Mendes Soares de Araújo, Claudio Gil Soares de Araújo	**Título:**	Age-related mobility loss is joint-specific: an analysis from 6,000 Flexitest results
por:	National Library of Medicine (NLM)	**DOI:**	10.1007/s11357-013-9525-z
Data:	2013 Mar 27	**Site:**	PubMed Central (PMC)
Editora:	Springer Science+Business Media		

[s121] - https://pmc.ncbi.nlm.nih.gov/articles/PMC3042669/

Autor:	Jennifer K Cooney, Rebecca-Jane Law, Verena Matschke, Andrew B Lemmey, Jonathan P Moore, Yasmeen Ahmad, Jeremy G Jones, Peter Maddison, Jeanette M Thom	**Título:**	Benefits of Exercise in Rheumatoid Arthritis
por:	Bangor University; Betsi Cadwaladr University Health Board	**DOI:**	10.4061/2011/681640
Data:	2011 Feb 13	**Site:**	PubMed Central (PMC)

[s122] - https://pmc.ncbi.nlm.nih.gov/articles/PMC8067745/

Autor:	José Afonso, Rodrigo Ramirez-Campillo, João Moscão, Tiago Rocha, Rodrigo Zacca, Alexandre Martins, André A Milheiro, João Ferreira, Hugo Sarmento, Filipe Manuel Clemente	**Título:**	Strength Training versus Stretching for Improving Range of Motion: A Systematic Review and Meta-Analysis
DOI:	10.3390/healthcare9040427	**Data:**	2021 Apr 7
Site:	PubMed Central (PMC)	**Editora:**	MDPI

[s123] - https://pmc.ncbi.nlm.nih.gov/articles/PMC8304470/

Autor:	Helene M Langevin	**Título:**	Fascia Mobility, Proprioception, and Myofascial Pain
por:	National Center for Complementary and Integrative Health, National Institutes of Health	**DOI:**	10.3390/life11070668
Data:	2021 Jul 8	**Site:**	PubMed Central (PMC)

[s124] - https://www.ncbi.nlm.nih.gov/pmc/articles/PMC6848982/

Autor:	Gulsah Ozsoy, Nursen Ilcin, Ismail Ozsoy, Barış Gurpinar, Oznur Buyukturan, Buket Buyukturan, Caner Kararti, Senem Sas	**Título:**	Response To: Non-Specific Low Back Pain In Elderly And The Effects Of Myofascial Release Technique Combined With Core Stabilization Exercise: Not Just Muscles [Response To Letter]
DOI:	10.2147/CIA.S236978	**Data:**	2019 Nov 7
Site:	PubMed Central (PMC)	**Editora:**	Clinical Interventions in Aging

Fontes de imagem

As imagens não listadas são de criação própria ou foram adquiridas com licença apropriada. Todos os direitos estão reservados para essas imagens.

Para todas as outras imagens listadas aqui:
Nenhuma das imagens foi modificada, apenas a resolução foi ajustada. Na versão eBook, as imagens foram compiladas em colagens numeradas. Todas as imagens permanecem sujeitas à sua licença original e são usadas de acordo com seus respectivos termos de licença. Se você descobrir erros de atribuição ou outras discrepâncias, entre em contato conosco.

Data da revisão final da imagem: 2025-02-11.

Licença utilizada

CC0 http://creativecommons.org/publicdomain/zero/1.0/deed.en

Créditos de imagem

[i1] - 001_001_001_image_kyphose.jpeg
https://upload.wikimedia.org/wikipedia/commons/7/76/Thoracic_hypokyphosis%2C_X-ray.jpg
Date: 2024-10-01 **por:** Jmarchn
License: CC0

[i2] - 001_001_002_image_osteoporose.jpeg
https://upload.wikimedia.org/wikipedia/commons/c/c3/L1_2_vertebral_fracture.jpg
Date: 20 March 2008 **por:** Rosarinagazo
Artista: talk **License:** Public domain

[i3] - 001_001_003_image_bandscheibenvorfall.jpeg
https://upload.wikimedia.org/wikipedia/commons/8/84/Hernie_discale_L4_L5.png
Date: 2023-07-27 **por:** Dirac
Artista: Miguel Tremblay **License:** CC0

[i4] - 001_001_003_image_lendenwirbel.jpeg
https://upload.wikimedia.org/wikipedia/commons/d/d9/3d_vertebrae_surface_meshes.png
Date: 2011-08-12 **por:** BD2412
Artista: Eboelen **License:** CC0

[i5] - 002_001_002_image_ergonomischer_buerostuhl.jpeg
https://upload.wikimedia.org/wikipedia/commons/8/8a/Prototype_ergonomic_office_chair%2C_V%26A_London.jpg
Date: 2024-04-01 **por:** 14GTR
License: CC0

[i6] - 002_001_002_image_ergonomischer_schreibtisch.jpeg
https://upload.wikimedia.org/wikipedia/commons/f/f8/TUM-Teilbibliothek_Stammgel%C3%A4nde%2C_Rechner-Arbeitspl%C3%A4tze%2C_1.jpeg
Date: 2023-03-07 **por:** Renardo la vulpo
License: CC0

[i7] - 002_003_001_image_mediterrane_ernaehrung.jpeg
https://upload.wikimedia.org/wikipedia/commons/1/18/Mediterranean_diet_food_pyramid_%28en%29.jpg
Date: 2010 **por:** El Mono Español
Artista: Fundación Dieta Mediterránea (Mediterranean Diet Foundation, FDM) **License:** CC0

[i8] - 003_001_002_image_nervenwurzeln.jpeg
https://upload.wikimedia.org/wikipedia/commons/c/ca/Hemangioblastoma_of_the_conus_VHL.jpg
Date: 2007-06-18 **por:** Filip em
License: Public domain

[i9] - 003_001_003_image_balasana.jpeg
https://upload.wikimedia.org/wikipedia/commons/2/26/Yoga_at_Your_Park_%28f7f2960d-c205-496f-bf97-77f884b43779%29.jpg
Date: Taken **por:** BMacZeroBot
Artista: Mary O'Neill **License:** Public domain

[i10] - 003_002_002_image_manipulation.jpeg
https://upload.wikimedia.org/wikipedia/commons/2/2a/Flickr_-_The_U.S._Army_-_www.Army.mil_%28227%29.jpg
Date: 2008-10-08 **por:** Boing-boing
Artista: The U.S. Army **License:** Public domain

[i11] - 003_002_003_image_ligamentaere_balance.jpeg
https://upload.wikimedia.org/wikipedia/commons/6/6b/Sprained_ankle_30min.jpg
Date: 2 June 2011, 20:46:51 **por:** OdraciRRicardo~commonswiki
Artista: OdraciRRicardo **License:** Public domain

[i12] - 003_003_001_image_cannabinoide.jpeg
https://upload.wikimedia.org/wikipedia/commons/d/d5/Cis-d9-THC.png
Date: 2024-09-30 **por:** Mplanine
License: CC0

[i13] - 003_003_001_image_tramadol.jpeg
https://upload.wikimedia.org/wikipedia/commons/0/01/Tramadol_3d_balls.png
Date: 2009-02-27 **por:** Simek
License: Public domain

[i14] - 004_001_001_image_schwimmen.jpeg
https://upload.wikimedia.org/wikipedia/commons/5/5e/Konstantin_Priahin_Swimming_Backstroke.jpg
Date: 2025-01-11 **por:** KonstantinPriahin
License: CC0

[i15] - 004_001_002_image_dehnuebung.jpeg
https://upload.wikimedia.org/wikipedia/commons/a/a8/Stretching_yoga_exercise_%28147548a6-935d-8bb8-9d98-0ac9fd66c142%29.jpg
Date: Taken **por:** BMacZeroBot
Artista: NPS **License:** Public domain

[i16] - 004_002_001_image_paracetamol.jpeg
https://upload.wikimedia.org/wikipedia/commons/5/50/Paracetamol-3D.png
Date: 2006 **por:** Leonel Sohns
Artista: Benjah-bmm27 **License:** Public domain

[i17] - 004_002_002_image_biofeedback.jpeg
https://upload.wikimedia.org/wikipedia/commons/0/0e/PhysiologyLab2009-07.jpg

Date:	2010	**por:**	Fredricshaffer
Artista:	Fredric Shaffer, PhD, BCB	**License:**	Public domain

[i18] - 004_003_001_image_rueckenmuskulatur.jpeg
https://upload.wikimedia.org/wikipedia/commons/5/50/Posterior_view_of_human_female_and_male_backs_%28cropped%29.jpg

Date:	2022-11-12	**por:**	TedEdwards
Artista:	Mikael Häggström	**License:**	CC0

[i19] - 004_003_002_image_entspannungstechniken.jpeg
https://upload.wikimedia.org/wikipedia/commons/1/1f/750x500px_photo_08.jpg

Date:	2022-09-23	**por:**	Resimi
Artista:	Unknown authorUnknown author	**License:**	CC0

[i20] - 005_001_001_image_sagittalen_bereich.jpeg
https://upload.wikimedia.org/wikipedia/commons/1/18/CT_of_a_normal_abdomen_and_pelvis%2C_sagittal_plane_98.png

Date:	2019-03-16	**por:**	Mikael Häggström
License:	CC0		

[i21] - 005_001_001_image_rectus_abdominis.jpeg
https://upload.wikimedia.org/wikipedia/commons/2/21/Volume_rendering_of_abdominal_muscles.jpg

Date:	2019-03-16	**por:**	Mikael Häggström
License:	CC0		

[i22] - 005_001_003_image_widerstandsbaender.jpeg
https://upload.wikimedia.org/wikipedia/commons/e/e0/USMC-100902-M-1726B-015.jpg

Date:	Taken	**por:**	Slick-o-bot
License:	Public domain		

[i23] - 005_002_001_image_sagittal.jpeg
https://upload.wikimedia.org/wikipedia/commons/2/2d/CT_of_a_normal_abdomen_and_pelvis%2C_sagittal_plane_166.png

Date:	2019-03-16	**por:**	Mikael Häggström
License:	CC0		

[i24] - 005_002_003_image_faszienrolle.jpeg
https://upload.wikimedia.org/wikipedia/commons/7/72/Soldiers_conduct_PT_during_Squad_Leader_Summit_%287519468%29.jpg

Date:	Taken	**por:**	OptimusPrimeBot
Artista:	Ernest Henderson	**License:**	Public domain

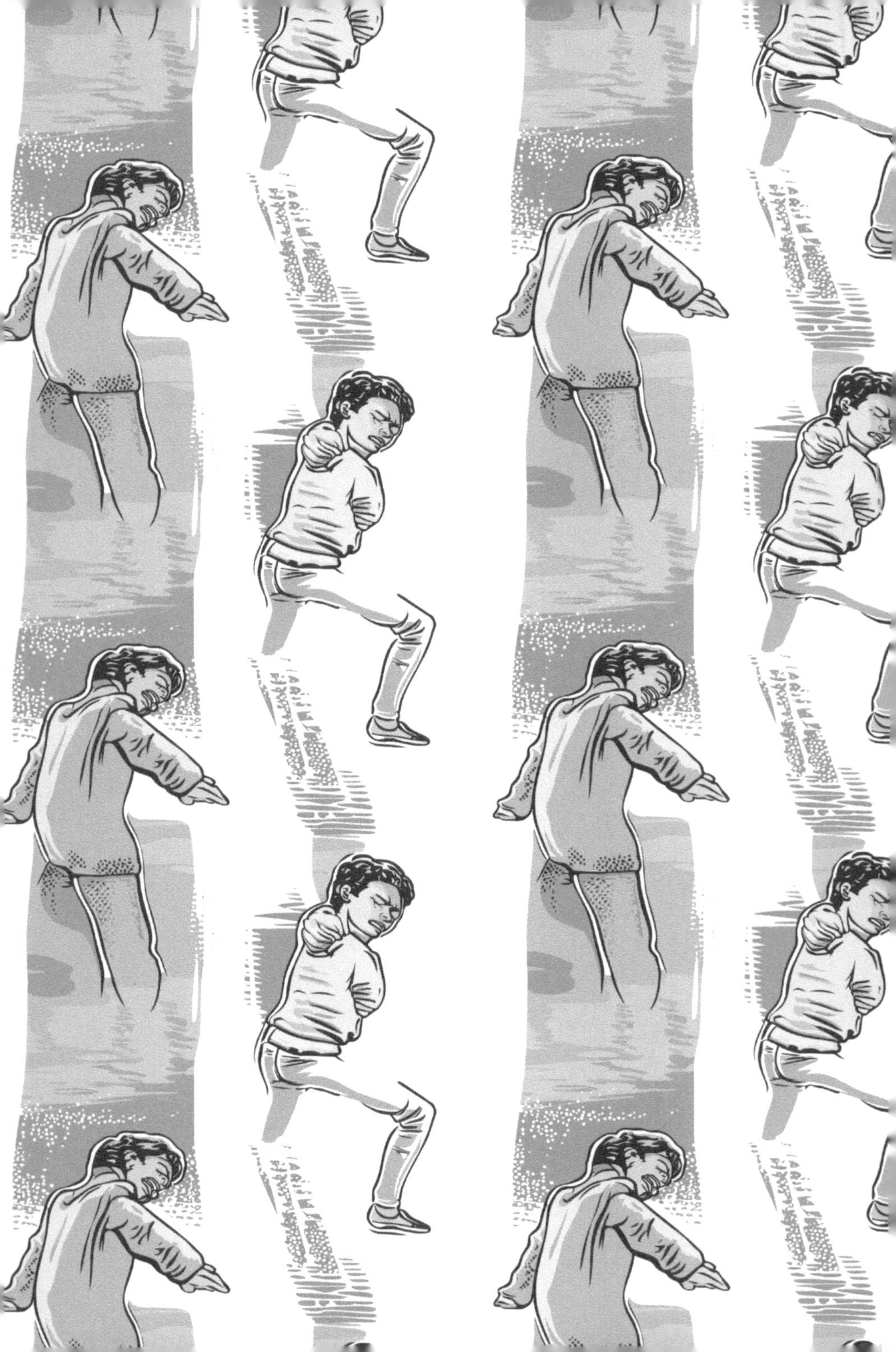

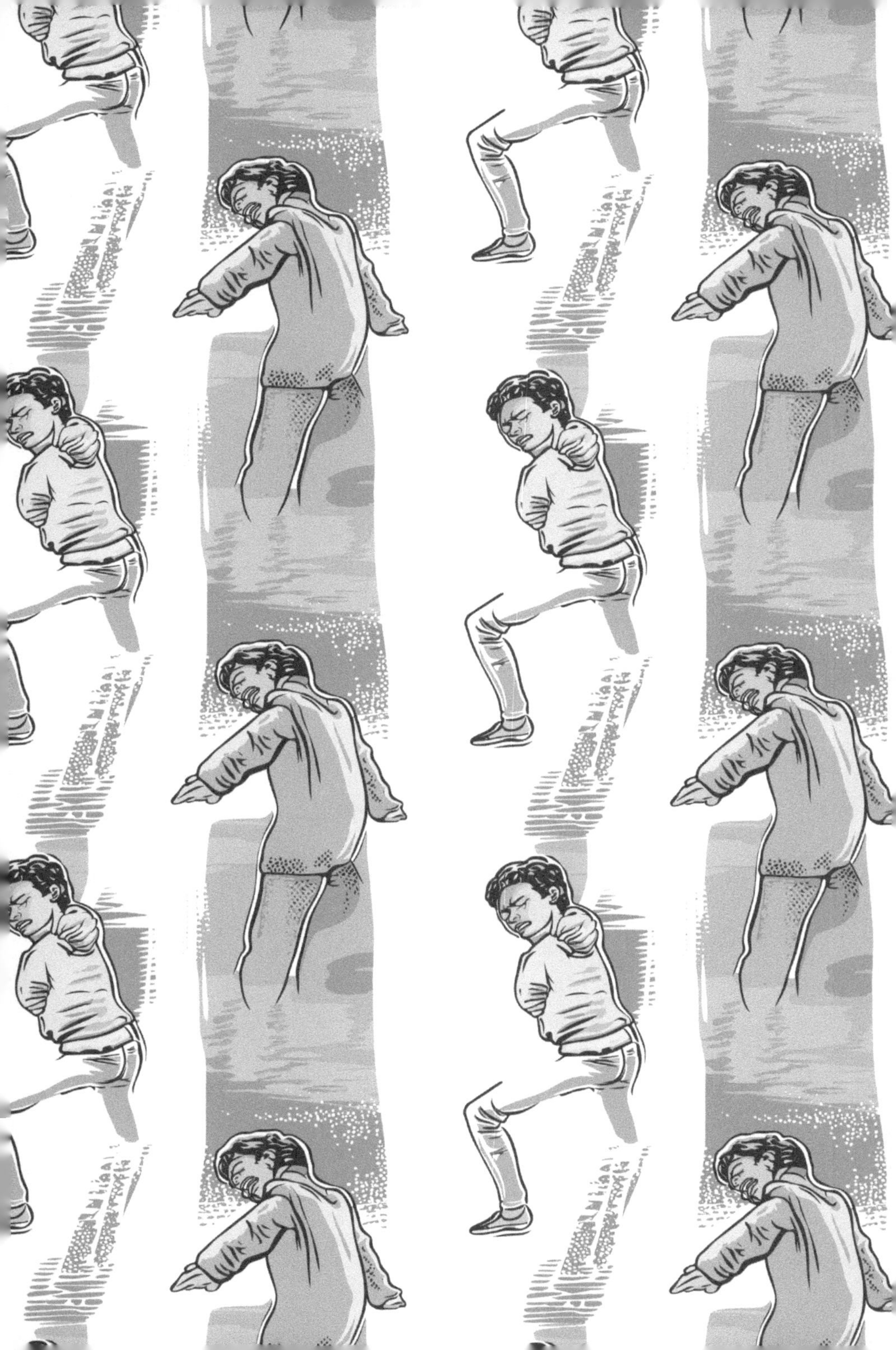

FSC
www.fsc.org
MIX
Papier | Fördert gute Waldnutzung
FSC® C083411

Kolibri 360 GmbH
Ferdinand-Jühlke-Straße 7
99095 Erfurt, Deutschland
produktsicherheit@kolibri360.de

Beweiserhebung im Ausland
und ihre Verwertung im inländischen Zivilprozess

Studien zum vergleichenden und internationalen Recht -
Comparative and International Law Studies

Herausgeber: Bernd von Hoffmann und Erik Jayme

Band 63

PETER LANG
Frankfurt am Main · Berlin · Bern · Bruxelles · New York · Oxford · Wien

Eike Dirk Eschenfelder

Beweiserhebung im Ausland und ihre Verwertung im inländischen Zivilprozess

Zur Bedeutung des US-amerikanischen discovery-Verfahrens für das deutsche Erkenntnisverfahren

PETER LANG
Europäischer Verlag der Wissenschaften

Die Deutsche Bibliothek - CIP-Einheitsaufnahme

Eschenfelder, Eike Dirk:

Beweiserhebung im Ausland und ihre Verwertung im inländischen Zivilprozess : zur Bedeutung des US-amerikanischen discovery-Verfahrens für das deutsche Erkenntnisverfahren / Eike Dirk Eschenfelder. - Frankfurt am Main ; Berlin ; Bern ; Bruxelles ; New York ; Oxford ; Wien : Lang, 2002
(Studien zum vergleichenden und internationalen Recht ; Bd. 63)
Zugl.: Heidelberg, Univ., Diss., 2000
ISBN 3-631-37836-X

D 16
ISSN 0930-4746
ISBN 3-631-37836-X

www.peterlang.de

Meinen Eltern

Inhaltsübersicht

Inhaltsverzeichnis

Abkürzungsverzeichnis

a.A.	- andere Ansicht
a.a.O.	- am angegebenen Ort
A.B.A.J.	- American Bar Association Journal
AcP	- Archiv für die civilistische Praxis
AGBG	- Gesetz zur Regelung des Rechts der Allgemeinen Geschäftsbedingungen
AktG	- Aktiengesetz
AK-ZPO	- Alternativkommentar zur Zivilprozessordnung
Alt.	- Alternative
Ambl.	- Amtsblatt
Am. J. Comp. L.	- The American Journal of Comparative Law
Anh.	- Anhang
AnwBl	- Anwaltsblatt
AP	- Arbeitsrechtliche Praxis, Nachschlagewerk des Bundesarbeitsgerichts
App.	- Appellate
Art.	- Artikel
AusfG	- Ausführungsgesetz
AVR	- Archiv des Völkerrechts
BAG	- Bundesarbeitsgericht
BayObLG	- Bayerisches Oberstes Landesgericht
BB	- Der Betriebs-Berater
Bd.	- Band
BGB	- Bürgerliches Gesetzbuch
BGBl. I bzw. II	- Bundesgesetzblatt, Teil I bzw. II
BGH	- Bundesgerichtshof
BGHR	- Systematische Sammlung der Entscheidungen des Bundesgerichtshofs
BGHSt	- Entscheidungssammlung des Bundesgerichtshofs in Strafsachen
BGHZ	- Entscheidungssammlung des Bundesgerichtshofs in Zivilsachen
BRAGO	- Bundesrechtsanwaltsgebührenordnung
BRAO	- Bundesrechtsanwaltsordnung
Brooklyn J. Int. L.	- Brooklyn Journal of International Law
BT-Dr.	- Bundestags-Drucksache
BVerfG	- Bundesverfassungsgericht
BVerfGE	- Entscheidungen des Bundesverfassungsgerichts
BVerfGG	- Bundesverfassungsgerichtsgesetz
BVerwG	- Bundesverwaltungsgericht
BZRG	- Bundeszentralregistergesetz
bzw.	- beziehungsweise

C.A.	- Court of Appeal
Cal.	- California
Cal. App.	- California Appellate Reports
Cal. L. Rev.	- California Law Review
C.D.	- Central District
Cir.	- Circuit
Colum. L. Rev.	- Columbia Law Review
Conn.	- Connecticut
CPO	- Civilprozeßordnung
D.	- District of
DB	- Der Betrieb
D.C.	- District of Columbia
Del.	- Delaware
ders.	- derselbe
d.h.	- das heißt
dies.	- dieselbe
DRiG	- Deutsches Richtergesetz
DRiZ	- Deutsche Richterzeitung
D.S.C.	- District of South Carolina
E.D.	- Eastern District
ed.	- Edition
EGBGB	- Einführungsgesetz zum Bürgerlichen Gesetzbuch
EGInsO	- Einführungsgesetz zur Insolvenzordnung
Einf.	- Einführung
Einl.	- Einleitung
EMRK	- Europäische Konvention zum Schutz der Menschenrechte und Grundfreiheiten
et al.	- et altera
EuGH	- Europäischer Gerichtshof
EuGVÜ	- Übereinkommen über die gerichtliche Zuständigkeit und die Vollstreckung gerichtlicher Entscheidungen in Zivil- und Handelssachen
EVÜ	- Römisches EWG-Übereinkommen über das auf vertragliche Schuldverhältnisse anzuwendende Recht
F.; F.2d.; F.3d.	- Federal Reporter, First, Second and Third Series
f./ff.	- und folgende Seite(n)
FamRZ	- Zeitschrift für das gesamte Familienrecht
FGG	- Gesetz über die Angelegenheiten der freiwilligen Gerichtsbarkeit
Fla.	- Florida
Fn.	- Fußnote
F.R.C.P.	- Federal Rules of Civil Procedure
F.R.D.	- Federal Rules Decisions
F.R.E.	- Federal Rules of Evidence

FS	- Festschrift
F.Supp.	- Federal Supplement
Ga.	- Georgia
GG	- Grundgesetz
GRUR	- Gewerblicher Rechtsschutz und Urheberrecht
GVG	- Gerichtsverfassungsgesetz
Harv. L. Rev.	- Harvard Law Review
HBÜ	- Haager Übereinkommen über die Beweisaufnahme im Ausland in Zivil- und Handelssachen
HGB	- Handelsgesetzbuch
h.L.	- herrschende Lehre
h.M.	- herrschende Meinung
Hrsg./ hrsg.	- Herausgeber / herausgegeben
HZÜ	- Haager Übereinkommen über die Zustellung gerichtlicher und außergerichtlicher Schriftstücke im Ausland in Zivil- und Handelssachen
i.d.F.	- in der Fassung
i.d.S.	- in diesem Sinne
I.L.M.	- International Legal Materials
Int. Comp. L. Q.	- The International and Comparative Law Quaterly
IPR	- Internationales Privatrecht
IPRax	- Praxis des internationalen Privat- und Verfahrensrechts
i.S.d.	- im Sinne des (der)
i.V.m.	- in Verbindung mit
IZPR	- Internationales Zivilprozessrecht
IZVR	- Internationales Zivilverfahrensrecht
JR	- Juristische Rundschau
JuS	- Juristische Schulung
JW	- Juristische Wochenschrift
JZ	- Juristen-Zeitung
KG	- Kammergericht
KonsularG	- Konsulargesetz
KostenO	- Gesetz über die Kosten in Angelegenheiten der freiwilligen Gerichtsbarkeit (Kostenordnung)
LG	- Landgericht
lit.	- litera
LM	- Lindenmaier-Möhring, Nachschlagewerk des BGH
MarkenG	- Gesetz über den Schutz von Marken und sonstigen Kennzeichen
M.D.	- Middle District
MDR	- Monatsschrift für Deutsches Recht
m.E.	- meines Erachtens
Mich. L. Rev.	- Michigan Law Review

Minn.	- Minnesota
m.w.N.	- mit weiteren Nachweisen
N.C. L. Rev.	- North Carolina Law Review
N.D.	- Northern District
N.E. 2d	- North Eastern Reporter, Second Series
Nev.	- Nevada
NJW	- Neue Juristische Wochenschrift
NJW-RR	- NJW-Rechtsprechungs-Report
Nr.	- Nummer
NStZ	- Neue Zeitschrift für Strafrecht
Nw.U. L. Rev.	- Northwestern University Law Review
N.Y.	- New York
NZV	- Neue Zeitschrift für Verkehrsrecht
OLG	- Oberlandesgericht
OLGZ	- Entscheidungen der Oberlandesgerichte in Zivilsachen
Pa.	- Pennsylvania
RabelsZ	- Rabels Zeitschrift für ausländisches und internationales Privatrecht
Rdnr.	- Randnummer
RG	- Reichsgericht
RGZ	- Entscheidungssammlung des Reichsgerichts in Zivilsachen
RIW	- Recht der internationalen Wirtschaft
RPflG	- Rechtspflegergesetz
Rspr.	- Rechtsprechung
S.	- Seite / Satz
S.Ct.	- Supreme Court Reporter
S.D.	- Southern District
sog.	- so genannte(r/s)
Stan. L. Rev.	- Stanford Law Review
StGB	- Strafgesetzbuch
StPO	- Strafprozessordnung
S.W. 2d	- South Western Reporter, Second Series
Syracuse L. Rev.	- Syracuse Law Review
Tenn.	- Tennessee
u.a.	- und andere / unter anderem
U.Chic. L. Rev.	- University of Chicago Law Review
UCLA L. Rev.	- University of California Los Angeles Law Review
U.S.	- United States Reports; United States
U.S.C.	- United States Code
U.S.C.A.	- United States Code Annotated
v.	- versus
Va.	- Virginia

Va. J. Int. L.	- Virginia Journal of International Law
VersR	- Versicherungsrecht
vgl.	- vergleiche
Vor, Vorbem.	- Vorbemerkung (zu)
W.D.	- Western District
W.L.R.	- Weekly Law Reports
WM	- Zeitschrift für Wirtschafts- und Bankrecht, Wertpapiermitteilungen
W.Va.	- West Virginia
Yale L. J.	- Yale Law Journal
z.B.	- zum Beispiel
ZEuP	- Zeitschrift für Europäisches Privatrecht
ZfRV	- Zeitschrift für Rechtsvergleichung
ZIP	- Zeitschrift für Wirtschaftsrecht und Insolvenzpraxis
ZPO	- Zivilprozessordnung
ZRHO	- Rechtshilfeordnung für Zivilsachen
ZRP	- Zeitschrift für Rechtspolitik
ZVglRWiss	- Zeitschrift für vergleichende Rechtswissenschaft
ZZP	- Zeitschrift für Zivilprozeß
ZZPInt	- Zeitschrift für Zivilprozeß International

§ 1
Einleitung

I. Einführung

Der Zivilprozess hängt als staatlich vorgegebener Weg der Rechtsverwirklichung entscheidend davon ab, inwieweit bestrittene aber entscheidungserhebliche Tatsachen von den Parteien bewiesen werden. Im Geltungsbereich von Dispositionsmaxime und Beibringungsgrundsatz genügt es nicht, Recht zu haben, vielmehr bekommt nur derjenige sein Recht, der es auch beweisen kann. Der Ausgestaltung der Beweisregelungen kommt daher eminente Bedeutung zu.
Insbesondere vor dem Hintergrund einer ständig zunehmenden Internationalisierung des Wirtschaftsverkehrs und der fortschreitenden globalen Vernetzung sowie des unaufhaltsam steigenden Reiseverkehrs gewinnen solche Informationen und Beweismittel an Bedeutung, die nicht im Staate des Prozessorts selbst belegen sind, sondern sich auf fremdem Boden befinden.
Aufgrund der besonders engen Beziehungen zwischen den Vereinigten Staaten von Amerika und der Bundesrepublik Deutschland sowie der herausragenden Stellung beider Nationen als Wirtschaftsstandorte, kommt es zwischen diesen Ländern zu mannigfaltigen Berührungen im Rechtsverkehr. Es stellt sich häufig die Frage, wie ein in dem einen Land befindliches Beweismittel für das im anderen Land stattfindende Zivilverfahren nutzbar zu machen ist. In einer Richtung dieser zweispurigen Fahrbahn gilt es, für deutsche Erkenntnisverfahren Beweismittel aus den USA zu beschaffen.
Im Mittelpunkt rechtlicher Betrachtungen steht dabei oftmals das US-amerikanische discovery-Verfahren. Ein solches Verfahren ist dem Beweisrecht zuzuordnen und dient einer dem deutschen Recht in diesem Ausmaß unbekannten weitreichenden Sachverhaltsaufklärung[1].
Hier nun erhält die eingehende Beschäftigung mit der discovery ihren besonderen Stellenwert. Denn liegt die Bedeutung des Prozessrechts allgemein darin, dass das Recht im Prozess verwirklicht wird und die Prozessnormen mitbestimmend für den Stil einer Rechtsordnung sind[2], so bestimmt der Beweis weitgehend den Prozessausgang[3]. Beweisen heißt, jemanden von der Richtigkeit seiner Aussage über Tatsachen zu überzeugen[4]. An dieser Definition lassen sich die maßgeblichen Fragen festmachen:

Wer, das heißt welcher Richter bei welchem Gericht muss überzeugt werden? Welches Verfahren ist bei der Beweisermittlung zu beachten? Welcher Mittel darf man sich bedienen und wo sind die Grenzen gesetzt? Welche Auswirkung hat das Ergebnis des Beweisverfahrens auf den Prozess?

---

[1] Schack, IZVR, S. 288, Rdnr. 737.
[2] Junker, ZZP 101 (1988), S. 241 (244); Henckel, S. 62.
[3] Schütze, Rechtsverfolgung, S. 146.
[4] Neymeyer, RabelsZ 43 (1979), S. 225 (228).

Grundpfeiler des internationalen Zivilverfahrensrechts ist das lex fori-Prinzip[5]. Doch eine feste Regel entsprechend dem Satz „forum regit processum", wonach das Gericht stets das eigene Verfahrensrecht anwendet, stößt in weiten Teilen der Literatur auf Kritik[6]. Gerade im Hinblick auf das Beweisrecht, das sich an der Nahtstelle zwischen materiellem Recht und Verfahrensrecht befindet[7], kann es daher in doppelter Weise zu einer Anwendung ausländischen Prozessrechts kommen[8]. Dies zum einen dadurch, dass bereits die betrachtete Beweisregel dem materiellen Recht zugeordnet wird[9], zum anderen durch den Ausschluss der strikten Dominanz der lex fori im Verfahrensrecht für solche Fälle, in denen zumindest materiellrechtliche Verknüpfungen bestehen, welche die Berücksichtigung der lex causae und damit auch ausländischen Rechts gebieten[10]. Die Möglichkeit der Durchbrechung der lex fori-Regel ist heute jedenfalls weitgehend anerkannt[11].

Die Anwendung ausländischer Verfahrensregelungen kann die Rechtsposition der Parteien im deutschen Prozess erheblich beeinflussen, so dass die Bestimmung bzw. die Wahl des anzuwendenden Beweisverfahrensrechts von außerordentlicher Wichtigkeit ist. Aufgrund der divergierenden Konzeptionen der Verfahrensordnungen der USA und der Bundesrepublik bestehen hinsichtlich der Beweisregelungen beider Staaten erhebliche Unterschiede. Dennoch ist, auch

---

[5] BGH vom 27. Juni 1984 in NJW 1985, S. 552 (553); BGH vom 17. Sep. 1980 in BGHZ 78, 108 (114); BGH vom 27. Apr. 1977 in WM 1977, S. 793 (794).

[6] Vgl. hierzu H. Roth, FS Stree und Wessels, S. 1045 ff.; Kegel/Schurig, § 22 III, S. 902; Jaeckel, S. 15; Nagel/Gottwald, IZPR, § 9 Rdnr. 2, S. 320; Coester-Waltjen, S. 4; Schütze, IZPR, S. 80 f.; Linke, IZPR, S. 115; Schack, IZVR, S. 14 ff., Rdnr. 40 ff.; Grunsky, ZZP 89 (1976), S. 241 (245 ff.).

[7] Coester-Waltjen, S. 5 spricht insofern von einer Januskopfigkeit des Beweisrechts. Es kommt so zu einer Überschneidung von internationalem Privatrecht und internationalem Zivilprozessrecht.

[8] Erwähnenswert erscheint an dieser Stelle insbesondere die Vorschrift des Art. 32 III EGBGB, wonach gemäß S. 1 bei vertraglichen Ansprüchen speziell für Vertragsverhältnisse aufgestellte gesetzliche Vermutungen und Beweislastregelungen nach der lex causae zu beurteilen sind. Nach S. 2 werden zum Beweis eines Rechtsgeschäfts sogar über die lex fori hinausgehende Beweismittel zugelassen, allerdings unter dem Vorbehalt, dass das deutsche Verfahrensrecht der Zulassung nicht entgegensteht. Zu dieser Einschränkung siehe Kropholler, § 52 I 3 lit. c), S. 407. Vgl. neben Art. 32 III EGBGB auch Art. 1 II lit. h) i.V.m. Art. 14 II EVÜ.

[9] Gegen einen Grundsatz der materiellrechtsfreundlichen Qualifikation H. Roth, a.a.O., S. 1050 ff.

[10] Für eine neue Kollisionsnorm im Beweisrecht Coester-Waltjen, S. 461; dagegen Jaeckel, S. 202 ff. für eine Beibehaltung der lex fori-Regel als Leitbild des internationalen Zivilverfahrensrechts, allerdings ohne Ausschließlichkeitscharakter.

[11] Eine umfassende Erörterung nationaler Kollisionsregelungen, welche die Frage nach der Reichweite der lex fori im internationalen Zivilprozessrecht beantworten, bleibt hier ausgeklammert. Streitige Rechtsbeziehungen vor deutschen Gerichten, die sich nach ausländischem materiellen Recht richten und damit unter Umständen zur Verpflichtung der unmittelbaren Anwendung ausländischen Verfahrensrechts durch das deutsche Gericht führen könnten, sind nicht Gegenstand der Abhandlung.

wenn discovery im deutschen Zivilprozess nicht vorgesehen ist, die Ingangsetzung eines solchen Verfahrens auf amerikanischem Boden durch deutsche Parteien in vielfältiger Form denkbar. Eine derartige Informations- und Beweisbeschaffung könnte jedoch wegen der besonderen Intensität des discovery-Verfahrens gegen fundamentale Grundsätze des deutschen Zivilverfahrensrechts verstoßen.

1. Der Ausgangspunkt bestehender Spannungen

Der Ablauf eines US-amerikanischen Zivilverfahrens unterscheidet sich grundlegend von dem eines deutschen Verfahrens. Der Gang eines Prozesses vor einem erstinstanzlichen US-Bundesgericht unterliegt den Federal Rules of Civil Procedure (F.R.C.P.)[12]. Vor den einzelnen Staatengerichten gelten jeweils eigene Regelungen, die aber denen des Bundes im Wesentlichen entsprechen[13]. Die Federal Rules normieren ein einheitliches Konzept und den Prototyp der discovery[14].

Nach Klageerhebung vor amerikanischen Gerichten tritt das Verfahren in das Stadium der pre-trial discovery, welches unter weitgehend alleiniger Verantwortung der Parteien und ihrer Anwälte durchgeführt wird[15]. Hier ist es Aufgabe der Parteien im Vorfeld der Hauptverhandlung (pre-trial) den Tatsachen- und Streitstoff in Erfahrung zu bringen[16]. Den Parteien im US-amerikanischen Zivilverfahren stehen sechs Methoden der discovery zur Verfügung: Beeidete mündliche Erklärungen von Parteien und Dritten auf mündlich oder schriftlich gestellte Fragen (depositions), die schriftliche Beantwortung von Fragen durch die Parteien (written interrogatories), die Vorlage von Urkunden und anderen Beweisgegenständen (production of documents or things), die Ortsbesichtigung bei den Parteien (permission to enter upon land or other property), die medizinische Untersuchung einer Partei (physical and mental examinations) sowie die Aufforderung zum Geständnis (request for admission)[17].

Der Einsatz der einzelnen Instrumente dient der Gewinnung sämtlicher relevanter Informationen. Das Relevanzkriterium ist hierbei nach Auslegung amerikanischer Gerichte außerordentlich weit zu verstehen[18]. Es reicht aus, dass es vernünftigerweise geeignet erscheint, durch das Beweisverfahren zu im Prozess verwertbarem Beweismaterial zu gelangen, ohne dass es sich jedoch von vorn-

---

[12] Vgl. Rules 26-37 F.R.C.P.

[13] Junker, Discovery, S. 65 ff.

[14] Note, 74 Harv. L. Rev. 940 ff. (1961); Junker, Discovery, S. 68 f.

[15] Schack, Einführung, S. 44 ff.

[16] Schack, a.a.O.

[17] Schabenberger, S. 178; Mössle, S. 82 ff.; Trittmann, Anwendungsprobleme, S. 79 ff.; Junker, Discovery, S. 145 ff.

[18] Vgl. Engl. v. Aetna Life Ins. Co., 139 F.2d 469 (2nd Cir. 1943); Nagel, IPRax 1982, S. 138 (139).

herein um einen im Prozess zulässigen Beweisgegenstand handeln muss[19]. Erforschbar ist jeder Gegenstand, der für den Rechtsstreit erheblich sein könnte[20]. Dies hat den Zweck, möglichst umfassend alle Beweise zusammenzutragen, die in irgendeiner Weise, wenn auch nur indirekt, die Klage stützen könnten[21]. Die Beweisermittlung in der Hand der Parteien soll den Boden für die nachfolgende Hauptverhandlung (trial) insofern bereiten, als diese ohne Überraschungseffekte auf der Grundlage der zutage geförderten Fakten in einem einzigen Termin durch Urteil abgeschlossen werden kann[22]. Das Versäumnis rechtzeitiger Beweisbeschaffung kann in der Hauptverhandlung nicht mehr nachgeholt werden[23]. Durch die intensive Wahrheitserforschung im Vorfeld des trial wird den Parteien die Möglichkeit gegeben, ihre Erfolgsaussichten im Prozess zu überprüfen und realistisch einzuschätzen. Dies führt zu einer vergleichsweise massiven Anzahl von Vergleichen in den USA. Es kommt lediglich in ca. 8 – 10 % aller Zivilprozesse zu einer Hauptverhandlung[24]. Die discovery ist daher in der überwiegenden Zahl der Fälle nicht nur der wichtigste, sondern neben der Verfahrenseinleitung auch der einzige Verfahrensabschnitt[25]. Im Gegensatz zum deutschen Zivilprozess, in dem an die Parteien von vornherein hohe Substantiierungsanforderungen gestellt werden, begnügt sich das amerikanische Verfahrensrecht damit, zunächst den Gegner mit den einleitenden Schriftsätzen (pleadings) über den Klagegegenstand grob zu informieren, um dann dem anschließenden discovery-Verfahren die Hauptrolle der Prozessvorbereitung zukommen zu lassen[26]. Während im deutschen Verfahrensrecht eine Partei, unbeschadet der prozessualen Wahrheitspflicht, nicht gehalten ist, dem Gegner für seinen Prozesssieg das Material in die Hand zu geben, über das er nicht schon von sich aus verfügt[27], ist es nach den Worten des U.S. Supreme Court Zweck der pre-trial discovery,

[19] Vgl. F.R.C.P. 26 (b) (1); Junker, Discovery, S. 120.
[20] Junker, ZZP 101 (1988), S. 241 (272).
[21] Böhmer, NJW 1990, S. 3049 (3052).
[22] Schurtmann/Walter, S. 56; Hay, Einführung, S. 62.
[23] Vgl. Pfeil-Kammerer, S. 228.
[24] Junker, Discovery, S. 37; Cooley, 70 A.B.A.J. 75, 76 (1984); Schwung, AnwBl 1993, S. 436 (440). Im Gegensatz hierzu die Vergleichsquote für erstinstanzliche Verfahren vor Amts- und Landgerichten in Zivilsachen in der Bundesrepublik im Jahre 1997 von 10,4 %, Quelle: Statistisches Bundesamt, Rechtspflege Fachserie 10, Reihe 2: Gerichte und Staatsanwaltschaften 1997.
[25] Pfeil-Kammerer, S. 229.
[26] Junker, ZZP 101 (1988), S. 241 (258); Schack, Einführung, S. 44 ff.; Hickman v. Taylor, 329 U.S. 495, 500 (1947).
[27] BGH vom 8. Jan. 1985 in BGHZ 93, 191 (205); Baumbach/Lauterbach/Hartmann, § 138 Rdnr. 21, Einf. § 284 Rdnr. 29.

> „to make a trial less a game of blind man's buff and more a fair contest with the basic issues and facts disclosed to the fullest practicable extent“ [28].

Dieser Grundgedanke, wonach durch erzwingbare Mitwirkung aller die Offenlegung und Ermittlung der objektiven Wahrheit durchgesetzt werden soll, erscheint in unseren Augen zwar als durchaus erstrebenswertes Ziel; doch wird nach unserem Rechtsverständnis bei dieser extremen Haltung mit der Außerachtlassung anderer schutzwürdiger Belange, wie dem Schutz vor schwerwiegenden Eingriffen in die Freiheitssphäre von Parteien und Betroffenen sowie dem Schutz von Geschäfts- und Betriebsgeheimnissen, ein hoher Preis bezahlt, der eine solche Lösung des aufgetretenen Interessenkonflikts bedenklich erscheinen lässt.

2. Deutsche Reaktionen

Die bestehenden Divergenzen in der Gestaltung des Beweisrechts beider Staaten haben in der Literatur Stimmen hervorgebracht, die behaupten, discovery sei mit deutschen Prozessrechtsgrundsätzen generell unvereinbar[29]. Hierbei wird in der Hauptsache auf eine diametrale Stellung der discovery zum deutschen Ausforschungsverbot verwiesen[30]. Demgegenüber hat der BGH jedoch im Rahmen eines Urteils zur Frage der Anerkennung eines amerikanischen Urteils in Deutschland ausgeführt: „ ... allein die Tatsache, dass dem Urteil des Superior Court eine Ladung des Beklagten zur “pre-trial discovery“ vorausgegangen sei, stehe einer Vollstreckbarerklärung nicht entgegen. Die Durchführung eines solchen Beweis- und Beweisermittlungsverfahrens zwischen Klageerhebung und mündlicher Verhandlung unter weitgehender Parteiherrschaft in den USA begründet für sich noch keinen Verstoß gegen den ordre public im Sinne des § 328 I Nr.4 ZPO[31].“ Allerdings sieht auch der BGH in Übereinstimmung mit weiten Teilen der Literatur eine Verletzung dann - und zwar nur dann - gegeben, wenn im konkreten Einzelfall ein Verstoß gegen die Gesamtrechtsordnung festgestellt wird, wobei hierfür das Ergebnis der Anwendung des ausländischen Rechts mit den wesentlichen Grundsätzen des deutschen Rechts und dem Wert der gericht-

---

[28] United States v. Proctor and Gamble Co., 356 U.S. 677, 682 (1958); Martens, RIW 1981, S. 725 (726).

[29] Schütze, WM 1986, S. 633 (636); Hök, S. 289 f.; dagegen z.B. Stein/Jonas/Roth, § 328 Rdnr. 141, der einen Verstoß nur im konkreten Einzelfall annimmt, wie auch Stiefel/Stürner, VersR 1987, S. 829 (830).

[30] Schütze, a.a.O.; Hök, a.a.O.; Schlosser, ZZP 94 (1981), S. 369 (383 f.).

[31] BGH vom 4. Juni 1992 in BGHZ 118, 312 (323); zustimmend Schack, IZVR, S. 335, Rdnr. 865; Zekoll, Produkthaftpflichtrecht, S. 137 ff.; ders., RIW 1990, S. 302 (305); Heidenberger, RIW 1990, S. 804 (807).

lichen Wahrheitsfindung an sich offensichtlich unvereinbar sein muss[32]. Bei dieser Prüfung sind namentlich materiellrechtliche Auskunftsansprüche des deutschen Rechts zu berücksichtigen, weil diese mit ausländischen Verfahrensregeln nach Wirkung und Zielsetzung vergleichbar sein können und deren Aufgaben somit zu einem großen Teil von prozessualen Instituten übernommen werden[33].

3. Nahtstellen

Ein Instrumentarium zur Regelung des Rechtshilfeverkehrs im Verhältnis zu den USA wurde mit dem Haager Übereinkommen über die Beweisaufnahme im Ausland in Zivil- und Handelssachen vom 18. März 1970[34] (HBÜ) bereitgestellt, welches hierzulande am 26. Juni 1979 in Kraft getreten ist. Die Einzelheiten des Verfahrens sind in der Rechtshilfeordnung für Zivilsachen (ZRHO) vom 19. Oktober 1956 in der Fassung vom 26. Februar 1976 geregelt[35]. Dabei handelt es sich um eine Verwaltungsvorschrift, die den deutschen Justizbehörden bei ein- und ausgehenden Rechtshilfeersuchen Richtlinien an die Hand gibt, wie diese zu verfahren haben[36]. Nach Art. 9 I HBÜ agiert die ausländische Behörde bei Erledigung des Ersuchens grundsätzlich nach eigenem Verfahrensrecht. Art. 9 II HBÜ statuiert jedoch den Vorbehalt, dass auf Antrag der ersuchenden Behörde nach einer besonderen Form vorzugehen ist, beispielsweise nach dem Recht der Ausgangsbehörde. In der Regel hat das ersuchte Gericht dem Folge zu leisten, soweit keine Unvereinbarkeit mit dem eigenen Recht vorliegt oder dies wegen tatsächlicher Schwierigkeiten nicht praktizierbar ist. Über den Anwendungsbereich von HBÜ und ZRHO hinaus, der bei beiden auf behördliche Rechtshilfeersuchen beschränkt ist, ergeben sich jedoch weitere Kollisionsmöglichkeiten amerikanischer discovery mit einem deutschen Erkenntnisverfahren.
Die Vorschrift 28 United States Code (U.S.C.) § 1782 gestattet jeder Privatperson nach dem Ermessen des amerikanischen Gerichts, ein discovery-Verfahren zu betreiben, und zwar ohne Einschaltung eines Prozessgerichts. Voraussetzung ist lediglich, dass das betroffene Prozesssubjekt der Gewalt der amerikanischen Gerichte (jurisdiction) unterliegt[37].
Die den Parteien eines deutschen Rechtsstreits offen stehenden Alternativen, im Wege der discovery Beweismaterial zu sammeln, werden im Einzelnen noch genau zu untersuchen sein.

---

32 BGH, a.a.O., S. 324; Stiefel/Stürner, a.a.O.
33 A.a.O.; Schack, IZVR, S. 289, Rdnr. 740.
34 BGBl. 1977 II, S. 1452, 1472; abgedruckt bei Jayme/Hausmann, Nr. 108.
35 Abgedruckt in Bülow/Böckstiegel/Geimer/Schütze, Der Internationale Rechtsverkehr in Zivil- und Handelssachen, Band 3, Nr. 900.
36 MünchKommZPO/Musielak, § 363 Rdnr. 3; Schack, IZVR, S. 70, Rdnr. 177.
37 Malev Hungarian Airlines v. United Technologies International Incorp., Pratt et al., 964 F.2d 97, 101 (2nd Cir. 1992).

4. Terminologische Schwierigkeiten

Die Schwierigkeit des Vergleichs der discovery mit deutschen Verfahrensvorstellungen und Regelungen zeigt sich bereits bei den oftmals unzulänglichen Versuchen, eine exakte Bezeichnung für dieses Institut in der deutschen Sprache zu finden. Es ist eine uneinheitliche Terminologie zu registrieren, die zuweilen erhebliche Unschärfen enthält, welche sich als Folge bereits vorgenommener Wertungen auf der Grundlage unseres Rechtssystems ergeben. Festzuhalten bleibt, dass die discovery grundsätzlich Teil eines bereits anhängigen Prozesses ist (pre-trial discovery) und daher von einer isolierten Durchführung im Rahmen eines selbständigen Verfahrens im Vorfeld eines Prozesses zu unterscheiden ist. Die Bezeichnung der discovery als Beweissicherungsverfahren ist aus diesem Grunde zu eng. Ebenso charakterisiert der Begriff des Beweisermittlungsverfahrens[38] die Spannweite der discovery nicht in vollem Umfang. Denn Ziel dieses Verfahrens ist die Erforschung aller Tatsachen, die irgendwie „relevant" sind, die allerdings nicht notwendigerweise Beweismittel darstellen müssen. Andere Kurzdefinitionen, wie Erforschungs-[39] oder Offenlegungsverfahren[40], sind nichts sagend und führen ebenfalls zu keiner anschaulichen Charakterisierung von discovery-Maßnahmen, so dass man den Begriff discovery getrost als unübersetzbar bezeichnen kann[41]. Bereits diese Schwierigkeiten bei dem Versuch, eine prägnante Übersetzung ins Deutsche zu finden, veranschaulichen die Fremdheit dieses Rechtsinstituts für unser Systemverständnis.

II. Offene Fragen

Eine Vielzahl von Untersuchungen hat sich in der Vergangenheit mit der Abwicklung grenzüberschreitender Beweisverfahren befasst. Allerdings haben sich diese Abhandlungen hauptsächlich mit Beweisverfahren beschäftigt, die im Rahmen von US-amerikanischen Zivilverfahren durchgeführt werden. Vorrangig wurden darin Möglichkeiten zur Abwehr und Eindämmung der pre-trial discovery erörtert. Im Vordergrund stand zumeist der lange Arm amerikanischer Gerichte, soweit er deutsche Beteiligte zu erreichen suchte. Aufgrund eines zu beobachtenden Expansionsdrangs entsteht der Eindruck, dass die discovery aus den USA geradezu missionarisch in die Welt getragen wird. Die daraus resultierende Verdrängung der am Ort der Beweisaufnahme geltenden Regelungen führte zu einer eingehenden Erörterung des Problemkreises, ob die Durchfüh-

---

[38] So Lange/Black, S. 61; Schurtmann/Walter, S. 56; Schütze, Rechtsverfolgung, S. 150.
[39] Mentz, RIW 1981, S. 73.
[40] Heck, ZVglRWiss 84 (1985), S. 208 (209).
[41] Darüber hinaus weist auch Blumenwitz zurecht darauf hin, dass Spezialbegriffe des angloamerikanischen Rechts im Zweifel nicht übersetzt werden sollten, um eine Sinnverfälschung zu vermeiden, vgl. Blumenwitz, S. 115.

rung der discovery auf deutschem Boden überhaupt zulässig ist. Das gilt insbesondere für den Vorwurf der Verletzung staatlicher Souveränität, der gegen ein entsprechendes Vorgehen amerikanischer Stellen ins Feld geführt wird[42].
Dagegen ist im Großen und Ganzen noch weitgehend unbehandelt geblieben, in welchem Maße das discovery-Verfahren zur Beweiserhebung in den USA genutzt werden kann und welche Auswirkungen dies für die Verwertung der dadurch gewonnenen Beweise in einem deutschen Erkenntnisverfahren hat. So kann die Anwendung US-amerikanischen Beweisverfahrensrechts für eine deutsche Prozesspartei eine Reihe von Vorteilen bringen, welche allesamt die Erreichung des Prozessziels fördern. Zu denken ist insbesondere an:

- umfangreichere Möglichkeiten der Parteivernehmung;
- geringere Schranken hinsichtlich Aussage- und Zeugnisverweigerungsrechten;
- die erzwingbare Einbeziehung bisher am Verfahren unbeteiligter Dritter;
- die Erstellung weitreichender Fragenkataloge sowie die Pflicht zur Urkundenvorlage mit Androhung teilweise drakonischer Strafen;
- die Pflicht zur unaufgeforderten Materialoffenlegung sowie zur freiwilligen Vorlage von Beweismitteln.

Zur Verdeutlichung dieser Problematik soll ein Fall aus der Praxis dienen[43]:

Die Hannoveraner G-GmbH, welche als deutsches Unternehmen im Bereich der Herstellung und dem Vertrieb von Plattenwärmetauschern weltweit tätig ist, verklagt ihren ehemaligen schwedischen Geschäftsführer H. vor einem deutschen Gericht auf Feststellung, dass dieser beim Abschluss einzelner Verträge für das Unternehmen seine Geschäftsführerpflichten verletzt und den daraus resultierenden Schaden der G-GmbH zu ersetzen habe. Gleichzeitig ist eine ebenfalls vor einem deutschen Gericht anhängige Klage gegen zwei ehemalige Geschäftspartner des H. gerichtet, von welchen die G-GmbH Schadensersatz in Höhe von fünf Millionen Schwedischen Kronen fordert. Diese stützt sie auf eine Vertragsverletzung eines zwischen den Parteien geschlossenen Anteilskauf- und Übertragungsvertrages hinsichtlich eines neuen Verfahrens im Bereich von Plattenwärmetauschern.
Die G-GmbH hat in diesem Zusammenhang ein erhebliches Interesse daran, von dem Beklagten H. weitere Informationen über dessen früheres Handeln für die Firma zu erhalten, um so den Umfang der Pflichtverletzungen und des Schadens überhaupt erst ermitteln zu können. Zu diesem Zweck soll eine umfangreiche Liste gezielter Fragen erstellt und deren Beantwortung durch H. erreicht werden. Da die Gegner in beiden Prozessen mittlerweile Wohnsitz und ständigen Auf-

---

[42] Vgl. MünchKommZPO/Musielak, Anhang zu § 363 Rdnr. 2; siehe zu grenzüberschreitenden Beweisaufnahmen allgemein auch Gronstedt, S. 173 ff.
[43] Der folgende Fall gelangte dem Verfasser während seiner Wahlstation bei einer deutsch-amerikanischen Anwaltskanzlei im Rahmen des Referendariats zur Kenntnis.

enthalt in die USA verlegt haben, möchte die Klägerin sich daher den sehr weitreichenden Methoden der Beweiserhebung im Rahmen eines discovery-Verfahrens bedienen, um so den Boden für weitere, noch nicht geltend gemachte Ansprüche zu bereiten.
Zur Erreichung dieses Ziels stehen der G-GmbH, wie noch zu zeigen sein wird, verschiedene Wege zur Verfügung.

Noch deutlicher wird die Intention der klagenden Partei, wenn man den Ausgangsfall dahingehend erweitert, dass auch Vernehmungen sowie die Vorlage von Geschäftsunterlagen unbeteiligter Dritter verlangt werden, mit denen die Beklagten der beiden anhängigen Prozesse in geschäftlichem Kontakt standen. Damit sollen unabhängig von einem Fehlverhalten dieser Personen Tatsachen gefunden werden, um die Klagen zu untermauern. Bei ausschließlicher Anwendung deutschen Prozessrechts wird die GmbH kaum die gewünschten Informationen erhalten, so dass ein enormer Anreiz besteht, unmittelbar auf das amerikanische Recht zuzugreifen und damit die schärfere Klinge eines ausländischen Verfahrensrechts zu wählen. Denn wenn sich das Beweisbegehren lediglich auf Vermutungen gründet oder es auf Behauptungen ins Blaue hinein basiert und materiellrechtliche Auskunftsansprüche nicht bestehen, ist die Mitwirkung eines deutschen Gerichts sowohl nach ZPO wie auch nach HBÜ nicht zu erreichen.
Der entscheidende Gesichtspunkt ergibt sich jedoch aus der Frage, ob und gegebenenfalls wie das im Rahmen der discovery gesammelte Beweismaterial im deutschen Zivilprozess verwendet werden kann. Denn mit der Tauglichkeit der auf diesem Wege gewonnenen Informationen zur Beweisführung im Inland steht und fällt die Strategie des parteilichen Handelns und korreliert die Attraktivität von discovery-Maßnahmen.

Anhand dieser Falldarstellung ergeben sich eine ganze Reihe von Fragen, deren Beantwortung in Rechtsprechung und Literatur bisher mehr oder weniger offen geblieben ist. Neben der Einbettung der discovery in ein vom deutschen Prozessgericht ausgehendes Rechtshilfeersuchen und dem Problem, inwieweit das HBÜ für ein Handeln deutscher Gerichte eine abschließende Regelung darstellt, lässt sich auch an die Durchführung eines selbständigen Beweissicherungsverfahrens auf Betreiben der Partei entweder direkt in den USA nach Rule 28 U.S.C. § 1782 oder aber von Deutschland aus im Rechtshilfewege denken. Geschieht dies im Wege der Rechtshilfe, so ist auch hier das HBÜ zu berücksichtigen. Art. 1 II HBÜ stellt ausdrücklich klar, dass ein gerichtliches Verfahren im Zeitpunkt des Rechtshilfeersuchens noch nicht anhängig sein muss. Das Rechtshilfegericht wendet bei der Durchführung der Beweisaufnahme gemäß Art. 9 HBÜ entweder eigenes Recht oder das Recht der ersuchenden Behörde an. Fraglich ist aber, ob das deutsche Gericht bei Antragstellung tatsächlich frei in seiner Wahl ist und welche Rolle die Entscheidung für eine spätere Verwertung der Ergebnisse spielt.
Möglich erscheint auch die unabhängige Einleitung eines Prozesses in den USA, dessen alleiniges Ziel die Durchführung der pre-trial discovery ist. Problema-

tisch ist, inwieweit bei solchen Parallelverfahren der Einwand anderweitiger Rechtshängigkeit zu beachten ist. Ebenso stellt sich die Frage, ob und wie discovery-Maßnahmen in den Vereinigten Staaten durch deutsche Parallelprozesse wirksam verhindert werden können, wenn der Betroffene eine Verletzung seiner Rechte geltend macht. Kommt es tatsächlich zur Durchführung der discovery in den USA, so ist zu prüfen, ob überhaupt und wenn ja, in welchem Umfang das deutsche Prozessrecht der discovery in den USA Grenzen setzt und ob amerikanische Stellen deutsche Prozessrechtsgrundsätze beachten müssen.
Notwendiges Bindeglied zwischen Antrag der deutschen Prozesspartei auf Einleitung der discovery und späterer Verwendung des Beweisergebnisses im deutschen Prozess ist die tatsächliche Anordnung durch den amerikanischen Richter. Schwierigkeiten bereitet dabei oftmals die Bestimmung der Zuständigkeit des amerikanischen Gerichts.
Auch wenn auf amerikanischer Seite durchaus das Problem erkannt wird, dass die großzügige Gewährung der discovery, beispielsweise im Rahmen von Rule 28 U.S.C. § 1782, zur Umgehung restriktiverer ausländischer Beweisregeln führen kann und dies von der beantragenden Partei auch bewusst genutzt wird[44], so neigen amerikanische Richter dennoch zur Anordnung und Durchführung der Beweisaufnahme nach den Regeln der Federal Rules of Civil Procedure und nicht zur Anwendung des ausländischen Verfahrensrechts[45]. Dies lässt sich damit erklären, dass die discovery dem amerikanischen Richter bekannt ist und sie ihm ermöglicht, den weiteren Gang der Dinge den Parteien selbständig in die Hände zu legen[46]. Insbesondere wird immer wieder hervorgehoben, dass durch diese Handhabung der eigenen liberalen Rechtshilfepraxis andere Staaten zur Nachahmung angeregt werden sollen[47]. Aus diesem Grunde verwundert es auch nicht, dass die umstrittene Frage, ob das angegangene Gericht zu klären habe, inwieweit die Beweiserhebung auch nach dem Recht des Prozessgerichts erlaubt sei, zumeist verneint wurde, wie auch von dem für New York zuständigen U.S. Court of Appeals for the Second Circuit[48]. Dies geschah mit der Begründung, jeder Staat könne durch gerichtliche oder verwaltungsrechtliche Verfügungen sowie gesetzliche Anordnungen verhindern, dass sich eine Partei eines ausländischen Beweisverfahrens bediene oder im Ausland erlangte Beweise im Prozess verwerte[49]. Aus dieser an den unterschiedlichsten Stellen des Prozessrechts vielfach auftauchenden Grundeinstellung der amerikanischen Seite resultiert ein zweifacher Nachteil bei der Beweisaufnahme für die mit den USA besonders verbundene Partei. Zum einen wird sie in der Rolle des agierenden Prozesssubjekts durch restriktive deutsche Beweisvorschriften eingeschränkt, zum anderen

---

[44] Vgl. Mundiya, 42 Int. Comp. L. Q. 356 (1993).
[45] Roggenbuck, IPRax 1997, S. 76 (78).
[46] Roggenbuck, a.a.O.
[47] Malev Hungarian Airlines v. United Technologies International Incorp., Pratt et al., 964 F.2d 97, 101 (2nd Cir. 1992).
[48] In re Application of Gianoli Aldunate, 3 F.3d 54, 59 (2nd Cir. 1993).
[49] Vgl. auch Euromepa S.A. v. R. Esmerian Inc., 51 F.3d 1095, 1101 (2nd Cir. 1995).

wird sie in der passiven Rolle verpflichtet, einer discovery in den USA Folge leisten zu müssen. Das schafft für in Deutschland ansässige Parteien den Anreiz, sich dieses Institut des amerikanischen Rechts auch für einen deutschen Prozess zunutze zu machen[50].

III. Fragestellung und Gang der Untersuchung

In der vorliegenden Arbeit soll der Standpunkt einer Partei eingenommen werden, die Beteiligte eines im Inland bereits schwebenden oder zukünftigen Zivilprozesses ist, sich aber solcher Beweismittel bedienen will, die sich nicht auf dem Staatsgebiet des Forumstaates befinden, sondern auf dem Territorium eines ausländischen Staates.
Im Rahmen dieser Abhandlung wird erörtert, inwieweit dieser Partei Möglichkeiten zur Verfügung stehen, in den USA belegene Beweismaterialien mittels Durchführung von discovery-Verfahren vor Ort für den Zivilprozess im Inland nutzbar zu machen. Die Untersuchung soll sich nicht auf die Betrachtung von Rechtshilfeersuchen unter Beteiligung des Prozessgerichts beschränken. Vielmehr soll in erster Linie die selbständige Ingangsetzung des Beweisverfahrens in den Vereinigten Staaten durch die einzelne Partei ins Blickfeld genommen werden, gleich ob im Rahmen eines Klage- oder eines Beweissicherungsverfahrens vor Ort.

Die Prüfung der aufgeworfenen Fragestellung wird in folgenden Schritten erfolgen:

Zunächst soll als Arbeitsgrundlage das Beweisverfahren der USA und der Bundesrepublik gegenübergestellt und deren Einbettung in das Verfahren zur Erlangung eines Titels (Erkenntnisverfahren) dargestellt werden. Des Weiteren sollen die Möglichkeiten der Durchführung von Beweissicherungsverfahren skizziert werden, um nachfolgend Unterschiede des deutschen und amerikanischen Beweisrechts festzustellen und grundlegende Systemdivergenzen aufzuspüren.
Die Betrachtung US-amerikanischer discovery erfolgt vor dem Hintergrund weitreichender Neuerungen dieses Verfahrens in den letzten Jahren[51] und soll angesichts der bereits vorhandenen umfangreichen Literatur straff geschildert werden. Es wird sodann Aufgabe sein, die einzelnen Optionen zur Informationsgewinnung detailliert aufzuzeigen, die einer deutschen Partei im jeweiligen Verfahrensstadium zur Verfügung stehen. Der Kern der Untersuchung fokussiert sich danach auf die offene Frage, welche Bedeutung die in Amerika durch dis-

---

[50] Vgl. hierzu aber bereits relativierend den oft zitierten Ausspruch von Lord Denning: „Mögen Kläger auch wie die Motten zum Licht in die USA schwärmen, nicht immer haben sie dort Erfolg“, in Smith Kline & French Laboratories Ltd. v. Bloch, (1983) 1 W.L.R. 730, 733 (C.A. 1982).

[51] Vgl. Reimann, IPRax 1994, S. 152 ff.

covery-Verfahren beschafften Materialien im deutschen Erkenntnisverfahren genießen. Hierzu werden die bestehenden Regelungen zu überprüfen und im Hinblick auf die aufgeworfene Fragestellung ihre Reichweite zu bestimmen sein.
Im Einzelnen wird auf die Durchführung von Beweisaufnahmen im Ausland im Wege der internationalen Rechtshilfe, sowohl im Hinblick auf reine Erkenntnisverfahren als auch auf Beweissicherungsverfahren, eingegangen. In diesem Rahmen soll die Bedeutung des HBÜ erläutert und eine Abgrenzung zum Import von Beweismitteln vorgenommen werden. Besonderes Augenmerk wird auf die Darstellung eines unabhängigen privaten Parteiantrags vor amerikanischen Gerichten zur Gewährung von Rechtshilfe gemäß der Vorschrift 28 U.S.C. § 1782 gerichtet. Zu klären ist, wie die amerikanischen Stellen ein solches Begehren behandeln und welche Anforderungen erfüllt sein müssen, um die Beweiserhebung für den Antragsteller erfolgreich zu gestalten. Ausgangspunkt und Kernstück der Prüfung wird allerdings ein Beweisverfahren innerhalb eines unabhängigen Prozesses in den USA sein.

Zentraler Punkt ist dabei die Überprüfung vorhandener gesetzlicher Bestimmungen darauf, ob die im Ausland erfolgte Beweisaufnahme im inländischen Erkenntnisverfahren zu verwerten ist und welchen Beweiswert die auf diesem Wege erlangten Beweise haben. Eine Regelung internationaler Beweisaufnahmen findet sich in der ZPO in den §§ 363, 364 und 369. Diese betreffen ausschließlich die Abwicklung ausgehender Beweisaufnahmeersuchen, also den Fall, dass ein Gericht der Bundesrepublik eine Beweisaufnahme im Ausland für erforderlich hält[52]. Während die §§ 363, 364 ZPO diesbezüglich das Verfahren regeln, befasst sich § 369 ZPO mit der Frage der Verwertung einer im Ausland durchgeführten Beweisaufnahme. In dieser Vorschrift ist das Meistbegünstigungsprinzip[53] kodifiziert, wonach dem Umstand, dass die ausländische Beweisaufnahme nach den Gesetzen des Auslandes nicht ordnungsgemäß verlaufen ist, aber dennoch kein Einwand entnommen werden kann, sofern das Verfahren den inländischen Vorschriften genügt. Da § 369 ZPO davon ausgeht, dass die Förmlichkeit der Prozesshandlung nach dem Recht des Ortes der Vornahme zu beurteilen ist[54], verankert er einen Grundsatz des minderen Erfordernisses. Genügt die Beweisaufnahme keiner der beiden tangierten Rechtsordnungen, so ist an eine Heilung gemäß § 295 ZPO zu denken, sofern eine Rüge der Parteien unterbleibt[55]. In der Literatur wird sogar vertreten, dass eine mangelhafte Beweisaufnahme über § 286 ZPO im Rahmen freier Beweiswürdigung verwertet werden kann[56]. Unbeantwortet bleibt jedoch, inwieweit das Ergebnis trotz vorschrifts-

---

[52] Stein/Jonas/Berger, § 363 Rdnr. 1, 79.
[53] Stein/Jonas/Berger, § 369 Rdnr. 2.
[54] Stein/Jonas/Berger, § 369 Rdnr. 1; vgl. auch Art. 9 I HBÜ.
[55] Nagel/Gottwald, IZPR, § 9 Rdnr. 3, S. 321.
[56] Pfeil-Kammerer, S. 336; Nagel/Gottwald, a.a.O.; Thomas/Putzo, § 369 Rdnr. 1.

mäßiger Anwendung ausländischer Verfahrensregeln nicht zu verwerten sein könnte.
Im Gegensatz zur Beweisaufnahme im Ausland schränken die genannten Vorschriften das Prozessgericht bei der Beweisbeschaffung aus dem Ausland nicht ein. Denn nach dem in § 355 ZPO verankerten Grundsatz soll die Beweisaufnahme vor dem Prozessgericht durchgeführt und das Beweismittel zu diesem Zweck aus dem Ausland herbeigeschafft werden[57]. Einem solchen Import von Beweismitteln werden durch ZPO und HBÜ keine Grenzen gesetzt; in den gesamten Vorschriften wird nach überwiegender Ansicht nur das Vorgehen geregelt, falls sich das Prozessgericht für eine Beweisaufnahme im Ausland entscheidet, nicht aber die Frage, ob eine solche stattfinden muss[58].

Für die Verwertung von Beweissicherungsverfahren enthält § 493 ZPO eine dahingehende Regelung, dass die Ergebnisse eines gemäß den §§ 485 ff. ZPO durchgeführten selbständigen Beweisverfahrens solchen einer Beweisaufnahme vor dem Prozessgericht gleichstehen. Dies gilt in Verbindung mit § 363 ZPO auch für Beweissicherungen im Wege ausländischer Rechtshilfe[59]. Bei direkter Einleitung eines ausländischen Beweissicherungsverfahrens, welches häufig den weitaus effektiveren Weg der Beweisgewinnung darstellen wird, da es hier in besonderem Maße auf eine schnelle Sicherung der Beweise ankommt und Rechtshilfeersuchen oft langwierige Bearbeitungszeiten haben, fehlen ausdrückliche Regeln über die Bewertung der Ergebnisse im deutschen Prozess. Deutsche Gerichte verweigern bislang die Anerkennung so gewonnener Beweise[60]. Dies ist in der Literatur überwiegend auf Kritik gestoßen[61]. Gleiches gilt hinsichtlich der Verwertbarkeit von Beweismaterial aus solchen Beweisaufnahmen, die in einem im Ausland schwebenden Prozess erfolgt sind. § 285 II ZPO sieht lediglich vor, dass die Parteien die Ergebnisse der anderweitig durchgeführten Beweisaufnahme im Prozess vorzutragen haben. Die Frage, inwieweit eine Verwertung des zutage geförderten Beweismaterials erfolgen kann, erfährt jedoch keine explizite Beantwortung. Streng abzugrenzen ist dieses Problem von der Frage der Anerkennung ausländischer Entscheidungen, da es hier weder um die Entscheidung über die festzustellenden Tatsachen noch um eine solche über die Rechtslage geht[62]. Dennoch wird in Teilen der Literatur eine Verwertbarkeit von Beweisergebnissen angenommen, wenn die Voraussetzungen des § 328 ZPO in analoger Anwendung gegeben sind und § 493 II ZPO nicht entgegensteht[63]. Es wird zu prüfen sein, inwieweit bei der Bewertung von Beweisergeb-

---

[57] Geimer, IZPR, S. 603, Rdnr. 2380; MünchKommZPO/Musielak, § 363 Rdnr. 1.
[58] Geimer, a.a.O.; Junker, Discovery, S. 401 ff.
[59] Stein/Jonas/Leipold, § 493 Rdnr. 7; MünchKommZPO/Schreiber, § 493 Rdnr. 2.
[60] OLG Köln, Beschluss vom 5. Jan. 1983 in NJW 1983, S. 2779; vgl. auch Baumbach/Lauterbach/Hartmann, § 493 Rdnr. 2 und Thomas/Putzo, § 493 Rdnr. 1.
[61] Stürner, IPRax 1984, S. 299 (301); Meilicke, NJW 1984, S. 2017 (2018); Schütze, Rechtsverfolgung, S. 158; Linke, IZPR, S. 128.
[62] Stein/Jonas/Leipold, a.a.O.
[63] Stein/Jonas/Leipold, a.a.O.

nissen auf die Bestimmung des § 328 ZPO zurückgegriffen werden kann, obwohl die Beweiswürdigung Sache des deutschen Forumgerichts gemäß § 286 ZPO bleibt und in diesem Rahmen eine Untersuchung von Beweiswert und Beweistauglichkeit erfolgt, während bei der Anerkennung ausländischer Urteile nach dem Alles-oder-Nichts-Prinzip zu verfahren ist, das heißt, die Anerkennung entweder zu bejahen oder aber gänzlich abzulehnen ist. Möglich erscheint, eine Verwertung ausländischer Beweissicherungsverfahren entsprechend § 493 ZPO anzuerkennen und einem etwaigen unterschiedlichen Beweiswert im Rahmen des Grundsatzes freier Beweiswürdigung gemäß § 286 I ZPO Rechnung zu tragen[64]. Die Einführung der erzielten Ergebnisse könnte jeweils über den Zeugen-[65] oder den Urkundenbeweis[66] erfolgen.

Die aufgezeigten Vorgehensweisen sind insbesondere unter dem Gesichtspunkt der Unmittelbarkeit der Beweisaufnahme zu überprüfen. Dieser in § 355 I S. 1 ZPO enthaltene Grundsatz sieht die Durchführung der Beweisaufnahme unmittelbar vor dem Prozessgericht vor. Es wird zu klären sein, ob hierdurch bestimmte prozessuale Taktiken eines Prozesssubjekts ausgeschlossen werden. Des Weiteren bedarf es zur Durchleuchtung des Problemkreises neben der Überprüfung anhand bestehender kollisionsrechtlicher Normen auch der Einbeziehung des deutschen ordre public und der Klärung der Frage, ob eine vorherige discovery eine anschließende Beweisverwertung generell unmöglich macht, beziehungsweise welche Anforderungen an eine Beweisverwertung zu stellen sind. Vorzunehmen ist eine eingehende Auseinandersetzung mit der häufig aufgestellten Behauptung, das US-amerikanische discovery-Verfahren sei unvereinbar mit dem deutschen ordre public aufgrund der konträren Stellung zum so genannten Ausforschungsverbot[67].

---

[64] Stürner, IPRax 1984, S. 299 (301).
[65] Meilicke, NJW 1984, S. 2017 (2018).
[66] Geimer, IZPR, S. 645, Rdnr. 2541; Zöller/Geimer, § 363 Rdnr. 155.
[67] Hök, S. 323; Greger, ZRP 1988, S. 164 (165).

§ 2

Der Ablauf eines Zivilverfahrens in den Vereinigten Staaten

I. Verfahrensverständnis

Die Betrachtung der discovery und ihr Vergleich mit Elementen des deutschen Zivilverfahrens erfordert eine gesamtheitliche Darstellung des US-amerikanischen Klagesystems. Bisherige Schilderungen greifen dabei oftmals zu kurz, da sie die discovery nicht in ihrer Einbettung in das Gesamtsystem zeigen. Nur so kann aber ein Verständnis für das ausländische Rechtsinstitut entwickelt, eine Gegenüberstellung durchgeführt und eine exakte Bewertung vorgenommen werden[1]. Zunächst muss daher das Ganze in den Blick genommen werden, unter Berücksichtigung des funktionellen Regelungszusammenhangs des zu untersuchenden Rechtsinstituts mit anderen angrenzenden Instituten des Rechts sowie des gesamten Rechtssystems als Teil rechtspolitischer und gesellschaftlicher Lebenswirklichkeit. Erst danach sind die wesentlichen Strukturen der discovery zu verstehen und es kann eine rechtsvergleichende Evaluation des Untersuchungsgegenstandes erfolgen.
In Anbetracht der Vielzahl von Darstellungen des Verfahrensablaufs amerikanischer Zivilprozesse im Allgemeinen und von Untersuchungen der Besonderheiten der discovery im Speziellen, wenn auch nur im Zusammenhang mit anderen Fragestellungen als der hier gewählten, sollen die folgenden Ausführungen auf das Wesentliche beschränkt bleiben.
Grundlage der Prüfung ist zunächst die Variante, in der in den USA ein isolierter Prozess angestrengt wird, mit dem Ziel, durch pre-trial discovery für ein deutsches Verfahren bestimmte Informationen zu erlangen.

1. Rechtsquellen und Ursprung heutiger discovery

a. Das US-amerikanische Zivilprozessrecht

Das US-amerikanische Recht findet seine Wurzeln in verschiedenen Rechtssystemen, bedingt durch die europäische Kolonialisierung des Kontinents im beginnenden 17. Jahrhundert und die unterschiedlichsten Einflüsse englischer, französischer und spanischer Interessen. Maßgebliche Prägung erfuhr es jedoch durch das englische Recht. Datiert man den Beginn amerikanischer Rechtsgeschichte auf das Jahr 1607, dem Jahr der Entstehung der ersten englischen Siedlung in Jamestown, Virginia, so dauerte es immerhin bis in die Zeit des amerikanischen Bürgerkriegs (1861-1865), um einen selbständigen amerikanischen Weg zu beschreiten, der den englischen Pfad verlässt[2].

---

[1] Rheinstein, S. 32; Großfeld, RabelsZ 39 (1975), S. 5 (8 ff.); vgl. auch BGH vom 18. Okt. 1967 inBGHZ 48, 327 (332).

[2] Hay, Einführung, S. 2 f.

Gemeinsam ist beiden Systemen, dass sie auf so genanntem Richter- oder Fallrecht (Case Law) beruhen[3]. Während es aber in England bei der traditionellen qualitativen wie auch quantitativen Unterscheidung von Fallrecht und Gesetzesrecht verblieb, gewann in den USA seit dem Bürgerkrieg das gesetzte Recht an Bedeutung, wie dies im kontinentaleuropäischen Raum generell der Fall ist, und es vollzog sich eine Entwicklung zu einem gemischten System[4].
Im Gegensatz zum kontinentaleuropäischen Gesetzesrecht hat das Statute Law in den USA aber lediglich als sekundäre Rechtsquelle Bedeutung[5]. Gesetzesrecht hat nur ergänzende Funktion. Dabei handelt es sich überwiegend nur um Teilkodifizierungen, die in jedem Falle einer Konkretisierung durch das Case Law bedürfen[6]. Es darf daher auch nicht der Fehler gemacht werden, angloamerikanisches Statute Law wie kontinentaleuropäische, in sich geschlossene Kodifikationen auszulegen[7].
Soweit man überhaupt von einem amerikanischen Verfahrensrecht sprechen kann, ist dieses heute weitestgehend kodifiziert. Die Grundlagen der Gerichtsverfassung finden sich in Art. III der Bundesverfassung vom 17. September 1787 sowie in einzelnen Zusätzen zur Verfassung (Amendments of the U.S. Constitution). Eine Konkretisierung des Zivilverfahrens erfolgt dort allerdings nicht, sondern die Regelungen beschränken sich auf die gerichtliche Zuständigkeitsbestimmung in sachlicher Hinsicht[8]. Grundlegend ist die dort statuierte Unterscheidung von Bundesgerichtsbarkeit und einer eigenen Rechtsprechungsgewalt der Einzelstaaten, die beide mit jeweils dreistufigem Aufbau selbständig nebeneinander stehen[9]. Die bedeutendsten formalrechtlichen Vorschriften des Prozessrechts im Hinblick auf das Zivilverfahren (civil procedure[10]) sind im United States Code (U.S.C.), Title 28, Judiciary and Judicial Procedure enthalten[11]. Besondere Relevanz haben daneben insbesondere die Federal Rules, die aufgrund einer Ermächtigung im Rules Enabling Act von 1934[12] direkt vom

---

[3] Case Law bildet den Gegensatz zum Gesetzesrecht, dem Statute Law. Oftmals wird als Synonym für Case Law auch der Begriff Common Law verwendet, der aber ursprünglich nur ein Aktionensystem des gemeinen Rechts bezeichnet und zusammen mit der Equity vom Case Law als gesamten Richterrecht umfasst wird.
[4] Hay, Einführung, S. 3 ff.
[5] Vgl. Blumenwitz, S. 51.
[6] Elsing/Van Alstine, S. 40.
[7] Zu der darauf fußenden, grundlegenden Unterscheidung der Aufgaben des Gerichts im kontinentalen und im anglo-amerikanischen Rechtskreis vgl. Nakamura, FS Habscheid, S. 205 ff.
[8] Vgl. Hök, S. 56.
[9] In manchen Staaten besteht der Gerichtszug nur aus zwei Instanzen, vgl. Hay, Einführung, S. 48.
[10] Civil procedure, im Gegensatz zu criminal procedure (Strafverfahren), umfasst auch das Verwaltungsverfahren, welches hier aber unberücksichtigt bleibt.
[11] Dabei handelt es sich um ein vom Kongress erlassenes Bundesgesetz.
[12] Heute in 28 U.S.C. § 2072.

Supreme Court erlassen wurden[13]. Hierbei handelt es sich nach unserem Verständnis zwar nicht um formelle Gesetze, Wirkung und Bedeutung entsprechen aber US-amerikanischen statutes[14]. Die Federal Rules finden Ergänzung in den local rules der unteren Gerichte, die von Gericht zu Gericht unterschiedlich sind. Zunächst verwirrend erscheint die zusätzliche Existenz eigener Prozessordnungen in den einzelnen Bundesstaaten, die Geltung für die einzelstaatlichen Gerichtsbarkeiten beanspruchen. De facto wurden und werden die Federal Rules allerdings von den Gliedstaaten rezipiert oder dienen zumindest als Anlehnungsobjekt[15]. Die Federal Rules enthalten als wichtigste Bestandteile:

- die Federal Rules of Civil Procedure für die Regelung eines erstinstanzlichen Zivilverfahrens bei einem District Court des Bundes,
- die Federal Rules of Appellate Procedure für das Rechtsmittelverfahren auf Bundesebene,
- die Rules of the Supreme Court of the United States von 1990,
- die Federal Rules of Evidence für die Beweisführung im Rahmen der Hauptverhandlung vor Bundesgerichten
- sowie eine ganze Reihe weiterer Federal Rules für besondere Verfahren[16].

Sämtliche vom U.S. Supreme Court erlassenen Regelwerke[17] dienen der Vereinheitlichung eines zuvor fast gänzlich ungeordneten Zustands. Die Fundamente sind mit diesen Regelungen zwar zementiert, doch sehen sie sich regelmäßigen Modifikationen ausgesetzt. So stammt die letzte bedeutsame Änderung der Federal Rules of Civil Procedure aus dem Jahre 1993, in deren Zuge die discovery eine neue Nuancierung erfuhr[18].

---

[13] Die Befugnis hierzu wurde vom Supreme Court im Einzelnen praktisch auf die Judicial Conference of the United States übertragen, vgl. Schack, Einführung, S. 13; siehe auch Rempp/Lienemeyer, ZVglRWiss 94 (1995), S. 383.

[14] Trittmann, Anwendungsprobleme, S. 41; Weinstein, 76 Colum. L. Rev. 905, 907 ff. (1976).

[15] Junker, ZZP 101 (1988), S. 241 (291 f.); Elsing/Van Alstine, S. 34.

[16] Vgl. z.B. die Tax Rules, Copyright Rules, Admiralty Rules, Bankruptcy Rules.

[17] Die Federal Rules of Evidence wurden allerdings auf der Grundlage von 28 U.S.C. § 2076 im Jahre 1975 vom Kongress als Gesetz verabschiedet, vgl. Friedenthal, 27 Stan. L. Rev. 673 ff. (1975).

[18] Diese Neuregelungen traten am 1. Dezember 1993 in Kraft. Auch das englische Zivilprozessrecht wurde mittlerweile weiter mit identischer Zielsetzung reformiert, wobei insgesamt mit einer erheblichen Aufwertung der Richterrolle eine noch viel stärkere Annäherung an die deutsche ZPO durchgeführt wurde. Die Reformvorschriften traten am 26. April 1999 für England und Wales in Kraft, vgl. hierzu Sobich, JZ 1999, S. 775 ff.

b. Das Rechtsinstitut der discovery

Discovery selbst hat ihren Ursprung in den Equity-Verfahren, die aus dem englischen Recht stammen[19]. Zur Verfahrensvereinheitlichung von Equity- und Common Law-Verfahren wurden die Federal Rules of Civil Procedure for the United States District Courts im Jahre 1938 als einheitliche Verfahrensform geschaffen[20]. Herzstück dieser Rules war die Reformation des discovery-Verfahrens. Nach den Rules 1 und 81 F.R.C.P. bezieht sich ihr Anwendungsbereich auf alle Verfahren, soweit ein Verfahren erster Instanz stattfindet und es sich nicht um ein Strafverfahren handelt. Discovery ist demnach nur in der Eingangsinstanz möglich. Der Grund hierfür liegt in einer zum deutschen Recht differierenden Überprüfungskompetenz der Berufungsgerichte. In den USA sind die erstinstanzlichen Urteile bezüglich Feststellungen in tatsächlicher Hinsicht grundsätzlich unanfechtbar, eine Aufhebung ist insoweit nicht möglich, so dass im Berufungsverfahren weitere Tatsachenermittlungen auch nicht durchzuführen sind[21]. Daran lässt sich sehr anschaulich erkennen, dass die angebliche Sinnlosigkeit einer neuerlichen discovery[22] zu einem späteren Zeitpunkt nur aus den gegebenen Umständen des US-Rechts zu folgern ist.
Die Tatsache, dass nicht von einer einzigen discovery gesprochen werden kann, sondern eine Vielzahl unterschiedlicher discovery-Verfahren, über das Land verstreut, praktiziert werden, ergibt sich aus den Sonderregelungen durch Ortsrechte oder spezielle richterliche Verfügungen[23] sowie der Möglichkeit das discovery-Verfahren zum Gegenstand individueller Parteivereinbarungen zu machen[24]. Dennoch soll bei der folgenden Analyse der Grundstrukturen der discovery ein erstinstanzliches Verfahren vor einem Bundesgericht zugrunde gelegt werden. Damit sollen die Federal Rules of Civil Procedure als Muster für die vielgestaltigen Ausprägungen dieses Instituts dienen. Bei diesem Vorgehen ist aber immer zu beachten, dass einzelne Merkmale der discovery von Staat zu Staat, von Gericht zu Gericht und von Richter zu Richter unterschiedlich ausgestaltet sein können.

2. Grundprinzipien des amerikanischen Zivilverfahrens

Einige fundamentale Prinzipien sind allen Zivilverfahren gemeinsam, unabhängig von besonderen Ausformungen in Einzelstaaten oder vor einzelnen Richtern:

---

[19] Junker, Discovery, S. 203; ders., Discovery als Herausforderung, S. 103 (104).
[20] Vgl. James/Hazard, § 1.7, S. 19 f.
[21] Lange/Black, S. 14 f.
[22] In dieser Weise Trittmann, Anwendungsprobleme, S. 42.
[23] Zu diesen sog. standing orders oder instructions vgl. Junker, Discovery, S. 72.
[24] Vgl. Rule 29 F.R.C.P.; ebenso Junker, Discovery, S. 69 f.

So handelt es sich beim amerikanischen Zivilprozess um ein weitestmögliches Parteiverfahren, das so genannte adversary system[25]. Danach ist es allein Sache der Parteien den Prozess, dessen Streitgegenstand sie bestimmt haben, mit inhaltlichem Leben zu füllen. Beibringungs- bzw. Verhandlungsgrundsatz und Dispositionsmaxime sind mehr als nur prägende Elemente, sie sind unerlässliche Eckpfeiler einer ganz auf Parteiautonomie und anwaltliche Mitwirkung am Verfahren ausgerichteten Rechtsordnung, einer Rechtsordnung, die der dominanten gesellschaftlichen Präferenz für das Gut Freiheit Rechnung trägt. Solange sich die Akteure an die Spielregeln halten, bleibt der Richter trotz seiner sehr weitreichenden Befugnisse zunächst im Hintergrund, solange, bis er berufen ist, über den ihm zur Entscheidung gestellten Streitstoff zu urteilen[26]. Zugrunde liegt die Annahme, das optimale Ergebnis werde bei unbehindertem, egoistischem Kampf der Parteien erzielt[27]. Eine richterliche Hinweispflicht, wie sie § 139 ZPO statuiert, kennt das US-amerikanische Recht nicht.
Ein weiterer eherner Grundsatz existiert in der Waffen- und Chancengleichheit der Parteien[28]. Der Prozess soll sich als fairer Wettbewerb darstellen, als ein Spiel mit offenen Waffen. An diesem Punkt gewinnt die discovery wieder besondere Bedeutung. Ihre Aufgabe ist es, dies umzusetzen und für die Verwirklichung in der Praxis zu sorgen.
Auch im Hinblick auf eine andere Prozessmaxime, das Öffentlichkeitsprinzip, spielt das discovery-Verfahren eine gewichtige Rolle. Die extreme Ausprägung des Öffentlichkeitsgrundsatzes, mit der Möglichkeit sämtliche Gerichtsakten der gesamten Öffentlichkeit zugänglich zu machen[29], bekommt vor dem Hintergrund der discovery eine geradezu bedrohliche Attitüde. Es ist leicht vorstellbar, dass eine Partei unter diesem Damoklesschwert der Möglichkeit einer späteren Veröffentlichung bzw. Weitergabe von Schriftsätzen oder Inhalten der mündlichen Verhandlung an Dritte erpressbar wird. Zumindest kann dies dazu führen, dass das weitere prozessuale Vorgehen von der Furcht vor Öffentlichkeit bestimmt wird.

Charakteristisch für den amerikanischen Zivilprozess ist auch das einzigartige Kostenrecht. Anders als im deutschen Rechtskreis sind die Gerichtskosten in den USA sehr niedrig. Es sollen damit Barrieren für den Gerichtszugang vermieden und die Prozessfreudigkeit nicht torpediert werden[30]. Selbst kleinere Gebühren-

---

[25] James/Hazard, § 1.2, S. 4; Hazard/Taruffo, S. 19 ff.
[26] Siehe Junker, Discovery, S. 78 ff.
[27] Frank, Courts on trial, S. 80, zitiert nach Junker, Discovery, S. 80. Dies ist eine Grundaussage der amerikanischen Gesellschaft, die sich in wirtschaftlicher Hinsicht ganz auf eine rein neoklassische Marktwirtschaft konzentriert und die Rechtsregeln auch danach ausformt. Eine solche Gestaltung des Prozessrechts ist damit Spiegelbild der vorhandenen gesellschaftlichen Ordnung.
[28] Vgl. Friedenthal/Kane/Miller, S. 380 f.; Heck, ZVglRWiss 84 (1985), S. 208 (209); Schütze, FS Stiefel, S. 697 (699).
[29] Lange/Black, S. 15.
[30] Schack, Einführung, S. 7.

erhöhungen aus Gründen staatlicher Finanznot werden mit massiver Kritik begleitet[31]. Die Bedeutung der Ausgestaltung der prozessualen Kostentragung als wichtiges Strukturelement ist insbesondere durch einen Blick auf die Kostenerstattungsregelung zu erkennen. Die so genannte „American Rule“[32] geht nämlich im Grundsatz davon aus, dass eine Erstattung der Anwaltsgebühren stets unterbleibt, jede Partei die eigenen Anwaltskosten unabhängig vom Ausgang des Prozesses demnach behält[33]. Lediglich die vergleichsweise minimalen Gerichtsgebühren sind vom Prozessverlierer zu tragen[34]. Eine Regelung wie in den §§ 91 ff. ZPO fehlt somit im amerikanischen Prozessrecht. Gefährlich für die unterliegende Partei kann sich die im Vergleich zum deutschen Recht fehlende Gebührenordnung für Rechtsanwälte auswirken. Üblich sind in den USA Erfolgshonorarvereinbarungen[35] oder die Bezahlung nach ausgehandelten Stundensätzen[36]. Dies kann auf beiden Seiten, je nachdem wer als Sieger des Rechtsstreits hervorgeht, zu ungerechten und merkwürdigen Ergebnissen führen, wobei ein ohne sein Zutun in den Rechtsstreit hineingezogener Beklagter in einer ungleich schlechteren Position ist. Er hat keine Wahlmöglichkeiten und wird zur Verteidigung gezwungen, ohne im Falle des Obsiegens seine Auslagen ersetzt zu bekommen. Dieses System trägt nicht unbedingt dazu bei, ausschließlich Beträge in realistischer Höhe einzuklagen und die allgemeine Klagefreudigkeit zu verringern. Es fördert vielmehr Tendenzen, auch zweifelhafte Klagen einzureichen und die Verfahren in die Länge zu ziehen[37]. Letzteres kann insbesondere durch extensive discovery geschehen, so dass der Missbrauch dieses Instituts nahe liegt.

Als Besonderheit des US-amerikanischen Zivilverfahrensrechts kann des Weiteren die Existenz einer Geschworenenbank aus Laienrichtern gelten, die für die Tatbestandsentscheidung verantwortlich ist. Ein entsprechendes Anrecht auf

---

31 A.a.O.

32 Vgl. hierzu Waldman, 34 Stan. L. Rev. 659 (1982).

33 Es existieren jedoch einzelne Ausnahmen von diesem Grundsatz; einen Überblick darüber geben Elsing/Van Alstine, S. 47. Die 1983 eingeführte Rule 11 F.R.C.P. sollte beispielsweise einem Missbrauch entgegenwirken, indem einer Partei oder deren Anwalt die gesamten Kosten auferlegt werden können, wenn die Klageerhebung missbräuchlich ist oder der Vortrag zuvor nicht sorgfältig geprüft wurde. Eine Disziplinierung durch diese Sanktionsverhängung hat aber an Bedeutung verloren, da zum einen die Maßnahme nur noch im Ermessen des Gerichts steht und zum anderen die Partei unter Einräumung von Bedenkzeit aufgefordert werden muss, das in Frage stehende Vorbringen zurückzuziehen.

34 Vgl. die dazugehörige Leitentscheidung Arcambel v. Wiseman, 3 U.S. 306 (1796).

35 Nach deutschem Recht ist dies gemäß § 49b II BRAO unzulässig; zur Vereinbarkeit solcher Absprachen mit ausländischen Rechtsanwälten mit deutschem Recht vgl. BGH vom 18. Okt. 1965 in BGHZ 44, 183; Feuerich/Braun, BRAO, § 49b Rdnr. 23 ff.

36 Siehe hierzu Elsing/Van Alstine, S. 37; Lange/Black, S. 15. Der Versuch der Anwaltschaft des Staates Virginia, für bestimmte Dienstleistungen eine Mindestgebühr festzulegen, wurde vom Supreme Court als rechtswidrige Preisabsprache und als Verletzung des Kartellrechts gewertet, vgl. Goldfarb v. Virginia State Bar, 421 U.S. 773 (1975).

37 Vgl. Trubek, 31 UCLA L. Rev. 72 ff. (1983).

Einsetzung einer jury ergibt sich aus dem siebten Zusatz zur US-Verfassung[38] sowie aus Rule 38 (a) F.R.C.P. und kann nur ausnahmsweise umgangen werden[39]. Während die Bestimmung des Sachverhalts alleine durch die jury erfolgt, bleibt die Entscheidung von Rechtsfragen dem Richter vorbehalten. Es wird folglich eine scharfe Trennlinie zwischen Sachverhaltsaufklärung und Rechtsanwendung gezogen[40]. Die Präsenz der jury beschränkt sich auf die Hauptverhandlung und erfordert daher eine Konzentration dieses Verfahrensabschnitts aufgrund zeitlicher Knappheit sowie eine lückenlose Präsentation des zuvor eruierten Sachverhalts durch die Anwälte. Es werden damit zwei weitere Wesensmerkmale sichtbar: die Unterteilung in Vorverfahren (pre-trial) und Hauptverhandlung (trial) zum einen[41] und die außergewöhnliche Stellung des Anwalts im Prozessverlauf zum anderen. Der Anwalt, beladen mit mannigfaltigen Aufgaben, übernimmt im Vorfeld der Hauptverhandlung die Sachverhaltsaufklärung, um diese soweit voranzutreiben, bis im Interesse des Mandanten eine Präsentation vor den Geschworenen erfolgen kann. Der Richter, umringt von all diesen institutionellen Akteuren, ist im Grundsatz ein passiver Schiedsrichter[42]. Seine dennoch vorhandene, vergleichsweise hohe Machtfülle wird später noch aufzuzeigen sein.

Weitere Besonderheiten des US-amerikanischen Rechts liegen in der Möglichkeit, Gruppenklagen (class actions) zu erheben oder Schadensersatz über den tatsächlich eingetretenen Schaden hinaus zu verlangen (treble damages und punitive damages). Diese Ausformungen des Klagesystems verfolgen neben einer Restitution des Geschädigten den Zweck, durch Betrauung Privater mit öffentlichen Aufgaben eine staatliche Aufsichtsfunktion zu verlagern.

Die aufgezählten institutionellen Regelungen sind mit dem amerikanischen Rechtssystem untrennbar verbunden und weisen allesamt zur discovery enge Verflechtungen auf. Die angesprochenen Wechselbeziehungen können in Form eines Spinnennetzes transparent gemacht werden, in dessen Zentrum das discovery-Verfahren steht, mit Verbindungen zu allen weiteren Punkten des Systems. Die einzelnen Institute können als vorgegebene Umweltbedingungen für die discovery betrachtet werden, die einen Rahmen bilden, der eine richtige Einordnung der discovery erst ermöglicht.

---

[38] U.S. Constitution, VII. Amendment.

[39] Vgl. unten § 2 II 3 a.

[40] Vgl. Lilly, § 1.6, S. 7 und § 10, S. 452 ff.: Die Unterscheidung von law und fact bestimmt die Aufgabenverteilung aber nicht abschließend. Während der Richter in Ausübung der Prozessleitung über bestimmte Tatsachenfragen urteilen muss, man denke nur an solche Tatsachen, die im Streit über Verfahrensvoraussetzungen von Bedeutung sind, entscheiden die Geschworenen in besonderen Situationen auch über Rechtsfragen.

[41] Hierzu Nordenberg, 31 Syracuse L. Rev. 543, 554 (1980).

[42] Vgl. Elsing/Van Alstine, S. 46; Junker, Discovery, S. 77.

II. Der Gang eines Verfahrens vor einem Bundesgericht

Die schon erwähnte Eigenständigkeit der Verfahrensordnungen der fünfzig Bundesstaaten sowie die Anpassung an die örtlichen Gegebenheiten macht es aus Gründen der Effizienz unabdingbar, die Betrachtung auf eine einzelne Ausformung des Prozessrechts zu beschränken. Es sollen daher die für die Bundesgerichte erlassenen Federal Rules of Civil Procedure als exemplarisches Untersuchungsobjekt und Musterbeispiel dienen.

1. Verfahrenseinleitung

Am Anfang eines jeden Zivilprozesses steht die Einreichung der Klage in Form der Klageschrift beim zuständigen Gericht (Rule 3 F.R.C.P.). Insoweit besitzt dieser Satz Allgemeingültigkeit. Doch bei der Erläuterung der einzelnen Elemente treten bereits die ersten Unterschiede im amerikanischen und deutschen Recht zutage.
Erste Divergenzen zeigen sich schon bei der Postulationsfähigkeit und damit bei der Beantwortung der Frage, wer befähigt ist, die Klage rechtshängig[43] zu machen.

Im Gegensatz zur Regelung in der ZPO[44] besteht, mit Ausnahme für corporations, vor keinem Bundesgericht Anwaltszwang[45]. Von dieser Freiheit wird jedoch in der anwaltlich geprägten Rechtssphäre der USA praktisch kein Gebrauch gemacht.

a. Die einleitenden Schriftsätze (pleadings)

Die Klageschrift (complaint) bedarf nur eines rudimentären Inhalts. Rule 8 (a) F.R.C.P. verlangt nur sehr begrenzte Angaben über die Art des klägerischen Anspruchs wie auch über den zugrunde liegenden Sachverhalt[46]. Es reicht vollkommen aus, durch kurze und klare Sachverhaltsschilderung den Gegner grob ins Bild zu setzen, wobei sogar die genaue Bezifferung einer Klageforderung entbehrlich ist[47]. Da die Tatsachen nicht in vollem Umfang dargelegt werden,

---

43 Anhängigkeit und Rechtshängigkeit sind im amerikanischen Recht gleichbedeutend, siehe Junker, Discovery, S. 98 f.

44 Nach § 78 I ZPO besteht vor den Landgerichten und vor allen Gerichten des höheren Rechtszuges Anwaltszwang. § 78 II ZPO bestimmt dies auch für bestimmte Familiensachen vor den Amtsgerichten.

45 Vgl. Schack, Einführung, S. 36.

46 Vor der Reform des Jahres 1938 dienten die Schriftsätze der Festlegung und Eingrenzung des Streitgegenstandes, vgl. hierzu Junker, Discovery, S. 102.

47 Lange/Black, S. 27; v. Hülsen, RIW 1982, S. 225; Cound, S. 470.

sind auch noch keine Beweisangebote enthalten[48]. Denn zumeist bleiben die Fakten nicht nur unerwähnt, sie sind vielmehr erst noch zu eruieren. Als Mindestanforderung wird jedoch verlangt, dass in solchem Ausmaße Informationen in der Klageschrift enthalten sein müssen, dass alle Prozessbeteiligten, einschließlich des Gerichts, im Klaren über den Gegenstand des Prozesses sind und ihrer Rolle im Verfahren gerecht werden können[49]. Insofern dienen die pleadings nur der Kenntnisgabe (notice pleading[50]), während die Aufgabe der eigentlichen Prozessvorbereitung erst dem discovery-Verfahren zukommt[51]. Die geringen Substantiierungsanforderungen gehen auch nicht zu Lasten der Gerichte, denn die entlastende Kontrollfunktion, die für ein funktionierendes Rechtssystem unabdingbar ist, wird dem discovery-Verfahren zugewiesen. Der Kläger kann jedenfalls einen Rechtsstreit beginnen, sobald er einen Klagegrund vermutet und sofern er der gutgläubigen Annahme ist, dass ein ausreichender Klagegrund besteht[52].
Eine Klageerwiderung (answer) ist vom Beklagten innerhalb einer in der Regel 20-tägigen Frist nach Zustellung der Klage einzureichen (Rule 12 F.R.C.P.). Entsprechend sind auch hier die Anforderungen gering. Neben dem Bestreiten (denial) der klägerischen Behauptungen[53] steht es ihm frei, Einreden geltend zu machen. Allerdings nennt Rule 8 (c) F.R.C.P. eine ganze Reihe von Einreden (affirmative defenses)[54], die allesamt bereits in den pleadings erhoben werden müssen, um Berücksichtigung im weiteren Prozessverlauf zu finden.

Gestützt auf bestimmte Rügen kann der Beklagte Klageabweisung beantragen (motion to dismiss)[55]. Wichtig ist darüber hinaus die Berechtigung des Beklagten, in der Klageerwiderung alle eventuell vorhandenen Gegenansprüche im

---

48 Besondere Vorschriften sehen jedoch ausnahmsweise vor, dass bereits in den pleadings bestimmte Behauptungen substantiiert vorzutragen sind, vgl. Rule 9 (b) F.R.C.P.; In re Glenfed, Inc. Securities Litigation, 42 F.3d 1541, 1545 ff. (9th Cir. 1994).

49 James/Hazard, § 3.8, S. 141 ff.; Hoshman v. Esso Standard Oil, Co., 263 F.2d 499, 501 (5th Cir. 1959).

50 Hierzu näher Junker, Discovery, S. 100 f.; ders., ZZPInt 1 (1996), S. 235 (237). Vor 1938 kamen den pleadings neben dem notice giving zusätzlich die Aufgaben der issue formulation und fact revelation zu, vgl. Hickman v. Taylor, 329 U.S. 495, 500 f. (1947); Hirshhorn v. Mine Safety Appliances Co., 8 F.R.D. 11, 21 (W.D. Pa. 1948). Die Tatsachen mussten bereits so vollständig vorgetragen werden, um die Konzentration auf eine entscheidende Frage (single issue) herbeizuführen, dass sie bei Wahrunterstellung die begehrte Rechtsfolge rechtfertigten. Da diesem sog. fact pleading aber vorgeworfen wurde, die Parteien müssten ungerechterweise schon an dieser Stelle Tatsachen behaupten, die sie gar nicht kennen könnten, vgl. Louis, 67 N.C. L. Rev. 1023, 1026 f. (1989), führten die F.R.C.P. das heutige notice pleading ein.

51 Vgl. Hickman v. Taylor, 329 U.S. 495, 500 f. (1947).

52 Siehe Friedenthal, 69 Cal. L. Rev. 806, 815 f. (1981); Junker, Discovery, S. 102.

53 Siehe Rule 8 (b) F.R.C.P.

54 Ein entsprechender Katalog ist bei Schurtmann/Walter, S. 42 f. aufgelistet.

55 Rule 12 (b) F.R.C.P.

Wege der Widerklage (counter-claim) geltend zu machen[56], gleichgültig ob eine Konnexität zum Hauptanspruch besteht. Dies gilt es für den deutschen Kläger immer zu bedenken, da er sich mit Einreichung der Klage der Gerichtsbarkeit der Vereinigten Staaten unterworfen hat und deshalb wie ein amerikanischer Kläger behandelt wird[57]. Er sieht sich im ungünstigsten Falle einer Gegenforderung ausgesetzt, die nur wegen der Möglichkeit der Widerklage vor einem amerikanischen Gericht verhandelt wird und die dort völlig anderen Regeln folgt als vor einem deutschen Gericht. Damit hat sich der vermeintliche Vorteil der deutschen Partei unter Umständen ins Gegenteil verkehrt.
Es zeigt sich, dass die pleadings weitestgehend auf die Funktion des notice giving beschränkt bleiben. Eine Begrenzung des Streitstoffes im Hinblick auf die Hauptverhandlung erfolgt regelmäßig ebensowenig wie ein gegenseitiges, eingehendes Vertrautmachen mit den zugrunde liegenden Tatsachen. Während diese Aufgaben in Deutschland bereits den einleitenden Schriftsätzen zugewiesen sind, erfolgt in den USA eine Verlagerung hinein in die discovery[58]. Es lässt sich daher feststellen, dass die pleadings eine gewisse Funktionsleere aufweisen und daher ein gesteigertes Bedürfnis nach discovery besteht[59] bzw. umgekehrt, die Aufgabenfülle der discovery die Anforderungen an die Schriftsätze minimiert.

b. Bestimmung der Zuständigkeit

aa) Gerichtsorganisation

Die Bundesgerichtsbarkeit, wie auch die Mehrzahl der Gerichtsbarkeiten der Einzelstaaten, folgt einem dreistufigen Gerichtsaufbau. Die insgesamt 94 U.S. District Courts bilden die Eingangsgerichte, worauf die Courts of Appeal als Berufungsinstanz folgen. Der U.S. Supreme Court stellt die oberste Gerichtsinstanz dar[60].
Die Bundesgerichte besitzen über das gesamte Staatsgebiet der USA Gerichtshoheit und unterteilen dieses in eine Vielzahl von districts und circuits.

---

[56] Rule 13 F.R.C.P.
[57] Hierzu Schurtmann/Walter, S. 41.
[58] Schlesinger, S. 304 ff.
[59] So etwa Junker, Discovery, S. 103.
[60] Ist hier vom Supreme Court die Rede, so ist die oberste Gerichtsinstanz des Bundes mit Sitz in Washington D.C. angesprochen, nicht aber die Eingangsinstanz im Staate New York, die dort ebenfalls „Supreme Court" heißt. In New York ist der oberste Gerichtshof der „Court of Appeals".

bb) Zuständigkeiten

Die Durchführung eines discovery-Verfahrens vor einem US-Bundesgericht erfordert die sachliche (subject matter jurisdiction) und die örtliche Zuständigkeit (venue) sowie die Rechtsprechungsgewalt des angerufenen Gerichts über die Beteiligten (personal jurisdiction and jurisdiction in rem)[61].

(1) Die sachliche Zuständigkeit (subject matter jurisdiction)

Hier stellt sich zu allererst die Frage nach der Abgrenzung der Zuständigkeit der einzelstaatlichen Gerichte von der Zuständigkeit der Bundesgerichte. Nach amerikanischem Recht ist das Gericht zuständig, das die Kompetenz besitzt, eine Sachentscheidung über den Rechtsstreit zu treffen[62]. Die allgemeine Zuständigkeit liegt prinzipiell zwar bei den Einzelstaaten, für deren Allzuständigkeit eine Vermutung spricht[63], es existieren aber eine ganze Reihe von ausschließlichen und konkurrierenden Bundeszuständigkeiten, für die Art. III § 2 der Bundesverfassung die Grundlage schafft und die in 28 U.S.C. §§ 1330 ff. geregelt sind. So werden insbesondere Klagen aus wichtigen wirtschaftsrechtlichen Bereichen zumindest auch den Bundesgerichten zugewiesen. Ausschließliche Bundeszuständigkeiten bestehen im Bereich des Insolvenzrechts nach 28 U.S.C. § 1334, des Patent- und Urheberrechts nach 28 U.S.C. § 1338 und des Seerechts (28 U.S.C. § 1333). Unter anderem im Kartellrecht (28 U.S.C. § 1337) und im Bundessteuerrecht (28 U.S.C. § 1340) bestehen konkurrierende Zuständigkeiten. Sehr weite Zuständigkeiten eröffnet 28 U.S.C. § 1331 für alle Klagen, die Bundesgesetze betreffen, wobei sich die Klagen selbst direkt auf Bundesrecht stützen müssen (federal question jurisdiction)[64]. Auf diese Art und Weise soll die einheitliche Auslegung und Anwendung des Bundesrechts sichergestellt werden. Daneben kommt die größte Bedeutung sicherlich der diversity jurisdiction nach 28 U.S.C. § 1332 zu. Diese ist dann gegeben, wenn Kläger und Beklagter entweder Angehörige verschiedener Staaten der USA sind oder Parteien mit unterschiedlichen nationalen Staatsangehörigkeiten am Prozess beteiligt sind. Dabei ist zu beachten, dass ein Rechtsstreit eines US-Bürgers gegen eine ausländische Partei dieses Erfordernis erfüllt, wohingegen ein Rechtsstreit zwischen zwei Ausländern keine diversity-Zuständigkeit begründen kann[65]. Als weiteres

---

[61] Vgl. auch Junker, Discovery, S. 382, der in der jurisdiction eine gerichtsbezogene Sachurteilsvoraussetzung erkennt, die über die bloße „Zuständigkeit" hinausgeht.

[62] Schurtmann/Walter, S.37.

[63] Hök, S.131, m.w.N.

[64] Siehe hierzu schon Louisville & Nashville RR. v. Mottley, 211 U.S. 149 (1908); vgl. auch United Mine Workers v. Gibbs, 383 U.S. 715 (1966).

[65] Vgl. Allendale Mutual Ins. Co v. Bull Data Systems, Inc., 10 F.3d 425, 427 f. (7th Cir. 1993). Bei Kapitalgesellschaften liegt häufig eine „Doppelstaatsbürgerschaft" vor, da sie sowohl dem Staat zugeordnet werden, in dem sie gegründet wurden, als auch dem Staat, in dem sie ihre Hauptniederlassung oder den Schwerpunkt ihrer geschäftlichen Betätigung

Merkmal muss ein Streitwert von mittlerweile $ 75.000 erreicht werden und es darf sich nicht um eine familien- oder erbrechtliche Streitigkeit handeln, für die eine ausschließliche Zuständigkeit der Einzelstaaten besteht[66].
Da außer in den Fällen ausschließlicher Bundeszuständigkeit dem Kläger bei Vorliegen der oben genannten Voraussetzungen ein Wahlrecht hinsichtlich der Bestimmung des Forums zusteht, kann er auch den Weg zum Staatengericht beschreiten. Allerdings ist es dem Beklagten möglich, unter bestimmten Umständen die Verweisung des Rechtsstreits an einen District Court des Bundes gemäß 28 U.S.C. § 1441, § 1446 und § 1447 zu beantragen (removal)[67].
Schließlich bleibt noch die Möglichkeit nach 28 U.S.C. § 1367 eine Bundeszuständigkeit kraft Sachzusammenhangs zu begründen (supplemental jurisdiction)[68].
Im Gegensatz zu anderen verzichtbaren Einreden[69], ist der Mangel fehlender Sachzuständigkeit in jeder Phase des Verfahrens vom Gericht von Amts wegen zu berücksichtigen[70].

(2) Gerichtshoheit über Personen und Gegenstände (personal jurisdiction and jurisdiction in rem)

Neben der Zuständigkeit für den Streitgegenstand setzt die Ausübung der Gerichtsgewalt voraus, dass der Beklagte der Gerichtsbarkeit des mit der Sache befassten Gerichts unterliegt (personal jurisdiction)[71]. Ist dies nicht der Fall, so kann dieser durch rechtzeitige Rüge eine Klageabweisung erreichen (Rule 12 (b) (2) F.R.C.P.).
Seinen Ursprung hat das Zuständigkeitsrecht der USA in einem strengen Territorialprinzip[72], wobei die Reichweite von den einzelnen Bundesstaaten selbst durch Gesetze oder ihr Common Law bestimmt wird. Die Begründung der Gerichtshoheit erfordert allerdings gewisse, von der Rechtsprechung seit 1945 kon-

---

haben. Ist nur einer der beiden Staatsbezüge mit der Staatsbürgerschaft der Gegenpartei identisch, besteht auf diesem Wege keine Zuständigkeit der Bundesgerichte. Hierzu Elsing/Van Alstine, S. 31.

66 Zum Ausschluss im Familien- und Erbrecht vgl. Ankenbrandt v. Richards, 112 S.Ct. 2206, 2215 (1992). Die Betragserhöhung von $ 50.000,- auf $ 75.000,- gilt seit 1997.

67 Dieses Vorgehen ist allerdings dann ausgeschlossen, wenn der Beklagte dem Forumstaat selbst angehört, vgl. 28 U.S.C. § 1441 (b).

68 Die Vorschrift beruht auf dem Judicial Improvements Act von 1990 und umfasst die älteren pendent und ancillary jurisdiction. Vgl. Schack, Einführung, S. 20 f.

69 Verzichtbar sind z.B. die Einreden fehlender örtlicher Zuständigkeit oder fehlerhafter Zustellung.

70 Vgl. Rule 12 (h) (3) F.R.C.P.

71 Dieser Problemkreis wird oftmals unter der Bezeichnung territorial jurisdiction bzw. internationale Zuständigkeit behandelt, vgl. Schack, Einführung, S. 23.

72 Hierzu die Worte von J. Holmes: „The foundation of jurisdiction is physical power." Vgl. auch McDonald v. Mabee, 243 U.S. 90, 91 (1917). Ebenso Schaffer v. Heitner, 433 U.S. 186, 196 ff. (1977).

tinuierlich fortentwickelte Merkmale, so genannte Minimalkontakte des Beklagten zum Gerichtsstand (minimum contacts), die über die reine körperliche Anwesenheit im Staate hinausreichen müssen[73]. Die Gerichtshoheit der Einzelstaaten wird durch das im XIV. Amendment zur Bundesverfassung enthaltene Gebot des due process begrenzt[74]. Der Supreme Court sieht andernfalls wesentliche Grundsätze von Fairness und Gerechtigkeit verletzt[75]. Danach stellt der tatsächliche Aufenthalt einer Person in einem Staate zwar ein gewichtiges Indiz für einen Minimalkontakt dar, ist dieser aber rein zufällig, so reicht er nicht aus[76]. Es werden keine starren Kriterien schematisch durchgeprüft, vielmehr erfolgt eine flexible Zuständigkeitsprüfung, welche die besonderen Umstände des Einzelfalls berücksichtigt[77]. Möglichkeiten, Gerichtshoheit über einen Beklagten zu erhalten, sind beispielsweise:

- domicile des Beklagten im Staat, d.h. permanenter Wohnsitz bzw. Lebensmittelpunkt[78];
- residence, d.h. gewöhnlicher Aufenthalt im Staat[79];
- Gründung einer Gesellschaft bzw. Führung des Hauptgeschäftssitzes im Staat[80];
- wirtschaftliche Betätigung im Forumstaat (doing business)[81];
- ausdrückliche oder konkludente Zustimmung des Beklagten (ausdrückliche Einwilligung[82], Widerklage[83], inhaltliche und rügelose Einlassung auf die Klage[84], Gerichtsstandvereinbarung[85]).

---

73 Zur Kopplung der jurisdiction an due process-Grundsätze vgl. Schaffer v. Heitner, 433 U.S. 186, 212 (1977). Zu beachten ist aber, dass eine Klagezustellung bei schlichter Anwesenheit ausreichen kann für die Zuständigkeitsbegründung (transient jurisdiction), vgl. Burnham v. Superior Court of California, 495 U.S. 604, 608 ff. (1990); Hök, S. 137, m.w.N.; Otte, IPRax 1991, S. 263 ff.; Mössle, S. 210 ff. mit Hinweis auf den Fall, in dem die Zustellung beim Überfliegen des Forumstaates erfolgt. Neuerdings gibt es eine Unterteilung in general und specific (streitbezogene) contacts, die aber ohne weitergehende inhaltliche Bedeutung ist, denn beides kann die Zuständigkeit begründen; zur Klassifizierung Schack, Einführung, S. 26 f.

74 Vgl. Worldwide Volkswagen Corp. et al. v. Woodson, 444 U.S. 286, 292 (1980). Zum „due process of law" allgemein Fleischhauer, S. 94 ff.

75 Vgl. International Shoe Co. v. Washington, 326 U.S. 310, 316 (1945); Burger King Corp. v. Rudewicz, 471 U.S. 462, 472 (1985).

76 Zur Möglichkeit der transient jurisdiction vgl. oben Fn. 73.

77 Vgl. International Shoe Co. v. Washington, 326 U.S. 310, 319 (1945).

78 Milliken v. Meyer 311 U.S. 457, 462 (1940).

79 Schack, Einführung, S. 27.

80 A.a.O.

81 McGee v. International Life Insurance Co., 355 U.S. 220, 222 (1957); International Shoe Co v. Washington, 326 U.S. 310, 319 (1945). Bei Auslegung dieses Merkmals hat sich bisher jedoch noch keine einheitliche Judikatur herausgebildet, die sich systematisieren ließe, vielmehr zeigt sich eine einzelfallbezogene und ergebnisorientierte Handhabung.

82 Hierzu National Equipment Rental v. Szukhent, 375 U.S. 311, 315 (1964).

83 Vgl. Adam v. Saenger, 303 U.S. 59, 67 (1938).

84 James/Hazard, § 2.24, S. 94. Einreden gegen die personal jurisdiction müssen im ersten Schriftsatz des Beklagten erhoben werden, vgl. Rule 12 (h) (1) F.R.C.P.

Daneben haben die meisten Staaten spezielle Gesetze erlassen, so genannte long arm statutes, mit denen sie ihre Gerichtsbarkeit erweitern sowie außerstaatliche und ausländische Personen und Gesellschaften der Gerichtshoheit amerikanischer Gerichte unterwerfen. Diese expliziten und detaillierten Kataloge umfassen in einer Vielzahl der Fälle deliktische Handlungen sowie Geschäfts- und Handelstätigkeiten mit mehr oder weniger engem Bezug zum Forumstaat[86]. Allerdings hat der Supreme Court auch hier eine Einschränkung durch die Forderung von minimum contacts vorgenommen, indem er beispielsweise die bloße Exporttätigkeit von Unternehmen und die Erreichung des amerikanischen Marktes grundsätzlich nicht als ausreichend angesehen hat, um eine Zuständigkeit für den Exporteur zu begründen[87]. Anders verhält es sich aber, wenn der Beklagte im Forumstaat mit der Absicht aktiv ist, dort Gewinne zu erzielen, so dass er auch damit rechnen muss, in diesem Staate vor Gericht gezogen zu werden[88]. Die Abgrenzung mag im Einzelfall recht diffizil sein, wobei eine Verbringungshandlung des Klägers die erforderlichen minimum contacts auf Beklagtenseite jedenfalls nicht ersetzen kann[89].
Mit der Ausformung von minimum contacts will der Supreme Court dem Beklagten einen gewissen Mindestschutz gewähren. Dieser ist aber nur dann schutzwürdig, wenn er nicht selbst die Privilegien und den Schutz des Rechtskreises in Anspruch nimmt[90].
Im Hinblick auf die internationale Zuständigkeit über zwei ausländische Parteien geht der Supreme Court davon aus, dass diese nur mit großer Vorsicht und Zurückhaltung ausgeübt werden soll[91].

Die jurisdiction eines erstinstanzlichen Bundesgerichts beurteilt sich nach dem Recht des Einzelstaates, in welchem es seinen Sitz hat[92] und wird ebenso nach dem Gebot von due process begrenzt[93].

---

85 National Equipment Rental, Ltd. v. Szukhent, 375 U.S. 311, 315 (1964); James/Hazard, § 2.23, S. 93; vorausgesetzt aber, es besteht eine angemessene Beziehung zu dem Bundesstaat, in dem das Gericht seinen Sitz hat.

86 Zumeist reicht es aus, wenn die Handlung Auswirkungen im Forumstaat hat. Vgl. die Rechtsprechungsübersichten bei Lange/Black, S. 43 f. sowie Hök, S. 136 f.

87 Vgl. Worldwide Volkswagen Corp. v. Woodson, 444 U.S. 286 (1980).

88 A.a.O.; Hanson v. Denckla, 357 U.S. 235, 253 (1958).

89 Worldwide Volkswagen Corp. v. Woodson, 444 U.S. 286, 298 (1980). In einer neuerlichen Entscheidung eines U.S. Court of Appeals wurde für eine Schadensersatzklage wegen eines beleidigenden Zeitungsartikels die Zuständigkeit des Gerichts bejaht, obwohl weniger als 1% der Auflage in dem fraglichen Gerichtsbezirk verteilt wurde. Nach Einschätzung des Gerichts war es dem Herausgeber bewusst, dass der beleidigende Inhalt des Artikels auch in dem einige hundert Kilometer vom Hauptverteilungsgebiet entfernten Ort Wirkung zeitigen würde, so dass es ihm auch zuzumuten sei, sich der Klage vor diesem Gericht zu stellen, vgl. Gordy v. Daily News L.P., 95 F.3d 829 (9th Cir. 1996).

90 Vgl. Hök, S. 135.

91 Siehe hierzu Asahi Metal Industry Co. Ltd. v. Superior Court of California, Solano County, 480 U.S. 102, 115 (1987); zur personal jurisdiction über ausländische Firmen vgl. Lejeune, RIW 1998, S. 8 ff.

Die Begründung der Zuständigkeit über die oben charakterisierte in personam jurisdiction, die originär über die Person des Beklagten erfolgt, liegt wegen ihrer recht weiten Ausgestaltung nahe, zumal sie für den Kläger den Vorteil bietet, dass er später in das gesamte Vermögen des Beklagten vollstrecken kann. Daneben verbleiben aber noch zwei weitere Formen der Zuständigkeitsbegründung: in rem jurisdiction und quasi in rem jurisdiction. Hierbei wird zunächst das Vermögen erfasst und erst im zweiten Schritt die Gerichtsgewalt über den Beklagten hergestellt. Die in rem jurisdiction beruht auf der Belegenheit einer Sache. Der Kläger kann die Zuständigkeit eines Gerichts unabhängig von der personal jurisdiction über den Beklagten allein dadurch erreichen, dass sich die streitbefangene Sache, gleich ob bewegliches oder unbewegliches Vermögen, im Forumstaat befindet. Bei Klagen quasi in rem muss es sich bei dem im Forumstaat belegenen Vermögen des Beklagten nicht um die streitbefangene Sache selbst handeln. Es genügt die Beschlagnahme des betreffenden Vermögensgegenstandes, durch die eine Zuständigkeit begründet wird, wobei eine spätere Vollstreckung auf dieses Vermögen beschränkt bleibt[94].

(3) Die örtliche Zuständigkeit (venue)

Schließlich muss die örtliche Zuständigkeit des Gerichts gegeben sein. Diese bestimmt sich für die Bundesgerichte nach 28 U.S.C. § 1391. Grundsätzlich wird dabei auf den Wohnsitz des Beklagten oder den Ort der Entstehung des Anspruchs abgestellt[95]. Daneben existieren aber eine Reihe weiterer Tatbestände, die regeln, an welchem Gerichtsort das Verfahren stattfinden kann[96]. Diese reichen vom Ort des Antreffens des Beklagten bis hin zum Ort der Klageerhebung, sofern keine vorrangigen Regelungen eingreifen[97]. Nach 28 U.S.C. § 1391 (d) können Ausländer in jedem district verklagt werden. Um keinen Rügeausschluss zu riskieren, muss der Beklagte etwaige Mängel der örtlichen Zuständigkeit umgehend rügen[98].

---

92 Vgl. Rule 4 (k) (1) (A) F.R.C.P.; Lakeside Bridge & Steel Co. v. Mountain State Constr. Co., Inc., 597 F.2d 596, 598 (7th Cir. 1979).

93 Die Grundlage findet sich im V. Amendment zur Bundesverfassung.

94 Siehe Scoles/Hay, §§ 6, 7.1, S. 224 ff., 234 ff., wonach die für personal jurisdiction verlangten Minimalkontakte in Fällen von in rem jurisdiction und quasi in rem jurisdiction ebenfalls vorhanden sein müssen. Gleichwohl haben diese Zuständigkeitsregelungen besondere Bedeutung für das Familienrecht, soweit es Statussachen ("res") betrifft.

95 Vgl. 28 U.S.C. § 1391 (a), (b); Friedman v. Revenue Management of New York, Inc., 38 F.3d 668, 671 ff. (2nd Cir. 1994).

96 Hintergrund ist die Überlegung, dass der Beklagte vor einem „unfair or inconvenient place of trial" geschützt werden soll, vgl. Campbell/Campbell/Towner, S. 724; Leroy v. Great Western United Corp., 443 U.S. 173, 183 f. (1979).

97 Campbell/Campbell/Towner, S. 724 f.

98 Vgl. 28 U.S.C. § 1406 (b).

(4) Einschränkung über die Lehre vom forum non conveniens

Als Gegenpol zur ausufernden Zuständigkeit amerikanischer Gerichte steht die Möglichkeit des Gerichts, trotz formaler Zuständigkeitsbegründung nach eigenem Ermessen in „ungeeigneten"[99] Fällen die Annahme der Zuständigkeit zu verweigern[100]. Diese Lehre vom forum non conveniens ist seit der Leitentscheidung des Supreme Court in Gulf Oil v. Gilbert[101] im Verhältnis zum Ausland allgemein anerkannt. Sie ermöglicht dem Beklagten in Fällen, in denen das angerufene Gericht offensichtlich ungeeignet (seriously inconvenient) erscheint und Rechtsschutz über ein anderes Forum besser gewährt werden kann, eine Abweisung der Klage vor dem zunächst angerufenen Gericht zu erreichen. Eine Korrektur der ursprünglichen Gerichtswahl des Klägers soll jedoch nicht nach Belieben erfolgen. Vielmehr ist die Gerichtswahl des Klägers grundsätzlich anzuerkennen, wenn nicht die Unannehmlichkeiten für den Beklagten stark überwiegen[102]. In die Prüfung des Gerichts, wann es selbst zur Entscheidung ungeeignet ist, sollen Erwägungen einfließen, die den Schutz des Beklagten und die Erzielung eines gerechten Prozessergebnisses sowie öffentliche und staatliche Interessen berücksichtigen. Hierzu gehören die Nähe von Beweismitteln, die unterschiedliche Verteidigungslast des Beklagten bei verschiedenen Gerichten und die Vollstreckbarkeit des Urteils ebenso, wie die Arbeitsbelastung des angerufenen Gerichts und die entstehende Kostenlast für die amerikanische Gesellschaft[103]. Bei dieser Abwägung soll jedoch unberücksichtigt bleiben, dass am gewählten Forum mehr oder weniger günstiges Recht für die Parteien Anwendung findet[104]. Zweck dieser Doktrin ist eigentlich das forum shopping zu verhindern[105]. Tatsächlich gibt die Lehre vom forum non conveniens den Gerichten das Instrument an die Hand, ausländische Kläger abzuweisen und somit offen Rechtspolitik zum Wohle einheimischer Personen und Unternehmen zu betreiben, indem sie diese vor den eigenen harten Vorschriften des materiellen Rechts und des Prozessrechts schützen und ihnen so Wettbewerbsvorteile sichern[106]. Dies gilt sogar bei durchgeführter Prorogation der Parteien[107]. Auf der anderen Seite bleibt es die Ausnahme, dass amerikanische Kläger auf eine Klage im Aus-

---

99 Bei der Beurteilung dessen, was „ungeeignet" ist, steht den Gerichten ein großer Spielraum zu, der genügend Raum für rechts- und wirtschaftspolitische Gestaltungsmöglichkeiten lässt.

100 Vgl. American Dredging Co. v. Miller, 510 U.S. 443, 447 ff. (1994); Piper Aircraft v. Reyno, 454 U.S. 235 (1981). Vgl. hierzu auch allgemein Dorsel, S. 23 ff.

101 Gulf Oil v. Gilbert, 330 U.S. 501 (1947).

102 A.a.O.

103 A.a.O., S. 508 f.; James/Hazard, § 2.31, S. 105 ff.

104 Piper Aircraft v. Reyno, 454 U.S. 235, 245 (1981).

105 Vgl. auch In re Pan Am Corp., 16 F.3d 513 (2nd Cir. 1994).

106 Vgl. hierzu Piper Aircraft v. Reyno, 454 U.S. 235, 251 ff. (1981); dem Spielraum kommt besondere Relevanz in Wirtschafts- und Kartellstreitigkeiten zu.

107 Schack, Einführung, S. 35.

land verwiesen werden[108]. Mittlerweile haben sich allerdings schon gesetzliche Regelungen in den Einzelstaaten herausgebildet, wonach eine Abweisung der Klage nach dieser Theorie verboten ist, da der vordergründige Wettbewerbsvorteil die Gefahr langfristiger Standortnachteile mit sich bringt[109].
Festzuhalten bleibt jedenfalls, dass die Lehre vom forum non conveniens für ausländische Kläger in den USA die Gefahr birgt, auf diesem Wege mit ihrer Klage abgewiesen zu werden und im Ergebnis keine discovery-Maßnahmen durchführen zu können.

c. Zustellung

Nach Anhängigmachung der Klage beim zuständigen Gericht bedarf es der Zustellung von Ladung und Klageschrift beim Beklagten nach Rule 4 F.R.C.P. (service of summons and complaint). Damit wird dieser von der Klageerhebung in Kenntnis gesetzt und erhält gleichzeitig die Möglichkeit zur Verteidigung. Der Beklagte bekommt neben einer Kopie der Klageschrift ein Gerichtsformular ausgehändigt, das die Angabe des Gerichts, der Parteien, der Frist zur Klageerwiderung sowie eine Belehrung über die Folgen einer Fristversäumnis enthält[110]. Die Zustellung erfolgt dabei grundsätzlich im Parteibetrieb[111], wobei sie persönlich[112], postalisch oder in Ersatzzustellungsformen durchgeführt werden kann. Das Gebot von due process fordert für die Art und Weise der Zustellung, dass die Methode gewählt wird, die es dem Beklagten auf sicherstem Wege ermöglicht, seine Rechte zu wahren[113]. Der Supreme Court hat klargestellt, dass bei namentlicher Kenntnis der Beklagten eine Veröffentlichung in einer Zeitung für die Zustellung nicht ausreicht, falls eine persönliche Zustellung für den Kläger möglich ist[114]. Ist der Beklagte nicht in dem Bundesstaat auffindbar, in dem sich das Forum befindet, so kann die Zustellung auch außerhalb erfolgen[115], wenn das Recht des Forumstaates eine solche bundesweite Zustellung (nationwide

---

108 Born/Westin, S. 287.

109 So das Beispiel New York; vgl. Jayme/Nicolaus, IPRax 1987, S. 131 ff.; Veltins, RIW 1985, S. 12 (13).

110 Ebenfalls sind Übersetzungen von wichtigen Dokumenten in nicht-englischer Sprache beizufügen, vgl. Teknekron Management, Inc. v. Quante Fernmeldetechnik GmbH, 115 F.R.D. 175, 176 (D. Nev. 1987).

111 Vgl. Rule 4 (c) F.R.C.P.

112 Oftmals werden professionelle Process Servers eingesetzt, die den Beklagten aufspüren und die Zustellung dann vornehmen, vgl. Tuerkheimer, 72 Colum. L. Rev. 847 (1972).

113 Mullane v. Central Hanover Bank & Trust Co., 339 U.S. 306, 314 (1950); Greene v. Lindsey, 456 U.S. 444, 455 (1982).

114 A.a.O.

115 Vgl. Rule 4 (e) F.R.C.P.; Rule 4 (k) (1) (B) F.R.C.P. bestimmt eine „100-miles-bulge“-Zone, die unter bestimmten Voraussetzungen eine Zustellung im Umkreis von 100 Meilen um den Staat herum erlaubt, in dem das Forum seinen Sitz hat.

service of process)[116] gestattet; Letzteres ist vielfach der Fall. Es existieren eine Reihe von long arm statutes in den Einzelstaaten, welche die Fälle einer bundesweiten Zustellung regeln. Werden die einschlägigen Vorschriften nicht ordnungsgemäß eingehalten, wird auf rechtzeitige Rüge[117] des Beklagten die Klage abgewiesen. Dies geschieht im Gegensatz zum deutschen Recht mit Rechtskrafterstreckung auf den gesamten Streitgegenstand[118], so dass die Zustellung von besonderer Relevanz ist.
Probleme treten dann auf, wenn eine Zustellung innerhalb der USA nicht möglich ist, weil sich beispielsweise keine zustellungsberechtigte Person im Inland ermitteln lässt. Es bedarf in diesen Fällen einer grenzüberschreitenden Zustellung im Ausland, die in Rule 4 (f) F.R.C.P. geregelt ist. Diese Vorschrift nimmt nunmehr in besonderem Maße auf ausländische Souveränitätsvorstellungen Rücksicht und statuiert den Vorrang zwischenstaatlicher Vereinbarungen, was zu einer Erhöhung der Rechssicherheit im deutsch-amerikanischen Rechtsverkehr beiträgt. Im Verhältnis zwischen den Vereinigten Staaten und der Bundesrepublik gilt hierbei das Haager Übereinkommen über die Zustellung gerichtlicher und außergerichtlicher Schriftstücke im Ausland in Zivil- und Handelssachen vom 15. November 1965 (HZÜ)[119]. Diesem Staatsvertrag wird, im Gegensatz zum HBÜ[120], auch von amerikanischer Seite der Vorrang vor dem rein innerstaatlichen Recht eingeräumt[121]. Nach dem HZÜ ist eine direkte Zustellung per Post in Deutschland jedoch ausgeschlossen[122], die Zustellung hat nach Art. 2 ff. HZÜ über die Justizministerien der Länder als zentrale Behörden zu erfolgen[123]. Ist eine Zustellung im Ausland, die im Verhältnis zwischen den Vertragsstaaten zwingend nach dem HZÜ erfolgen muss[124], fehlerhaft, so kann diese in Deutschland auch nicht dadurch geheilt werden, dass ein Zugang beim Beklagten tatsächlich erfolgt ist[125]. Ein auf der fehlerhaften Zustellung ergangenes amerikanisches Urteil wird demnach unter den Voraussetzungen des § 328 I Nr. 2 ZPO in Deutschland nicht anerkannt. Eine Anwendung des HZÜ scheidet aller-

---

[116] Vereinzelt ist dies auch durch bundesrechtliche Vorschriften gestattet.

[117] Vgl. Rule 12 (h) (1) F.R.C.P.

[118] Rule 12 (b) (4) und (5) F.R.C.P.

[119] BGBl. 1977 II, S. 1452, 1472; in Kraft zwischen Deutschland und den USA seit dem 26. Juni 1979, vgl. BGBl. 1979 II, S. 779.

[120] Vgl. unten § 2 II 2 e; jedoch beruht die Behandlung der Abkommen im Grunde auf vergleichbaren Überlegungen, siehe a.a.O.

[121] Volkswagenwerk Aktiengesellschaft v. Schlunk, 486 U.S. 694, 705 (1988); vgl. auch Art. 1 HZÜ.

[122] In § 6 S. 2 des Ausführungsgesetzes zum HBÜ und HZÜ vom 22. Dez. 1977 (BGBl. 1977 I, S. 3105) hat Deutschland eine direkte Zustellung verboten.

[123] Hierzu Pfeil-Kammerer, S. 85 ff. Erforderlich ist eine Übersetzung in die deutsche Sprache, vgl. BGH vom 29. Apr. 1999 in RIW 1999, S. 698 (702).

[124] Vgl. Junker, Discovery als Herausforderung, S. 103 (117).

[125] In dieser Weise BGH, Beschluss vom 2. Dez. 1992 in BGHZ 120, 305 (311 f.); bestätigt in BGH vom 29. Apr. 1999 in RIW 1999, S. 698 (702); ablehnend Jayme, IPRax 1997, S. 195; für eine großzügige Anwendung des § 187 ZPO auch Pfeiffer, Internat. Zusammenarbeit, S. 77 (87).

dings in den Fällen aus, in denen eine Zustellung an Ausländer im Inland bewirkt wird[126]. Dies kann insbesondere bei Unternehmen auf vielfältige Art und Weise geschehen, denn es genügt die Zustellung an eine empfangsberechtigte Person. Neben den ausdrücklich bestellten Zustellungsbevollmächtigten von Handelsunternehmen[127] sehen amerikanische Gerichte auch die Zustellung an Tochterunternehmen als Substitut für die Zustellung an eine Muttergesellschaft als ausreichend an[128]. Eine legitime Umgehung der Zustellungsvorschriften des HZÜ bleibt daher oftmals möglich. Dies gilt auch für eine weitere Regelung, Rule 4 (d) F.R.C.P.. Aufgrund dieser Neuregelung kann der Beklagte nach Aufforderung des Klägers auf eine förmliche Zustellung verzichten. Damit der Beklagte dem nachkommt, wird ihm einerseits eine längere Klageerwiderungsfrist versprochen und andererseits im Falle einer Ablehnung mit der Auferlegung sämtlicher Zustellungskosten gedroht. Da ein Beklagter außerhalb der USA jedoch von der Sanktionsandrohung ausgenommen ist und ihm von vornherein längere Erwiderungsfristen zustehen[129], wird ein Verzicht in diesem Falle nicht vorteilhaft sein.

Nach Rule 4 (k) F.R.C.P. kann die Zustellung in Einzelfällen die jurisdiction auch erst begründen[130]. Dabei reicht es aus, dass eine die Bundesgerichtshoheit begründende Zustellung irgendwo im Hoheitsgebiet der USA erfolgt, unabhängig von dem Staat, in dem das Bundesdistriktgericht seinen Sitz hat[131]. Rule 4 (k) (2) F.R.C.P. bestimmt neuerdings, dass für die minimum contacts in bundesrechtlichen Streitigkeiten Kontakte zum Gerichtsort selbst nicht nötig sind, sondern eine Summierung gewisser nationaler Kontakte ausreicht.

Der Schutz deutscher Parteien vor fehlerhaften Zustellungen erfolgt zum einen über eine fristgerechte Rüge beim amerikanischen Prozessgericht[132], zum anderen über die Verweigerung der Anerkennung dennoch ergangener US-Versäumnisurteile in Deutschland aufgrund § 328 I Nr. 2 ZPO[133]. Da allerdings in den USA die Wirksamkeit der Zustellung nicht von Amts wegen geprüft wird, kann dort ein Urteil ergehen, das auch zur Vollstreckung in das in den Vereinigten Staaten belegene Vermögen führen kann.

---

[126] BGH vom 24. Sep. 1986 in WM 1986, S. 1444 (1445); OLG München vom 30. Dez. 1986 in IPRax 1988, S. 163 (164); Junker, a.a.O.; vgl. auch Fleischhauer, S. 111 ff.

[127] Schack, Einführung, S. 38. Probleme ergeben sich bei leitenden Personen, soweit sich diese nur privat und vorübergehend in den USA aufhalten, siehe Rempp/Lienemeyer, ZVglRWiss 94 (1995) S. 383 (391).

[128] Volkswagen Aktiengesellschaft v. Schlunk, 486 U.S. 694, 707 (1988); vgl. auch Rule 4 (h) (1) F.R.C.P.

[129] Vgl. Committee Notes, 146 F.R.D. 562 (1993).

[130] Vgl. oben Fn. 73 zur sog. transient rule.

[131] Born/Vollmer, 150 F.R.D. 221, 224 ff. (1994); Rempp/Lienemeyer, a.a.O.

[132] Siehe Junker, IPRax 1986, S. 197 (207).

[133] Vgl. BGH, Beschluss vom 2. Dez. 1992 in NJW 1993, S. 598 (600).

d. Das Problem anderweitiger (doppelter) Rechtshängigkeit nach deutschem und nach amerikanischem Recht

Im Hinblick auf die gewählte Fragestellung interessiert eine Analyse des Verhaltens amerikanischer Gerichte bei Rechtshängigkeit (pendency) parallel verlaufender Verfahren vor anderen Gerichten, die denselben Streitgegenstand betreffen. Denn neben der bereits angesprochenen umfangreichen Beweisgewinnung durch discovery-Methoden in den USA lassen sich weitere gute Gründe für die Vorteilhaftigkeit von internationalen Doppelprozessen finden. Zu möglichen unterschiedlichen prozessualen Vorschriften können auch divergierende materiellrechtliche Regelungen hinzutreten, welche auf den Prozessausgang wesentlichen Einfluss haben. Eine Intention kann auch ein formaler Rollentausch von Kläger- und Beklagtenstellung sein, mit allen daran anknüpfenden Folgewirkungen. Schließlich erscheint eine neuerliche Klageerhebung im Heimatstaat des Beklagten dann sinnvoll, wenn dort so genannte blocking statutes existieren, also solche Gesetze, die Inländern verbieten in Verfahren vor ausländischen Gerichten bestimmte Informationen preiszugeben[134]. Zwar ist nicht sicher, ob die Informationen dann auf jeden Fall erlangt werden, doch scheint dies zumindest wahrscheinlicher, da insbesondere eine Geheimhaltung im Heimatland eher gewährleistet ist, das dortige Gericht diese effektiver überwachen kann und es daher eine Preisgabe in der Regel auch verlangen wird.

Grundsätzlich ist zu unterscheiden zwischen einer Mehrzahl von Verfahren in ein und demselben Land und Klageerhebungen in verschiedenen Ländern.

Zunächst gilt es festzuhalten, dass in den Vereinigten Staaten keine vergleichbare Regelung zu der des § 261 III Nr. 1 ZPO existiert. Aufgrund dieser Norm ist vor einem deutschen Gericht eine später rechtshängig gewordene Klage von Amts wegen als unzulässig abzuweisen, wenn sie denselben Streitgegenstand zum Inhalt hat, wie eine zuvor bei einem anderen deutschen Gericht rechtshängig gemachte Klage[135]. So wie sich die meisten Probleme bei einer Verfahrensdopplung ohne Auslandsberührung nicht stellen, ist auch der Anreiz für die Parteien erst bei internationalen Doppelprozessen vorhanden, mit der Einleitung eines zweiten Verfahrens in einem anderen Staat den Rechtsstreit vor ein Forum mit vorteilhafterer Rechtsordnung zu bringen. Daher kommt der Lösung des viel diskutierten und äußerst umstrittenen Problems, wie eine ausländische Rechtshängigkeit[136] zu behandeln ist, oft weitaus größere Bedeutung zu. Tritt das deutsche zu einem bereits rechtshängigen ausländischen Verfahren in Konkurrenz, so kommt nach der Rechtsprechung des BGH wegen der auf Anhieb nur schwer-

---

[134] Zu sog. blocking statutes vgl. Stiefel/Petzinger, RIW 1983, S. 242 f.

[135] BGH vom 10. Okt. 1985 in NJW 1986, S. 2195; Thomas/Putzo, § 261 Rdnr.15.

[136] Die Frage, zu welchem Zeitpunkt Rechtshängigkeit des ausländischen Verfahrens eintritt, richtet sich nach Ansicht der deutschen Rechtsprechung nach der lex fori des dortigen Gerichts. Dagegen wollen Krause-Ablass/Bastuck, FS Stiefel, S. 445 (449 m.w.N.) die Voraussetzungen der Rechtshängigkeit sowohl nach ausländischer lex fori wie auch nach deutschem Prozessrecht erfüllt sehen.

lich abschließend zu beurteilenden Anerkennungsproblematik entsprechend § 148 ZPO zumindest eine Aussetzung des Verfahrens in Betracht[137]. Für diese Lösung eines solchen nicht direkt im Gesetz geregelten Falles spricht, dass damit einander widersprechende Entscheidungen vermieden werden können und gleichzeitig ein Beitrag zu einer geordneten internationalen Rechtspflege geleistet wird, indem ausländische und inländische Gerichtstätigkeit grundsätzlich als gleichwertig betrachtet werden. Zudem wird auf diese Weise der Regelung des § 328 ZPO Rechnung getragen[138], da die Einrede ausländischer Rechtshängigkeit die Vorstufe zum ne bis in idem der materiellen Rechtskraft bildet[139]. Bei einer unterschiedlichen Berücksichtigung von Rechtskraft und Rechtshängigkeit, insbesondere bei Ignorieren Letzterer bestünde die Gefahr, dass ein Wettlauf um das schnellste Endurteil stattfindet[140]. Einer gänzlichen Ablehnung der Berücksichtigung ausländischer Rechtshängigkeit in den Fällen fehlender staatsvertraglicher Regelungen, wie sie teilweise vertreten wird[141], kann daher keinesfalls zugestimmt werden. Da es keine Möglichkeit gibt, bei einem zukünftig ergehenden ausländischen Urteil mit derselben Sicherheit wie bei inländischen Verfahren eine Anerkennungsprognose abzugeben, ist eine analoge Anwendung des § 261 III Nr. 1 ZPO auf die Einrede ausländischer Rechtshängigkeit nicht möglich[142]. Generell sollte aber von einer positiven Anerkennungsprognose ausgegangen werden, solange keine entgegenstehenden Tatsachen bekannt sind[143]. Jedenfalls bietet die analoge Anwendung des § 148 ZPO eine sachgerechte Möglichkeit, auf diese Unsicherheit zu reagieren.

Die USA kennen dagegen in beiden Fällen kein zwingendes Prozesshindernis[144]. Der Einwand doppelter Rechtshängigkeit wird von amerikanischen Gerichten auf unterschiedliche Art und Weise behandelt, wobei die anderweitige Rechtshängigkeit grundsätzlich keinen Grund für die Abweisung einer zweiten Klage darstellt, sondern erst die Existenz eines anerkennungsfähigen Urteils dem neuen

---

137 BGH vom 10. Okt. 1985 in NJW 1986, S. 2195; Geimer, NJW 1984, S. 527 ff.; Dohm, S. 278 f.; Schack, IZVR, S. 300 f., Rdnr. 763 ff.; zweifelnd Linke, IPRax 1994, S. 17; Rauscher, IPRax 1994, S. 188 (190 f.); Stein/Jonas/Roth, § 148 Rdnr. 143.

138 Erstrecken sich gemäß § 328 ZPO die Wirkungen eines ausländischen rechtskräftigen Urteils auf das Inland, kann das deutsche Gericht kein abweichendes Urteil über denselben Streitgegenstand zwischen denselben Parteien verkünden. Zur umstrittenen Frage, wie dieses feststehende Ergebnis umzusetzen ist, vgl. Dohm, S. 239, Fn. 15.

139 Habscheid, RabelsZ 31 (1967), S. 254 (255); Hauser, JR 1988, S. 24 (25).

140 Schack, IZVR, S. 293, Rdnr. 747.

141 Vgl. Schütze, IZPR, S. 177 ff.; ders., ZZP 104 (1991), S. 136; dieser weist insbesondere auf die positivrechtlich geregelten Fälle der §§ 328, 261 III ZPO und des § 738a HGB hin und möchte deswegen für die bestehende Lücke einer ausländischen Rechtshängigkeit eine Erfassung verbietet.

142 So im Ergebnis Geimer, IZPR, S. 680 ff., Rdnr. 2712, 2722; Rauscher, IPRax 1994, S. 188 (190 f.).

143 Habscheid, RabelsZ 31 (1967), S. 254 (265 f.); Schack, IZVR, S. 296, Rdnr. 755.

144 Vgl. Krause-Ablass/Bastuck, FS Stiefel, S. 455 ff.

Prozess mit Bestimmtheit ein Ende setzt[145]. Allerdings stehen auch hier Mittel zur Verfügung, einer Verfahrensverdoppelung entgegenzuwirken, die allesamt im Ermessen des Gerichts stehen. Ist das zweite Verfahren in demselben Bundesstaat rechtshängig geworden, so kann dieses eingestellt werden (abatement), was gewöhnlich auch geschieht[146]. Handelt es sich um Verfahren in zwei unterschiedlichen Bundesstaaten der USA oder um ein im Ausland parallel verlaufendes Verfahren, steht es im Ermessen des Gerichts das neue Verfahren auszusetzen[147]. Hierbei spielen Erwägungen der Prozessökonomie und der Gewährung effektiven Rechtsschutzes (substantial justice) eine Rolle[148]. Das dem Gericht zur Verfügung stehende Instrumentarium reicht von einer Einstellung in Form eines abatement über die Zuständigkeitsverweigerung nach der Lehre vom forum non conveniens[149], bis hin zur Aussetzungsmöglichkeit eines Bundesgerichts, um die bindende Entscheidung eines Staatengerichts abzuwarten (federal abstention)[150]. Schließlich kann auch einer Partei untersagt werden, das anderweitige Verfahren weiter fortzuführen (antisuit injunction)[151].
Ist bereits in Deutschland ein Parallelverfahren anhängig, so werden amerikanische Gerichte ein erneutes Verfahren aber nur dann entsprechend dem Prioritätsprinzip einstellen, wenn die Interessen amerikanischer Beteiligter in vollem Umfang sichergestellt sind. Existieren hingegen sowohl in prozessualer wie auch in materiellrechtlicher Hinsicht beachtliche Divergenzen in den Rechtsordnungen, was im Verhältnis der USA zur Bundesrepublik grundsätzlich der Fall ist, wird das Verfahren in den USA kaum ausgesetzt werden[152]. Es ist daher Vorsicht geboten, wenn man das amerikanische Vorgehen auf eine Ebene mit dem deutschen Rechtshängigkeitskonzept hebt und ähnliche Erwägungen unterstellt[153]. Amerikanische Gerichte werden die Interessen eigener Staatsangehöriger zumeist in den Vordergrund stellen und nicht zuletzt auf diesen Aspekt ihre Entscheidung gründen. Die rechts- und wirtschaftspolitische Einflussnahmemöglichkeit in diesem Bereich ist dabei offenkundig gegeben; ihrer wird sich die Justiz in den Vereinigten Staaten auch nicht freiwillig entledigen.
Für die aufgeworfene Fragestellung ergibt sich damit als Ergebnis, dass es einer deutschen Partei durchaus möglich ist, ein Verfahren in den USA parallel zu einem solchen in Deutschland anzustreben, um sich die discovery zunutze zu machen. Dies gilt auch gerade dann, wenn gar kein Endurteil in den USA beabsich-

---

145 A.a.O.; Heidenberger, Deutsche Parteien, S. 84.
146 Shore v. U.S., 282 F. 857 (7th Cir. 1922).
147 Rodgers v. U.S. Steel Corp., 508 F.2d 152 (3rd Cir. 1975).
148 Vgl. Heidenberger, a.a.O.
149 Schack, Einführung, S. 41.
150 Railroad Commission of Texas v. Pullmann Co., 312 U.S. 496, 500 f. (1941); Friedman, 88 Mich. L. Rev. 530, 535 (1989).
151 Vgl. Chick Kam Choo v. Exxon Corp., 486 U.S. 140 (1988); Baer, 37 Stan. L. Rev. 155 ff. (1984). Vgl. hierzu nachfolgend § 2 II 1 e sowie Baum, S. 185 (186) mit dem Hinweis auf eine insgesamt durchaus schwankende amerikanische Rechtsprechung.
152 Siehe Lange/Black, S. 57.
153 So aber Lange/Black, S. 56 f.

tigt ist, sondern der Prozess und damit die discovery einzig und allein der Informationsgewinnung dienen soll. Im umgekehrten Fall einer zeitlich dem US-Verfahrensbeginn nachfolgenden Klageerhebung in Deutschland wird das hiesige Verfahren zwar sogleich ausgesetzt, der Prozess kann aber nach Beendigung der ausländischen Rechtshängigkeit fortgeführt werden[154]. Nur falls das ausländische Verfahren mit einem anerkennungsfähigen Urteilsspruch endet, ist die Klage sodann im deutschen Doppelprozess als unzulässig abzuweisen[155]. Zu beachten ist aber stets, dass es sich um Prozesse zwischen denselben Parteien handeln muss, die denselben Streitgegenstand beinhalten. Ist dies nicht der Fall, steht einer ungehinderten Prozessführung nichts im Wege.

e. Abwehrklagen gegen die Prozessführung in den USA?

In gleichem Maße wie eine Seite ein Interesse daran hat, in den USA eine Klage zu erheben, um von dem Beklagten oder von Dritten Informationen zu erhalten, ist der Beklagte gewöhnlich daran interessiert, eine solche Klage abzuwenden und damit insbesondere discovery-Maßnahmen abzuwehren. Da als Folge einer zulässigen und begründeten Abwehrklage unter Umständen bereits die Prozesseinleitung in den USA unterbleiben bzw. eine schon anhängige Klage zurückgenommen werden würde, soll dieser Problemkreis in direkter Anknüpfung an die Behandlung doppelter Rechtshängigkeit erörtert werden. Dies geschieht unter Beachtung der Tatsache, dass mangels einschlägiger staatsvertraglicher Regelungen im Verhältnis zu den USA sich die Beantwortung nach deutschem Zivilprozessrecht als der lex fori der mit etwaigen Abwehrklagen befassten deutschen Gerichte richtet.

Parallele Abwehrklagen vor heimischen Gerichten im Zusammenhang mit Auslandsklagen sind international zwar kein neues Phänomen[156], allerdings fehlt es in Deutschland bisher weitestgehend an entsprechenden Entscheidungen im Zusammenhang mit einer Prozessführung in den USA. Dabei soll an dieser Stelle

[154] BGH vom 24. Jan. 1989 in NJW 1989, S. 1729 (1730); MünchKommZPO/Peters, § 148 Rdnr. 19; Zöller/Greger, § 148 Rdnr. 8. Ausnahmsweise wird das Gericht den Prozess trotz fortbestehender ausländischer Rechtshängigkeit fortführen, wenn nämlich die Rechtshängigkeitssperre so lange andauert, dass der grundrechtlich abgesicherte Justizgewährungsanspruch des Klägers vor dem deutschen Gericht verletzt wird. Vgl. hierzu Dohm, S. 305.

[155] Siehe Dohm, S. 308.

[156] In der Literatur findet sich zumeist der Hinweis auf einen spektakulären Fall im Zusammenhang mit der Fluglinie Laker Airways Anfang der Achtziger Jahre, bei dem englische und amerikanische Gerichte abwechselnd Abwehrklagen, so genannten antisuit injunctions bzw. transnational injunctions, der Beteiligten stattgaben, vgl. Friedman, 11 Brooklyn J. Int. L. 181 (1985).

unterschieden werden[157] zwischen dem Beklagten eines US-Verfahrens, der sich gegen das Verfahren als solches wehrt, und jenem, der sich gegen eine konkrete Beweiserhebung im Rahmen der discovery bei einer dritten Beweisperson wendet[158].

Adressat eines gerichtlichen Verbots kann in jedem Fall nur die jeweilige natürliche Person sein, nicht das ausländische Gericht, da ein solcher unmittelbarer Eingriff völkerrechtswidrig wäre[159]. Im Hinblick auf eine Klage auf Unterlassung der Prozessführung im Ausland ist zunächst festzuhalten, dass kein allgemeines Recht besteht, nicht vor einem ausländischen Forum verklagt zu werden[160]. Es bedarf folglich einer gesonderten Anspruchsgrundlage. In Betracht kommen vertragliche Absprachen, die bezüglich eines solchen Inhalts aber nur recht selten anzutreffen sein werden[161], sowie in Ausnahmefällen bei rechtsmissbräuchlichem Parteiverhalten die Norm des § 826 BGB[162]. Doch wird man auch in diesen Fällen richtigerweise nicht vom Erfolg einer Abwehrklage nach deutschem Recht ausgehen können. Schließlich handelt derjenige, der eine nach ausländischem Recht gegebene Zuständigkeit ausnutzt, nicht rechtswidrig[163].

Selbst bei Unzuständigkeit des ausländischen Gerichts ist der Weg über andere Schutzmechanismen, die dem Betroffenen ausreichend Schutz bieten, vorrangig und gleichsam ausreichend. So genügt es vollkommen, den Beklagten auf Rechtsmittel im Rahmen dieses Verfahrens zu verweisen, in den USA namentlich auf die Möglichkeit einer Zuständigkeitsrüge bzw. den Einwand des forum non conveniens. Regelmäßige Folge einer ausländischen Entscheidung, die von einem nach inländischer Auffassung unzuständigen Gericht erlassen wurde, ist die Versagung der Anerkennung des Urteils[164]. Die weiteren Auswirkungen erstrecken sich darüber hinaus auch zusätzlich auf im Rahmen dieses Verfahrens hervorgebrachte Informationen und Beweismittel, die in Deutschland unter Umständen dann einem Beweisverwertungsverbot unterworfen werden[165]. Rechtstechnisch wird dieses Ergebnis nach verbreiteter Ansicht, unabhängig von Fra-

---

157 Außen vor soll hingegen die Möglichkeit einer negativen Feststellungsklage vor einem einheimischen Gericht bleiben. Dieser Komplex betrifft auch eher die Frage doppelter Rechtshängigkeit. Zu den Problemen im Einzelnen Baum, S. 185 (198 ff.). Bezweckt wird durch die Schaffung einer inländischen Rechtshängigkeit die Vereitelung der inländischen Vollstreckung oder bereits die Aufnahme eines ausländischen Verfahrens.

158 Dies kann in beiden Fällen durch eine Unterlassungsklage oder einen Antrag im Wege des vorläufigen Rechtsschutzes gemäß den §§ 940, 938 ZPO geschehen.

159 Vgl. Schack, IZVR, S. 302, Rdnr. 770.

160 Geimer, IZPR, S. 311 ff., Rdnr. 1116 ff.

161 Daher der Versuch aus ausschließlichen Gerichtsstandsvereinbarungen entsprechende materiell-rechtliche Pflichten herzuleiten, was von der ganz herrschenden Meinung jedoch abgelehnt wird, vgl. Geimer, IZPR, S. 442, Rdnr. 1717; Schack, IZVR, S. 303, Rdnr. 771 f., m.w.N.

162 Vgl. dazu im Einzelnen Kurth, S. 60-109.

163 In dieser Weise auch Baum, S. 185 (196); Schack, IZVR, S. 303, Rdnr. 772.

164 Vgl. § 328 I Nr. 1 ZPO.

165 Zur entsprechenden Rechtsfolge bei ordre public-Verstößen vgl. später eingehend § 4.

gen der deutschen Gerichtsbarkeit, des ausreichenden Inlandbezugs sowie der internationalen Zuständigkeit, über die Versagung des Rechtsschutzbedürfnisses für solche Abwehrklagen herbeigeführt[166]. Fehlt es an einem Rechtsschutzbedürfnis aber bereits bei Unzuständigkeit des ausländischen Gerichts, kann dieses erst recht nicht angenommen werden, wenn das Gericht des Auslands international zuständig ist, wovon in der Regel sogar auszugehen sein wird[167]. Wie auch die Regeln über die Berücksichtigung ausländischer Rechtshängigkeit zeigen, ist das Verfahren vor dem zuerst angerufenen Gericht durchzuführen. Neben dem Vorrang der vorhandenen Zuständigkeitsregelungen spricht für eine ablehnende Haltung gegen deutsche Abwehrklagen auch die umgekehrte deutsche Sichtweise, die ausländische Klageverbote für unbeachtlich erklärt[168], so dass auch dem Ausland solche Prozessführungsverbote nicht zugemutet werden sollten und einheitlich auf das Gebot internationaler Rücksichtnahme abzustellen ist. Zudem ist ein nachträglicher Schadensersatzanspruch wegen ungerechtfertigter Verfahrenseinleitung im Ausland bei rechtsmissbräuchlichem Parteiverhalten möglich, der die dadurch spezifisch entstandenen Kosten umfasst[169].
Im Ergebnis ist eine Klage, gerichtet auf die Unterlassung einer ausländischen Prozessführung, demzufolge abzuweisen[170]. Dies gilt unabhängig von einer divergierenden Ausgestaltung prozessualer und materiellrechtlicher Normen in den Rechtsordnungen. Eine gesonderte Parteipflichtigkeit ist stets im betreffenden Verfahren innerprozessual zu berücksichtigen. Eine singuläre Entscheidung des RG[171], in der ein Anspruch auf Rücknahme einer in Lettland erhobenen zulässigen Scheidungsklage auf der Basis von § 826 BGB zuerkannt wurde, kann daher nicht verallgemeinert werden[172].

Die entsprechenden Erwägungen müssen hinsichtlich eines gerichtlichen Vorgehens in Deutschland gegen die Durchführung einer konkreten Beweismaßnahme im Wege der discovery in einem US-Prozess angestellt werden. Schließlich handelt es sich auch hierbei grundsätzlich um die Einmischung in nach anderen Verfahrensordnungen zulässige bzw. tolerierte Handlungsweisen. Dennoch wurde in einer soweit ersichtlich bisher einzigen Entscheidung des LG Kiel[173] aus dem Jahre 1982 der Erlass einer einstweiligen Anordnung auf Nichtvorlage von Urkunden in einem Verfahren in den USA für möglich gehalten[174]. Dabei war in einem Prozess in New York einer deutschen Bank aufgegeben worden, be-

---

166 So etwa Dohm, S. 232 f., S. 308 f.; Geimer, IZPR, S. 312, Rdnr. 1118; ders., WM 1986, S. 117 (122); ähnlich auch Stein/Jonas/Leipold, Vor § 128 Rdnr. 246 ff.

167 Vgl. oben § 2 II 1 b bb.

168 Siehe Martiny, IZVR, III/1, Rdnr. 477; Geimer, IZPR, S. 284, Rdnr. 1014; Baum, S. 185 (197); Schack, IZVR, S. 304, Rdnr. 773.

169 Vgl. Baum, S. 185 (197); Geimer, IZPR, S. 313, Rdnr. 1123 ff. Zu den allerdings sehr engen Grenzen vgl. BGH vom 3. Okt. 1961 in BGHZ 36, 18.

170 Gleiches gilt für einen Antrag auf einstweiligen Rechtsschutz.

171 RG vom 3. März 1938 in RGZ 157, 136 (140).

172 So auch Schack, RabelsZ 58 (1994), S. 40 (56).

173 LG Kiel vom 30. Juni 1982 in RIW 1983, S. 206 = IPRax 1984, S. 146.

174 Hierzu Stiefel/Petzinger, RIW 1983, S. 242 ff.

stimmte in Deutschland befindliche Kundenunterlagen herauszugeben, welche die deutsche Beklagte des amerikanischen Verfahrens betrafen. Die Beklagte verlangte unter Berufung auf das Bankgeheimnis dem Beweisersuchen nicht nachzukommen und erwirkte daher vor einem deutschen Gericht eine einstweilige Verfügung gegen die Bank, in der dieser die Herausgabe der Unterlagen untersagt wurde. Die Besonderheiten dieses Falles sind darin zu sehen, dass die streitigen subpoenas direkt an einen deutschen Zeugen in Deutschland ergingen und dort befindliches Beweismaterial betrafen. Die Einschaltung deutscher Stellen nach dem HBÜ unterblieb[175]. Primäres Ziel des deutschen Gerichts war, das deutsche privatrechtliche Verhältnis zwischen den beiden deutschen Beteiligten des einstweiligen Rechtsschutzverfahrens zu sichern und eine Verletzung des deutschen Rechts bei der Durchsetzung der amerikanischen Anordnung zu vermeiden[176]. Sieht man das deutsche Gericht zur Beurteilung des zugrunde liegenden Vertragsverhältnisses auch für berufen an[177], so ist dies in Zusammenhang mit der US-gerichtlichen Anordnung schon fraglich. Da amerikanische Gerichte den Interessen deutscher Beteiligter im Rahmen der Durchführung eines so genannten balancing test bei der Beweisanordnung jedoch häufig nicht vollumfänglich gerecht werden[178] und die direkte discovery-Anordnung bezüglich in Deutschland belegener Beweismittel als staatlicher Souveränitätsübertritt und damit als unzulässig angesehen wird[179], ist der Erlass der einstweiligen Verfügung zum Schutz des privatrechtlichen Rechtsverhältnisses in diesem konkreten Fall ausnahmsweise dennoch geboten. Die bestehende Rechtslage bei extraterritorialer Rechtsanwendung, wie sie auch für das US-Gericht – zumindest aus deutscher Sicht – nach völkerrechtlichen Grundsätzen bindend ist, die Gefahrensituation für schutzwerte Rechte sowie die Interessen der Beteiligten können eine entsprechende Verfügung eines deutschen Gerichts rechtfertigen[180]. Ein Schutz des Bankgeheimnisses und eine Durchsetzung von Verschwiegenheitspflichten ist zumindest dann zu gewährleisten, wenn es sich wie hier um eine Beweisaufnahme in Deutschland handelt. Keinesfalls kann die Entscheidung aber auf alle Fälle von discovery-Anordnungen in den USA oder gegenüber Parteien ausgedehnt werden. Es bleibt vielmehr beim Grundsatz, dass etwaige Rechtsbeziehungen und Schutzverlangen ausschließlich im Rahmen des vorran-

---

[175] Dies auch deshalb, weil es sich in den USA um ein Strafverfahren handelte, so dass Rechtshilfe nach dem HBÜ nicht in Betracht kam, vgl. Art. 1 I HBÜ.

[176] Ähnliche Situationen wie beim Schutz des Bankgeheimnisses können auch bei der Offenbarung von Geschäftsgeheimnissen auftreten, vgl. Stiefel/Petzinger, RIW 1983, S. 242 (248).

[177] So Stiefel/Petzinger, a.a.O.

[178] Vgl. hierzu § 2 II 2 c ee 1.

[179] Zu den Grundsätzen vgl. § 2 II 2 e.

[180] Siehe MünchKommZPO/Musielak, Anhang zu § 363 Rdnr. 4. Vgl. auch Schütze, Rechtsverfolgung, S. 156 mit Hinweis auf ein entsprechendes Muster eines Antrags nach Schütze in Beck'sches Prozessformularbuch, 8. Auflage 1998, S. 320 f.

gigen ausländischen Verfahrens zu berücksichtigen sind[181]. Nicht zuletzt wäre die generelle Zulassung solcher Rechtsschutzmaßnahmen mit der Wirkung von blocking statutes vergleichbar, die im deutschen Recht aber gerade nicht zur Anwendung kommen.

Als Fazit kann festgehalten werden, dass gerichtlichen Abwehrmaßnahmen in Deutschland gegen die Prozess- und Beweisführung in den USA in der Regel kein Erfolg beschieden sein wird. Schließlich kann hiermit das Stattfinden eines Verfahrens im Ausland de facto ohnehin nicht verhindert werden. Die Folge wäre zumeist lediglich die Schaffung misslicher Konfliktlagen für die Parteien, das Aufbürden zusätzlicher Kosten und die Forcierung nachträglicher Schadensersatzklagen.

2. Das Verfahren der pre-trial discovery[182]

Das Verfahren tritt nun in das Stadium der pre-trial discovery, dem Herzstück des amerikanischen Zivilverfahrens[183]. Dieser Abschnitt ist der eigentlichen Hauptverhandlung und damit der dort stattfindenden Beweisaufnahme noch vorgelagert[184], enthält aber die entscheidende Weichenstellung für den weiteren Prozessverlauf.

a. Bedeutung

Trotz der bereits erwähnten Schwierigkeiten, den Begriff des discovery-Verfahrens korrekt ins Deutsche zu übersetzen[185], lässt sich die sachliche Bedeutung der discovery recht genau beschreiben. So steht diese für eine rückhaltlose Aufklärung des Sachverhalts durch eine Anzahl verschiedener Beweisbeschaffungsmöglichkeiten im Vorfeld der Hauptverhandlung[186]. Dabei steht das Verfahren nicht unter hoheitlicher Regie, sondern befindet sich fast ausschließlich in eigenverantwortlicher Parteihand.

Discovery nimmt im konzeptionellen Rahmen des amerikanischen Zivilverfahrens eine zentrale Schlüsselposition ein, ohne die das gegenwärtig existierende Gerüst des US-Prozesses in sich zusammenfallen würde. Discovery ist notwen-

[181] Ebenso zurückhaltend Schack, Einführung, S. 57. Auch MünchKommZPO/Musielak, Anhang zu § 363 Rdnr. 4 möchte Klagen und einstweilige Verfügungen auf Fälle extraterritorialer Anwendung ausländischen Rechts beschränken.

[182] Die Regelungen finden sich in den Rules 26-37 und 45 F.R.C.P.

[183] Bei unstreitigem Sachverhalt kann jede Partei nach den pleadings einen Antrag auf judgment on the pleadings stellen, vgl. Rule 12 (c) F.R.C.P.. Bei fehlender Klageerwiderung besteht die Möglichkeit eines Versäumnisurteils (default judgment) gemäß F.R.C.P. 55.

[184] Siehe hierzu und den dort geltenden Federal Rules of Evidence unten § 2 II 3.

[185] Vgl. oben § 1 I 4.

[186] Junker, Discovery als Herausforderung, S. 103; Hay, Informationsbeschaffung, S. 1 (12).

dig für eine straffe Durchführung der Hauptverhandlung, Letztere bedingt durch das Postulat der Konzentration. Aus der Tatsache, dass einer Partei in der späteren Hauptverhandlung keine Mittel zur Verfügung stehen, weitere Beweise zu beschaffen[187], erklärt sich die Tendenz, discovery-Maßnahmen über Gebühr auszudehnen. Dazu gesellt sich die Furcht der Anwälte vor Haftpflichtprozessen wegen unzureichender Sachverhaltsaufklärung. So versuchen die Parteien, hinter jede verschlossene Tür zu schauen, auch auf die Gefahr hin, dass sich nichts dahinter verbirgt und der Aufwand somit vergeblich war. Einen faden Beigeschmack verursacht lediglich die Produktion weiterer Kosten, wobei sich dies unter dem Zwang, in der Hauptverhandlung mit einem Schuss ins Ziel treffen zu müssen, eher unbedeutend ausmacht. Die discovery stellt sich folglich als zwar kostenintensivster, dafür aber auch als entscheidender Prozessabschnitt dar. Denn nicht nur, dass die nachfolgende Hauptverhandlung kein neues Material mehr zutage fördern kann, auch die vorausgehenden pleadings haben in ihrer heutigen Form über das notice giving hinaus keine weitere konstruktive Auswirkung auf den Prozessverlauf[188].

Die discovery erfüllt mehrere Funktionen[189]:

- Sie dient der Eingrenzung und Festlegung des Streitgegenstandes, indem die eigentlichen Streitpunkte herausgearbeitet werden, sowie der Vorbereitung der Hauptverhandlung[190].
- Darüber hinaus soll sie der Beweissicherung dienen, indem sie solches Beweismaterial sicherstellt, das später nicht mehr zur Verfügung stehen könnte[191]. Dies kann beispielsweise durch „Einfrieren" von Zeugenaussagen geschehen.
- Schließlich soll durch sie die Schaffung von Vergleichslagen gefördert und auf diese Weise die Entlastung der Gerichte erreicht werden[192].

Unter den Gesichtspunkt der Vorbereitung der Hauptverhandlung fällt die gesamte Wahrheitsermittlung, die eine konzentrierte und beschleunigte Hauptverhandlung ermöglicht. Dazu gehört auch die Festlegung der Parteien und Zeugen auf bestimmte, von ihnen abgegebene Sachverhaltsdarstellungen, die bei späteren Abweichungen und Inkongruenzen Auswirkungen auf die Bewertung des

---

187 Pfeil-Kammerer, S. 228.

188 Junker, Informationsbeschaffung, S. 63 (121).

189 Zum Zweck der discovery aus Sicht des U.S. Supreme Court vgl. oben § 1 I 1. Die Prüfung der pleadings auf ihren Wahrheitsgehalt als eigenständige Funktion leitet Hök her, vgl. Hök, S. 85, der dabei aber übersieht, dass in den pleadings erst eine fragmentarische Sachverhaltsangabe vorliegt, die primär der Konkretisierung bedarf und nicht bloßer Überprüfung, denn dazu ist noch zu wenig vorhanden. Die Parteien sollen erst mit der Tatsachenlage bekannt gemacht werden (fact revelation).

190 Vgl. Rule 32 F.R.C.P.

191 Junker, Discovery, S. 116.

192 Vergleiche kommen grundsätzlich ohne Mitwirkung der Gerichte zustande; kommt es zur Hauptverhandlung, dann haben die Parteien mit sehr langen, oft jahrelangen Wartezeiten zu rechnen.

Wahrheitsgehalts hat. Den Parteien soll zudem die Möglichkeit gegeben werden, an Informationen zu gelangen, die erst zu zulässigen Beweisen führen. Andererseits soll eine Überrumpelung der Beteiligten in der Hauptverhandlung durch erst dort auftauchende Beweisangebote verhindert werden[193]. Daher ist eine Einführung entsprechender Angebote im discovery-Stadium erforderlich. Auch die Neuerungen der Reform des Jahres 1993[194] dienen den beschriebenen Zielsetzungen, wobei nun verstärkt überflüssiger discovery-Ausdehnung entgegengewirkt, durch ein strafferes Verfahren die Effektivität und Konzentration weiter intensiviert[195] und nicht zuletzt auch eine Kosteneindämmung bewirkt werden soll.

Zusammenfassend lässt sich als übergeordneter Zweck der discovery die Herstellung von Waffengleichheit bezeichnen[196]. Zufällige Informationsdivergenzen der Parteien sollen für den Prozess keine entscheidende Bedeutung haben, vielmehr soll der Ausgang des Prozesses alleine von der wahren Tatsachenlage abhängen[197].

b. Gegenstand und Umfang

Die Zielsetzung der discovery, eine rückhaltlose Aufklärung des Sachverhalts zu erreichen, wird von der Vermutung begleitet, dass alles das erforschbar ist, was nicht der Geheimhaltung unterliegt[198]. Der Umfang der erlaubten Aufklärungstätigkeit der Parteien im Rahmen der discovery wird in Rule 26 F.R.C.P.[199] generalklauselartig geregelt. Danach erstreckt sich die discovery im Grundsatz auf alles, was im weiteren Prozessverlauf einmal zu verwertbaren Erkenntnissen führen kann, unabhängig davon, ob das Erforschte selbst in der Hauptverhandlung zugelassen wird (admissibility) oder ob die discovery auf Tatsachen gerichtet ist, für die die Gegenpartei beweispflichtig ist (own case rule)[200]. Die Zulässigkeit eines Beweismittels ist somit keine Voraussetzung für dessen Erforschbarkeit[201]. Es reicht vielmehr aus, dass dadurch erst der Weg zu anderen Infor-

---

193 Hickman v. Taylor, 329 U.S. 495, 507 (1947); Miller, 105 Harv. L. Rev. 428, 447 (1991).

194 Zu den Neuerungen vgl. 146 F.R.D. 401 ff. (1993); zur Reformentwicklung siehe Junker, Informationsbeschaffung, S. 63 (123 f.).

195 Rempp/Lienemeyer, ZVglRWiss 94 (1995), S. 383 (384 f.).

196 Hickman v. Taylor, a.a.O.

197 A.a.O.

198 Independent Productions Corp. v. Loew's Inc., 22 F.R.D. 266, 271 (S.D. N.Y. 1958); Junker, Discovery, S. 117.

199 Diese Vorschrift gilt als Magna Charta der discovery, vgl. Junker, Discovery, S. 117.

200 Die ursprüngliche Begrenzung der discovery durch die Grundsätze von admissibility und own case rule stammt aus den englischen Verfahren in equity; während sie in England heute noch Gültigkeit besitzen, wurden diese Restriktionen mit der Reform von 1938 in den Vereinigten Staaten über Bord geworfen, vgl. James/Hazard, § 5.1, S. 225 f.; Junker, Discovery, S. 46 f.

201 Dies als ein weiterer Beleg für die strikte Differenzierung von pre-trial und trial.

mationen, die dann ihrerseits zu zulässigen Beweisen führen, offengelegt wird. Es können auch solche Tatsachen Gegenstand der discovery-Bemühungen einer Partei sein, die dem Gegner nützlich sind. Insoweit erkennen amerikanische Gerichte ausdrücklich so genannte Beweisfischzüge (fishing expeditions) an[202]. Nach Rule 26 (b) (1) F.R.C.P. kann discovery auf alle Gegenstände ausgedehnt werden, die für den Rechtsstreit relevant[203] sein können. Die abundante Weite der Auslegung dieser Vorschrift wird nur durch einige wenige Schranken begrenzt, die sich im Wesentlichen aus der Regelung selbst ergeben:

aa) Relevanzkriterium

Wie bereits ausgeführt, erstreckt sich die Zulässigkeit von discovery-Maßnahmen auf solches Material, dass hinsichtlich des Streitgegenstandes relevant ist[204]. Es reicht aus, dass die Informationen für den Fall möglicherweise in irgendeiner Weise bedeutsam sind und ein irgendwie gelagerter Zusammenhang mit dem Streitgegenstand vorstellbar ist[205]; mit anderen Worten muss die verlangte Information vernünftigerweise geeignet erscheinen, zu verwertbaren Beweisen zu führen. Dabei muss das Aufklärungsersuchen nicht unbedingt unmittelbar auf die Erforschung von relevanten Tatsachen und Beweismitteln gerichtet sein. Es kann auch durchaus nur mittelbar dazu führen, dass durch die erlangten Erkenntnisse erst solche Tatsachen und Beweismittel ausfindig gemacht werden können[206]. Den Initiator der discovery trifft auch keine Pflicht mitzuteilen, wozu er die Informationen begehrt[207], oder bereits durch vorherige Ausführungen in der Klageschrift eine Ankündigung vorzunehmen.
Rule 26 (b) (1) F.R.C.P. stellt klar, dass die Verteilung der Behauptungs- und Beweislast keinen Einfluss hat auf die Zulässigkeit der discovery, Relevanz damit nicht auf die eigene Rechtsposition beschränkt ist. Im Gegenteil darf sogar ermittelt werden, inwieweit der Gegner Informationen besitzt, die der ermitteln-

---

202 Mattson v. Cuyuna Ore Co., 178 F.Supp. 653, 654 (D. Minn. 1959); im englischen Recht sind fishing expeditions hingegen nicht gestattet. Zu beachten ist die oftmals doppeldeutige Verwendung des Begriffs „fishing expeditions"; so wird damit insbesondere in der deutschsprachigen Literatur eine allgemeine, weitreichende Erforschung von relevanten Tatsachen bezeichnet, während in den USA damit oftmals die Aufhebung der own case rule gemeint ist.

203 Der englische Terminus „relevant" wird ins Deutsche sowohl mit relevant als auch mit erheblich übersetzt.

204 Der Begriff der „relevance" ist zwangsläufig im Stadium des pre-trial anders, und zwar wesentlich weiter auszulegen, als später in der mündlichen Verhandlung. Denn hier geht es noch nicht um den alleinigen Beweis von Tatsachen, sondern in erster Linie um eine umfangreiche Stoffsammlung, vgl. Hök, S. 90.

205 Oppenheimer Fund, Inc. v. Sanders, 437 U.S. 340, 352 (1978).

206 Mellon v. Cooper-Jarret, Inc., 424 F.2d 499 (6th Cir. 1970).

207 Vgl. v. Hülsen, RIW 1982, S. 225 (227 f.).

den Partei bereits bekannt sind[208]. Resümierend lässt sich das Relevanzerfordernis daher als ein von den Gerichten äußerst weit gefasstes Merkmal kennzeichnen, das kaum einschränkenden Charakter aufweist[209].

bb) Weigerungsrechte (privileges)

Begrenzt wird discovery durch die Anerkennung bestimmter Weigerungsrechte, so genannter privileges[210], die den Inhaber berechtigen, die davon geschützten Informationen zurückzuhalten oder andere Personen an der Preisgabe zu hindern[211]. Die einzelnen Weigerungsrechte sind im Bundesrecht nicht gesetzlich normiert, sondern werden aus unterschiedlichen Quellen hergeleitet[212]. Zu ihnen zählen im Einzelnen[213]:

- das aus dem Common Law hergeleitete Anwaltsgeheimnis (attorney-client privilege), das den Informationsaustausch zwischen Mandant und Anwalt gewährleisten soll, indem der Mandant davor geschützt wird, dass von ihm seinem Anwalt anvertraute Fakten von diesem gegen seinen Willen offenbart werden müssen. Geschützt wird ausschließlich der Mandant[214];
- die ärztliche Schweigepflicht (doctor-patient privilege);
- der Schutz der ehelichen Beziehung (husband-wife privilege);
- sowie das Selbstbezichtigungsprivileg (privilege against self-incrimination), das aus dem V. Amendment zur US-Verfassung folgt[215].

Allen privileges gemeinsam ist es, die Vertraulichkeit der zugrunde liegenden Beziehungen sicherzustellen und sie so vor dem Eindringen Dritter zu schützen. In diesen Fällen senkt sich die Waagschale im Rahmen der erforderlichen Interessenabwägung auf die Seite der individuellen Privatsphäre zu Lasten des Inte-

---

208 Kersting, S. 143.

209 Hök, S. 90 spricht dennoch von einer grundsätzlich beschränkenden Wirkung.

210 Vgl. Rule 26 (b) (1) F.R.C.P.: „... any matter, not privileged ...“. Diese Weigerungsrechte beziehen sich nicht nur auf Zeugenaussagen, so dass die Übersetzung mit Zeugnisverweigerungsrecht unzutreffend ist.

211 Imwinkelried, S. 147 ff.

212 Insbesondere aus dem Recht der Einzelstaaten; vgl. hierzu James/Hazard, § 5.9, S. 246 ff.

213 Vgl. die Übersichten bei Mentz, RIW 1981, S. 73 (77); Schurtmann/Walter, S. 58 ff.; Junker, Discovery, S. 126, Fn.66; Note, Developments – Privileged Communications, 98 Harv. L. Rev. 1451 (1985); Coester-Waltjen, S. 392 ff.

214 Junker, Discovery, S. 128; Nagel/Gottwald, IZPR, § 9 Rdnr. 84, S. 340: geschützt sind neben vertraulichen Mitteilungen an Anwälte auch solche an Geistliche, Steuerberater oder ähnliche Berufsgruppen. Journalisten haben ein solches Recht nur in einigen wenigen Bun-desstaaten, vgl. Coester-Waltjen, S. 398, Fn. 1743.

215 Junker, Discovery, S. 126, Fn.70, m.w.N.; Coester-Waltjen, S. 392 f.; Nagel/Gottwald, IZPR, § 9 Rdnr. 84, S. 340: nicht geschützt ist die Aussageperson vor der Gefahr zivilrechtlicher Verantwortung.

resses an vollständiger Sachverhaltsaufklärung[216]. Diese Werte genießen Vorrang, sofern sich der Rechtsinhaber darauf beruft und zuvor kein ausdrücklicher oder konkludenter Verzicht[217] erklärt wurde. Bei Weigerungsrechten aus beruflichen Gründen kann nur derjenige, der sich dem Zeugen anvertraut hat, auf die Geltendmachung verzichten. Diese Entscheidung ist für die Aussageperson dann bindend[218].

In Rule 1101 (c) der Federal Rules of Evidence ist festgelegt, dass die einzelnen Weigerungsrechte in jedem Verfahrensstadium gleichermaßen Geltung finden[219]. Die Entscheidung darüber, ob ein Zeuge aussagen muss, trifft letztendlich der Richter unter Abwägung aller Umstände[220].

Im Gegensatz zu den aufgeführten Rechten ist das allgemeine Geschäftsgeheimnis bzw. das Wirtschaftsgeheimnis nicht über ein separates Weigerungsrecht geschützt[221].

cc) Schutz der Prozessvorbereitung (work product rule)

Schließlich schützt Rule 26 (b) (3) F.R.C.P. über das Anwaltsgeheimnis hinaus Anwalt und Partei vor Offenlegung der prozessvorbereitenden Unterlagen[222]. Es soll sichergestellt werden, dass die Gedankenwelt des Anwalts vertraulich bleibt und vor Erforschung durch discovery geschützt wird. Dies dient dem Schutz des adversary systems und soll verhindern, dass eine Partei den Gegner um die Früchte seiner Arbeit bringt, indem er diesen für sich arbeiten lässt und sich die Ergebnisse der Prozessvorbereitung und der Recherche über discovery-Maßnahmen zu Eigen macht. Die Anwälte müssten ansonsten jederzeit damit rechnen, Dokumente und andere Gegenstände, die im Zuge der Vorbereitung des anhängigen Prozesses angefertigt wurden, dem Gegner überlassen zu müssen, da

---

216 Zum Hintergrund der privileges vgl. Campbell/Campbell/Towner, S. 772.

217 Als konkludenter Verzicht wird gewertet, wenn der Rechtsinhaber die Information vor, während oder nach der discovery Dritten offenbart oder der Weitergabe zustimmt, wobei ein Verzichtswille für den Eintritt der negativen Folgewirkung nicht notwendig ist, vgl. Marcus, 84 Mich. L. Rev. 1605, 1618 f. (1986).

218 Coester-Waltjen, S. 397.

219 Vgl. United States v. Reynolds, 345 U.S. 1, 6 (1953).

220 Aus diesem Grunde will Nagel in den privileges ein wesensverschiedenes Instrument zu den Zeugnisverweigerungsrechten erblicken, was allerdings wegen der grundsätzlichen Gleichartigkeit nicht überzeugt; Nachweis bei Coester-Waltjen, S. 391, Fn. 1697.

221 Kersting, S. 147; Junker, Discovery, S. 129 f.; zum Schutz des Wirtschaftsgeheimnisses allgemein siehe Kersting, Der Schutz des Wirtschaftsgeheimnisses im Zivilprozeß, 1995; zur Möglichkeit von Schutzanordnungen durch das Gericht siehe unten § 2 II 2 d aa.

222 Die Vorschrift wurde 1970 in die F.R.C.P. eingefügt und entspricht den vom Supreme Court in Hickman v. Taylor, 329 U.S. 495 (1947) aufgestellten Prinzipien. Zur Geschichte vgl. Eckert v. Fitzgerald, 119 F.R.D. 297, 298 (D.C. 1988); eingehende Behandlung bei Albrecht, Informationspflichten, S. 29 ff. sowie bei Junker, Discovery, S. 130 ff.; vgl. auch James/Hazard, § 5.8, S. 245 f.

insbesondere das Anwaltsgeheimnis nur die vertrauliche Kommunikation mit dem Mandanten schützt, nicht aber die Niederschriften des Anwalts, die subjektiven Gedanken, die rechtlichen Schlussfolgerungen und Prozessstrategien umfasst. Diese Regel führt aber zwangsläufig zu einer Kollision mit dem grundlegenden Zweck der discovery, größtmögliche Aufklärung der Sachlage für beide Parteien zu erzielen. Daher werden zwar persönliche Gedanken des Anwalts absolut vor Zugriffen Dritter geschützt[223], der Schutz von Aufzeichnungen (Akten, Protokollen, Urkunden, Photos, Modellen, etc.) ist aber nur relativ. Discovery ist diesbezüglich dann erlaubt, wenn ein unabweisbares Bedürfnis zur Einsichtnahme dargetan wird und die Informationen nicht auf anderem Wege beschafft werden können[224].

Im Hinblick auf die besondere Bedeutung von Sachverständigen (expert witnesses) dehnt Rule 26 (b) (4) F.R.C.P. den Schutz vor Offenlegung auf diese aus. Denn Parteien suchen sich ihre eigenen Experten und präsentieren diese wie Zeugen in der Hauptverhandlung, die dann zu ihren Gunsten, allerdings auch auf ihre Kosten aussagen sollen und dem Verlangen auch gewöhnlich nachkommen[225]. Das amerikanische Prozessrecht unterscheidet grundsätzlich nicht zwischen Sachverständigen und sachverständigen Zeugen, vielmehr werden alle Aussagepersonen als witnesses angesehen. Experts dürfen allerdings Meinungen und Schlussfolgerungen abgeben und sind zudem vom Verbot der Aussage vom Hörensagen befreit[226].
Es werden drei Gruppen von Sachverständigen unterschieden, die je nach beabsichtigter Inanspruchnahme durch die eigene Partei unterschiedlich stark gegen discovery geschützt werden:

- Sachverständige, die später in der Hauptverhandlung auftreten sollen, können in Form von zugeschickten Fragebögen (written interrogatories) eingehend befragt werden. Dies geht bis hin zur Ermittlung ihrer beabsichtigten Aussage sowie deren Hintergründe[227].
- Sachverständige, die vorab konsultiert wurden, aber später nicht auftreten sollen, können nur unter besonderen Umständen befragt werden, beispielsweise wenn die Zahl der verfügbaren Sachverständigen auf dem fraglichen Gebiet sehr knapp ist[228].

---

223 So jedenfalls Junker, Discovery, S. 132, Fn. 117.

224 Vgl. Rule 26 (b) (3) F.R.C.P.; Junker weist darauf hin, dass die work product rule nur der Vorlagepflicht einen Riegel vorschiebt, der Anwalt über den Inhalt der Schriftstücke und Gegenstände aber stets vernommen werden kann, vgl. Junker, Discovery, S. 133, m.w.N.

225 Junker, Discovery, S. 134; dementsprechend auch die Titulierung der Sachverständigen als „saxophones" der Parteien, vgl. Langbein, 82 Nw.U. L. Rev. 763, 779 (1988).

226 Experts werden auch für Fragen ausländischen Rechts hinzugezogen. Zur hearsay rule vgl. unten § 2 II 3 b.

227 Vgl. Rule 26 (b) (4) (A) F.R.C.P.

228 Vgl. Rule 26 (b) (4) (B) F.R.C.P.

- Schließlich können solche Sachverständigen, die von einer Partei nur in einem ersten Vorgespräch kontaktiert, nicht aber mit einem Gutachten beauftragt wurden, gänzlich geheim gehalten werden[229].

c. Der Ablauf des Verfahrens im Einzelnen

Discovery-Maßnahmen sind grundsätzlich erst nach Einreichung der Klageschrift bei Gericht möglich[230]. Discovery kann nicht dazu benutzt werden, vor Anhängigmachung die Erfolgsaussichten einer Klage zu überprüfen[231].
Allerdings ist es nach Ansicht amerikanischer Gerichte zulässig, discovery zur Klärung der Zuständigkeit des angerufenen Gerichts einzusetzen, sofern die personal jurisdiction über den Beklagten streitig ist (jurisdictional discovery)[232]. Auf diese Weise soll der Kläger feststellen können, ob auf Beklagtenseite Minimalkontakte zu dem durch den Kläger in Aussicht genommenen Gerichtsstand vorhanden sind[233].

Schon bevor die Parteien einzelne discovery-Maßnahmen in Gang setzen, müssen sie eine ganze Reihe von Mitteilungs- und Kooperationspflichten untereinander erfüllen. In der Gesetzesnovelle von 1993 wurde die eigentliche discovery mit etlichen gegenseitigen Aufklärungspflichten und einer allgemeinen Pflicht zu redlicher Zusammenarbeit umrahmt[234]. Dies geschah mit dem Ziel, das im Laufe der Jahre immer weiter aufgeblähte discovery-Verfahren effizienter, zügiger und kostengünstiger zu gestalten[235].
So ist in Rule 26 (f) F.R.C.P. zunächst ein Treffen der Parteien vorgesehen, bei dem der Ablauf der discovery und die Einzelheiten des Informationsaustauschs besprochen werden sollen (disclosure plan). Anschließend haben die Parteien hinsichtlich der streitigen Punkte unaufgefordert alle wesentlichen Beweismittel dem Gegner bekannt zu geben (initial disclosure). Diese in Rule 26 (a) (1) und (2) F.R.C.P. statuierte Pflicht steht zeitlich noch vor der Beantragung einzelner discovery-Maßnahmen. Die einzelnen in Rule 26 (a) (5) F.R.C.P. aufgelisteten traditionellen discovery-Methoden haben zudem erhebliche Einschränkungen erfahren[236], welche ebenfalls eine Beschleunigung und Verbilligung der Beweis-

---

229 Advisory Committee on Civil Rules, 48 F.R.D. 487, 504 (1970).

230 Vgl. Rule 30 F.R.C.P. Zu möglichen Beweissicherungsmaßnahmen vgl. § 5.

231 Vgl. Trittmann, Anwendungsprobleme, S. 68, m.w.N.; Ausnahmeregelungen von diesem Grundsatz existieren in einigen Bundesstaaten, wie z.B. in New York.

232 Insurance Corp. of Ireland, Ltd. v. Compagnie des Bauxites de Guinea, 456 U.S. 694, 701 (1982).

233 A.a.O.

234 Sog. required disclosure; der für die Parteien verbindliche Informationsaustausch wird in der Literatur auch als automatic disclosure bzw. mandatory disclosure bezeichnet, siehe Junker, Informationsbeschaffung, S. 63 (126).

235 Zu den Änderungen vgl. Reimann, IPRax 1994, S. 152 ff.; Rempp/Lienemeyer, ZVglRWiss 94 (1995), S. 383 ff.

236 Vgl. Rules 30 (a) (2), (d), 33 (a), (b), 26 (b) (2) F.R.C.P.

gewinnung fördern sollen. Schließlich muss gemäß Rule 26 (a) (3) F.R.C.P. auch nach Ende der Beweisermittlung und spätestens 30 Tage vor Beginn der Hauptverhandlung die Benennung aller angestrebten Beweismittel sowie die Bekanntgabe beabsichtigter Einwendungen gegen die Beweismittel der Gegenseite erfolgen. Flankiert wird all dies von einer ständig fortlaufenden Pflicht zur Revision und Ergänzung einmal gegebener Informationen nach Rule 26 (e) F.R.C.P..

Dieses Verfahren soll für die Hauptverhandlung einen möglichst vorhersehbaren Ablauf gewährleisten und Überraschungen vermeiden. Allerdings wird es in der dargestellten Form wohl kaum vor einem Gericht anzutreffen sein, da die Zulassung von local rules und court orders die Uneinheitlichkeit der Verfahren von vornherein in Kauf nimmt. Auch die weitgehende Gestattung individueller Parteivereinbarungen[237] hinsichtlich des Verfahrensablaufs öffnet einer Aushöhlung Tür und Tor. Inwieweit ein Eingreifen des Gerichts in das Verfahren in Betracht kommt, wird später noch zu untersuchen sein, da auch hierdurch regelmäßige Abweichungen vom Leitbild zu erwarten sind.

aa) Jurisdictional discovery

Die Praxis amerikanischer Gerichte, eine so genannte jurisdictional discovery zu gestatten, muss sicherlich skeptisch betrachtet werden, da auf diese Weise von einem Gericht Hoheitsbefugnisse auch über ausländische Beklagte ausgeübt und Sanktionen verhängt werden können, obwohl die internationale Zuständigkeit noch gar nicht erwiesen ist und unter Umständen auch gar nicht besteht. Damit liegt im Zweifel eine extraterritoriale Ausforschung vor, die völkerrechtlich unzulässig ist[238]. Zuzubilligen ist gleichwohl, dass die Übergänge zwischen bloß vermuteten und erwiesenen Tatsachen fließend sein können, so dass eine Abgrenzung zwischen hinreichender Konkretisierung und völkerrechtswidriger Ausforschung im Ausland nur am konkreten Einzelfall vorgenommen werden kann. Mag in den entschiedenen Fällen[239] der Vortrag des Klägers bezüglich der personal jurisdiction auch substantiiert und mit unstreitigen Tatsachen belegt worden sein, wonach Inlandskontakte als nahezu erwiesen gelten konnten[240], so bleibt dennoch ein Rest an Unsicherheit, andernfalls wäre ein Vorgehen im Rahmen der discovery auch gar nicht erforderlich. Diese Ungewissheit muss aber auf ein solches Maß reduziert werden, dass es nach allgemeiner Lebenserfahrung unter gewöhnlichem Lauf der Dinge zu einer Zuständigkeitsbegründung kommen muss. Festzuhalten bleibt jedenfalls, dass Ausforschungsersuchen hinsichtlich bloß vermuteter Inlandsbezüge ohne nähere Anhaltspunkte sowohl

---

237 Nicht disponibel sind hingegen die Rules 26 (f) sowie 26 (a) (3) F.R.C.P.

238 Siehe Mössle, S. 370 f., m.w.N.

239 Vgl. u.a. Insurance Corp. of Ireland, Ltd. v. Compagnie des Bauxites de Guinea, 456 U.S. 694, 706 (1982).

240 A.a.O.

nach US-amerikanischem Recht wie auch nach Völkerrecht als unzulässig anzusehen sind und Gerichte sowie Behörden generell besondere Zurückhaltung bei der Zulassung solcher Maßnahmen üben sollten.

bb) Disclosure plan

Die Parteien sind verpflichtet, soweit gesetzlich oder gerichtlich nichts Abweichendes angeordnet ist, nach Verfahrensbeginn umgehend zu einer Konferenz zusammen zu kommen, bei der sie sich über Art und Umfang der gegenseitigen Informationspflichten und auf die Festlegung eines discovery-Plans zu verständigen haben, in welchem Art und Weise sowie Umfang der discovery geregelt sind[241]. Dabei handelt es sich um einen rein außergerichtlichen Termin, der von einer später richterlich angeordneten pre-trial conference[242] zu unterscheiden ist und der mindestens vierzehn Tage vor der richterlichen Festlegung des discovery-Zeitplans liegen muss. Um ein solches Treffen zu gewährleisten, ist den Parteien zuvor die Durchführung von discovery-Maßnahmen nicht gestattet[243]. Die dieser Zusammenkunft zugrunde liegende Intention ist die Konkretisierung von streitigen Punkten und damit die Eingrenzung der pleadings, um auf diese Weise die Erfüllung der gegenseitigen Aufklärungspflichten zu ermöglichen.
Denn eine umfassende Informationspflicht besteht nur insoweit, als Tatsachen als streitentscheidend deklariert worden sind und nicht hinsichtlich des gesamten notice pleading[244]. Es soll unnötige Beweisermittlung von vornherein vermieden und auf die Kostenbremse getreten werden, indem die Parteien festlegen können, welche Tatsachen als bestritten gelten oder worauf sich die Offenbarungspflichten bzw. das Beweisthema beschränken sollen. Weiterer Hintergrund ist die Hoffnung, durch dieses Treffen von Anfang an die Vergleichsmöglichkeiten auszuloten und zu fördern. Hierfür bestehen jedoch tatsächlich wenig Anreize, da das Treffen in concreto keine Ergebnisse erbringen muss und Sanktionen bei Erfolglosigkeit nicht vorgesehen sind.

---

[241] Vgl. Rule 26 (f) F.R.C.P.

[242] Rule 16 F.R.C.P.; vgl. unten § 2 II 2 c dd.

[243] Rule 26 (d) F.R.C.P.

[244] Reimann, IPRax 1994, S. 152 (153); dies erstreckt sich allerdings auf alle Informationen, die zu verwertbaren Beweisen führen könnten, die also nicht notwendigerweise selbst solche Beweismittel darstellen; vgl. identische Anforderungen an den Umfang der discovery oben § 2 II 2 b; hier muss zwangsläufig derselbe Maßstab angelegt werden wie bei discovery-Maßnahmen, da die Aufklärungspflichten dieselbe Funktion haben wie die discovery und an deren Stelle treten bzw. diese unterstützen sollen.

cc) "Lieferpflicht" für Beweismittel

Spätestens zehn Tage nach dem ersten Treffen der Parteien müssen diese ihrer Offenbarungspflicht nachkommen und die ihnen verfügbaren Informationen zu den relevanten Tatsachenkomplexen von sich aus preisgeben[245]. Falls keine anderweitigen Vereinbarungen oder Regelungen vorliegen, muss jede Partei dieser Verpflichtung nachkommen, ohne sich auf etwaige unzulängliche bzw. fehlende Bereitschaft der Gegenseite berufen zu können. Die Pflicht zum Austausch von Informationen umfasst dabei die genaue Angabe von Personen mit Namen, Anschriften und Telefonnummern, von denen möglicherweise relevante Informationen zu erhalten sind, sofern sie in den Schriftsätzen aufgestellte Behauptungen betreffen, sowie die Übermittlung von Kopien oder Beschreibungen aller Dokumente, Datenzusammenstellungen und Vermögenswerten, die sich im Besitz oder im Herrschaftsbereich der Partei befinden und welche für die in den pleadings detailliert bestrittenen Tatsachen relevant sein können[246]. Im Falle eines Schadensersatzverlangens bedarf es der Zusammenstellung der geltend gemachten Schäden, einschließlich der Offenlegung der Berechnungsgrundlage und der zu ihrer Überprüfung erforderlichen Dokumente. Es müssen sogar Versicherungsverträge, die Deckung der strittigen Beträge versprechen, zur Einsichtnahme und zum Kopieren zur Verfügung gestellt werden[247].
Auch in Bezug auf Sachverständige[248], deren Aussagen im trial als Beweismittel eingeführt werden sollen, gilt eine vergleichbare Aufklärungspflicht[249], da nur durch umfängliche und akribische Unterrichtung der Gegenpartei die außergewöhnliche Parteibindung der Sachverständigen kompensiert werden kann. Die Pflicht umfasst neben der stets erforderlichen Preisgabe der Identität des Sachverständigen zusätzlich für die Fälle, in denen eine gesonderte Beauftragung des Sachverständigen zu Aussagezwecken oder die Festanstellung des Sachverständigen bei einer Partei zur regelmäßigen Erstattung von Gutachten gegeben ist[250], die Vorlage eines umfassenden Sachverständigenberichts.
Hierin müssen sowohl Angaben über den Inhalt der zu erwartenden Aussage des Experten im Prozess einschließlich aller Grundlagen und Bezugspunkte, auf denen die Ansicht beruht, wie auch über dessen Qualifikation und dessen beruflichen Werdegang sowie die vereinbarte Aufwandsentschädigung für die Untersu-

---

245 Vgl. Rule 26 (a) (1) F.R.C.P.

246 Erwähnenswert erscheint in diesem Zusammenhang, dass die Anwälte bereits aufgrund standesrechtlicher Verpflichtung in Schriftsätzen Entscheidungen aufzuführen haben, die dem eigenen Standpunkt nachteilig sind, sofern diese aber entscheidungserheblich sind, vgl. Elsing/Van Alstine, S. 38.

247 In der späteren Hauptverhandlung dürfen die Policen jedoch nicht eingeführt werden, da sonst eine sachfremde Beeinflussung der jury befürchtet wird, vgl. Federal Rules of Evidence 411.

248 Zu sachverständigen Zeugen, vgl. 146 F.R.D. 634 (1993).

249 Vgl. Rule 26 (a) (2) F.R.C.P.

250 Nicht darunter fällt die Aussage eines behandelnden Arztes, vgl. 146 F.R.D. 634 (1993).

chung und das Auftreten im Prozess enthalten sein[251]. Damit sich der Prozessgegner auf diese Informationen auch verlassen kann und nicht Gefahr läuft, in der Hauptverhandlung mit ganz anderen Schlussfolgerungen konfrontiert zu werden, kann bei späteren Abweichungen in der Aussage, diese auf den vorgelegten Sachverständigenbericht beschränkt werden; außerdem wird bei etwaiger Abweichung die Glaubwürdigkeit des sachverständigen Zeugen erschüttert[252].

Eine nicht unerhebliche Verschärfung dieser Pflichten wird dadurch bewirkt, dass jede Partei in zumutbarem Maße selbst Nachforschungen anstellen muss, um ihrer Informationspflicht gegenüber der anderen Partei zu genügen. Mit anderen Worten, jede Partei muss selbst aktiv werden, um dem Gegner Material zu beschaffen, auch wenn diese Voruntersuchung für sie selbst ungünstig ist[253]. Des Weiteren besteht eine fortwährende Verpflichtung, zuvor gemachte Angaben zu ergänzen bzw. zu berichtigen, falls diese ersichtlich unvollständig oder unzutreffend waren[254]. Lediglich dann, wenn die Gegenseite von der neuen Sachlage bereits Kenntnis erlangt hat, ist eine Nachlieferung entbehrlich[255], denn das gewünschte Ziel, ein Spiel mit offenen Karten zu erreichen, verlangt in diesem Falle keinen weiteren Informationsaustausch.

dd) Pre-trial conference

Als letztes Stadium vor der Durchführung einzelner Ermittlungsmaßnahmen steht zumeist noch eine pre-trial conference. Dabei handelt es sich um einen Gerichtstermin, in dem das weitere Vorgehen mit dem Gericht besprochen und die zeitliche Abfolge festgelegt wird[256]. Der Richter greift hier regelmäßig das erste Mal in den schwebenden Prozess steuernd ein[257]. Es steht jedoch gemäß Rule 16 F.R.C.P. im Ermessen eines jeden Richters, ob er eine solche Vorbesprechung überhaupt einberuft, wann und wie viele er einberuft und wie er einen solchen Termin gestaltet. Zu unterscheiden ist dabei die scheduling conference[258], die innerhalb von 120 Tagen nach ordnungsgemäßer Zustellung von Ladung und

---

251 Hierzu Rempp/Lienemeyer, ZVglRWiss 94 (1995), S. 383 (403).
252 A.a.O.
253 Vgl. Rule 26 (g) (1) und Rule 26 (a) (1) F.R.C.P.
254 Rule 26 (e) (1) F.R.C.P.
255 Rempp/Lienemeyer, ZVglRWiss 94 (1995), S. 383 (406).
256 Sog. scheduling conference; zur Unterscheidung von scheduling und final pre-trial conference siehe Braun, S. 29 ff.
257 Die Leitung obliegt dabei oftmals nicht dem Richter, der die spätere Hauptverhandlung leitet, sondern einem sog. pre-trial-Richter, dem die Bearbeitung der Vorverfahren zugewiesen ist, vgl. Junker, Discovery, S. 104, Fn. 268 und S. 136, Fn. 160. Der Vorteil liegt darin, dass zu Beginn des trial der die Prozessleitung innehabende Richter noch vollkommen unvoreingenommen dem Fall gegenübersteht. Andererseits werden aber auch keine vorteilhaften Erkenntnisse mit in die Hauptverhandlung genommen.
258 Rule 16 (b) F.R.C.P.

Klageschrift sowie 90 Tage nach Erwiderung des Beklagten stattfinden soll und im Wesentlichen der Vorbereitung der Beweisermittlung durch discovery-Methoden dient, von einer allgemeinen, unverbindlichen pre-trial conference[259], die im Laufe des Verfahrens mehrfach vom Gericht einberufen werden kann, und von der unmittelbar vor der Hauptverhandlung stattfindenden final pre-trial conference[260]. Kennzeichnend für diese Gerichtstermine ist, dass am Ende ein das Ergebnis zusammenfassender Gerichtsbeschluss (pre-trial order) steht, der – wie die Pflicht zur Teilnahme an diesen Vorbesprechungen – mit scharfen Sanktionen durchgesetzt werden kann[261].

ee) Die einzelnen discovery-Methoden

Rule 26 (a) (5) F.R.C.P. nennt sechs unterschiedliche Mittel der Informationsermittlung durch discovery. Dazu zählen mündliche Vernehmungen (depositions), schriftliche Fragenkataloge (written interrogatories), die Vorlage von Urkunden und Gegenständen (production of documents or things), die Erlaubnis zur Ortsbesichtigung (permission to enter upon land or other property), medizinische Untersuchungen (physical and mental examinations) und die Aufforderung zum Geständnis (request for admission)[262].
Dabei sind discovery-Maßnahmen beider Parteien gleichzeitig möglich. Alle Mittel können von einer Partei auch grundsätzlich kumulativ[263] und mehrfach eingesetzt werden, wobei punktuell inzwischen einige quantitative Beschränkungen bestehen, auf die noch einzugehen sein wird. Zu beachten ist in jedem Fall die schon erwähnte Ergänzungspflicht gemäß Rule 26 (e) F.R.C.P., welche die Parteien dazu verpflichtet, die einmal gegebene Aussage immer auf dem neuesten Stand zu halten.
Während es zur Durchführung einer medizinischen Untersuchung stets einer richterlichen Anordnung bedarf, sind die übrigen Methoden ohne Mitwirkung des Gerichts einsetzbar[264]. Hierzu sind je nach discovery-Mittel unterschiedlich anspruchsvolle Kenntnisgabeformen an den Betroffenen vonnöten, die von einfacher Mitteilung (notice) bis hin zur formgerechten Ladung (subpoena) reichen. Allerdings ist die damit rechtlich zwar schon entstandene Verpflichtung der Beweisperson, dem discovery-Verlangen nachzukommen, bei einer Weigerung

259 Rule 16 (a) F.R.C.P.
260 Rule 16 (c) und (d) F.R.C.P.
261 Rule 16 (e), (f) F.R.C.P.
262 Aus dem deutschen Schrifttum vgl. hierzu Albrecht, S. 23 ff.; Junker, Discovery, S. 145 ff., Mössle, S. 82 ff.; Lange/Black, S. 68 ff.; Schurtmann/Walter, S. 60 ff.; Lange/Leyendecker, S. 275 (281 ff.).
263 Vgl. Rogers v. Tri-State Material Corp., 51 F.R.D. 234 (N.D. W.Va. 1970).
264 Den Anwälten obliegt in dieser Phase die größte Aufgabenlast. Sie müssen auch alle Beweiserhebungsverlangen, Erwiderungen sowie etwaige Einsprüche unterzeichnen, vgl. Rule 26 (g) F.R.C.P.

nicht schon unmittelbar mit Zwangsmitteln durchsetzbar[265]. Ein solches Vorgehen bedingt den Erlass einer Gerichtsanordnung.
Discovery kann sich genauso gegen Parteien[266] wie gegen Dritte richten. Das amerikanische Recht bezeichnet als witnesses alle Personen, die zur Aufklärung beitragen können, also Parteien, Zeugen und Sachverständige[267]. Sie alle stellen, im Gegensatz zum deutschen Recht, das die Parteivernehmung als subsidiär betrachtet, gleichwertige Beweismittel dar, werden aber ansonsten auch differenziert behandelt[268]. So hängt der Anwendungsbereich der einzelnen discovery-Methoden davon ab, wen die Ermittlung betrifft, eine Partei oder einen Dritten.

(1) Mündliche Befragungen (depositions)

Depositions sind mündliche Aussagen unter Eid, die durch Befragung der Beweisperson gewonnen werden, unabhängig davon, ob es sich dabei um eine Partei oder einen Dritten handelt[269]. Depositions stellen das bei weitem am häufigsten verwendete und wichtigste Instrument der discovery dar[270], daher verdienen sie auch besondere Aufmerksamkeit. Man unterscheidet Aussagen, die auf mündliche Befragungen hin gemacht werden (depositions upon oral examination)[271] und solche, die auf schriftlich fixierte, vom Protokollführer verlesene Fragen erfolgen (depositions upon written questions)[272].
Nach den Rules 30 (a) und 31 (a) F.R.C.P. sind Parteien wie auch Dritte zur Aussage verpflichtet[273]. Allerdings reicht die bloße Mitteilung (notice) an einen prozessunbeteiligten Dritten, wie es gegenüber einer Partei genügt, für die Begründung einer Aussagepflicht alleine noch nicht aus. Es bedarf darüber hinaus einer speziellen Ladung des Dritten in Form einer subpoena[274]. Diese subpoena ist ein Befehl des Gerichts an den Adressaten, an einem bestimmten Ort zu einer angegebenen Zeit präsent zu sein und dem entsprechenden Beweisverlangen nachzukommen[275].

---

[265] Siehe unten § 2 II 2 d bb.

[266] Parteien sind diejenigen Prozessbeteiligten, die in Ladung und Klagschrift als solche bezeichnet sind, vgl. Rule 4 (a) F.R.C.P.: „ The summons shall ... identify ... the parties ...“.

[267] Vgl. z.B. Rule 32 (a) (3) F.R.C.P.: „ ... a witness, wether or not a party ...“.

[268] Näher hierzu Junker, Discovery, S. 148 f.

[269] Die Befragung erfolgt dabei in der Regel durch die Anwälte.

[270] Vgl. die Statistiken bei Junker, Discovery, S. 146, 158 und James/Hazard, § 5.3, S. 232.

[271] Rule 30 F.R.C.P.

[272] Rule 31 F.R.C.P.

[273] Zur Möglichkeit des Einspruchs und der Verweigerung der Aussage vgl. Lange/Black, S. 72.

[274] Rule 45 F.R.C.P.

[275] Zwei Formen der subpoena sind zu unterscheiden: die Pflicht zur Aussage (subpoena ad testificandum) und die Pflicht zur Vorlage von Urkunden oder anderen Gegenständen (subpoena duces tecum).

Die Ladung wird von der Geschäftsstelle des Gerichts[276] auf Antrag erteilt, ohne dass hohe Hürden aufgestellt werden[277]. Bedeutung erlangt die Art und Weise der Ladungszustellung, insbesondere deren Ort, für die Pflicht des Adressaten zur discovery an der angegebenen Örtlichkeit zu erscheinen. Denn eine Erscheinungspflicht entsteht beim Dritten gemäß Rule 45 F.R.C.P. nur dann, wenn er selbst dort wohnt oder arbeitet oder die subpoena am Ort der Beweiserhebung bzw. im Umkreis von höchstens 100 Meilen zugestellt wurde.
Richtet sich das discovery-Begehren gegen eine juristische Person, dann kann diese selbst die Aussageperson benennen, wenn in der Mitteilung nicht ausdrücklich eine bestimmte Person angegeben ist, die zur Aussage herangezogen werden soll[278].

Neben den zu vernehmenden Personen, den Parteien bzw. deren Anwälten, die durch die befragende Seite benachrichtigt werden müssen[279], ist noch eine vom Gericht autorisierte Person im Termin anwesend, der so genannte court reporter[280]. Dieser court reporter hat die Aufgabe, die Antworten zu protokollieren, bei zuvor schriftlich fixierten Fragen diese vorzulesen sowie die Eide abzunehmen[281]. Nach Rule 30 (b) (2) F.R.C.P. darf die Dokumentation der Vernehmung auch als Tonband- oder Videoaufzeichnung erfolgen und muss nicht notwendigerweise auf eine schriftliche oder stenographische Aufzeichnung beschränkt sein. Der Ablauf des Verhörs findet nach denselben Regeln statt, wie es die Federal Rules of Evidence auch für das Hauptverfahren vorsehen[282]. Die Befragung erfolgt regelmäßig in den Kanzleiräumen der Anwälte der ersuchenden Partei und wird auch durch diese vorgenommen. Die Gegenseite erhält ebenfalls Gelegenheit die Beweisperson zu befragen.
Die ursprünglich schier endlos mögliche Ausweitung der depositions ist in den Rules 30 bzw. 31 (a) (2) (A) F.R.C.P. zum Zwecke der Beschleunigung und Verbilligung des Verfahrens nun beschränkt worden. Danach können die Parteien auf jeder Seite nur noch maximal zehn depositions initiieren, falls keine andere gerichtliche Verfügung vorliegt[283]. Außerdem darf jede Beweisperson grund-

---

276 Erteilt wird die subpoena vom Prozessgericht selbst oder einem anderen U.S. District Court, wobei die Zustellung der Ladung auch in demselben Gerichtsbezirk erfolgen muss, vgl. Junker, Discovery, S. 157.

277 Nordmann, S. 71 ff.; Junker, Discovery, S. 155 ff.

278 Rule 30 (b) (6) F.R.C.P.; vgl. auch Junker, Discovery, S. 154 f.

279 Rule 30 (b) (1) F.R.C.P.

280 Das Gesetz sieht zwar grundsätzlich die Anwesenheit einer weiteren, vom Gericht zu bestellenden Amtsperson vor, auf die allerdings verzichtet werden kann, vgl. Rule 29 F.R.C.P., was in den meisten Fällen auch geschieht.

281 Rule 30 (b), (c) F.R.C.P.

282 Rule 30 (c) F.R.C.P.; zulässig ist nach Rule 30 (b) (7) F.R.C.P. auch die telefonische Durchführung der depositions im Rahmen einer Konferenzschaltung.

283 Dies gilt für alle Formen der depositions und betrifft auch mehrere Kläger oder Beklagte auf einer Seite zusammen, für die die Obergrenze gemeinsam gilt, so dass sie sich unter

sätzlich nur noch einmal vernommen werden[284]. Diese Regelungen stehen zwar unter dem Vorbehalt anderslautender Parteivereinbarungen, allerdings können die Beschränkungen durch die Gerichte wieder in Kraft gesetzt werden. Neben der zahlenmäßigen Begrenzung von Ermittlungsmaßnahmen soll auch die Dauer der jeweiligen Vernehmungen durch geeignete Maßnahmen der Gerichte reduziert werden, beispielsweise durch Beschneidung der anwaltlichen Möglichkeiten einem Zeugen Instruktionen zu geben oder durch Beseitigung der Möglichkeit gegen eine Befragung der Gegenseite Einspruch zu erheben[285].
Die besondere praktische Relevanz der beidseitig mündlich geführten depositions liegt in dem unschätzbaren Vorteil, die Beweisperson mit solchen Fragen zu konfrontieren, die an die zuvor gegebene Antwort anschließen. Indem auf Aussagen flexibel und blitzschnell reagiert werden kann, wird der Aussageperson keine Gelegenheit zur Vorbereitung oder Manipulation der Antwort zugunsten einer Partei geben, so dass mögliche Lücken in der Darstellung aufgedeckt werden können[286]. Die depositions auf der Grundlage schriftlich vorformulierter Fragenkataloge bieten diese Möglichkeit nicht, mit neuen Fragen nachzubohren, vielmehr sind unklare, ausweichende und unvollständige Antworten an der Tagesordnung. Diese Form der Vernehmung spielt aber dann eine Rolle, wenn räumlich weit entfernt befindliche Dritte vernommen werden sollen und den Aussagen von vornherein nicht die Bedeutung zugemessen wird, die eine wesentlich teurere und zeitaufwendigere mündliche Befragung rechtfertigen würde[287]. In einem solchen Fall, bei der es um die Vernehmung einer Nicht-Partei geht, ist auch das Ausweichen auf so genannte interrogatories nicht möglich, da diese auf Parteien beschränkt sind[288]. Bei dieser Ausgestaltung der depositions stellt eine Gerichtsperson ohne Beisein der anderen Partei dem Zeugen die in dem Schriftstück verfassten Fragen, auf die diese dann mündlich antwortet. Handelt es sich bei der Beweisperson um einen Dritten, d.h. eine Nicht-Partei, dann muss zuvor auch der Gegenpartei das Schriftstück übermittelt werden, damit diese daran anknüpfende eigene Fragen an den Zeugen richten kann[289]. Die Zeugenvernehmung von im Ausland befindlichen Personen wird in Rule 28 (b) F.R.C.P. geregelt. Die Vorschrift sieht als mögliche Alternativen für eine Befra-

---

Umständen auf ein gemeinsames Vorgehen einigen und eine Aufteilung vornehmen müssen, vgl. Mullenix, 46 Stan. L. Rev. 1393 ff. (1994).

284 Vgl. Rules 30 (a) (2) (B) und 31 (a) (2) (B) F.R.C.P.

285 Rule 30 (d) F.R.C.P.. Nach Rule 30 (c) bleiben den Parteien spätere Einsprüche hinsichtlich der Zulässigkeit von Fragen zwar grundsätzlich vorbehalten, allerdings trägt der Anwalt diese zumeist unverzüglich bei der Durchführung der depositions vor, um insbesondere einer Präklusion nach Rule 32 (d) F.R.C.P. zu entgehen. Wird die Aussage später vor Gericht als Beweis angeboten, hat der Richter über den Einspruch zu entscheiden.

286 Masterson/Posner, S. 179 (180)

287 Daher auch als depositions des kleinen Mannes bezeichnet, vgl. Junker, Informationsbeschaffung, S. 63 (131).

288 Vgl. Rule 33 F.R.C.P.

289 Rule 31 (a) F.R.C.P.

gung im Ausland verschiedene Wege vor[290]: Neben der Beantragung eines schriftlichen Rechtshilfeersuchens (letter rogatory) kann eine Partei dem Gegner auch schriftlich mitteilen, dass die Beweisaufnahme entweder durch einen US-Konsul bzw. eine in- oder ausländische Person im Ausland vorgenommen wird, die zur Abnahme von Eiden generell befugt ist[291], oder sie beantragt beim Gericht die Ernennung eines Beauftragten, der auch ein Rechtsanwalt sein kann[292]. Diesen Formen der Beweisgewinnung[293] wird der Gang über internationale Abkommen, wie dem Haager Übereinkommen über die Beweisaufnahme im Ausland (HBÜ), nun zwar formal vorangestellt, allerdings lässt die Rechtsprechung des U.S. Supreme Court dennoch eine Einvernahme ausschließlich über die Federal Rules zu, solange amerikanische Gerichte die Hoheitsgewalt (jurisdiction) über die Beweisperson haben. Damit wird von amerikanischer Seite die Bedeutung des HBÜ erheblich reduziert[294]. Nachdem das Konkurrenzverhältnis des HBÜ zu den innerstaatlichen US-Regelungen unter den amerikanischen Gerichten lange Zeit umstritten war, hat der Supreme Court im Jahre 1987 mit der Entscheidung Société Nationale Industrielle Aérospatiale v. U.S. District Court for the Southern District of Iowa[295] mit einer knappen Stimmenmehrheit von 5:4 entschieden, dass das HBÜ bei internationalen Prozessbezügen keine Exklusivität beanspruchen könne, so dass die Regelungen des Abkommens bei der Beweisgewinnung auch nicht zwingend zu beachten seien[296]. Diese Haltung der Gerichte und die daraus resultierende Praxis führen zu gravierenden Problemen und Spannungen im internationalen Rechtsverkehr, die noch an anderer Stelle[297] zu untersuchen sein werden. Eine Einschränkung erhält dieser Standpunkt nur insoweit, als amerikanische Gerichte dennoch in jedem Einzelfall die Parteiinteressen und die Interessen der Vertragsstaaten zu berücksichtigen haben und entscheiden müssen, ob die Anwendung des HBÜ nicht doch geboten erscheint, weil die dortigen Regelungen effektiver sind, die Souveränitätsvorstellungen des ausländischen Staates zu berücksichtigen sind oder die ausländische Partei vor übermäßiger discovery und unnötigen Belastungen zu schützen ist[298]. Wann dis-

---

290 Campbell/Campbell/Towner, S. 743; Trittmann, AVR 27 (1989), S. 195 (203 f.); Junker, Discovery, S. 370 ff.

291 Z.B. court reporter oder deutsche Notare, vgl. E. Geimer, S. 15, Fn. 18.

292 Sog. commissioner; erwähnenswert ist in diesem Zusammenhang, dass eine Beweisaufnahme im Ausland gemäß Rule 29 F.R.C.P. auch Gegenstand einer vertraglichen Einigung sein kann (stipulation).

293 Zu einer Ladung durch ein US-Gericht im Ausland vgl. Trittmann, AVR 27 (1989), S. 195 (204); ders., Anwendungsprobleme, S. 82 f.

294 Beispielsweise auf Fälle der Einvernahme ausländischer Nicht-Parteien als Zeugen.

295 482 U.S. 522 (1987) = 107 S.Ct. 2542 (1987).

296 Zur Begründung dieser Entscheidung vgl. Koch, IPRax 1987, S. 328 f.; Rippert, RIW 1993, S. 626 (630).

297 Vgl. unten § 2 II 2 e.

298 Aérospatiale, 107 S.Ct. 2542, 2554 ff. (1987); Veltins, DB 1987, S. 2396 f.; Reufels, RIW 1999, S. 667 (673).

covery-Begehren sich nach einer solchen Abwägung[299] nach dem Grundsatz der international comity als rechtsmissbräuchlich darstellen, hat der Supreme Court allerdings nicht näher konkretisiert.

Die depositions können für den weiteren Prozessverlauf mannigfaltige Bedeutung haben. So für die Beweissicherung[300], die es gestattet, dass depositions im Rahmen der Federal Rules of Evidence in der Hauptverhandlung gegen jede Partei, die zumindest Mitteilung von deren Durchführung hatte, verwendet und sogar als unmittelbare Beweismittel eingesetzt werden können, wenn nämlich die Unverfügbarkeit eines Zeugen für die Hauptverhandlung vom Gericht festgestellt wird[301]. In diesen Fällen tritt die Verlesung der Vernehmungsmitschrift an die Stelle einer neuerlichen Vernehmung in der Hauptverhandlung[302]. Die deposition einer Partei kann vom Gegner ohne besondere Voraussetzungen jederzeit und zu jedem beliebigen Zweck eingeführt werden[303].
Die Niederschrift der depositions dient oftmals der Erschütterung der Glaubwürdigkeit von Aussagepersonen in der Hauptverhandlung, indem Widersprüche zwischen den Aussagen aufgedeckt werden bzw. der Zeuge zu solchen verleitet werden soll. Dabei wird versucht die Glaubwürdigkeit der Personen so stark zu erschüttern, dass der Wert der Aussage für den Prozessausgang gegen Null tendiert und Zeugen der Gegenpartei damit unbrauchbar werden[304]. Generell kann eine frühzeitige Festlegung der Aussage im pre-trial-Stadium erreicht werden, was bei wankelmütigen und unsicheren Zeugen ratsam ist. Zudem können die Protokolle zur Auffrischung des Gedächtnisses von Zeugen in der Hauptverhandlung herangezogen werden, ähnlich dem formlosen Vorhalt im deutschen Strafprozess, ohne dass diese Methoden selbständige Beweismittel darstellen[305].
Die Protokolle können vor Gericht gegen solche Parteien verwendet werden, die von der Durchführung ordnungsgemäß benachrichtigt wurden[306].

(2) Schriftliche Befragungen (written interrogatories)

Zur Vorbereitung der depositions werden oft interrogatories eingesetzt. Darunter versteht man gemäß Rule 33 F.R.C.P. Fragebögen an eine Partei, die von dieser

---

[299] Sog. balancing of interest.
[300] Vgl. Rule 32 (a) F.R.C.P.
[301] Nach Rule 32 (a) (3) F.R.C.P. kann dies der Fall sein bei Tod, Entfernung von über 100 Meilen zum Gerichtsort, Aufenthalt außerhalb der USA, Alter, Krankheit, Haft; besondere Umstände, die einer neuerlichen Vernehmung ebenfalls entgegenstehen, sind Ängste des Zeugen, die ihn dazu veranlassen seine Aussage nicht zu wiederholen, vgl. Givens, S. 577.
[302] Eine Einführung durch Abspielen eines Videobandes der Original-deposition erlaubt Rule 32 (c) F.R.C.P.; United States v. Criden, 648 F.2d 814, 831 (3rd Cir. 981).
[303] Rule 32 (a) (2) F.R.C.P.
[304] Reitz, ZZP 104 (1991), S. 381 (382).
[305] Vgl. Westinghouse Elec. Corp. v. Wray Equip. Corp., 286 F.2d 491, 493 (1st Cir. 1961); Asea, Inc. v. Southern Pacific Transportation Co., 669 F.2d 1242, 1245 (9th Cir. 1981).
[306] Rippert, RIW 1993, S. 626 (628).

innerhalb einer 30-tägigen Frist[307] schriftlich und unter Eid beantwortet werden müssen. Die ursprünglich in unbegrenzter Zahl zulässigen interrogatories, die aus diesem Grunde und wegen den schon standardmäßig vorbereiteten Formularen zum Missbrauch durch Überschwemmung der Gegenseite verführten, sind mittlerweile auf 25 Fragen pro Partei beschränkt worden[308]. Dies gilt im Gegensatz zu den depositions für jede einzelne Partei separat gegen jede andere Partei, soweit diese dispositive Vorschrift nicht durch die Parteien ausgeschlossen bzw. vom Gericht aufgehoben wird. Es sind dabei nicht nur Fragen nach Tatsachen und Beweismitteln erlaubt, sondern ausdrücklich auch solche nach fallbezogenen Rechtsansichten und Schlussfolgerungen der anderen Partei. In jedem Fall besteht eine durchgängige Beantwortungspflicht auf die interrogatories, die auch nicht mit dem pauschalen Hinweis auf Unkenntnis umgangen werden kann, denn die befragte Partei trifft insoweit eine umfassende Beschaffungspflicht für die zur Beantwortung erforderlichen Informationen[309]. Können Antworten aus den Geschäftsunterlagen der befragten Partei entnommen werden und ist der damit verbundene Aufwand für beide Parteien im Wesentlichen identisch, können diese dem Fragenden anstelle einer Beantwortung zur Verfügung gestellt werden[310].

Interrogatories bieten gegenüber schriftlichen depositions den Vorteil, dass der Befragte bei der Beantwortung eine Nachforschungspflicht hat[311]. Die Erfüllung dieser Pflicht wird durch die nicht unmittelbar zu gebende Antwort ermöglicht, wodurch der Beklagte einen gewissen Zeitrahmen zur Verfügung hat und unter Umständen einen hohen Arbeitsaufwand leisten muss, um so beispielsweise bestimmtes Detailwissen preisgeben zu können. Auf der anderen Seite besteht auch bei interrogatories für den Fragenden die Gefahr, unpräzise und ausweichende Antworten zu erhalten. Ansonsten bleibt festzuhalten, dass die Aufgabe der interrogatories, nämlich die Sondierung des Terrains als Grundlage des weiteren strategischen Vorgehens, in breitem Umfang durch die Einführung der weitgehenden Aufklärungspflichten der Parteien ersetzt wird.

Die beantworteten Fragenkataloge können als Beweismittel in der Hauptverhandlung als Zugeständnisse der befragten Partei eingeführt werden[312]. Im Übrigen erfüllen sie dort dieselbe Funktion wie die depositions.

---

[307] Vgl. Rule 33 (b) (3) F.R.C.P.

[308] Rule 33 (a) F.R.C.P.; dazu, was als eine Frage im Rechtssinne angesehen wird, vgl. Advisory Committee Note, 146 F.R.D. 668 (1993).

[309] Pilling v. General Motors Corp., 45 F.R.D. 366 (D. Utah 1968); Breeland v. Bethlehem Steel Co., 179 F.Supp. 464 (S.D. N.Y. 1959); bei Zurückweisungen von Fragen ist eine detaillierte Begründung für ein solches Vorgehen erforderlich, Rule 33 (b) (4) F.R.C.P.

[310] Sog. business records option, die 1970 nach kalifornischem Vorbild in die F.R.C.P. übernommen wurde, vgl. Rule 33 (d) F.R.C.P.; Junker, Informationsbeschaffung, S. 63 (133).

[311] James/Hazard, § 5.4, S. 236 f.

[312] Vgl. Rule 33 (c) F.R.C.P.

(3) Vorlage von Urkunden und anderen transportablen Gegenständen (production of documents and things)

Nach Rule 34 F.R.C.P. kann jede Partei von der anderen Partei die Vorlage von Dokumenten[313] und anderen in deren Besitz oder Herrschaftsgewalt befindlichen Gegenständen verlangen, soweit diese vorlagefähig[314] sind. Die um discovery ersuchende Partei muss dabei die einzelnen Dokumente und Gegenstände, die sie benötigt, genau spezifizieren. Sie bekommt diese dann zur Verfügung gestellt[315], um sie in Augenschein nehmen und eventuell kopieren zu können. Die Möglichkeiten des Pflichtigen, die Vorlage entscheidender Dokumente abzuwenden, sind recht dürftig. Die Pflicht besteht nämlich nicht nur hinsichtlich solcher Sachen, über welche die Partei physische Gewalt ausübt, sondern auch dann, wenn die Gegenstände sich in der Obhut eines Dritten befinden und die Partei gegen diesen Dritten einen Herausgabeanspruch besitzt. Die Weitergabe an Dritte entbindet folglich nicht von der Vorlagepflicht[316]. Ebenso sind die Chancen recht gering, sich gegen das Verlangen auf Einsichtnahme mit der Begründung zu wehren, dieses sei zu allgemein und zu unbestimmt formuliert. Zwar müssen in dem Vorlagebegehren neben den Angaben über Zeit, Ort sowie Art und Weise der Überprüfung auch die gewünschten Unterlagen genau bezeichnet werden, allerdings werden allgemein gehaltene Ersuchen, solange sie den Anforderungen von Rule 26 F.R.C.P. entsprechen und für den Rechtsstreit erheblich sind, von den Gerichten in der Regel nicht zurückgewiesen[317]. Möglich ist auch die Kopplung des Vorlageverlangens mit anderen discovery-Methoden, beispielsweise mit depositions oder interrogatories. Dann kann in der Anfrage auch „die Vorlage aller Dokumente, die zur Vorbereitung der Antworten festgestellt oder benutzt wurden“, verlangt werden[318]. Die Parteien werden auch eher weit gefasste Anträge stellen, um der Gegenpartei damit die Zurückhaltung von Gegenständen nicht zu ermöglichen. Dies ist jedoch insofern ein zweischneidiges Schwert, als durch diese Pauschalisierung der Gegenseite der Missbrauch durch Lieferung regelrechter Dokumentenlawinen erleichtert wird, aus denen die wichtigen Dokumente nur schwerlich herausgefunden werden können. Um dies zu verhindern, sieht Rule 34 (b) F.R.C.P. eine gewisse Ord-

313 Rule 34 (a) (1) F.R.C.P. zeigt, dass das amerikanische Recht keine strikte Trennung von Urkunden im deutschen Sinne und Augenscheinsobjekten macht. Unter den Dokumentenbegriff fallen neben jeglichen Schriftstücken daher auch Zeichnungen, Photographien, Tonaufnahmen sowie andere Datenaufzeichnungen.

314 Vorlagefähig bedeutet, dass die Gegenstände grundsätzlich in das Vernehmungszimmer gebracht und dort vorgelegt werden können, vgl. Junker, Discovery, S. 165.

315 Die Vorlagefrist beträgt dabei 30 Tage, vgl. Rule 34 (b) F.R.C.P.

316 Rippert, RIW 1993, S. 626 (629); vgl. auch Mössle, S. 257 ff. zur Frage, wie weit der Begriff der Verfügungsmacht zu verstehen ist.

317 Vgl. Lange/Black, S. 70; Beispiele typischer Anfragen sind: „ ... Vorlage aller Dokumente, die anlässlich des Treffens vom ... verfasst wurden“ oder „ ... , die Bezug nehmen auf das Projekt ...“.

318 A.a.O.

nungspflicht vor, die sich an dem Wunsch der anfordernden Partei orientiert. Im Zweifel hat die vorlagepflichtige Partei die Kosten einer sachgerechten Ordnung der Unterlagen zu tragen und für die Möglichkeit zu sorgen, die relevanten Informationen aus dem Materialwust herauszufiltern[319].

Von Dritten kann ohne weiteres keine unmittelbare Vorlage von Gegenständen und auch keine Ortsbesichtigung verlangt werden. Allerdings eröffnen die Rules 45 und 34 (c) F.R.C.P. seit 1991 den Weg über eine subpoena an den Dritten. Dadurch erübrigen sich selbständige Klagen gegen diesen, die aufgrund des damit schneller und einfacher zu erlangenden Rechtsschutzes insgesamt sogar unzulässig sind[320]. Durch die Zustellung der subpoena wird der Dritte zur Dokumentenvorlage während der Hauptverhandlung oder im Rahmen von depositions verpflichtet[321].

(4) Ortsbesichtigung (entry upon land or other property)

Rule 34 (a) (2) F.R.C.P. gestattet hinsichtlich Grundstücken und nicht vorlagefähigen Gegenständen die Besichtigung bei einer Partei. Diese muss das Betreten des Geländes, die Inaugenscheinnahme und die Untersuchung sowie das Photographieren durch die andere Partei dulden. Dritte können auch hier durch eine subpoena verpflichtet werden.

(5) Medizinische Untersuchungen (physical and mental examinations)

Der größte Eingriff in die Privatsphäre und das Persönlichkeitsrecht einer Person kann über Rule 35 F.R.C.P. in Form von medizinischen Untersuchungen auf den körperlichen oder geistigen Zustand erfolgen[322]. Diese Maßnahme ist nur gegenüber Parteien möglich und steht unter strengen Voraussetzungen. Eine Genehmigung des Gerichts ist im Gegensatz zu den anderen discovery-Mitteln obligatorisch. Denn es soll immer eine richterliche Abwägung zwischen der Unverletzlichkeit der Person und dem Streben nach Wahrheitsfindung und Aufklärung stattfinden und ein Missbrauch dieser Methode von vornherein ausgeschlossen werden. Es wird vorausgesetzt, dass der Gesundheitszustand einer Partei streitig ist und für die Untersuchung ein berechtigtes Interesse (good cause) vorliegt[323].

---

319 Vgl. Adams v. Dan River Mills, Inc., 54 F.R.D. 220, 222 (W.D. Va. 1972); Lodge 743 v. United Aircraft Corp., 220 F.Supp. 19 (D. Conn. 1963).

320 Fisher v. Marubeni Cotton Corp., 526 F.2d 1338, 1341 (8th Cir. 1975); Home Insurance Co. v. First National Bank of Rome, 89 F.R.D. 485, 488 (N.D. Ga. 1980).

321 Vgl. Rule 45 (a) (1) F.R.C.P.; Richardson v. State of Fla., 137 F.R.D. 401, 403 (M.D. Fla. 1991).

322 Trotz geäußerter Bedenken seitens der amerikanischen Literatur ist dieses Beweismittel vom Supreme Court als verfassungsgemäß beurteilt worden, vgl. Sibbach v. Wilson, 312 U.S. 1 (1941).

323 Vgl. Schlagenhauf v. Holder, 379 U.S. 104, 111 (1964).

Dieses Erfordernis ist streng auszulegen und geht weit über das bloße Relevanzkriterium hinaus[324]. Statistisch gesehen stellen körperliche Untersuchungen die am seltensten angewandte Methode dar[325].

(6) Aufforderung zum Geständnis (request for admission)

Als letzte Möglichkeit der discovery erlaubt Rule 36 F.R.C.P. die Aufforderung zum Geständnis. Damit wird jede Partei in die Lage versetzt, durch Zusendung einer direkten Aufforderung (request) an die Gegenpartei, von dieser ein Zugeständnis über Tatsachen, Werturteile, Schlussfolgerungen und rechtliche Ausführungen zu erlangen, soweit der Gegenstand exakt bezeichnet ist[326]. Zweck dieses Vorgehens ist in erster Linie, den Rechtsstreit einzugrenzen und zu vereinfachen (issue formulation)[327]. Indem unstreitige Punkte zugestanden werden, können der weitere Verfahrensgang auf die wesentlichen streitigen Punkte konzentriert und unnötige Beweisaufnahmen vermieden werden[328]. Der Adressat der Aufforderung hat 30 Tage Zeit zu reagieren[329]. Bleibt er untätig, dann gilt das Geständnis als abgelegt[330]. Ein Widerruf oder eine Ergänzung kann nur mit Erlaubnis des Gerichts erfolgen, und zwar nur dann, wenn dieses es als sachdienlich erachtet und die Partei, die das Zugeständnis erlangt hat, nicht unverhältnismäßig benachteiligt wird[331]. Die Wirkung eines Geständnisses oder einer Geständnisfiktion gilt ausschließlich zwischen den Parteien und ist auf den konkreten Rechtsstreit beschränkt[332]. Dem Adressaten der Aufforderung bleiben, außer den Möglichkeiten das Geständnis ausdrücklich abzugeben oder gänzlich untätig zu bleiben, noch die Optionen des Bestreitens und des Offenlassens der Antwort[333]. Das Bestreiten muss dabei gegebenenfalls qualifiziert geschehen[334] und bei der Verweigerung einer Antwort bedarf es einer genauen Begründung, warum diese innerhalb der Frist trotz angemessener Nachforschungen nicht formuliert werden kann[335].

---

324 Siehe hierzu auch Junker, Discovery, S. 186.

325 A.a.O., S. 184, mit näheren Erläuterungen hierzu und m.w.N.

326 Vgl. Rule 36 (a) F.R.C.P.

327 Ein Anwendungsfall ist beispielsweise die Anerkennung der Echtheit von Urkunden.

328 People of the State of California v. The Jules Fribourg, 19 F.R.D. 432, 434 ff. (N.D. Cal. 1955); Rippert, RIW 1993, S. 626 (628).

329 Rule 36 (a) F.R.C.P.; es besteht die Möglichkeit der Festsetzung anderer Fristen durch das Gericht.

330 Vgl. Rule 36 (a) II S. 2; Finman, 71 Yale L. J. 371, 430 ff. (1962); Raeder, S. 533; Nagel/Gottwald, IZPR, § 9 Rdnr. 103, S. 345.

331 Finman, 71 Yale L. J. 371, 422 ff. (1962).

332 Vgl. Rule 36 (b) F.R.C.P.

333 Zur Möglichkeit eines Einspruch siehe Finman, 71 Yale L. J. 371, 383 (1962).

334 Vgl. Junker, Discovery, S. 188.

335 Asea, Inc. v. Southern Pacific Transportation Co., 669 F.2d 1242 (9th Cir. 1981); die andere Partei kann durch Anrufung des Gerichts und der Behauptung ungenügender Antwort eine Ergänzung und sogar eine Geständnisfiktion erreichen.

Wesentlicher Unterschied der Aufforderung zum Geständnis zu den anderen discovery-Methoden ist das Sanktionssystem bei Untätigkeit. Während bei den anderen Instrumenten Zwangsmittel einen entgegenstehenden Willen beugen sollen, sorgen Geständnisfiktion und Kostenersatzregelung nach Rule 37 (c) F.R.C.P. für einen Anreiz zur wahrheitsgemäßen Aussage. Rule 37 (c) F.R.C.P. bestimmt, dass eine Partei dem Gegner die Kosten seiner Beweisführung ersetzen muss, falls dieser später die Abgabe einer falschen Antwort auf seine Aufforderung zum Geständnis hin dartun kann[336].

ff) Abschluss der pre-trial-Phase

Nach Durchführung der discovery trifft die Parteien noch vor der Hauptverhandlung die Pflicht, dem Gegner die Beweismittel mitzuteilen, auf die sie sich berufen wollen, und darzulegen, wofür diese angeführt werden. Dies muss nach Rule 26 (a) (3) F.R.C.P. spätestens 30 Tage vor dem trial geschehen. Diese Mitteilungspflicht umfasst auch die Bekanntgabe von Einwendungen auf Beweismittel der Gegenseite[337]. Im Einzelnen müssen die Identität von Zeugen und Sachverständigen mit Adresse und Telefonnummer preisgegeben werden, alle Dokumente aufgelistet und Protokolle von depositions mitgeliefert werden. Die Vollständigkeit und Korrektheit der Angaben sind mit einer schriftlichen Versicherung zu belegen[338]. Dadurch wird jede Partei in die Lage versetzt, sich auf die Hauptverhandlung detailliert und umfassend vorzubereiten, ohne mit spektakulären Überraschungseffekten rechnen zu müssen.
Schließlich kann auf einer abschließenden final pre-trial conference die Hauptverhandlung durch Klärung letzter Details vorbereitet werden[339].

d. Richterliche Einflussnahme auf den Ablauf der discovery

Es wird oftmals behauptet, die Gerichte würden in der pre-trial-Phase bis auf einige wenige Ausnahmen[340] grundsätzlich nur bei der Anordnung von Schutz-

---

336 Junker, Discovery, S. 189 weist darauf hin, dass eine bewusste Unwahrheit nur selten nachzuweisen ist. Zudem sieht Rule 37 (c) F.R.C.P. eine Reihe von Ausnahmen vor.

337 Ausnahmen bestehen für solche Informationen, die ausschließlich der Erschütterung des Beweiswerts von Aussagen dienen.

338 Rule 26 (g) (1) F.R.C.P.

339 Rule 16 (d) F.R.C.P.; praktiziert wird auch ein sog. pre-trial briefing, bei dem die Parteien dem Gericht vor der Hauptverhandlung kurze Mitteilung über ihre Standpunkte geben. In einem abschließenden Beschluss, der sog. final pre-trial order nach Rule 16 (e) F.R.C.P., können bezüglich der noch streitigen Punkte Beweismittel aufgelistet und ähnliche Anordnungen für den Gang der Hauptverhandlung getroffen werden, vgl. James/Hazard, § 5.16 und § 5.17, S. 265 ff.

340 So z.B. für die Anordnung medizinischer Untersuchungen, vgl. oben § 2 II 2 c ee 5.

maßnahmen und der Verhängung von Sanktionen aktiv[341]. Die Beschränkung der gerichtlichen Mitwirkung auf die Kontrolle der discovery wird als Urmodell der discovery bezeichnet[342]. Durch die umfangreiche Erweiterung der Parteipflichten in jüngster Zeit wird das adversary system, das möglichst ohne Richter auskommen will, weiter gestärkt. Aber gleichzeitig damit ist eine Vergrößerung der Richtermacht einhergegangen. Die Gerichte haben weitgehende Möglichkeiten, nicht zuletzt können sie die meisten Regeln der F.R.C.P. für den gesamten Gerichtsbezirk durch local rules oder durch einzelfallbezogene Anordnungen (court orders) abändern. Die Ausdehnung der pre-trial conferences soll zudem ein „discovery management" durch die Gerichte ermöglichen[343]. Der Satz, dass der Richter erst vom Rechtsstreit erfährt, wenn die Parteien sich streiten, gilt daher nur eingeschränkt. Entscheidend ist, wie das Gericht selbst seine Rolle definiert und von den vielfältigen Leitungsmöglichkeiten Gebrauch macht. Im Einzelfall kann daher eine starke Annäherung an das deutsche System der richterlichen Omnipräsenz gegeben sein. Allerdings ist hierin kein Einsturz amerikanischer Grundpfeiler des Rechtssystems zu erblicken, sondern im Hintergrund steht die Sicherstellung der Effektivität des Parteiverfahrens. Ganz gleich, ob der Richter von sich aus tätig wird oder erst durch die Parteien angerufen wird, seine Mitwirkung am Verfahren dient der Durchsetzung und Überwachung eines leistungsfähigen Parteibetriebs. Ohne diese Überwachung wäre das amerikanische System, das auf selbständiges Parteihandeln setzt, ein stumpfes Schwert zur Durchsetzung individueller Rechte im Prozess. Auch der richterliche Eingriff ins Verfahren vor Anrufung durch eine Partei soll spätere Reibungsverluste verhindern und für Zeit- und Kostenersparnis sorgen. Die Ausübung der Kontrollbefugnisse geschieht dabei oftmals durch spezielle pre-trial judges[344] oder durch Richtergehilfen (U.S. Magistrates), die zur Entlastung der Richter im pre-trial-Stadium von den Gerichten gesondert bestellt werden[345].
Nicht zuletzt die beschriebene Zunahme der parteilichen Mitwirkungspflichten erfordert ein wirkungsvolles System von Zwangsmitteln. Hierbei ist ein Handeln in zwei Richtungen möglich. Kommt eine Partei oder ein Dritter einem discovery-Verlangen nicht nach, existiert eine breite Palette an Sanktionsmöglichkeiten, um eine zwangsweise Durchsetzung zu erreichen. Auf der anderen Seite können aber auch Maßnahmen zum Schutz der Beweisperson ergriffen werden.

aa) Schutzanordnungen

Sowohl gegen discovery-Anfragen als auch gegen allgemeine Aufklärungspflichten im Rahmen der required disclosure kann eine Partei Einwendungen

---

341 Vgl. Schack, Einführung, S. 44; Trittmann, Anwendungsprobleme, S. 75.
342 Mentz, RIW 1981, S. 73 (78); Hök, S. 106 f.
343 Vgl. Resnik, 96 Harv. L. Rev. 374, 386 ff. (1982).
344 Vgl. oben Fn. 257.
345 Siehe hierzu Junker, Discovery, S. 136 f.

vorbringen, um sich der Ausforschung zu entziehen. Die Einwendungen können damit begründet werden, dass Weigerungsrechte bestehen[346], die work product rule einschlägig ist[347], die angeforderte Materialoffenlegung nicht das einschlägige Relevanzkriterium erfüllt oder die Anfrage eine unangemessene Belastung bedeutet bzw. einen Missbrauch[348] darstellt. In der Regel reicht die Übersendung eines schriftlichen Einspruchs (objection) an den Gegner, der zu begründen und grundsätzlich innerhalb einer Frist von 30 Tagen einzulegen ist[349]. Hierdurch erhält der Betroffene einen vorläufigen Aufschub, bis die ausforschende Partei durch Beantragung gerichtlicher Zwangsmaßnahmen in Form einer compelling order eine endgültige Entscheidung herbeiführt[350]. Umgekehrt kann auch direkt gemäß Rule 26 (c) F.R.C.P. eine Schutzanordnung (protective order) bei Gericht[351] beantragt werden, und zwar bereits vor dem Erlass einer compelling order. Dieser Weg muss bei Einwendungen gegen mündliche Befragungen immer beschritten werden[352]. Die protective order entbindet die Person, die ausgeforscht werden soll, von ihrer Mitwirkungspflicht[353]. Auf Antrag kann das Gericht nach freiem Ermessen sachgerechte Maßnahmen treffen, um den Betroffenen vor Belästigungen, Schikane, Druck oder übermäßigen Belastungen und Kosten zu schützen[354]. Der zulässige Katalog reicht dabei vom vollkommenen Verbot der discovery bis hin zur bloßen Beschränkung der Maßnahme hinsichtlich Zeit, Ort sowie Art und Weise der Durchführung oder in Bezug auf den Gegenstand der Ermittlung[355]. Die Abstufung bezüglich der Intensität der Maßnahmen ist aufgrund der vielfältigen Gefahren der discovery für die Beweisperson vonnöten. So beinhaltet die discovery ein nicht geringes Erpressungspotential des Gegners. Nicht nur, dass der Ausgeforschte stets den Verkauf und die Weitergabe der preisgegebenen Ergebnisse befürchten muss, insbesondere der Geschäftsgeheimnisse. Darüber hinaus führt die amerikanische Kostenregelung oftmals zu einer „Vergleichsnötigung", weil der Beklagte trotz späteren Obsiegens nicht mit einer Kostenerstattung rechnen kann und für ihn ein Vergleich an Stelle umfangreicher discovery-Maßnahmen häufig das kleinere Übel darstellt. Insbesondere um das Geschäftsgeheimnis zu schützen, kann eine Schutzverfügung daher dergestalt erlassen werden, dass der Zugang zu den Informationen nur bestimmten Personen oder nur dem Gericht gewährt werden muss sowie die

---

346 Vgl. oben § 2 II 2 b bb.

347 Vgl. ebenso § 2 II 2 b cc.

348 Zum Missbrauch ausführlich Brazil, 67 A.B.A.J. 450 (1981); ders., 92 Yale L. J. 352 (1982).

349 Vgl. die Rules 33 (b), 34 (b), 36 (a) F.R.C.P.

350 Rule 37 F.R.C.P.

351 Zuständig ist das Gericht, bei dem das Verfahren anhängig ist oder im Fall von depositions, in dessen Distrikt die Durchführung der Vernehmung stattfinden soll, vgl. Rule 26 (c) F.R.C.P.

352 Rules 26 (c), 30 (d) F.R.C.P.

353 Vgl. Hök, S. 115.

354 Vgl. Rule 26 (c) F.R.C.P.; Gehring v. Case Corp., 43 F.3d 340, 342 (7th Cir. 1994).

355 Rippert, RIW 1993, S. 626 (629).

Weitergabe von Informationen an Dritte verboten ist bzw. diese außerhalb des Rechtsstreits nicht verwendet werden dürfen[356].
Gibt das Gericht einem Antrag des Beweisführers auf Erlass einer compelling order nur eingeschränkt statt, ist diese Einschränkung gemäß Rule 37 (a) (4) (C) F.R.C.P. einer protective order gleichgestellt. Über Rule 45 (c) (3) (B) (i) F.R.C.P. wird der Schutz der Rule 26 (c) F.R.C.P., der sich zunächst nur auf Parteien erstreckt, auch auf Dritte ausgedehnt.

bb) Zwangsmaßnahmen

Voraussetzung für die Einleitung von Zwangsmaßnahmen ist die Erlangung einer gerichtlichen Anordnung nach Rule 37 F.R.C.P. (compelling order)[357]. Kommt eine Partei einer discovery-Aufforderung nicht ordnungsgemäß nach oder genügt sie ihrer allgemeinen Mitwirkungspflicht nicht, so kann eine entsprechende Handlungspflicht ausdrücklich durch Beschluss des Gerichts angeordnet werden[358]. Leistet daraufhin die Partei dem Beschluss keine Folge, kann das Gericht nach seinem Ermessen die in Rule 37 (b) F.R.C.P. aufgelisteten Sanktionen verhängen[359]. Bei völligem Untätigbleiben einer Partei oder eines Dritten auf ein discovery-Verlangen bedarf es ausnahmsweise keines solchen Beschlusses vor der Sanktionsverhängung[360]. Im Wesentlichen sind zwei Kategorien von Sanktionen zu unterscheiden[361]:
Zum einen gibt es rein verfahrensbezogene Sanktionen, die ausschließlich gegen Parteien des Rechtsstreits verhängt werden. Auf der anderen Seite steht die Verhängung von Geld- und Haftstrafen wegen Missachtung des Gerichts (contempt of court)[362]. Dieses direkte Zwangsmittel setzt eine vorherige gerichtliche Handlungsanordnung zwingend voraus, der mit Behinderungsabsicht nicht Folge geleistet wurde[363], und kann sowohl gegen Parteien[364] als auch gegen Dritte[365] ge-

---

356 Vgl. Rule 26 (c) (7) F.R.C.P.; Junker, Informationsbeschaffung, S. 63 (135); Lange/Black, S. 76.
357 Zum System der Zwangsmittel vgl. Junker, Discovery, S. 190 ff. und Mössle, S. 149 ff.
358 Rule 37 (a) F.R.C.P.
359 Heck, ZVglRWiss 84 (1985), S. 208 (211).
360 Vgl. Rule 37 (d) und Rule 45 (e) F.R.C.P.
361 In diesem Sinne Junker, Discovery, S. 192 ff.
362 Auch das Zivilgericht kann dabei wählen zwischen civil contempt, einem Beugemittel, das nach Befolgung wieder aufgehoben wird, und criminal contempt, bei dem der Strafcharakter im Vordergrund steht und daher auch dann, wenn der Betroffene der Anordnung nachgekommen ist, bestehen bleibt; vgl. Kuhns, 88 Yale L. J. 39, 81 (1978); Quinter v. Volkswagen of America, 676 F.2d 969, 974 f. (3rd Cir. 1982); Hay weist darauf hin, dass kein Fall von Beugehaft in discovery-Verfahren bisher bekannt geworden ist, vgl. Hay, Informationsbeschaffung, S. 1 (42), Fn. 208.
363 Gompers v. Bucks Stove and Range Co., 221 U.S. 418, 441 (1981); Pollack, 44 U.Chic. L. Rev. 619, 620 f. (1977).
364 Rule 37 (b) (1), (b) (2) (D) F.R.C.P.
365 Rule 45 (e) F.R.C.P.

richtet sein. Dabei kann contempt of court gegen Dritte, die einer ergangenen subpoena auf Zeugenaussage oder Urkundenvorlage nicht nachkommen, als einzige Sanktion angeordnet werden[366]. Lediglich die Weigerung, sich einer ärztlichen Untersuchung zu unterziehen, ist von einer Bestrafung wegen contempt of court ausgenommen[367], ansonsten ist dieses direkte Zwangsmittel alternativ wie auch kumulativ zu den anderen einsetzbar.

Die indirekten Zwangsmittel sind allesamt verfahrensbezogen und dürfen daher nur gegen eine Partei und nur von dem Gericht, bei dem der Rechtsstreit anhängig ist, angewandt werden. Im Einzelnen dürfen folgende Sanktionen verhängt werden:

- eine Geständniswirkung zugunsten der Partei, welche die Anordnung erwirkt hat, hinsichtlich solcher Fakten, die mit der discovery in Erfahrung gebracht werden sollen;
- ein an die sich weigernde Partei gerichtetes Verbot bestimmte Angriffs- und Verteidigungsmittel zu verwenden oder bestimmte Beweismittel in den Prozess einzuführen;
- eine Anordnung, wonach die pleadings oder Teile der pleadings als nicht vorgetragen anzusehen sind;
- eine Aussetzung des weiteren Verfahrens bis zur Erfüllung der Verpflichtung;
- eine vollständige oder teilweise Zurückweisung der Klage[368];
- der Erlass eines Versäumnisurteils (default judgement) gegen die sich weigernde Partei[369];
- eine Anordnung, mit der Anwalts- und Gerichtskosten der sich widersetzenden Partei oder deren Anwalt auferlegt werden[370]; ebenso können die Kosten eines erforderlichen Beweisantritts einer jeden Seite auferlegt werden, die sich grundlos weigert, die Echtheit einer Urkunde oder die Wahrheit einer Behauptung zu bestätigen[371];

---

366 Pennwalt Corp. v. Durand-Wayland, Inc., 708 F.2d 492, 494 (9th Cir. 1983).

367 Rule 37 (b) (2) (D) F.R.C.P.

368 Klageabweisung und Versäumnisurteil stellen die schärfsten Sanktionen dar und bedürfen daher besonderer Umstände, vgl. Fjelstad v. American Honda Motor Co., Inc., 762 F.2d 1334, 1338 (9th Cir. 1985); im Übrigen können auch die anderen verfahrensbezogenen Sanktionen die gleiche Wirkung wie Klageabweisung und Versäumnisurteil haben, so dass dann dieselben Voraussetzungen vorliegen müssen, vgl. Jaffe v. Grant, 793 F.2d 1182, 1189 (11th Cir. 1986).

369 Voraussetzung ist bei einem Urteil zugunsten des Klägers die Schlüssigkeit seines Sachvortrags, vgl. Bank One of Cleveland, N.A. v. Abbe, 916 F.2d 1067, 1079 (6th Cir. 1990).

370 Rule 37 (a) (4) F.R.C.P.; danach kann die Kostentragungspflicht sowohl denjenigen treffen, der einen unangemessenen discovery-Antrag verfolgt, wie auch denjenigen, der einem angemessenen Begehren nicht nachkommt, vgl. Renfrew, 67 Cal. L. Rev. 264, 268 (1979).

371 Rule 37 (c) F.R.C.P.; zur Sanktionsregelung in Rule 11 F.R.C.P. siehe oben Fn. 33.

- schließlich kann das Gericht sogar die örtliche und sachliche Zuständigkeit unterstellen, falls der Beklagte es ablehnt, Beweisfragen zu beantworten, die zu einer Klärung der Zuständigkeit führen könnten[372].

Die möglichen Anordnungen hinsichtlich einer Kostentragung werden vielfach auch als dritte Kategorie von Zwangsmitteln bezeichnet[373]. Sie stellen jedenfalls aufgrund der ansonsten im amerikanischen Prozessrecht vorherrschenden Ablehnung einer Kostenerstattung ein bedeutendes Sanktionierungsinstrument dar, das auch zusätzlich angewandt werden kann. Die mangelnde Mitwirkung einer Partei kann bei der Beweiswürdigung jedenfalls immer zu ihrem Nachteil berücksichtigt werden[374]. Im Ergebnis kann mit dem Einsatz dieser Sanktionen neben der Strafe für ein Fehlverhalten und der damit verbundenen Abschreckung[375] in erster Linie eine Gleichstellung des erwünschten mit dem tatsächlich eingetretenen Ablauf zugunsten desjenigen erreicht werden, der bei ordnungsgemäßer Befolgung der Offenbarungspflicht die erlangten Resultate im Prozess hätte verwerten können[376].
Die Gerichte haben sich bei Verhängung der Sanktionen am Maßstab der due process clause der amerikanischen Verfassung zu orientieren[377].
Danach muss die gewählte Sanktion in einem angemessenen Verhältnis zu dem sie auslösenden Verhalten stehen. Due process wirkt auch insofern als Schranke, als prozessbeendende Sanktionen auf jeden Fall Verschulden im Sinne von Vorsatz und Fahrlässigkeit[378] oder zumindest Bösgläubigkeit voraussetzen[379]. Darüber hinaus verfügen die Gerichte über einen weiten Ermessensspielraum, der alle Sanktionen zulässt, die gerecht und billig erscheinen[380] und keinen Ermessensmissbrauch darstellen[381]. In der Praxis werden die Sanktionen zumeist sehr nachgiebig gehandhabt. Die große Zwangskeule wird nicht schon beim ersten Stocken des Verfahrens geschwungen.
Bei internationalen Streitigkeiten stehen protective wie auch compelling orders regelmäßig im Mittelpunkt des Geschehens, da diese die Hauptinstrumente bei

---

372 Vgl. Insurance Corp. of Ireland v. Compagnie des Bauxites de Guinee, 456 U.S. 694, 706 (1982).
373 So Junker, Discovery, S. 195.
374 Société Internationale pour Participations Industrielles et Commerciales, S.A. v. Rogers, 357 U.S. 197, 213 (1958).
375 National Hockey League v. Metropolitan Hockey Club, Inc., 427 U.S. 639, 643 (1976).
376 Zum Sanktionszweck allgemein Note, 91 Harv. L. Rev. 1033, 1038 ff. (1978); Junker, Discovery, S. 196 f.
377 Note, 91 Harv. L. Rev. 1033, 1041 ff. (1978).
378 Der Partei wird ein Verschulden des Anwalts zugerechnet, vgl. Link v. Wabash R.R., 370 U.S. 626, 633 f. (1962).
379 McLeod, Alexander, Powel & Apffel, P.C. v. Quarles, 894 F.2d 1482, 1485 (5th Cir. 1990); zur erforderlichen Interessenabwägung bei Klageabweisung als Sanktion, vgl. Kersting, S. 169 f.
380 Vgl. Rule 37 (b) (2) F.R.C.P.: „ ... as are just ... “.
381 Robison v. Transamerican Ins. Co., 368 F.2d 37, 39 (10th Cir. 1966); Junker, Discovery, S. 198 f.

einem Streit bezüglich der discovery sind[382]. Dennoch kommt der Einsatz von Zwangsmitteln in discovery-Verfahren nur in den seltensten Fällen vor[383]. Amerikanische Gerichte neigen eher zu einer Entscheidung in der Sache und erblicken in der Verhängung von Sanktionen oftmals die ultima ratio[384]. Neben vielerlei anderen Gründen lag dies in der Vergangenheit sicherlich zum Großteil an der generellen Zurückhaltung der Gerichte, sich in das pre-trial-Verfahren mit eigenem Arbeitseinsatz einzuschalten[385].

e. Discovery auf deutschem Boden?

Besondere Brisanz ergibt sich aus der Behandlung der Frage, ob discovery-Maßnahmen auch auf deutschem Boden durchgeführt werden können. Damit wären unter Umständen über die Einbeziehung amerikanischer Stellen selbst Beweismittel, die sich in Deutschland befinden, dieser besonderen Beweisermittlungsform unterworfen, obwohl die Verwertung nach dem Willen des Initiators letztendlich vor einem deutschen Gericht in einem deutschen Verfahren erfolgen soll und damit die Anknüpfungspunkte an US-amerikanische Rechtsvorschriften also eher weiter abnimmt. Die Beschreitung dieses Weges erscheint daher auf den ersten Blick zwar als fernliegend, gleichwohl könnten hierdurch ungeahnte Möglichkeiten der Sachverhaltsaufklärung zu Tage treten.

Es hat sich mittlerweile gezeigt, dass die Einschätzung auf deutscher Seite, dem Übergreifen US-amerikanischer discovery auf hierzulande befindliche Beweismittel mit dem Haager Übereinkommen über die Beweisaufnahme im Ausland in Zivil- oder Handelssachen (HBÜ) begegnen zu können, ein Irrglaube war[386]. Denn nach der Rechtsprechung des U.S. Supreme Court sind die Federal Rules of Civil Procedure trotz des Abkommens unmittelbar auf im Ausland belegene Beweismittel anwendbar; das HBÜ stellt demnach nur ein wahlweise zur Verfügung stehendes Verfahren dar, das die Beweisaufnahme erleichtern soll[387]. Amerikanische Gerichte ordnen daher auch ohne die Einschaltung ausländischer Rechtshilfebehörden weiterhin einzelne discovery-Maßnahmen direkt an[388]. Der Erfolg eines solchen Vorgehens setzt aber Gerichtsgewalt über die Beweisper-

---

382 Rechtsmittel gegen Anordnungen behandelt Hök, S. 124 f.

383 Vgl. Connolly/Hellmann/Kuhlmann, Judicial Controls, S. 24, zitiert nach Junker, a.a.O., S. 200.

384 Hök, S. 129.

385 Zu den Gründen der Zurückhaltung der Gerichte ausführlich Junker, Discovery, S. 200 ff.

386 Black, 40 Int. Comp. L. Q. 901 (1991).

387 Vgl. hierzu oben § 2 II 2 c ee 1.

388 Société Nationale Industrielle Aérospatiale v. U.S. District Court for the Southern District of Iowa, 482 U.S. 522, 540 (1987); vgl. z.B. eines der jüngeren Holcaust-Verfahren Fishel v. BASF Group, 175 F.R.D. 525, 529 (S.D. Iowa 1997); Junker, Discovery als Herausforderung, S. 103 (114). Nach den Rules 37, 45 F.R.C.P. i.V.m. 28 U.S.C. § 1783 kann eine direkte Ladung im Ausland erfolgen, vgl. hierzu Trittmann, AVR 27 (1989), S. 195 (204).

son voraus[389], was bei Parteien praktisch per definitionem der Fall ist, da andernfalls dem Gericht schon die Zuständigkeit fehlen würde[390]. Wirken Beweispersonen, die von der amerikanischen Hoheitsgewalt erfasst werden, bei der Durchführung der discovery nicht mit, können gegen sie sämtliche Sanktionen des US-Rechts verhängt werden[391]. Dies basiert auf der Rechtsauffassung der amerikanischen Seite, dass in einem solchen Vorgehen keine Beweiserhebung im Ausland erblickt werden könne, so dass das HBÜ auch nicht einschlägig sei[392]. Darüber hinaus wird darauf hingewiesen, dass die discovery im Grunde eine private Beweisaufnahme darstelle[393], die noch dazu ausschließlich im Inland betrieben würde, da Beweise und Informationen am amerikanischen Gerichtsort vorzulegen seien und nur die Parteien an dem für den Rechtsstreit zuständigen Gericht betroffen wären[394]. Mit dieser Haltung kann das HBÜ leicht ausgehebelt werden, zumal ein solches Verfahren aus amerikanischer Sicht als vielfach zu langwierig, zu kostenintensiv und zu wenig Erfolg versprechend eingeschätzt wird, dies nicht zuletzt deshalb, weil fremden Gerichten in Bezug auf Beweiserhebungen nur geringe bis gar keine Effizienz zugetraut wird[395].

Eine solche Handhabung wird von deutscher Seite überwiegend als Souveränitätsverletzung gewertet[396]. Aufforderungen an eine Prozesspartei, Zeugen oder Dokumente aus dem Ausland in die USA zu bringen, werden als extraterritoriale Ausübung der Gerichtsgewalt gesehen, die mit dem Völkerrecht nicht in Einklang steht[397]. Dies gelte erst recht für Vernehmungen, die unmittelbar auf deut-

---

[389] Reimann, IPRax 1994, S. 152 (154); Reufels, RIW 1999, S. 667 (673) weist zurecht darauf hin, dass es die freiwillige Teilnahme an discovery-Maßnahmen in Deutschland fast täglich gibt, dies jedoch von der Öffentlichkeit so gut wie unbemerkt bleibt.

[390] Vgl. oben § 2 II 1 b.

[391] Pfeil-Kammerer, S. 247 f.

[392] Vgl. Lowrance v. Michael Weinig, GmbH & Co. KG, 107 F.R.D. 386, 389 (W.D. Tenn. 1985); siehe auch Zöller/Geimer, § 363 Rdnr. 40; Heldrich, S. 1 (13); Schack, IZVR, S. 284, Rdnr. 725.

[393] In dieser Weise v. Bodungen/Jestaedt, FS Stiefel, S. 65 (71); Pfeil-Kammerer, S. 180; Reufels, RIW 1999, S. 667 (670 f.) sieht sogar bei Androhung von Zwangsmaßnahmen keine staatlich zurechenbare Handlung eines anderen Staates, sondern lediglich eine Verfahrensmaßnahme, die beide Parteien in ihrem eigenen Interesse betreiben; auch Hök, S. 299 mit Hinweis auf eine „purley private" Angelegenheit; dennoch wird im Grundsatz nicht verkannt, dass discovery in Ausübung amerikanischer Gerichtsgewalt betrieben wird, vgl. Hök, S. 143.

[394] Lyons v. Bell Asbestos Mines, Ltd., 119 F.R.D. 384, 389 (D.S.C. 1988); Société Nationale Industrielle Aérospatiale v. U.S. District Court for the District of Alaska, 788 F.2d 1408, 1411 (9th Cir. 1986); Work v. Bier, 106 F.R.D. 45, 52 (D.C. 1985).

[395] Société Nationale Industrielle Aérospatiale v. U.S. District Court for the Southern District of Iowa, 482 U.S. 522 (1987); Work v. Bier, 106 F.R.D. 45, 54 (D.C. 1985); Pfeil-Kammerer, S. 174.

[396] MünchKommZPO/Musielak, Anhang zu § 363 Rdnr. 21, m.w.N.; Leipold, S. 18 f.; Koch, IPRax 1987, S. 328.

[397] Leipold, S. 14 ff.

schem Boden stattfinden[398]. Nach dieser Ansicht liegt in jedem Fall eine Beweisaufnahme im Ausland vor, da die maßgebliche Handlung das Sammeln von Beweismaterial auf deutschem Boden ist[399]. Mit der Vornahme von Hoheitsakten auf deutschem Hoheitsgebiet gehe eine Verletzung des Territorialitätsgrundsatzes[400] einher[401]. Die Vernehmung von sich in der Bundesrepublik aufhaltenden Parteien und Zeugen sei ausschließlich deutschen Gerichten vorbehalten[402].

Zuzugeben ist jedenfalls, dass die Beweiserhebung durch Private im Rahmen der discovery als hoheitlich zu qualifizieren ist[403]. Dies ergibt sich zum einen aus der regelmäßigen Veranlassung der Untersuchung durch ein ausländisches Gericht, zum anderen aus der Zielrichtung auf eine Verwertung der Ergebnisse in einem ausländischen Verfahren[404], so dass von einem privaten Charakter der Recherchen nicht die Rede sein kann[405]. Denn discovery wird in Ausübung amerikanischer Gerichtsgewalt betrieben. Der Einsatz von Zwangsmitteln oder deren Androhung bildet dabei keine notwendige Voraussetzung für eine Einschätzung als völkerrechtswidrig, da hierfür alleine die Anmaßung ausschlaggebend ist, auf dem Gebiet eines anderen Staates Staatsgewalt auszuüben[406]. Hoheitliche Tätigkeit auf fremdem Territorium stellt ohne Gestattung des betroffenen Staates unstreitig einen Verstoß gegen die Gebietshoheit und damit gegen das Völkerrecht

---

398 So die deutsche Bundesregierung in mehreren amicus curiae-Schriftsätzen an den U.S. Supreme Court, u.a. in den Fällen Aérospatiale (siehe Fn. 295), abgedruckt in 25 I.L.M. 1539, und Anschütz (In re Anschütz & Co. GmbH, 754 F.2d 602 (5th Cir. 1985)), siehe bei Heidenberger, RIW 1986, S. 489 (491).

399 Zöller/Geimer, § 363 Rdnr. 41; Geimer, IZPR, S. 616 f., Rdnr. 2423 ff.

400 Vgl. hierzu Linke, IZPR, S. 13.

401 Nachweise für einzelne Stellungnahmen in dieser Weise bei Mössle, S. 346 ff.; Böhmer, NJW 1990, S. 3049 (3051).

402 Siehe die amicus curiae-Briefe der Bundesregierung oben Fn. 398.

403 E. Geimer, S. 13; Leipold, S. 45; Pfeiffer, Internat. Zusammenarbeit, S. 77 (94); einschränkend Mössle, S. 319, der grundsätzlich private Ermittlungen annimmt, wenn nicht eine ausdrückliche discovery order vorliegt bzw. die discovery-Maßnahme unter Mitwirkung einer zur Abnahme von Eiden befugten Person stattfindet.

404 E. Geimer, S. 13.

405 Vereinzelt wird daher sogar vertreten, dass bei Beweiserhebungen durch Private auf deutschem Boden der Tatbestand der Amtsanmaßung gemäß § 132 2. Alt StGB verwirklicht wird, vgl. Stürner, Justizkonflikt, S. 3 (23); ders., ZVglRWiss 81 (1982), S. 159 (170, 202). Unbedenklich ist hingegen eine rein informelle Stoffsammlung durch Private, die der Vorbereitung der Prozessführung dient und nicht in Zusammenhang mit der discovery erfolgt, beispielsweise in Form von Gesprächen mit potentiellen Zeugen oder der Bitte um Auskünfte. Ein solches Tun darf der Partei vom Gericht aber nicht aufgegeben werden, vgl. Schabenberger, S. 232.

406 E. Geimer, S. 15; Trittmann, AVR 27 (1989), S. 195 (212 ff.) möchte allerdings eine Souveränitätsverletzung auf solche Fälle beschränken, in denen eine Beweisaufnahme unmittelbar auf deutschem Boden bei Parteien des ausländischen Rechtsstreits durchgeführt wird, da nur dann amerikanische Gerichte die Möglichkeit besitzen, Sanktionsmaßnahmen anzuordnen und erst solche eventuellen Sanktionsanordnungen die deutsche Gebietshoheit verletzen könnten.

dar[407]. Eine eventuelle Einwilligung der Beweisperson ist für diesen Befund ohne Belang[408].

Im Ergebnis ist daher zu differenzieren. So bewegt sich die bloße Aufforderung, Zeugen oder Dokumente aus dem Ausland in die USA herbeizuschaffen, durchaus im Rahmen der einzelstaatlichen Gerichtsbarkeit und ist demzufolge mit dem Völkerrecht vereinbar[409]. Es handelt sich dabei nämlich im Kern um eine Prozessvorbereitungshandlung, deren unmittelbare Wirkung erst im Forumstaat selbst eintritt[410]. Anerkannt ist, dass lediglich die unmittelbare Ausübung von Hoheitsgewalt auf fremdem Boden völkerrechtlich generell verboten ist, während bei Hoheitsakten mit mittelbarer Zwangswirkung im Ausland ein gewisser Ermessensspielraum besteht, der allerdings unweigerlich zu Zuständigkeitskonflikten führen muss[411]. Es erscheint auch durchaus legitim, bei fehlender Mitwirkung der Prozessparteien negative Folgen für diese bei der Entscheidungsfindung festzusetzen[412], da die Duldung von Prozessnachteilen im Zusammenhang mit der Nichtbeachtung von gerichtlichen Anordnungen bereits aus der Stellung als Prozesspartei resultiert und sich diese Gefahr im Rahmen des gewöhnlichen Prozessrisikos bewegt[413].

Dieser Einordnung entspricht auch die deutsche Haltung im Falle von Beweisbeschaffungen aus dem Ausland für einen deutschen Prozess; diese ist recht weitgehend[414] und legt die Anwendung des deutschen Verfahrensrechts nach dem lex fori-Prinzip selbst extensiv aus[415], so dass auch insofern ein Gleichlauf angebracht erscheint.

Schließlich ist zu berücksichtigen, dass die einzelnen discovery-Methoden für den US-Prozess unerlässliche und fundamentale Instrumente darstellen, auf die aus amerikanischer Sicht nicht verzichtet werden kann, die aber durch den in Deutschland umgesetzten Vorbehalt des Art. 23 HBÜ[416] im Hinblick auf die Durchführung einer pre-trial discovery of documents im Rahmen eines Rechtshilfeersuchens eingeschränkt sind[417]. Die amerikanischen Gerichte müssen daher

---

407 Vgl. Mössle, S. 319, Fn. 73, m.w.N.

408 Leipold, S. 45; E. Geimer, S. 15 f.

409 Stürner, Justizkonflikt, S. 3 (26); ders., JZ 1987, S. 607 (610); Schlosser, FS Lorenz, S. 497 ff.; Junker, Discovery, S. 392 ff.; zum Streitstand näher Mössle, S. 343 ff.

410 Heldrich, S. 1 (14).

411 So Mössle, S. 354, der auf die „Lotus-Entscheidung" des Internationalen Gerichtshofs aus dem Jahre 1927 abstellt.

412 Geimer, ZfRV 33 (1992), S. 321 (336); Stadler, S. 301; Schack, IZVR, S. 281, Rdnr. 713 f.; Schabenberger, S. 150 ff.; E. Geimer S. 26 f.

413 Vgl. Stadler, S. 289. Der daraus resultierende faktische Druck auf ausländische Prozessparteien sich den Regeln der discovery zu beugen, führt freilich zu einer Umgehung der Grenzen, vgl. Reufels, RIW 1999, S. 667 (671); Schack, Einführung, S. 54 f.

414 Vgl. unten § 3 VI 2.

415 Siehe Hök, S. 301 f. mit einigen Beispielen.

416 Vgl. § 14 I AusfG zum HBÜ.

417 Heldrich, S. 1 (14); Trittmann, AVR 27 (1989), S. 195 (216 f.), der daher eine Aufhebung des deutschen Vorbehalts anrät, um das US-Recht nicht seinen Beweisgewinnungsmetho-

stets mit der Zurückweisung solcher Vorlagegesuche durch die zuständige deutsche Stelle rechnen, so dass ihnen nur der Weg über die direkte Anordnung der discovery bleibt.

Im Gegensatz zu dem beschriebenen Vorgehen, das eben keine Tätigkeit auf fremdem Territorium darstellt[418], verletzt eine direkte Beweisaufnahme in der Bundesrepublik, wie bereits ausgeführt wurde, die deutsche Souveränität. Dies gilt für Vernehmungen wie auch für Augenscheinseinnahmen[419] auf deutschem Boden.
Hinsichtlich des Zugriffs auf Dritte gilt der Grundsatz, dass mangels Personal- und Gebietshoheit kein Staat auf Personen außerhalb seines Staatsgebiets zugreifen darf, bei denen es sich nicht um eigene Staatsangehörige handelt[420]. In Betracht kommt allenfalls eine Einvernahme unter Beteiligung der Rechtshilfeinstanzen des Aufenthaltsstaates[421]. Völkerrechtlich zulässig ist jedoch die Inanspruchnahme der eigenen Staatsangehörigen als Beweispersonen kraft Personalhoheit[422]. Nur so kann der Bedeutung des Personalitätsprinzips im Verhältnis zum Territorialitätsprinzip ausreichend Rechnung getragen werden[423]. Dem entspricht auch die amerikanische Rechtspraxis, die mit Hilfe einer subpoena im Ausland eigene Bürger zur Aussage in den USA lädt, wenn das öffentliche Interesse dies verlangt[424]. Für die Übermittlung der Ladung ist wiederum nach dem Haager Übereinkommen über die Zustellung im Ausland (HZÜ) zu verfahren, falls eine Zustellung in den USA nicht möglich ist[425].

---

den zu berauben. Allerdings wurde bereits im Beschluss des OLG München vom 27. Nov. 1980 darauf hingewiesen, dass sich der Vorbehalt lediglich auf die pre-trial discovery of documents und nicht auf das Verfahren insgesamt bezieht, vgl. JZ 1981, S. 540; vgl. auch Geimer, IZPR, S. 632, Rdnr. 2489 f.. Hinsichtlich des Art. 23 HBÜ wird teilweise sogar eine teleologische Reduktion vorgeschlagen, vgl. Reufels, RIW 1999, S. 667 (670).

418 Diesen Umstand übersieht Hök, S. 305 ff., der in der Hauptsache nur auf die unmittelbaren und mittelbaren Sanktionsmöglichkeiten und Zwangswirkungen abstellt, die bei Nichtbefolgung der discovery-Methoden dem amerikanischen Gericht zur Verfügung stehen. Allein daraus möchte er, mit Ausnahme einer Aufforderung zum Geständnis, wie auch Trittmann, a.a.O., S. 214, einen Verstoß gegen inländische Hoheitsrechte ableiten.

419 Siehe das Beispiel eines discovery-Befehls, der VW verpflichtete, die Besichtigung des Betriebsgeländes in Wolfsburg zu dulden, vgl. Volkswagenwerk Aktiengesellschaft v. Superior Court, Alameda County, 123 Cal.App.3d 840 (1981).

420 Schack, IZVR, S. 281, Rdnr. 716; Mössle, S. 345.

421 So E. Geimer, S. 47. Vgl. hierzu auch Reufels, RIW 1999, S. 667 (670).

422 So die herrschende Meinung, vgl. Geimer, IZPR, S. 141, Rdnr. 427 ff.; Gottwald, FS Habscheid, S. 119 (128); Nagel/Gottwald, IZPR, § 8 Rdnr. 5, S. 281; Schack, IZVR, S. 281, Rdnr. 715; zur Gegenmeinung Leipold, S. 63 ff., der die Ladung von Beweispersonen aus dem Ausland ohne Rücksicht auf ihre Staatsangehörigkeit für unzulässig hält.

423 Vgl. E. Geimer, S. 38 ff. mit einer eingehenden Analyse dieses Problems. Die Möglichkeit der Zeugenladung im Ausland hat der deutsche Gesetzgeber auch in § 244 V S. 2 StPO vorgesehen, vgl. hierzu BVerfG vom 21. Aug. 1996 in NJW 1997, S. 999 (1000).

424 Vgl. die Entscheidung des U.S. Supreme Court in Blackmer v. United States, 284 U.S. 421, 436 f. (1932); hierzu auch Mössle, S. 328; Junker, Discovery, S. 388.

425 Vgl. oben § 2 II 1 c.

Es zeigt sich somit, dass der discovery hinsichtlich Beweismitteln, die sich auf deutschem Boden befinden, in gewissem Umfang Grenzen gesetzt sind, die auch nicht dispositiv sind, da den betroffenen Personen nicht die Wahlmöglichkeit über die Reichweite amerikanischer Gerichtshoheit und völkerrechtlicher Grundsätze zusteht. Allerdings führt das Fehlen von blocking statutes und damit auch von Sanktionsmöglichkeiten auf deutscher Seite dazu, dass umfangreiche discovery-Maßnahmen auch in der Bundesrepublik oftmals durchgeführt werden, solange die Betroffenen freiwillig dem Verlangen nachkommen. Zu einer solchen freiwilligen Unterwerfung kann es nicht nur dann kommen, wenn das gewünschte Verhalten zu positiven Ergebnissen für den Ersuchten führt, sondern auch in solchen Fällen, in denen sich die Person dem Zwiespalt ausgesetzt sieht, durch eine Weigerung das amerikanische Gericht zu negativen Schlussfolgerungen und Maßnahmen zu veranlassen, deren Auswirkungen über den durch eine Preisgabe von Informationen verursachten Schaden hinausgehen können.

3. Die Hauptverhandlung und das Urteil

Um die Bedeutung der discovery für den weiteren Prozessverlauf zu verdeutlichen, sollen auch die Hauptverhandlung und insbesondere die dort maßgeblichen Beweisregeln, welche das Beweisrecht im engeren und eigentlichen Sinne verkörpern, kurz dargestellt werden. Denn nicht zuletzt dort offenbart sich der Wert und die Bedeutung der discovery für das US-amerikanische Zivilverfahren.

a. Jury und bench trial

Die mündliche Verhandlung (trial) schließt sich an die pre-trial-Phase an. Zwischen beiden Verfahrensteilen liegt aber in der Regel eine sehr lange Wartezeit, die bei manchen Gerichten über vier Jahre betragen kann[426]. Das Verfahren findet dann entweder vor einer jury oder vor einem Einzelrichter (bench trial) statt[427]. Für Verfahren vor den Bundesgerichten ergibt sich aus der Bundesverfassung ein Recht auf ein jury trial, vorausgesetzt es handelt sich um eine Common Law-Streitigkeit und der Streitwert liegt über $ 20[428]. Die Anzahl der jury-Mitglieder variiert zwischen sechs und zwölf[429], wobei die Parteien auf ein ein-

---

[426] Friedenthal/Kane/Miller, § 10.1., S. 455 f.

[427] Vgl. auch oben § 2 I 2. Nach einer Untersuchung kommt es in ca. einem Drittel der Fälle, in denen überhaupt eine Hauptverhandlung stattfindet, zu einem jury trial, vgl. Trubek, 31 UCLA L. Rev. 72 ff. (1983). Hay gibt an, dass bei Schadensersatzklagen aus Körperverletzungen sogar die Hälfte der Fälle vor einer jury verhandelt werden, Hay, Einführung, S. 63, Fn. 78.

[428] Vgl. Rule 38 (a) F.R.C.P. und VII. Amendment der U.S. Verfassung.

[429] Rule 48 F.R.C.P. erlaubt hierüber sogar Parteivereinbarungen.

stimmiges Urteil der jury verzichten können[430]. Die Aufgabe der jury besteht darin, in ihrem Urteilsspruch (verdict) die Tatsachenfeststellungen zu treffen und die Tatfrage zu entscheiden. Die Entscheidung der Rechtsfragen obliegt dagegen immer dem Richter, der die jury über die Rechtslage auch aufzuklären hat, bevor diese ihr Urteil fällt. Aber nicht nur Tatfragen, auch die Höhe eines eventuell zu leistenden Schadensersatzes wird durch die jury bestimmt. Im Übrigen fungiert der Richter als Obmann des Verfahrens, der den ordnungsgemäßen Ablauf überwacht[431], den Verfahrensfortgang forciert, den Schutz der Zeugen bei Befragungen im Auge hat und die jury durch Aufstellen besonderer Anforderungen an ihren Urteilsspruch an die Leine nehmen kann[432]. Auch über Einsprüche und Anträge der Parteien entscheidet der Richter alleine. Problematisch ist ein jury trial insofern, als in komplexen Rechtsstreitigkeiten die Gefahr besteht, dass sich die jury von sachfremden Erwägungen leiten lässt, da den aus allen Bevölkerungsschichten rekrutierten Mitgliedern häufig die erforderliche Sachkunde und die emotionale Neutralität fehlt[433]. Um sich nicht der Gefahr der Manipulation der jury-Mitglieder durch die Gegenseite auszusetzen, können die Parteien gemäß Rule 56 (a) F.R.C.P. ein summary judgement beantragen. Diese Einzelrichterentscheidung in der Sache kann 20 Tage nach Klageeinreichung vom Kläger beantragt werden, vom Beklagten sogar jederzeit. Es dürfen dabei nur noch Rechtsfragen streitig sein, wohingegen die Tatsachen feststehen müssen. Eine Entscheidung kann auch bezüglich nur einzelner Streitpunkte getroffen werden. Sind die Voraussetzungen für ein solch summarisches Urteil gegeben, muss nach Ansicht des U.S. Supreme Court dem Antrag ohne Zögern stattgegeben werden[434].

b. Verhandlungsablauf, Beweisführung und Beweisregeln

Der Ablauf der mündlichen Verhandlung im jury trial sowie bei der Verhandlung vor dem Einzelrichter ist im Prinzip identisch. Nach den Eröffnungsplädoyers (opening statements) der Anwälte beginnt die Beweisaufnahme. Diese

---

[430] Campbell/Campbell/Towner, S. 765; während viele Einzelstaaten mittlerweile generell keine Einstimmigkeit mehr fordern, wird in Fällen vor Bundesgerichten diese noch grundsätzlich verlangt, vgl. Rule 48 F.R.C.P.; kann keine Einstimmigkeit erzielt werden, erklärt der Richter das Verfahren zu einem mistrial, was ein neues Verfahren zur Folge hat.

[431] Rule 611 (a) F.R.E.

[432] So ist es nach Rule 49 F.R.C.P. möglich, das general verdict der jury, das keiner gesonderten Begründung bedarf, durch ein special verdict zu ersetzen, welches die Beantwortung eines vom Richter verfassten Fragenkatalogs beinhaltet, um damit den Entscheidungsprozess der jury einer richterlichen Kontrolle zu unterwerfen.

[433] Lange/Black, S. 95 weisen insbesondere auf die Gefahr für Großunternehmen hin, die sich oftmals in Produkthaftpflichtfällen einer ungezügelten Spendierfreudigkeit der jury ausgesetzt sehen.

[434] Celotex Corp. v. Catrett, 477 U.S. 317, 323 (1986); Anderson v. Liberty Lobby, Inc., 477 U.S. 242 (1986).

wird in den Federal Rules of Evidence (F.R.E.)[435] mit Vorschriften für die Zulassung von Tatsachen und Beweismitteln geregelt. Die Funktion der F.R.E. wird in Rule 102 F.R.E. wie folgt beschrieben:

> „These rules shall be construed to secure fairness in administration, elimination of unjustifiable expense and delay, and promotion of growth and the development of the law of evidence to the end that the truth may be ascertained and proceedings justly determined."

Die F.R.E. sind dabei strikt von der discovery, also dem pre-trial-Verfahren zu trennen. Sie dienen ausschließlich der Eingrenzung der Zulässigkeit bestimmter Beweismittel in der Hauptverhandlung, nicht aber der Beschränkung der discovery. Mit den F.R.E. soll in erster Linie die jury vor unsachlicher Beeinflussung geschützt werden[436].

Die Beweisführung läuft immer nach demselben Schema ab[437], wonach zunächst der Klägervertreter seine Beweismittel präsentiert und die Beklagtenseite anschließend Gelegenheit erhält, die aufgerufenen Zeugen ins Kreuzverhör zu nehmen (cross examination)[438]. Nicht erlaubt sind dabei Suggestivfragen sowie die Kommentierung von Zeugenaussagen durch die Anwälte vor dem Schlussvortrag[439]. Die Befragung im Kreuzverhör darf sich grundsätzlich nur auf den direkten Gegenstand des vorangehenden Verhörs durch die Gegenpartei oder auf die Glaubwürdigkeit des Zeugen beziehen[440]. Hat die Klägerseite ihre Darstellung des Falles vollständig abgegeben, darf die Beklagtenseite ihre Beweismittel vorbringen. Die Parteien stützen sich dabei jeweils auf das im pre-trial-Verfahren erlangte Material. Da dies durch die sehr weitreichenden discovery-Maßnahmen in der Hauptverhandlung bereits in Hülle und Fülle vorliegt, wird die Zulässigkeit der Beweismittel nun durch die F.R.E. als notwendiges Korrektiv stark eingeschränkt. Aufgrund dieses Ablaufs ist im Gegensatz zum deutschen Recht ein Beweisbeschluss entbehrlich, denn er würde im trial keinen Sinn mehr machen, da die Beweismittel bereits vorliegen müssen[441].

---

[435] 1975 sind für die Bundesgerichte neue Federal Rules of Evidence erlassen worden. Für Staatengerichte gelten eigene Regeln, die inhaltlich den Uniform Rules of Evidence von 1974 und 1986 entsprechen, vgl. Nagel/Gottwald, IZPR, § 9 Rdnr. 74, S. 337, m.w.N.

[436] Vgl. Schack, Einführung, S. 65.

[437] Campbell/Campbell/Towner, S. 763.

[438] Es besteht ein streng formales Vernehmungsschema in der Reihenfolge: first (direct) examination – cross examination – re-direct examination – re-cross examination.

[439] Campbell/Campbell/Towner, S. 766 f.

[440] Rule 611 (b) F.R.E.

[441] Junker, Discovery, S. 77. Das Gericht entscheidet lediglich im Stadium vor dem trial über Anträge auf Ausschluss von Beweismitteln (motions in limine), mit denen bestimmte, von vornherein für unzulässig gehaltene Beweismittel vom trial ausgeschlossen werden sollen. Zudem entscheidet das Gericht im trial selbst darüber, welche vorgelegten Beweise es ablehnen muss, vgl. Heck, ZVglRWiss 84 (1985), S. 208 (209).

Beweisantritte sind auf folgendem Wege gestattet[442]:

- durch mündliche Zeugeneinvernahme von Parteien und Dritten[443];
- durch Zeugnis von Sachverständigen[444];
- durch Augenscheinseinnahme von Gegenständen[445];
- durch Urkundenbeweis, d.h. Dokumentenvorlage;
- durch Urkunden, die im discovery-Verfahren erstellt wurden, wie die Protokollierung von depositions, die schriftliche Antwort auf interrogatories sowie das schriftliche Geständnis einer Partei.

Die Beweismittel müssen nach Rule 402 F.R.E. allesamt für den Prozessausgang erheblich sein. In Rule 401 F.R.E. wird ein erhebliches Beweismittel (relevant evidence) als Beweismittel definiert, das die Wahrscheinlichkeit für das Vorliegen von den Prozessausgang beeinflussenden Tatsachen genauer bestimmen lässt als es ohne das Beweismittel der Fall wäre. Dennoch können auch solche erheblichen Beweismittel unzulässig sein, nämlich dann, wenn das Risiko eines unverhältnismäßigen Schadens, einer Vermengung von Streitpunkten, einer Manipulation der jury, einer ungebührlichen Verfahrensverzögerung oder einer unnötigen Beweishäufung überwiegt[446]. Ebenso ist eine Beweiserhebung zur Klärung der Haftungsfrage nicht zulässig, wenn sie zum Beweis einer Handlung oder Unterlassung über den Charakter oder den guten Ruf einer Person erfolgen soll[447] oder wenn sie vorgeschlagene Vergleiche und Vergleichsangebote[448], die Bezahlung von Arztrechnungen[449], nachträgliche Veränderungsmaßnahmen an Produkten[450] oder Haftpflichtversicherungen[451] zum Gegenstand hat.
Die am häufigsten zitierte und vielleicht auch bedeutendste Beweisregel ist die so genannte hearsay rule[452]. Diese sieht vor, dass das Zeugnis vom Hörensagen grundsätzlich nicht erlaubt ist, sondern Erklärungen auf eigener Kenntnis und nicht der Kenntnis Dritter beruhen müssen. Damit soll die Glaubwürdigkeit von Zeugenaussagen erhöht und zugleich sichergestellt werden, dass zum Schutz der Laienjury nur die unmittelbarsten und besten Beweismittel in den Prozess eingeführt werden. Der Grundsatz erfährt jedoch eine Reihe von Ausnahmen, die nicht nur die Fälle betreffen, dass der Erklärende später nicht mehr als Zeuge zur

---

442 Übersichten bei Campbell/Campbell/Towner, S. 766; Lange/Black, S. 101.
443 Rule 501 F.R.E. bestimmt, dass grundsätzlich jede Person als Zeuge vernommen werden kann.
444 Rule 702 F.R.E.
445 Siehe Schurtmann/Walter, S. 74.
446 Rule 403 F.R.E.
447 Vgl. Rule 404 F.R.E.; erlaubt ist ein solcher Beweisantritt dann, wenn es anstelle einer Handlung oder Unterlassung um den Beweis der Ehrlichkeit und Wahrhaftigkeit einer Person geht.
448 Rule 408 F.R.E.
449 Rule 409 F.R.E.
450 Vgl. Rule 407 F.R.E. mit besonderer Relevanz in Produkthaftpflichtprozessen.
451 Rule 411 F.R.E.
452 Zur Definition von hearsay vgl. Rule 801 (c) F.R.E.

Verfügung steht[453] oder eine Person sich nicht mehr an früheren Aussagen festhalten lassen will[454]. Eine Zulassung kommt z.B. auch dann in Betracht, wenn dies eine größere Beweisdienlichkeit zur Folge hat als es bei allen anderen, auf sonstige Weise erhältlichen Beweisen der Fall wäre[455]. Ebenso werden solche Aussagen umfasst, die den Eindruck des Erklärenden hinsichtlich eines Ereignisses oder eines Zustands beschreiben, falls der Zeuge während der Erklärung das Ereignis oder den Zustand selbst wahrgenommen hat[456], und Aussagen, die unter zuverlässigen und sicheren Umständen aufgezeichnet wurden und die Aufzeichnung nun zur Gedächtnisunterstützung herangezogen werden soll. Schließlich ist ein Zeugnis vom Hörensagen gestattet, das sich auf Geschäftsunterlagen oder öffentliche Urkunden bezieht[457].

Rule 613 F.R.E. erlaubt immer die Konfrontation eines Zeugen mit seiner früheren eigenen, widersprüchlichen Aussage, um so dessen Glaubwürdigkeit anzuzweifeln.

Bei der Vorlage von Dokumenten als Beweismittel stellt sich häufig die Frage der Echtheit. Die Rules 901 und 902 F.R.E. geben Auskunft über verschiedene Formen des Nachweises, die vom Nachweis der Echtheit durch Zeugenaussagen, bis hin zur Vermutung der Echtheit von beglaubigten öffentlichen Urkunden reichen. Die in Rule 1002 F.R.E. vorgesehene Vorlage der Originaldokumente als Beweismittel[458], wird in den Rules 1003 und 1004 F.R.E. durch Gestattung der Verwendung von Duplikaten ergänzt.

Die in der Hauptverhandlung anwendbaren privileges finden bereits in der discovery Geltung und wurden daher an dortiger Stelle behandelt[459].

Wird bei der Informationsgewinnung in der pre-trial-Phase gegen discovery rules verstoßen, wird dieses Beweismaterial in der Hauptverhandlung nicht zugelassen[460].

---

453 Rule 804 F.R.E.

454 Rule 804 (b) (3) F.R.E.

455 Rule 804 (b) (5) F.R.E.

456 Rule 803 (1) und (3) F.R.E.

457 Rule 803 F.R.E.

458 Diese Rule ist bekannt als „best evidence rule“ oder auch als „original documents rule“.

459 Siehe § 2 II 2 b bb.

460 Vgl. Day & Zimmermann Inc. v. Strickland, 483 S.W. 2d 541 (Texas App. 1972), wo es um eine Hausbegehung eines Sachverständigen ohne Anwälte der Parteien ging, über die der Sachverständige wegen des Verfahrensmangels in der Hauptverhandlung nicht aussagen durfte; Im Fall Poor v. Di Mucci Home Builders, 431 N.E. 2d 1338 (Illinois App. 1982) wurden ohne gerichtliche Genehmigung und ohne Einverständnis des Gegners durchgeführte Probebohrungen auf einem Grundstück wegen der Verletzung der discovery rules nicht zur Verwertung zugelassen.

c. Beweislast und Beweismaß

Erklären die Parteien ihre Beweisführung für beendet, wird das Beweisaufnahmeprotokoll geschlossen und es folgen die Schlussplädoyers der Anwälte. Bei den anschließenden Instruktionen des Richters an die jury umfasst die Rechtsbelehrung auch die Aufklärung über die Verteilung der Beweislast (burden of proof) und über das erforderliche Beweismaß (standard of proof)[461]. Die Beweislast ist im amerikanischen Zivilprozess grundsätzliche auf Seiten des Klägers[462], dessen Vortrag zunächst schlüssig sein muss, d.h. nach Ansicht des Richters die Tatsachen und Beweismittel so beschaffen sein müssen, dass sie der jury eine hinreichende Wahrscheinlichkeit vermitteln können. Nur dann werden Tatsachen zum Beweis vor der jury überhaupt zugelassen[463].
Hierin liegt schon ein Stück vorweggenommener Beweiswürdigung. Darüber hinaus muss das Gericht, d.h. die jury, bis zur Urteilsfindung überzeugt werden, dass das Vorbringen auch der wahren Sachlage entspricht[464]. Da zunächst nur der Beweisblock des Klägers geprüft wird und erst dann der des Beklagten, kommt es zu einem ständigen Hin und Her des Prozesses, falls der Beweis jeweils geglückt ist. Hinsichtlich des Beweismaßes ist im Regelfall die überwiegende Wahrscheinlichkeit (preponderance of the evidence) des Klägervortrags ausreichend[465].

d. Verfahrensabschluss

In geheimer Beratung fällt die jury schließlich eine Entscheidung, das verdict. Auf der Basis des verdict erlässt das Gericht sodann das Urteil (the entering of judgement). Um die Entscheidungsmacht der jury zu entziehen, kann neben der bereits dargestellten motion for summary judgment auch der Erlass eines inhaltlich ähnlichen directed verdict[466] beantragt werden. Ist die Beweislage, nachdem

---

[461] Nach Rule 51 F.R.C.P. können die Instruktionen bereits vor den Schlussplädoyers liegen, so dass die Anwälte Gelegenheit haben, auf diese vor der jury noch genauer einzugehen.

[462] Vgl. Schurtmann/Walter, S. 74; im Einzelfall wird diese Verteilungsregel aber oftmals durch das Eingreifen konkurrierender Verteilungsregeln verdrängt, vgl. Henninger, S. 106; siehe auch den Überblick zu US-amerikanischen Beweislastgrundsätzen bei Kur, S. 230 ff.

[463] Sog. burden of adducing evidence oder evidential evidence.

[464] Zur Frage der Beurteilung der Beweislast siehe Henninger, S. 72-104; Habscheid, FS Baumgärtel, S. 105 (112 ff.).

[465] In bestimmten Fällen, wie z.B. bei behauptetem Betrug, Vaterschaftsklagen und der Geltendmachung von Erbansprüchen, werden qualifizierte Beweismittel gefordert, welche erhöhten Anforderungen an das Beweismaß genügen müssen; jedenfalls liegt das Beweismaß aber unter einer an Sicherheit grenzenden Wahrscheinlichkeit, vgl. Coester-Waltjen, S. 276, Fn. 1165, m.w.N. sowie Habscheid, FS Baumgärtel, S. 105 (115).

[466] Vgl. Rule 50 (a) F.R.C.P.; dies wird nun auch „motion for judgement as a matter of law" genannt.

der Kläger sein gesamtes Beweismaterial vorgebracht hat, so eindeutig, dass vernünftigerweise nur ein Urteilsspruch in Betracht kommt, trifft der Richter selbst die Entscheidung. Ist der Sachverhalt von vornherein unstreitig und streiten sich die Parteien in den pleadings nur um Rechtsfragen, kann jede Partei bereits zu diesem frühen Zeitpunkt einen Antrag auf judgment on the pleadings stellen[467]. Bei all diesen Varianten handelt es sich um Sachurteile (judgments on the merits), die den Verfahrensablauf in einem jury trial dem Ablauf eines Prozesses vor einem Einzelrichter angleichen, indem die tatsächlichen wie auch die rechtlichen Fragen vom Richter beurteilt werden. Findet das Verfahren von Anfang an vor einem Einzelrichter statt, so steht am Ende dessen alleinige Entscheidung (decision).

Wenn eine jury ein verdict gefällt hat, kann dieses noch im erstinstanzlichen Verfahren außer Kraft gesetzt werden. Dies kann damit erreicht werden, dass ein zunächst abgelehnter Antrag auf Erlass eines directed verdict – ein solcher muss auf jeden Fall vorliegen – durch einen späteren Antrag auf judgment non obstante veredicto wiederholt wird[468]; dies geschieht, nachdem die jury entschieden hat. Dabei wird fürs Erste der jury die Möglichkeit gegeben eine Entscheidung zu fällen, welche dann aber vom Richter aufgrund des neuen Antrags auf judgment non obstante veredicto durch ein eigenes Urteil außer Kraft gesetzt werden kann[469]. Der Entscheidungsmaßstab ist für den Richter bei beiden Anträgen derselbe, er hat auf diese Weise jedoch die Möglichkeit, beim Antrag auf directed verdict noch abzuwarten und erst dann einzugreifen, wenn der Spruch der jury nicht mit der nach vernünftiger Betrachtungsweise vorzunehmenden Beweiswürdigung übereinstimmt[470]. Zusätzlich ist gemäß Rule 59 F.R.C.P. ein Antrag auf Wiederholung der mündlichen Verhandlung möglich (motion for a new trial)[471].

---

467 Rule 12 (c) F.R.C.P.; erwidert der Beklagte nicht auf die Klage, so steht es im Ermessen des Gerichts auf Antrag ein Versäumnisurteil (default judgment) zu erlassen, vgl. Rule 55 F.R.C.P.. Der Beklagte kann in seiner Erwiderung auch sofort einen Antrag auf Klageabweisung (pre-answer motion to dismiss) stellen.

468 Rule 50 (b) F.R.C.P.; synonym wird auch der Begriff „judgment notwithstanding the verdict“ verwendet.

469 Der Richter hat dabei grundsätzlich die Wahl ein eigenes Urteil zu fällen oder aber eine Neuverhandlung anzuordnen.

470 Vgl. Lange/Black, S. 105; es ist zu prüfen, ob das „ ... verdict is supported by the evidence ...“.

471 Zu den Gründen, die zu einer Neuverhandlung führen können, siehe Lange/Black, a.a.O.; alternativ zu einer neuen Verhandlung kann auch die Herabsetzung der Höhe des zugesprochenen Schadensersatzes (remittitur) durch den Richter erfolgen. Die Aufstockung von Beträgen (additur) ist hingegen vor Bundesgerichten nicht zulässig, vgl. Dimick v. Schiedt, 293 U.S. 474, 486 f. (1935).

III. Zusammenfassung

Im Ergebnis lässt sich konstatieren, dass in den USA ein außerordentlich stark ausgeprägtes adversary system als streng kontradiktorische Gestaltung des Zivilprozesses untrennbar mit einer gewissen Rigorosität der discovery verbunden ist. Die schneidige amerikanische Rechtsdurchsetzungsphilosophie im Hinblick auf die discovery garantiert den Akteuren, das gesamte relevante Beweismaterial in der Hauptverhandlung vor Gericht vollständig präsentieren zu können und auf diese Weise den Grundsatz, dass die Parteien den Beginn, die Gestaltung und den Fortgang des Verfahrens beherrschen, in kristallinster Form zu verwirklichen. Trotz erheblicher Missbrauchsgefahren scheint die Umsetzung dieser Vorstellung in der Praxis offensichtlich erfolgreich zu funktionieren. Als durchaus tauglicher Gradmesser für die Effektivität des Rechtssystems mag dabei vordergründig sicherlich auch die immens hohe Vergleichsquote amerikanischer Gerichte dienen[472]. Ebenso kann die Trennung des Verfahrens in trial und pre-trial als nützlich bezeichnet werden, fokussiert man alleine auf die Wahrheitserforschung und die Entlastung des Richters. Denn Beweisverbote des trial können insoweit durch discovery-Maßnahmen ausgeglichen werden, als die abundante Weite des Anwendungsbereichs zu Mitteln und schließlich zu Ergebnissen führen kann, die letztendlich auch in der eng begrenzten Hauptverhandlung anerkannt werden. Andererseits sollen solche Informationen, denen noch nicht einmal die discovery erlaubte Beweismittel zuordnen kann, im trial auch nicht zugelassen werden.

Die erwähnte Dichotomie des Verfahrens weist aber gerade der pre-trial Phase die unrühmliche Rolle eines Einfalltores für teilweise irreparable Schädigungen einer Partei oder eines Dritten zu. Denn während der pre-trial discovery können wesentlich mehr Informationen ausgeforscht werden, als nachher für die Verwendung in der mündlichen Verhandlung erforderlich und zulässig sind. Dieser Antagonismus führt dazu, dass ein Betroffener, der gerade eine Preisgabe bestimmter geheimer Informationen verhindern möchte, Gefahr läuft, diese bereits frühzeitig herausgeben zu müssen und ein Bekanntwerden nicht verhindern zu können, obwohl möglicherweise keine Verknüpfung zum Prozessgegenstand und auch keine Verwertbarkeit in der Hauptverhandlung vorliegt. Zu beachten bleibt allerdings, dass trotz eines Arsenals von Sanktionsmöglichkeiten die Enthüllung von Informationen letztendlich nicht erzwungen werden kann. Dennoch wird in der Regel die Androhung und Festsetzung des Übels die Offenbarung herbeiführen, da der Betroffene gewöhnlich nicht bereit sein wird, die Last der Sanktionen zu tragen, so dass diese Relativierung zumeist nur von theoretischer Natur sein wird[473]. Gerade das amerikanische Prozessrecht weist rechtsvergleichend den stärksten Zwang zur materiellen Wahrheit auf[474].

---

472 Vgl. hierzu Schack, Einführung, S. 59 f.

473 Ein gegenteiliges Beispiel bietet Coca-Cola Bottling Co. of Shreveport, Inc. v. Coca-Cola Co., 110 F.R.D. 363 (D.Del. 1986); dabei verweigerte Coca-Cola die Durchführung der

Es drängt sich die Frage auf, ob die zahlreichen Neuregelungen der vergangenen Jahre aus deutscher Sicht eine Neubewertung der discovery bedingen[475]. Neben einer Verfahrensbeschleunigung, einer weiteren Förderung von Vergleichsabschlüssen und einer sorgfältigeren Vorbereitung der Hauptverhandlung haben diese nämlich die Vermeidung überflüssiger discovery und die Eindämmung von Missbräuchen zum Ziel[476]. Die Reform des Jahres 1993 wird deswegen vielfach als Meilenstein in der Geschichte des US-amerikanischen Zivilprozesses bezeichnet[477], womit durch unaufgeforderte Offenbarung aller grundlegenden Informationen sowie durch Beschränkungen der einzelnen discovery-Methoden dem Ausufern der bisherigen Praxis Einhalt geboten und das Verfahren generell transparenter, effizienter und kostengünstiger gestaltet werden soll[478]. Insbesondere in die Verminderung bestimmter Ausforschungsmöglichkeiten wird große Hoffnung gesetzt, dem vormaligen status quo, wonach sich die Parteien durch exorbitante discovery-Verlangen gegenseitig zermürben konnten, einen Riegel vorzuschieben. In diese Richtung werden überwiegend auch die neuerlichen disclosure-Regelungen interpretiert, die das unwürdige Gezerre um Informationspreisgabe im Rahmen der discovery beenden und den Parteien somit gewisse Grundinformationen geben sollen[479].

Allerdings lässt die neue Lieferpflicht auch Spielraum für ambivalente Interpretationen[480]. Eine Begleiterscheinung der Offenbarungspflichten ist zudem, da sie sich nur auf bestrittene Tatsachen beziehen, dass dem Parteivortrag in den einzelnen Schriftsätzen eine gesteigerte Bedeutung zukommt[481]. Nicht zuletzt sind nun, während es früher im pre-trial so gut wie gar keine prozessleitenden Verfügungen des Richters gab, die richterlichen Einflussmöglichkeiten angewachsen. Die vorgesehene größere gerichtliche Kontrolle der discovery stellt sicherlich die einschneidendste Reaktion auf den häufigen Missbrauch dar.

---

discovery bezüglich seiner geheimen Rezepte, allerdings unterblieb in diesem Fall eine Anordnung von contempt of court.

474 So auch Stürner, FS Stiefel, S. 763 (773).

475 Auch die discovery im englischen Recht hat im Jahre 1999 eine Reformierung nach dem Vorbild der deutschen ZPO erfahren, indem eine stärkere Beteiligung des Gerichts von Beginn des Verfahrens an vorgesehen ist und Kostenerstattungsregelungen der Parteien verstärkt wurden. Zudem ist ein Streitschlichtungsverfahren vor Einreichung der Klage durchzuführen. Die Zielsetzung ist dabei derjenigen der amerikanischen Änderungen vergleichbar. Vgl. hierzu auch oben Fn. 18.

476 Vgl. Schack, Einführung, S. 58.

477 Siegel, 151 F.R.D. 147 ff. (1994); Tobias, 148 F.R.D. 383 ff. (1994).

478 Rempp/Lienemeyer, ZVglRWiss 94 (1995), S. 383 (384).

479 In dieser Weise Junker, Informationsbeschaffung, S. 63 (126); Röhm/Koch, RIW 1995, S. 465 (467).

480 So sieht Reimann, IPRax 1994, S. 152 die erweiterten Möglichkeiten für Beweisfischzüge im Vordergrund. Der Gedanke des vollständigen Austauschs gegenseitiger Kenntnis sei damit weiter gestärkt worden, vgl. Lorenz, ZZP 111 (1998), S. 35 (52).

481 Rempp/Lienemeyer, ZVglRWiss 94 (1995), S. 383 (407).

Hierbei ist jedoch entscheidend, wie die Gerichte die Interpretation ihrer eigenen Rolle vornehmen. Davon hängt letztendlich ab, ob eine Annäherung des amerikanischen Zivilprozesses an das kontinental-europäische Modell verzeichnet werden kann. Für eine solche Bewertung spricht zwar zunächst die verstärkte Betonung des Konferenzstils und ein gesteigertes Sich-Abstimmen zwischen den Verfahrensbeteiligten, doch müssen die neuen Vorschriften auch umgesetzt und deren Einhaltung von den einzelnen Gerichten überwacht werden. Denn ob die discovery missbraucht oder sinnvoll genutzt wird, hängt maßgeblich davon ab, ob ein Gericht die ihm eingeräumten Kontroll- und Sanktionsmöglichkeiten ausschöpft[482]. Neben dieser wesentlichen Unterteilung in formale Ausgestaltung der Regelungen und faktische Handhabung durch die Gerichte ist die zu registrierende uneinheitliche Umsetzung der Reformvorschriften von eminenter Tragweite.

Vielfach werden die Rules nämlich erst gar nicht in den einzelnen Gerichtsbezirken übernommen[483]. Die Zersplitterung der discovery-Rules macht deshalb eine einheitliche Bewertung fast unmöglich. Es ergibt sich ein in seinen Facetten ständig veränderndes Mosaik, welches das Schauspiel von Mammut-Verfahren auch weiterhin zutage treten lässt[484]. Dies alles ist vor dem Hintergrund der amerikanischen Gesellschaft als „litigious society" zu sehen, von der nicht nur Parteien, sondern auch Anwälte und Richter geprägt sind, und die daher ihre durchaus vorhandenen Kompetenzen oftmals in eine traditionelle Richtung auslegen, wodurch dem Missbrauch auch weiterhin Tür und Tor geöffnet wird. Es bleibt dann dabei: in dubio pro discovery. Mögen die Reformen, wenn sie denn tatsächlich umgesetzt sind, auch eine beachtliche Remedur bewirken, so dürfen die derzeit zumeist noch zu beobachtenden discovery-Verlangen in Umfang und Bedeutung nicht unterschätzt werden.

Festzuhalten bleibt, dass ein allgemeiner Ausforschungseinwand gegen übermäßige „fishing expeditions" jedenfalls auch weiterhin im US-Recht nicht existiert[485]. Es kann zudem de facto die Offenlegung auch solcher Tatsachen verlangt werden, die nicht entscheidungserheblich sind. Die discovery bleibt darüber hinaus ein probates Mittel, dem Gegner einen Vergleich abzunötigen, nicht zuletzt aufgrund der bestehenden Kostenregelung, wonach jede Partei grundsätz-

---

482 Mössle, S. 81 f.

483 Vgl. Elsing/Van Alstine, S. 56; danach wurde die initial disclosure bis jetzt nur in 20 der rund 100 erstinstanzlichen Gerichtsbezirke eingeführt. Ein Grund hierfür liegt darin, dass sich der Gesetzgeber nicht in Widerspruch zum Civil Justice Reform Act setzen wollte, mit dem er die einzelnen Distrikte zu Reformen aufgefordert hatte und deren abweichende Regelungen bis zur Auswertung der Ergebnisse daher weiterhin zugelassen werden; die dortigen Änderungen gehen teilweise gar weit über die der Rules hinaus, sie haben insbesondere die Förderung außergerichtlicher Streitbeilegung zum Gegenstand, vgl. Rempp/Lienemeyer, ZVglRWiss 94 (1995), S. 383 (406 f.); vgl. auch Röhm/Koch, RIW 1995, S. 465 (469 ff.) mit den Reformplänen des Southern District von New York und des Eastern District von Pennsylvania.

484 Zu Mammutverfahren allgemein siehe Koch/Zekoll, RIW 1985, S. 837 ff.

485 Stiefel/Petzinger, RIW 1983, S. 242 (244).

lich ihre eigenen Kosten zu tragen hat, verbunden mit der Möglichkeit ein anwaltliches Erfolgshonorar zu vereinbaren[486]. Die Einführung der so genannten „English Rule", die eine generelle Kostentragung des Verlierers vorsieht, ist in weiter Ferne. Discovery wird häufig die prozessentscheidende Waffe bleiben, die teilweise zum Selbstzweck denaturiert ist[487]. Die Parteien und ihre Anwälte versuchen mit ihrer Hilfe fertige Drehbücher im trial aufzuführen. Inwieweit die Richter sich bereits in die Erstellung des Manuskripts einmischen, hängt in hohem Maße von ihnen selbst ab.

Als Quintessenz ergibt sich, dass die Änderungen der F.R.C.P. zwar nicht lediglich kosmetischer Natur sind, aber die Radikalität der Reform in der Praxis aufgrund eingebauter Umgehungsmöglichkeiten nicht selten an Durchschlagskraft und Energie verliert.

Das discovery-Verfahren bleibt in jedem Fall für den Ablauf und den Ausgang eines US-amerikanischen Zivilprozesses von fundamentaler Bedeutung. Discovery ist eine „Entdeckungsreise", deren genauer Verlauf sich je nach Intensität des gerichtlichen Eingreifens in unterschiedlichen Bahnen vollzieht.

Für die Möglichkeiten einer Inanspruchnahme der discovery durch eine deutsche Partei ist schon an dieser Stelle ein positives Bild zu zeichnen. Neben der weiten Zuständigkeitsbegründung amerikanischer Gerichte, den effizienten Zustellungsregelungen und den geringen Barrieren selbst für internationale Doppelprozesse, werden auch in sonstiger Hinsicht einer Prozessführung in den USA mit Zugriff auf im In- und Ausland belegene Beweismittel von US-Seite keine Steine in den Weg gelegt.

---

486 Vgl. Röhm/Koch, RIW 1995, S. 465 (474).

487 v. Hülsen, RIW 1982, S. 225 (227).

§ 3
Der Gang des Verfahrens und die Aufklärung im deutschen Zivilprozess

I. Die Grundstruktur des Verfahrens

Die Darstellung des Ablaufs eines Zivilprozesses vor deutschen Gerichten soll neben der Beschreibung der wesentlichen Eckpfeiler, hauptsächlich Deviationen und Parallelitäten zum amerikanischen Prozessverlauf herausfiltern. Während die Schilderung des US-Verfahrens auf eine gewisse Komplexität sowie die konzeptionellen Hintergründe nicht verzichten konnte, um Verständnis für ein uns im Grunde fremdes Rechtsinstitut zu entwickeln und eine rechtsvergleichende Analyse zu ermöglichen, kann nun eine ins Detail gehende, vollständige Beschreibung aller Einzelheiten des Prozessablaufs unterbleiben. Das Augenmerk wird im Hinblick auf die gewählte Fragestellung der Arbeit gezielt auf die Informationsbeschaffung bzw. Beweisfindung, Beweiserhebung und Beweisverwertung im deutschen Prozess gerichtet.

1. Verständnis des deutschen Zivilprozesses

Als Prozessziele des deutschen Zivilprozesses gelten gemeinhin die Sicherung und Durchsetzung von subjektiven Rechten und der Gerechtigkeit und die damit verbundene Verwirklichung des materiellen Rechts[1]. Daneben kommt auch der Wahrheitsfindung, der Wahrung des Rechtsfriedens sowie der Bewahrung der objektiven Rechtsordnung Bedeutung zu[2].
Das deutsche Zivilprozessrecht, das der Erreichung dieser Ziele dient, basiert auf Gesetzen und wird demnach von der Legislative dominiert[3]. Gerichte erlassen Verfahrensregeln nur im Rahmen der Geschäftsverteilung. Im Einzelnen sind unter anderem folgende Gesetze für den deutschen Zivilprozess relevant: Zivil-

---

[1] BGH vom 8. Juli 1955 in BGHZ 18, 98 (106); BGH vom 8. Okt. 1953 in BGHZ 10, 333 (336); Zöller/Stephan, § 296 Rdnr. 2; Rosenberg/Schwab/Gottwald, S. 3; Coester-Waltjen, S. 27, Fn. 129, m.w.N.

[2] A.a.O.; vgl. auch Tettinger, S. 36 f., der auf diese unterschiedlichen Zielsetzungen verweist. Zur Bedeutung des Sozialstaatsprinzips für die Prozesszwecklehre siehe Stürner, FS Baumgärtel, S. 545 ff. Zur Aufgabe der Wahrheitsfindung vgl. unten § 3 V 3, zum Zweck des Beweises siehe § 3 VII 1 a.

[3] Gerichtsentscheidungen stellen, mit Ausnahme von Entscheidungen des Bundesverfassungsgerichts über die Verfassungsmäßigkeit von Gesetzen, vgl. § 78 BVerfGG, keine formale Rechtsquelle dar und haben nicht dieselbe bindende Wirkung. Allerdings kann dem Richterrecht eine gewisse „persuasive authority" zukommen, insbesondere bei letztinstanzlichen Entscheidungen, vgl. Koch, Neuordnung, S. 119 (120), m.w.N.; nach BVerfG vom 11. Feb. 1987 in BVerfGE 74, 228 (235 f.) kann ausnahmsweise eine Bindung des Richters an eine ständige Rechtsprechung bestehen, wenn eine Abweichung ansonsten zu einer gleichheitswidrigen Zugangsbeschränkung für die betroffene Partei führen würde; vgl. auch VerfG vom 28. Feb. 1989 in BVerfGE 79, 372 (377 f.).

prozessordnung (ZPO)[4], Gerichtsverfassungsgesetz (GVG), Gesetz über die freiwillige Gerichtsbarkeit (FGG), Deutsches Richtergesetz (DRiG), Bundesrechtsanwaltsordnung (BRAO), Rechtspflegergesetz (RPflG) sowie zahlreiche Gebühren- und Kostenordnungen, wie z.B. die Bundesrechtsanwaltsgebührenordnung (BRAGO) und die Kostenordnung (KostO).
Die historischen Quellen des deutschen Zivilprozessrechts liegen in den Verfahrenskonzepten der römisch-kanonischen Rechtstradition, welche die des germanischen Rechts verdrängt haben[5]. Kennzeichnend hierfür sind das Konzept der actio und der im Vordergrund stehende Schutz subjektiver Rechte der Parteien. Der ab dem Mittelalter immer weiter entwickelte Grundsatz eines streng kontradiktorischen Verfahrens in den Händen der Parteien, der sich auch durch den Einfluss des französischen Code de procédure civile von 1806 in der ZPO manifestiert hat[6], erfuhr allerdings bis in die jüngere Zeit hinein Änderungen bezüglich der Partei- und Richterstellung[7]. Es trat immer mehr eine soziale Aufgabe des Zivilprozesses, wie sie insbesondere von Franz Klein, dem Schöpfer der österreichischen ZPO, vertreten wurde[8], in den Vordergrund[9]. Das Verfahren ist nicht mehr nur Privatsache der Parteien, sondern von Beginn an im Wesentlichen staatliche Hilfe[10]. Im Duell der Parteien übernimmt der Staat eine stärkere Verantwortlichkeit. Zugrunde liegt die Erkenntnis, dass das Eigeninteresse der Parteien nicht mehr als der wirksamste Katalysator für die Herstellung eines effizienten Verfahrensablaufs angesehen werden kann[11]. Das bisherige Modell der sich selbst ausbalancierenden Privatrechtsgesellschaft zeigte Ergänzungsbedarf, dem durch etliche Novellierungen auch Rechnung getragen wurde.

Beeinflusst wird das gerichtliche Verfahren in weitem Umfang durch das Verfassungsrecht. Die Zivilgerichte sind angehalten, den materiellen Inhalten der Verfassung Geltung zu verschaffen[12] und in diesem Rahmen den Parteien ein vorhersehbares[13] und faires Verfahren zu gewährleisten[14]. Der überwiegend aus dem Rechtsstaatsprinzip abgeleitete Grundsatz des fairen Verfahrens[15] stellt be-

[4] Inkrafttreten der ZPO am 30. Januar 1877, jetzt in der Fassung vom 12. September 1950.
[5] Vgl. Koch, a.a.O.
[6] Rosenberg/Schwab/Gottwald, S.16.
[7] Hierzu näher Coester-Waltjen, S. 19, Fn. 83.
[8] Vgl. Sprung, ZZP 92 (1979), S. 4 (8 ff.).
[9] Habscheid, ZZP 81 (1968), S. 175 (187 ff.); Prütting, NJW 1980, S. 361 ff.; vgl. auch Wassermann, Der soziale Zivilprozeß, 1978.
[10] A.a.O.. Nicht gerechtfertigt ist es, wie beispielsweise Adolf Wach im Jahre 1879, von einer generellen staatlichen Interesselosigkeit an der Streitsache zu sprechen, vgl. dazu eingehend Lorenz, ZZP 111 (1998), S. 35 (41).
[11] Vgl. Habscheid, a.a.O., S. 186; dennoch wird die Verhandlungsmaxime im Grundsatz als wirksames Mittel der Wahrheitsfindung angesehen, vgl. Peters, ZZP 76 (1963), S. 145 ff.
[12] BVerfG vom 25. Juli 1979 in BVerfGE 52, 131 (145).
[13] BVerfG vom 9. Aug. 1978 in BVerfGE 49, 148 (164).
[14] BVerfG vom 26. Mai 1981 in BVerfGE 57, 250 (275); vgl. Karwacki, S. 41 ff.; Dörr, S.143.
[15] Karwacki, a.a.O.; Dörr, a.a.O.; MünchKommZPO/Lüke, Einl. Rdnr. 140.

stimmte Anforderungen an ein gerechtes Verfahren, die je nach den sachlichen Gegebenheiten des Falles einer näheren Konkretisierung bedürfen[16]. Ebenfalls sind die Grundsätze der Waffengleichheit[17] und der Verhältnismäßigkeit[18] sowie der aus Art. 19 IV GG hergeleitete Grundsatz eines effektiven Rechtsschutzes anerkannt[19]. Zudem hat das BVerfG auf Art. 3 GG ein objektives Willkürverbot gestützt, das für jede Gerichtsentscheidung sachlich zureichende und plausible Gründe verlangt[20] und eine Kontrolle der Einzelfallgerechtigkeit ermöglicht. Da für die Annahme eines Verstoßes neben der zweifelsfrei fehlerhaften Anwendung einfachen Rechts allerdings noch die Unverständlichkeit der Entscheidung unter Berücksichtigung der das Grundgesetz beherrschenden Gedanken hinzutreten und sich daraus der Schluss aufdrängen muss, dass die Entscheidung auf sachfremden Erwägungen beruht[21], werden Verstöße gegen das Willkürverbot nur in seltenen Ausnahmefällen angenommen[22].
Außerdem sieht das Grundgesetz als Verfahrensgarantien das Gebot des gesetzlichen Richters aus Art. 101 I GG und den Anspruch auf rechtliches Gehör nach Art. 103 I GG vor[23]. Art. 92 GG überträgt die rechtsprechende Gewalt den Richtern und Art. 97 GG garantiert die Unabhängigkeit der Richter.

2. Prozessmaximen

Neben den bereits genannten, aus dem Grundgesetz abgeleiteten Grundsätzen sind im Zivilprozess noch weitere Verfahrensgrundsätze anerkannt, die das Wesen des Verfahrens prägen. Die einzelnen Prozessmaximen, die Regelungen des Prozessablaufs beinhalten, stehen dabei in engem Sachzusammenhang mit den beschriebenen Prozesszwecken, deren Verwirklichung sie dienen und an denen sie ausgerichtet sind. Wesentliche Prozessmaximen sind die Dispositionsmaxime, die Verhandlungsmaxime, der Grundsatz der Öffentlichkeit und der Mündlichkeit, der Grundsatz der Unmittelbarkeit sowie die Konzentrationsmaxime.

---

16 Vgl. zu den einzelnen Ausprägungen Zöller/Vollkommer, Einl. Rdnr. 102; Berkemann, JR 1989, S. 221 (226 f.).

17 BVerfG vom 25. Juli 1979 in BVerfGE 52, 131 (144); MünchKommZPO/Lüke, Einl. Rdnr.143.

18 BVerfG vom 9. Mai 1989 in BVerfGE 80, 103 (107).

19 Die Eigenständigkeit dieser Grundsätze ist vielfach umstritten, die Grenzen sind untereinander fließend, vgl. MünchKommZPO/Lüke, Einl. Rdnr. 139.

20 BVerfG vom 3. Nov. 1992 in BVerfGE 87, 273 (279); BVerfG vom 24. März 1976 in BVerfGE 42, 64 (72 f.).

21 BVerfG vom 15. Mai 1984 in BVerfGE 67, 90 (94).

22 Vgl. die Beispielsfälle in MünchKommZPO/Lüke, Einl. Rdnr. 159.

23 Vgl. auch Art. 6 I EMRK.

a. Dispositionsmaxime

Die Dispositionsmaxime, die den deutschen Zivilprozess weitgehend beherrscht, legt es in die Hand des Einzelnen, ob es überhaupt zum Verfahren kommt. Die Parteien haben die Verfügungsbefugnis über Inhalt und Gang des Prozesses inne. Diese Freiheit wird zurecht als Ausdruck der liberalen Grundhaltung der ZPO und zugleich als prozessuales Spiegelbild der im materiellen Recht geltenden Privatautonomie bezeichnet[24]. Die Dispositionsbefugnis wirkt sich sowohl bei der Einleitung des Verfahrens nach § 253 ZPO als auch bei der Bindung des Gerichts an die Parteianträge gemäß dem Grundsatz „ne ultra petita partium" (§ 308 I ZPO) und der Beendigung des Verfahrens (§§ 269, 306, 307, 91a, 794 I ZPO) aus. Einschränkungen gelten dort, wo ein besonderes öffentliches Interesse vorliegt, wie beispielsweise in Ehe- und Kindschaftssachen (§§ 617, 640 I ZPO). Der ansonsten gültige Grundsatz der Dispositionsfreiheit, der in Art. 2 I GG seine Grundlage finden soll[25], wird auch nicht durch die in § 139 ZPO statuierte richterliche Hinweis- und Aufklärungspflicht eingeschränkt, da das Gericht in diesem Rahmen nur Anregungen geben, nicht aber Verpflichtungen auferlegen darf. Die Festlegung des Ablaufs des einmal durch die Parteien eingeleiteten Verfahrens ist jedoch Sache des Gerichts, welches das Verfahren grundsätzlich im Amtsbetrieb abwickelt (vgl. §§ 214, 216, 317, 495 ZPO).

b. Verhandlungsmaxime

Die Verhandlungsmaxime – auch Beibringungsgrundsatz oder Parteimaxime genannt[26] – besagt, dass die Parteien berechtigt wie verpflichtet sind, dem Gericht den Tatsachenstoff zu liefern, der Grundlage der Entscheidung sein soll[27]. Das Gericht darf nur diejenigen Tatsachen dem Urteil zugrunde legen, die von den Parteien im Prozess vorgebracht wurden[28]. Unstreitige Tatsachen sind vom Gericht grundsätzlich ohne Nachprüfung der Wahrheit zu berücksichtigen. Zur Feststellung der Wahrheit einer Tatsachenbehauptung darf grundsätzlich nur dann Beweis erhoben werden, wenn eine Partei ihn angeboten hat. Der Verhandlungsgrundsatz bezieht sich aber weder auf die Beweiswürdigung[29] noch auf die rechtliche Würdigung des Parteivorbringens[30]. Das Gericht ist auf die von den Parteien geltend gemachten Anspruchsgrundlagen nicht beschränkt[31] und bei der

[24] MünchKommZPO/Lüke, Einl. Rdnr. 176; Jauernig, S. 76.
[25] Siehe MünchKommZPO/Lüke, Einl. Rdnr. 162.
[26] Vgl. Jauernig, S. 80.
[27] BGH vom 28. März 1989 in NJW 1989, S. 3161 (3162); Liesen, S. 18.
[28] Entsprechend dem Grundsatz „da mihi factum, dabo tibi ius".
[29] Vgl. den Grundsatz der freien Beweiswürdigung in § 286 I ZPO.
[30] BAG vom 18. Okt. 1990 in ZIP 1991, S. 334 (335); Zöller/Greger, § 253 Rdnr. 12.
[31] BGH vom 19. Dez. 1991 in NJW 1992, S. 1172 (1173); RG vom 6. Feb. 1933 in RGZ 139, 353 (357); Zeiss, S. 127, Rdnr. 316, m.w.N.

Durchführung der Subsumtion keiner Beschränkung durch die Parteien ausgesetzt[32]. Inwieweit das Gericht offenkundige Tatsachen nach § 291 ZPO verwerten darf, auch ohne dass sich eine Partei auf diese beruft, ist umstritten[33]. Privates Wissen des Richters darf jedenfalls nicht ohne weiteres, insbesondere nicht ohne Mitteilung an die Parteien, in die Entscheidung einfließen[34], auch wenn dies in der Rechtspraxis häufig geschieht.

Die ZPO hat sich im Grundsatz für die Verhandlungsmaxime entschieden[35] und den Untersuchungsgrundsatz[36] auf Fälle beschränkt, in denen ein besonderes Interesse an der Feststellung des wahren Sachverhalts besteht[37]. Allerdings erfolgt in allen Prozessen eine Aufklärung von Amts wegen, wenn es um Ermittlung unbekannter Erfahrungssätze[38], ausländischer Normen sowie des Gewohnheits- und Statutarrechts geht[39].

Die Verhandlungsmaxime ist in Vorschriften der ZPO zwar nicht ausdrücklich statuiert, sie lässt sich aber aus einzelnen Normen, die von „verhandeln" sprechen, wie z.B. die §§ 128 I, 285 II, 333 ZPO, und aus einem Umkehrschluss zu den §§ 616, 617, 640 ZPO ableiten, in denen als Ausnahme der Untersuchungsgrundsatz angeordnet ist[40].

Der Verhandlungsgrundsatz ist eng mit der Dispositionsmaxime verknüpft und Ausprägung derselben Erwägungen. Zudem steht die Überlegung dahinter, dass die gegenläufigen Interessen der Parteien, die gewöhnlich den nächsten Kontakt zum Tatsachenmaterial haben, dazu führen, dass die Parteien möglichst umfassend und vollständig den Sachverhalt zu ihrem eigenen Vorteil vortragen und sich aus ihren Darstellungen, trotz der Gefahr einer jeweils einseitigen Beschrei-

---

32 BGH vom 13. Dez. 1968 in JR 1969, S. 102 (103); Rosenberg/Schwab/Gottwald, S. 426; a.A. MünchKommZPO/Lüke, Vor § 253 Rdnr. 36, wonach die Freiheit der Rechtsanwendung mit verbindlicher Wirkung für das Gericht eingeschränkt werden könne, und zwar aufgrund einer zur materiellrechtlichen Verfügungsfreiheit der Parteien korrelierenden prozessualen Gestaltungsbefugnis.

33 Nach überwiegender Ansicht in der Literatur sind offenkundige Tatsachen in jedem Fall zu berücksichtigen, vgl. AK-ZPO/Rüßmann, § 291 Rdnr. 1; MünchKommZPO/Lüke, Einl. Rdnr. 184; dagegen BAG vom 30. Sep. 1976 in NJW 1977, S. 695.

34 Vgl. MünchKommZPO/Lüke, Einl. Rdnr. 184. Zu dennoch vorhandenen einzelnen Möglichkeiten der Verwendung vgl. § 4 IV 6, Fn. 279.

35 BVerfG vom 2. Mai 1984 in BVerfGE 67, 39 (42).

36 Der Untersuchungsgrundsatz ist von der Prüfung von Amts wegen zu unterscheiden. Die Amtsprüfung bedeutet nicht, dass das Gericht Ermittlungen von Amts wegen anstellen muss, sondern dass es den Kläger auf die Bedenken gegen die Zulässigkeit der Klage aufmerksam zu machen hat, da ansonsten die Klage als unzulässig abgewiesen wird. Der Grundsatz der Amtsprüfung gilt für alle Prozessvoraussetzungen, vgl. Thomas/Putzo, § 56 Rdnr. 1.

37 Der Verhandlungsgrundsatz gilt nicht bzw. nur eingeschränkt in Ehesachen, §§ 616, 617 ZPO, Kindschaftssachen, §§ 640, 640d ZPO und Aufgebotsverfahren, §§ 952 III, 986 III ZPO.

38 Thomas/Putzo, Vorbem. § 284 Rdnr. 15.

39 Vgl. § 293 ZPO.

40 Vgl. Prütting, NJW 1980, S. 361 (362); MünchKommZPO/Lüke, Einl. Rdnr. 182; ausführlich auch Hahn, S. 30 ff.

bung, ein für das Gericht in der Regel zutreffendes Bild des Sachverhalts ergibt[41]. Zugute kommt das Vorgehen auch der Unparteilichkeit des Richters, der ansonsten von Amts wegen ermitteln müsste und dabei dem Risiko ausgesetzt wäre, sich eine vorgefasste Meinung vom Sachverhalt zu bilden[42].
Der Grundsatz erfährt jedoch Einschränkungen. Diese bestehen in der Bindung der Parteien an die in § 138 I ZPO enthaltene Wahrheitspflicht, der richterlichen Frage- und Aufklärungspflicht nach den §§ 139, 278 III ZPO, der Möglichkeit der Anordnung des persönlichen Erscheinens der Parteien gemäß § 141 ZPO sowie der Beweiserhebung von Amts wegen nach den §§ 144, 273 II, 448 ZPO.

c. Unmittelbarkeitsgrundsatz

Die mündliche Verhandlung und die Beweisaufnahme müssen grundsätzlich unmittelbar vor dem erkennenden Gericht stattfinden (§§ 128 I, 278 II, 355 I ZPO). Damit soll sichergestellt werden, dass der Richter, der ein gerechtes Urteil zu fällen hat und die Verantwortung dafür trägt, den gesamten Prozess selbst miterlebt und sich einen Eindruck verschafft hat. Das deutsche Verfahrensrecht kennt dabei allerdings keine so genannte materielle Unmittelbarkeit, wonach von mehreren verfügbaren Beweismitteln nur das sachnächste heranzuziehen ist[43]. Im Gegensatz zur amerikanischen hearsay rule können die Parteien also auch Zeugen vom Hörensagen benennen, ohne einen ebenfalls greifbaren unmittelbaren Tatzeugen stellen zu müssen[44]. Jedoch hat das gegebenenfalls Auswirkungen auf die Beweiswürdigung, an die wegen einer diesem Beweis anhaftenden besonderen Unsicherheit strenge Anforderungen zu stellen sind[45].

d. Mündlichkeitsprinzip

Tatsachenbehauptungen und Anträge müssen grundsätzlich nach § 128 I ZPO in der mündlichen Verhandlung vorgebracht werden. Nur das mündlich Vorgetragene kann Entscheidungsinhalt werden. Dieser Grundsatz soll die Anschaulichkeit und Flexibilität des Verfahrens gewährleisten und stellt die Voraussetzung für die Verwirklichung anderer Prozessmaximen dar[46]. Allerdings unterliegt er einer Reihe von Einschränkungen, da gerade in komplexen Verfahren eine rein mündliche Prozessgestaltung unpraktikabel ist. So sind gemäß § 128 II, III ZPO Entscheidungen ohne mündliche Verhandlung möglich sowie gemäß den

---

41 Gaul, AcP 168 (1968), S. 27 (49 f.); Debernitz, S. 203; Rosenberg/Schwab/Gottwald, S. 425.
42 In dieser Weise Baur, S. 97 (111).
43 Vgl. MünchKommZPO/Musielak, § 355 Rdnr. 1.
44 MünchKommZPO/Damrau, § 373 Rdnr. 3.
45 BAG vom 8. Aug. 1968 in AP Nr. 57 zu § 626 BGB.
46 MünchKommZPO/Lüke, Einl. Rdnr. 229 ff.

§§ 251a, 331a ZPO Entscheidungen nach Aktenlage; auch dürfen nach § 137 III ZPO die Parteien auf Schriftsätze Bezug nehmen und die §§ 253, 129 ZPO verlangen sogar, dass das Verfahren durch Schriftsätze eingeleitet und vorbereitet wird.

e. Konzentrationsmaxime

Ein wirksamer Rechtsschutz verlangt neben einer gründlichen Untersuchung auch eine rasche Durchsetzung des Rechts[47]. Die Beschleunigung und Konzentration des Verfahrens ist daher in den §§ 272, 273, 278, 282, 296, 349, 358a ZPO vorgesehen, die vom Gericht wie auch von den Parteien ein prozessförderndes Verhalten einfordern.

f. Öffentlichkeitsprinzip

Gemäß § 169 S. 1 GVG ist die mündliche Verhandlung vor dem erkennenden Gericht öffentlich, so dass im Rahmen der Gegebenheiten des Verhandlungsortes Zuhörer Zutritt haben. Dies umfasst auch die stattfindende Beweisaufnahme und die Verkündung von Urteil und Beschlüssen. Denn wo die Urteile „im Namen des Volkes" ergehen (§ 311 I ZPO), muss diesem auch Gelegenheit gegeben werden, das dem Urteil zugrunde liegende Geschehen hautnah zu verfolgen und eine gewisse öffentliche Kontrolle auszuüben[48]. Einschränkungen enthalten die §§ 170 – 175 GVG, die sich aus überwiegenden Interessen Beteiligter oder Dritter sowie aus Ordnungsinteressen rechtfertigen.

3. Übersicht über den Verfahrensgang

Das Verfahren wird durch Einreichung einer Klageschrift bei Gericht eingeleitet. Bereits damit ist die Klage anhängig, aber erst die Zustellung[49] der Klageschrift an den Beklagten bewirkt gemäß den §§ 253, 261 I ZPO die Rechtshängigkeit, die sowohl in materieller wie auch in prozessualer Hinsicht bedeutsam ist[50]. Die Klageschrift muss den in den §§ 253 II-IV, !30 ZPO vorgeschriebenen Inhalt aufweisen, wobei § 253 II ZPO die zwingenden Voraussetzungen enthält. Diese umfassen neben der Bezeichnung der Parteien und des Gerichts, die Unterschrift, die Angabe des Klagegrundes und des Klagegegenstandes sowie einen

47 BVerfG vom 27. März 1980 in BVerfGE 54, 39 (41).

48 Liesen, S. 20.

49 Die Klage wird von Amts wegen durch das Gericht unverzüglich zugestellt, vgl. die §§ 253, 270 I, 271 I ZPO.

50 Vgl. die umfassende Zusammenstellung bei Trittmann, Anwendungsprobleme, S. 101, Fn. 263.

bestimmten Klageantrag, aus dem das Gericht ersehen kann, welche Entscheidung der Kläger begehrt. Dabei ist er nicht verpflichtet, die anspruchsbegründenden Rechtsnormen anzugeben oder eine eigene rechtliche Qualifizierung abzugeben[51]. Fehlt eine der obligatorischen Anforderungen, kann die Klage als unzulässig abgewiesen werden, es sei denn, der Mangel wird später in einem zuzustellenden Schriftsatz oder in der mündlichen Verhandlung behoben[52]. Im selben Maße, wie die Darstellung der Rechtslage in der Klageschrift entbehrlich ist, muss der Kläger auch nicht zwingend für seine Behauptungen in diesem frühen Stadium Beweis anbieten[53].

Das Gericht hat sodann zur Vorbereitung der Hauptverhandlung gemäß § 272 II ZPO die Wahl zwischen der Anberaumung eines frühen ersten Termins zur mündlichen Verhandlung (§ 275 I ZPO) und der Anordnung eines schriftlichen Vorverfahrens (§ 276 I ZPO). Ziel ist es, den Rechtsstreit je nach Sachlage mit unterschiedlichem Vorgehen so früh wie möglich in einem Haupttermin umfassend zu erledigen (§ 272 I, III ZPO).

Der Beklagte wird mit der Klageerwiderung nach § 277 ZPO auf die Klage antworten. Gegebenenfalls bereiten die Parteien bzw. ihre Anwälte den Haupttermin durch wechselseitige Schriftsätze weiter vor. Sollte das Vorbringen des Klägers schlüssig[54] sein, was dann der Fall ist, wenn die Klage nach dem gesamten eigenen Tatsachenvortrag des Klägers begründet ist[55], und ist gleichzeitig die Verteidigung des Beklagten erheblich, d.h. ist nach seinem Vortrag die Klage abzuweisen[56], wird das Gericht, sofern Beweisangebote der Parteien vorliegen, die Beweisaufnahme anordnen. Die Schlüssigkeit und die Erheblichkeit des jeweiligen Parteivortrags sind daher für die Durchführung einer Beweisaufnahme notwendige Voraussetzungen, ohne die eine Kosten verursachende und Zeit ver-

---

51 Thomas/Putzo, § 253 Rdnr. 10; dies würde sonst dem aus dem römischen Recht stammenden Grundsatz „da mihi factum, dabo tibi ius“ entgegenlaufen.

52 MünchKommZPO/Lüke, § 253 Rdnr. 181 f.; Thomas/Putzo, § 253 Rdnr. 20; Zeiss, S. 133, Rdnr. 335: In der Literatur wird überwiegend vertreten, dass eine Heilung nicht durch bloßen Rügeverzicht nach § 295 ZPO erreicht werden kann, da der notwendige Inhalt der Klageschrift auch dem öffentlichen Interesse der Rechtssicherheit dient und daher für die Parteien nicht disponibel ist; a.A. BGH vom 29. Nov. 1956 in BGHZ 22, 254 (257); BGH vom 25. Juni 1975 in BGHZ 65, 46 (48). Zu beachten ist, dass eine wirksame Klage erst im Zeitpunkt der Heilung des Mangels vorliegt, vgl. BGH vom 24. Mai 1982 in BGHZ 84, 136 (138); BGH vom 29. Nov. 1956 in BGHZ 22, 254 (257).

53 § 130 Nr. 5 ZPO ist insofern nur eine Sollvorschrift.

54 Zum Begriff vgl. unten Fn. 62. Die Schlüssigkeitsprüfung ist vom Gesetz nur in § 331 II ZPO erwähnt, ansonsten aber vorausgesetzt und als selbstverständlich betrachtet; insoweit unstreitig, vgl. v. Bodungen/Jestaedt, FS Stiefel, S. 65 (79); Jauernig, S. 82.

55 BGH vom 12. Juli 1984 in JZ 1985, S. 183 (184). Grundsätzlich ist zwar das Vorbringen beider Parteien für und gegen jeden gleichermaßen zu berücksichtigen, der BGH will aber im Rahmen der Schlüssigkeitsprüfung ein Vorbringen des Beklagten, welches die ansonsten unschlüssige Klage erst schlüssig machen würde, nicht zugunsten des Klägers berücksichtigen, vgl. BGH vom 6. Okt. 1981 in BGHZ 82, 13 (20); a.A. Weyers, Festgabe für J. Esser, S. 193 (213 ff.).

56 Jauernig, S. 82.

schlingende Beweisaufnahme überflüssig ist. Denn unschlüssige Klagen führen zur Sachabweisung; im Falle eines unerheblichen Beklagtenvortrags auf eine schlüssige Klage ergeht ein stattgebendes Sachurteil, bei Säumnis des Beklagten in der mündlichen Verhandlung auf Antrag des Klägers ein Versäumnisurteil nach § 331 I, II ZPO.
Die Beweisaufnahme läuft, wie die gesamte Hauptverhandlung, unter der Kontrolle und der Leitung des Richters ab[57]. Aufgrund der Verhandlungsmaxime wird er zwar grundsätzlich nicht selbst versuchen die Wahrheit zu ermitteln, er spielt aber dennoch im deutschen Verfahren eine dominierende Rolle. Er führt die Beweisaufnahme selbst durch und hat mit der ihm obliegenden Pflicht zur Schlüssigkeitsprüfung und dem Erlass von Beweisbeschlüssen die Möglichkeit in das Beweisverfahren einzugreifen. Seine Macht bei der Tatsachenfeststellung ist enorm, zum einen aufgrund der Befugnis, Beweismittel auch ohne den entsprechenden Antrag der Parteien heranzuziehen[58], zum anderen aufgrund des Grundsatzes der freien Beweiswürdigung gemäß § 286 I ZPO.
Das Gericht schließt die Verhandlung, sobald es der Ansicht ist, die Sache sei vollständig erörtert sowie entscheidungsreif, und verkündet sodann die Urteile und Beschlüsse (§ 136 IV ZPO). Da es im deutschen Recht keine Jury-Prozesse gibt[59], ist sowohl die Tatsachenfeststellung als auch die rechtliche Würdigung vom Richter vorzunehmen. Ein fundamentaler Unterschied des deutschen und amerikanischen Rechts wird hier ebenfalls schon deutlich: Weil das Verfahren in Deutschland einheitlich vor dem Richter abläuft und private Untersuchungen der Parteien nicht Bestandteil des Prozesses sind, fällt dem Anwalt auch nicht die bedeutende Stellung zu, wie er sie als Hauptakteur im discovery-Verfahren einnimmt. Der deutsche Zivilprozess kennt keine Zweiteilung des Verfahrens, wie das US-Recht mit der Unterscheidung von trial und pre-trial. Ebenso ist die Differenzierung im Common Law nach discovery und evidence in der ZPO so nicht getroffen. Dies ist bei der Rechtsvergleichung stets im Auge zu behalten.

II. Konkretisierungspflichten bei der Klageerhebung

Schwierigkeiten bereitet die Beantwortung der Frage, wie viele Tatsachen der Kläger schon bei der Erhebung der Klage vorbringen muss, um dem Bestimmtheitserfordernis des § 253 II Nr. 2 ZPO zu genügen. So können Kläger mit Informationsdefiziten erhebliche Probleme bekommen, ihre Ansprüche gegen den

[57] Nach § 136 ZPO liegt die Leitung der mündlichen Verhandlung in der Hand des Vorsitzenden.
[58] Vgl. die §§ 142, 143, 273 II Nr. 1, 2; 144 I, 372 I, 273 II Nr. 4; 448 ZPO; dies gilt mit Ausnahme des Zeugenbeweises.
[59] Im Zivilverfahren können Bürger auf die Rechtsprechung nur in der Gestalt des Laienrichters bei den landgerichtlichen Kammern für Handelssachen Einfluss nehmen, vgl. die §§ 93 ff. GVG.

Beklagten auch durchsetzen zu können. Denn für schlecht informierte Kläger kann bereits an dieser Stelle eine unüberwindbare Barriere entstehen, indem ihnen, gleichgültig ob ihre mangelnde Kenntnis selbst verschuldet ist oder aber aus von ihnen nicht zu vertretenden Umständen resultiert, das Tor zum Prozess verschlossen bleibt und sie somit auch nicht die Möglichkeit erhalten, den Prozess zu einer weiteren Aufklärung zu nutzen und den Beklagten in die Sachverhaltsaufklärung einzubeziehen. Entscheidend ist daher, welche Anforderungen an die Konkretisierung des Klagegrundes und des Klageantrags gestellt werden. Klagegrund ist dabei derjenige Tatsachenkomplex, d.h. der Lebenssachverhalt, den der Kläger zur Begründung seines Klagebegehrens anführt[60]. Dieser ist vom Kläger konkret darzulegen[61]. Problematisch erschien von jeher die Abgrenzung, wann ausreichend substantiierte Angaben vorliegen, so dass die Klage ordnungsgemäß erhoben ist, und wann genügend bestimmte Ausführungen vorhanden sind, welche zur Schlüssigkeit[62] der Klage führen. Da die ordnungsgemäße Klageerhebung die Zulässigkeit und die Schlüssigkeit die Begründetheit der Klage betrifft, ist die Grenze der Bestimmtheit unterschiedlich zu ziehen, zumal es bei Annahme identischer Anforderungen ansonsten beim Vorliegen eines mangelhaften Vortrags zum Klagegrund nie zur Unschlüssigkeit der Klage käme, diese vielmehr stets als unzulässig abzuweisen wäre.
Die ältere Substantiierungstheorie verlangt vom Kläger die Anführung von Tatsachen, die rechtlich geeignet oder erforderlich sind, den Schluss auf die Begründetheit des Klagebegehrens zu rechtfertigen[63]. Die damit geforderte Angabe aller klagebegründenden Fakten geht aber zu weit, denn das Gesetz selbst verlangt keine Vollständigkeit des Tatsachenvortrags und lässt Nachbesserungen und Ergänzungen in den §§ 264 Nr. 1, 282 I ZPO zu[64]. Auch aus den §§ 277 IV, 296a, 335 I Nr. 3 ZPO ist zu folgern, dass keine Veranlassung besteht, den Kläger zu einer substantiierten Klageerhebung zu zwingen, die den Anforderungen an die Schlüssigkeit der Klage entspricht. Es ist demnach erforderlich wie zugleich ausreichend, dass der Klageanspruch eindeutig individualisiert ist, ohne dass es eines vollständigen und lückenlosen Sachvortrages in der Klageschrift bedarf. Dafür spricht auch § 139 ZPO, der den Richter verpflichtet, auf die Vollständigkeit des Vortrags hinzuwirken. Dies ist auch der Standpunkt der so genannten verbesserten Individualisierungstheorie[65]. Danach genügt in der Klageschrift die Angabe eines Tatsachenkomplexes, der erkennen lässt, welcher prozessuale Anspruch erhoben werden soll, und der diesen so deutlich kennzeich-

---

[60] MünchKommZPO/Lüke, § 253 Rdnr. 74; Rosenberg/Schwab/Gottwald, S. 545; Zöller/Greger, § 253 Rdnr. 12.
[61] RG vom 23. Sep. 1933 in RGZ 143, 57 (65); Zöllller/Greger, § 253 Rdnr. 12a.
[62] Zum Begriff der Schlüssigkeit vgl. BGH vom 23. Apr. 1991 in NJW 1991, S. 2707 (2709); BGH vom 15. Dez. 1994 in NJW-RR 1995, S. 722.
[63] RG vom 19. Mai 1920 in RGZ 99, 172 (176); RG vom 23. Sep. 1933 in RGZ 143, 57 (65); MünchKommZPO/Lüke, § 253 Rdnr. 77.
[64] Jauernig, S. 140.
[65] Vgl. Jauernig, S. 141; Rosenberg/Schwab/Gottwald, S. 546; Zeiss, S. 127, Rdnr. 315.

net, dass er von anderen Ansprüchen gleicher Art unterschieden werden kann[66]. Dies steht im Einklang mit dem Zweck des Bestimmtheitserfordernisses, der darin liegt, dass sowohl das Gericht wie auch der Beklagte erfahren, welche Streitsache anhängig gemacht werden soll, und eine Abgrenzung des Streitgegenstandes[67] zu dem eines anderen Prozesses möglich ist[68]. Insbesondere soll der Beklagte in die Lage versetzt werden, seine Verteidigung auf das Klägervorbringen einzustellen und das Risiko des Prozesses abzuschätzen[69]. Nicht erforderlich ist jedenfalls die juristisch-technische Bezeichnung des Rechtsverhältnisses, wie sie noch von der ursprünglichen Individualisierungstheorie gefordert wurde[70]. Werden die Anforderungen erfüllt, bestehen auch keine Bedenken hinsichtlich der Gewissheit über die Nämlichkeit des Rechtsverhältnisses[71] und über den Umfang der Rechtskraft[72]. Der Beklagte ist damit vor einer doppelten Inanspruchnahme hinreichend geschützt[73]. Des Weiteren ist zu beachten, dass der Kläger nach dem Gesetz die Möglichkeit hat, nachträglich vorhandene Mängel hinsichtlich des Bestimmtheitserfordernisses zu beseitigen[74].

Im Ergebnis bleibt daher festzuhalten, dass nach § 253 II Nr. 2 ZPO der zur eindeutigen Individualisierung des Klageanspruchs notwendige Sachverhalt vorzutragen ist, um die aufgestellte Zulässigkeitsvoraussetzung zu erfüllen.

Dass der Sachverhalt den Klageantrag rechtfertigt, die Klage also schlüssig begründet, ist für die Zulässigkeit nicht erforderlich, sondern betrifft die Begründetheit der Klage[75]. In der Praxis der Gerichte spielt dieses Problem allerdings eine eher untergeordnete Rolle, da zum einen für die Schlüssigkeit zumeist schon ein recht knapper Sachvortrag ausreicht[76], zum anderen der Kläger immer bemüht sein wird, eine schlüssige Klage einzureichen, um von vornherein bei Säumnis (§ 331 II 1. Halbsatz ZPO) oder Nichtbestreiten (§ 138 III ZPO) seitens

---

66 Rosenberg/Schwab/Gottwald, S. 545.

67 Zum Begriff ausführlich Zeiss, S. 124 f., Rdnr. 307 ff.; zum herrschenden zweigliedrigen Streitgegenstandsbegriff vgl. BGH vom 19. Dez. 1991 in NJW 1992, S. 1172 (1173).

68 Siehe Jauernig, a.a.O.; Rosenberg/Schwab/Gottwald, a.a.O.

69 BGH vom 24. Nov. 1993 in NJW 1994, S. 245 (246); OLG Düsseldorf vom 12. Jan. 1996 in MDR 1996, S. 415 (416); Thomas/Putzo, § 253 Rdnr. 10.

70 Zeiss, S. 127, Rdnr. 315; MünchKommZPO/Lüke, § 253 Rdnr. 76; dies würde den Grundsatz „iura novit curia" missachten, vgl. auch oben Fn. 51.

71 BGH vom 22. Sep. 1981 in VersR 1982, S. 68 (69).

72 BGH vom 26. Mai 1994 in NJW 1994, S. 3102 (3103); Baumbach/Lauterbach/Hartmann, § 253 Rdnr. 30.

73 Vgl. die §§ 261 III Nr. 1, 322 ZPO.

74 Vgl. oben § 3 I 3.

75 So auch Zöller/Greger, § 253 Rdnr. 12a; Zeiss, S. 127, Rdnr. 315, 329; Jauernig, S.141; Michel/von der Seipen, S. 119; eher vermittelnd Rosenberg/Schwab/Gottwald, S. 545 f.; a.A.: MünchKommZPO/Lüke, § 253 Rdnr. 77, 78; Baumbach/Lauterbach/Hartmann, § 253 Rdnr. 32, der fordert, dass die Tatsachen anzugeben sind, die geeignet erscheinen, den erhobenen Anspruch als in der Person des Klägers entstanden und zugleich als durch den Beklagten verletzt erscheinen zu lassen. Zur für die Begründetheit der Klage erforderlichen Substantiierungspflicht vgl. unten § 3 IV und V.

76 Stürner, ZZP 98 (1985), S. 237 (251); Michel/von der Seipen, S. 120.

des Beklagten sich die Möglichkeit eines schnellen Prozesserfolgs offen zu halten. Der Beklagte erleidet auch keine Nachteile, da er seine eigene Verteidigung an der jeweiligen Prozesslage gemäß § 277 I ZPO orientieren darf[77] und auch nicht der Gefahr ausgesetzt ist, bei einer später nachgeholten Substantiierung des Klägervorbringens nach § 296 ZPO nicht mehr gehört zu werden[78].
In Bezug auf die Bestimmtheit des Klageantrags wird gefordert, dass aus diesem ersichtlich sein muss, in welcher Form und in welchem Umfang Rechtsschutz begehrt wird[79]. Da er nach § 308 I ZPO das Gericht bindet, muss er eindeutig und vollstreckungsfähig sein[80] sowie Inhalt und Umfang der materiellen Rechtskraft der begehrten Entscheidung (§ 322 ZPO) erkennen lassen[81]. Ein zu unbestimmter Klageantrag führt zur Abweisung der Klage durch Prozessurteil.

III. Die Informationsbeschaffung im deutschen Verfahren

Im Zentrum der Betrachtung steht das System der Informationsbeschaffung im deutschen Recht. Wie die Untersuchung der discovery gezeigt hat, sieht das US-Recht eine Vielzahl von Instrumenten zur Sachverhaltsaufklärung vor. Es stellt sich die Frage, ob das deutsche Recht etwas Gleichwertiges entgegenzusetzen hat. Die Informationsbeschaffung, d.h. die Tatsachenermittlung und –feststellung, bildet ein Kernstück des Zivilprozesses. Gerade in diesem Bereich spiegelt sich die Prozessrechtsphilosophie einer Rechtsordnung und zeigt sich die Aufgabenverteilung der einzelnen Akteure in besonderer Deutlichkeit. In den USA ist die Sachverhaltsaufklärung durch die Parteien mit gerichtlicher Hilfe das zentrale Anliegen der Federal Rules und der discovery. Demgegenüber wird die ZPO vielfach mit dem lapidaren Satz gekennzeichnet: „Wenn die Partei keine Tatsachen beibringen kann, so kommt eben ein Verfahren zur Aufklärung des ihr günstigen Sachverhalts nicht in Gang[82].“ Dahinter steht nicht nur eine Konzeption, die sich an einem Leitbild orientiert, welches es jedem selbst in die Hände legt, seine Informationen zu beschaffen, ohne dass die andere Partei gehalten ist, dem Gegner das Tatsachenmaterial für seinen Prozesssieg zu ver-

---

[77] Zöller/Greger, § 277 Rdnr. 1; Stein/Jonas/Leipold, § 277 Rdnr. 14.
[78] Vgl. Zöller/Greger, § 296 Rdnr. 2, 23.
[79] Thomas/Putzo, § 253 Rdnr. 11; Zeiss, S. 131 f., Rdnr. 331.
[80] Zöller/Greger, § 253 Rdnr. 13; zu beachten ist, dass der Antrag gemäß § 133 BGB auslegungsfähig ist, vgl. BGH vom 1. Juli 1975 in NJW 1975, S. 2013 (2014); Ausnahmen hinsichtlich der Bestimmtheit enthalten die §§ 254, 287, 645 ZPO, §§ 847, 2048 S. 3, 2156 S. 2 BGB.
[81] BGH vom 11. Okt. 1990 in MDR 1991, S. 505.
[82] Stürner, Aufklärungspflicht, S. 7.

schaffen[83]. Die ZPO geht mehr noch im Grundsatz davon aus, dass der Sachverhalt den Parteien bei Prozessbeginn bereits bekannt ist. Dies führt ganz besonders dann zu erheblichen Problemen, wenn die Lage durch ein Informationsgefälle der Parteien gekennzeichnet ist. Es ist häufig nämlich nicht gewährleistet, dass jede Partei zu genau denjenigen Informationen den nächsten Zugang hat, die sie für einen Prozessgewinn benötigt, und ein Urteil dann auf der Grundlage der wahren Sachlage gefällt wird. Oftmals ist eine Partei wegen mangelnder Sachkenntnis und fehlender Informationen nicht imstande, Tatsachen in das Verfahren einzuführen und diese dann zu beweisen. Die Kenntnis kann aber durchaus auf der Gegenseite vorhanden sein, ohne dass die Information aber preisgegeben wird, weil dies einer egoistisch handelnden Partei zum Nachteil gereichen würde. Um dieses Dilemma in Fällen von Informationsgefälle und Informationsverdunklung in den Griff zu bekommen, setzt das deutsche Zivilprozessrecht anders als das US-Recht nicht auf die Bereitstellung eines Informativverfahrens außerhalb der prozessualen Fallentscheidung, sondern hält dem andere Steuerungsmittel entgegen.
Berechtigte Informationsbedürfnisse werden durch Zubilligung von Aufklärungsansprüchen und der Auferlegung von Offenbarungspflichten[84], sowohl in materieller als auch in prozessualer Hinsicht, von Gesetz und Rechtsprechung geschützt. Zudem sieht das System der ZPO vor, dass eine Partei, die ihr zugängliche relevante Informationen nicht in den Prozess einführt, Gefahr läuft, mit einer ihr nachteiligen Geständnisfiktion den Rechtsstreit zu verlieren[85]. Mit einer eindeutigen Verteilung des Risikos wird den Streitenden von vornherein Klarheit darüber verschafft, was sie in einem Prozess aufzuklären und zu beweisen haben, so dass sie schon im Vorfeld darauf achten werden, die Informationen zu beschaffen und zu sichern[86]. Regelungen stehen für den Fall bereit, dass ein Sachverhalt nicht aufgeklärt werden kann, weil die am Streit Beteiligten dazu nicht in der Lage sind. Ein Mittel, um dies alles bewerkstelligen zu können, ist die Unterscheidung des Prozessrechts zwischen Darlegungs- und Beweislast.

Auch wenn vielfach behauptet wird, dass die Informationsbeschaffung für den deutschen Zivilprozess in der Beweisaufnahme vor dem Prozessgericht stattfindet[87], ist dem nicht so. Der Beweis dient nämlich dazu, die Richtigkeit einer zuvor behaupteten Tatsache zu überprüfen[88], nicht aber primär zur Gewinnung neuer Informationen. Gleichwohl kommt auch der Beweisaufnahme vor dem

---

[83] Vgl. hierzu auch BGH vom 11. Juni 1990 in JZ 1991, S. 630 (631); Zöller/Greger, § 138 Rdnr. 8a; BGH vom 13. März 1996 in ZIP 1996, S. 963 (964). Dies wird vereinzelt als „Prozessdarwinismus" bezeichnet, vgl. Stürner, ZZP 98 (1985), S. 237 (256); ders., Aufklärungspflicht, S. 5 ff.
[84] Zur Unterscheidung zwischen prozessualer Last und Pflicht vgl. Stürner, Aufklärungspflicht, S. 84; Arens, ZZP 96 (1983), S. 1 f.
[85] Vgl. Stürner, Aufklärungspflicht, S. 62.
[86] So Musielak, S. 36.
[87] Vgl. Junker, Informationsbeschaffung, S. 63 (71).
[88] Bernhardt, Festgabe Rosenberg, S. 9 (25).

erkennenden Gericht eine Bedeutung in dieser Richtung zu. Denn auch wenn die Parteien nähere Informationen zu den Einzelheiten aufgrund fehlender Detailkenntnisse gar nicht haben können, sind sie zunächst verpflichtet, die ihnen günstigen Tatsachen vorzutragen bzw. die der anderen Seite zu bestreiten, um nicht in Kauf nehmen zu müssen, den Prozess wegen unschlüssigen Sachvortrages zu verlieren. Zwar sind sie gehalten, nichts vorzutragen, von dessen Unwahrheit sie überzeugt sind[89], doch fordert die Substantiierungspflicht im Einzelfall den Sachvortrag konkret bzw. konkreter zu gestalten und damit Angaben zu machen, die unter Umständen über das eigene Wissen hinausgehen. Das Maß der erforderlichen Substantiierung richtet sich dabei nach dem jeweiligen Vorbringen der Gegenseite[90]. Es dürfen aber keine überzogenen Anforderungen an den Darlegungspflichtigen gestellt werden[91], insbesondere besteht eine Pflicht zur weiteren Konkretisierung nur insoweit, als der eigene Vortrag durch Bestreiten des Gegners unklar bzw. unschlüssig geworden ist[92]. Auch die Notwendigkeit der Substantiierung hängt im Einzelnen davon ab, inwieweit sich die Geschehnisse im Wahrnehmungsbereich der Partei abgespielt haben[93]. Die Beschreibung dieses Szenarios macht alles in allem dennoch plastisch sichtbar, dass die Parteien unter Umständen gezwungen sein können, sich auf unsicheres Terrain zu begeben. In diesen Fällen kommt auch der Beweisaufnahme die Aufgabe der Informationsbeschaffung zu, die dann mit dem Beweis der aufgestellten Behauptung zusammenfällt. Es ist aber keineswegs ausreichend, die Tatsachenermittlung durch die Parteien im US-amerikanischen Recht im Wege der discovery auf einen Vergleich mit der Beweisaufnahme vor einem deutschen Richter im Haupttermin zu beschränken[94]. Eine eingehende Untersuchung umfasst neben der Beweisaufnahme ganz besonders das komplexe Regelungsgebiet der Aufklärungspflichten sowie die Ausgestaltung der Darlegungs- und Beweislast[95].

IV. Darlegungs- und Beweislast

1. Begriffliche Grundlagen

Die Darlegungs- oder Behauptungslast regelt die Beibringung näher konkretisierbarer Tatsachen als Voraussetzung der Gewährung von Rechtsschutz. Die Frage, wie bestimmt die Konkretisierung zu erfolgen hat, betrifft wiederum die

---

89 Siehe Stein/Jonas/Leipold, § 138 Rdnr. 2; Olzen, ZZP 98 (1985), S. 403 (423).
90 So BGH vom 31. Okt. 1986 in NJW 1987, S. 1142 (1143).
91 Zöller/Greger, § 138 Rdnr. 8a.
92 Vgl. BGH vom 12. Juli 1984 in NJW 1984, S. 2888 (2889).
93 BGH vom 13. März 1996 in NJW 1996, S. 1826 (1827).
94 So Junker, Informationsbeschaffung, S. 63 (68 ff.).
95 Zu Fragen der Beweislast vgl. Henninger, S. 19 ff.

Ausgestaltung der Substantiierungslast[96]. Die Darlegungslast gibt konkret darüber Auskunft, welche Partei eine Tatsache behaupten muss, damit sie zum Gegenstand der Entscheidung werden kann, und zu wessen Lasten ein fehlender Vortrag geht. Sie stellt sich als notwendiges Korrelat zur Verhandlungsmaxime dar und folgt dabei den Regeln der Beweislast[97]. Mag die wechselseitige Behauptungslast auch prinzipiell zu einer gewissen Annäherung an den wahren Sachverhalt führen, so wird hierdurch nicht das Problem bewusster und unbewusster wahrheitswidriger Angaben gelöst, so dass eine Beweisführung jedenfalls in der Regel unumgehbar bleibt.

Im Geltungsbereich der Verhandlungsmaxime treten auch zwangsläufig objektive (materielle) und subjektive (formelle) Beweislast auf, nicht zuletzt aufgrund der Grenzen menschlicher Erkenntnisfähigkeit[98]. Erstere wird auch als Feststellungslast, Letztere als Beweisführungslast bezeichnet[99]. Die subjektive Beweislast betrifft die Frage, wer für eine bestrittene Tatsache durch eigene Tätigkeit Beweis erbringen muss, um so den ansonsten drohenden Prozessverlust abzuwenden[100]. Sie knüpft direkt an die Darlegungslast an und setzt einen schlüssigen Sachvortrag voraus[101]. Auch die Beweisführungslast ist in sich nicht statisch[102], sondern kann als eine Wellenbewegung beschrieben werden, bei der die Amplitude der Konkretisierung von den Darlegungen und Beweisen der Gegenseite abhängt. Eine spezielle gesetzliche Ausgestaltung hat sie im Rahmen der Parteivernehmung gemäß § 445 I ZPO erfahren, wonach ein entsprechender Antrag nur von der beweisbelasteten Partei gestellt werden kann[103]. Es darf aber nicht übersehen werden, dass es für die Entscheidungsfindung am Ende des Prozesses nach § 286 ZPO nur darauf ankommt, was dargetan ist, hingegen nicht, wem die subjektive Beweislast oblag und wer es schließlich tatsächlich dargetan hat[104].

---

96 Diese wird auch als konkrete Behauptungslast bezeichnet vgl. Rosenberg/Schwab/Gottwald, S. 678.

97 Vgl. Zeiss, S. 176, Rdnr. 467; Arens, ZZP 96 (1983), S. 1.

98 Zöller/Greger, Vor § 284 Rdnr. 18; dagegen betrifft die Unterscheidung in abstrakte und konkrete Beweislast die Frage, ob sich die Beweislast unabhängig vom Einzelprozess aus generell gültigen Regelungen ergibt (abstrakt) oder die Beweislast von der jeweils vorzunehmenden Beweiswürdigung durch das Gericht und damit von einer Tatfrage abhängt (konkret), vgl. Henninger, S. 21. Verträge über die Beweislast, insbesondere eine vertragliche Umkehr der Beweislast, sind im Allgemeinen zulässig, siehe schon RG vom 13. Feb. 1923 in RGZ 106, 294 (298 ff.); RG vom 6. Nov. 1934 in RGZ 145, 322 (327).

99 Vgl. Rosenberg/Schwab/Gottwald, S. 669 f.

100 Musielak, S. 36 ff.; Rosenberg, S. 18 ff.; Zöller/Stephan, Vor § 284 Rdnr. 18.

101 BGH vom 23. Jan. 1979 in NJW 1979, S. 2142 = MDR 1979, S. 658.

102 Vgl. Rosenberg, S. 20 f.; Musielak, S. 49.

103 Thomas/Putzo, § 445 Rdnr. 2.

104 Rosenberg, S. 21; nach verbreiteter Ansicht wird regelmäßig auch vermutet, dass jede Partei die ihr günstigen Tatsachen, die erst in der Beweisaufnahme zutage gefördert werden, konkludent behauptet, auch wenn diese weder zuvor noch danach explizit vorgetragen werden, vgl. Rosenberg/Schwab/Gottwald, S. 677.

Die objektive Beweislast[105] wird definiert als das eine Partei treffende Risiko des Prozessverlustes wegen Nichterweislichkeit der ihren Sachantrag stützenden Tatsachenbehauptungen[106]. Hier liegt eindeutig der Bedeutungsschwerpunkt der Beweislastproblematik. Entscheidend ist nicht die Mühe der Beweisführung, sondern allein die Feststellung eines non-liquet, d.h. des Nichtbestehens von Klarheit über den Sachverhalt[107]. Die objektive Beweislast betrifft damit die Folgen der Beweislosigkeit. Sie ermöglicht die Überwindung einer Blockadesituation auf der Sachverhaltsebene und gestattet die Beilegung des Rechtsstreits, indem sie eine Entscheidung nach Beweislastgrundsätzen als ultima ratio anbietet[108]. Da sie vom Prozedere der Beweisaufnahme und der Beweiswürdigung zu trennen ist, wird sie in dieser Untersuchung auch separat im Rahmen der Darstellung einzelner Ausprägungen des deutschen Rechts zur Erleichterung der Wahrheitsfindung vorgestellt. Zwar kann ein non-liquet in der Tatfrage nur am Ende eines Prozesses stehen, eine entscheidende Bedeutung erlangt die objektive Beweislast aber schon zuvor. Durch die Verteilung der Beweislast werden die Parteien dazu angehalten, unter Umständen sogar schon vor Prozessbeginn die Informationen und Beweismittel zu sammeln, über die sie verfügen, und mehr noch, alles zu unternehmen, sich diese zu beschaffen. Denn der drohende negative Prozessausgang für den Fall, dass entscheidungserhebliche Tatsachen unaufklärbar bleiben, steuert das Verhalten der mit dem Verlust bedrohten Prozesspartei schon frühzeitig[109] und schafft größere Anreize für Aufklärungsaktivitäten der Parteien als die bloße Auferlegung von Aufklärungspflichten. Festzuhalten bleibt daher, dass die objektive Beweislast die Prozessführung von Anfang an mitbestimmt und sachlich strukturiert[110], was den oft zitierten Satz von „der Beweislast als dem Rückgrat des Prozesses“[111] rechtfertigt.

---

105 Gerügt wird vielfach die irreführende Bezeichnung als „Beweislast“, da die objektive Beweislast gerade unabhängig von jeglicher Beweistätigkeit der Parteien ist, sie vielmehr die Folge der Beweislosigkeit darstellt, vgl. Musielak, S. 33; Prütting, Gegenwartsprobleme, S. 5, 17.

106 Zöller/Stephan, Vor § 284 Rdnr. 18; Musielak, S. 33; Prütting, a.a.O., S. 6, 14 ff.

107 Vgl. Rosenberg/Schwab/Gottwald, S. 670.

108 MünchKommZPO/Prütting, § 286 Rdnr. 88; Henninger, S. 30 f.

109 MünchKommZPO/Lüke, Einl. Rdnr. 30; Stürner, ZZP 104 (1991), S. 208 (209); Musielak, S. 34; Rosenberg, S. 60; es kann dahingestellt bleiben, ob der Gesetzgeber damit primär steuern möchte, wer Anstrengungen zur Beschaffung einer Information unternehmen soll, so Rosenberg, S. 16, oder die Risikoverteilung nur eine Notlösung für den Fall der trotz aller Anstrengungen eintretenden Unaufklärbarkeit ist, wie Stürner, Aufklärungspflicht, S. 6 meint.

110 Prütting, Gegenwartsprobleme, S. 19; Rosenberg, S. 74 ff.; Stürner, ZZP 104 (1991), S. 208 (209).

111 Siehe Rosenberg/Schwab/Gottwald, S. 678; vgl. zur Quelle dieses Satzes Prütting, a.a.O., S. 19, Fn. 30.

2. Grundregel und Sonderregeln der objektiven Beweislastverteilung

Für die Frage der konkreten Verteilung der Beweislast gilt folgende ungeschriebene Grundregel[112]:

> Der Anspruchsteller trägt die Beweislast für die rechtsbegründenden Tatsachen. Wer sich dagegen auf den Nichteintritt, die Hemmung oder den Untergang der Rechtsfolge beruft, trägt die Beweislast für die rechtshindernden, rechtshemmenden und rechtsvernichtenden Tatsachen[113].

Soweit diese Regel nicht sicherstellt, dass derjenigen Partei die Beweislast obliegt, die den besten Informationszugang hat, und damit der Wahrheitsfindung am meisten gedient ist, wird sie in vielen Fällen entsprechend modifiziert[114]. Durchbrochen wird die Grundregel der Beweislastverteilung durch ausdrückliche gesetzliche Sonderregelungen, gesetzliche Vermutungen und Analogien zu bestehenden Regelungen. Die Grundsätze des Anscheinsbeweises, der Beweislastumkehr, der Beweisvereitelung sowie der in § 286 ZPO verankerte Grundsatz der freien Beweiswürdigung verlagern das Beweisrisiko weg von der Grundregel.
Ausdrückliche gesetzliche Sonderregelungen, die dem Grundsatz als leges speciales vorgehen, enthalten beispielsweise im BGB die §§ 179 I, 282, 345, 358, 363, 442, 542 III, 611a I S. 3, 636 II, 2336 III[115]. Widerlegbare gesetzliche Vermutungen[116], denen gegenüber der Beweis des Gegenteils demjenigen obliegt, der Rechte aus der Unrichtigkeit der Vermutung herleitet[117], fußen ebenso wie viele ausdrückliche Gesetzesnormen auf dem gemeinsamen Gedanken, dass derjenige, in dessen Organisationsbereich sich ein Geschehen ereignet hat, den besseren Informationszugang besitzt und daher zunächst beweispflichtig ist. Im Interesse der materiellen Gerechtigkeit kommt es nicht selten zu Analogien und richterlichen Rechtsfortbildungen im Bereich der Beweislastverteilung[118]. So haben Reichsgericht und BGH[119] aus § 282 BGB eine Beweislastverteilung nach

---

112 Dabei handelt es sich nach überwiegender Auffassung um einen Bestandteil des geltenden Gesetzesrechts, vgl. Henninger, S. 45 f., m.w.N.

113 BGH vom 13. Juli 1983 in NJW 1983, S. 2944; Stein/Jonas/Leipold, § 286 Rdnr. 38 ff.; Zöller/Stephan, Vor § 284 Rdnr. 17; Musielak, S. 335; zum zugrunde liegenden Gedanken vgl. Henninger, S. 46.

114 Vgl. Reinecke, S. 51.

115 Im kodifizierten deutschen Zivilrecht kommt auch der sprachlichen Formulierung und dem Satzbau der Normen große Bedeutung zu als anerkannte Mittel zur sprachlich abgekürzten Regelung der Beweislastverteilung, vgl. Henninger, S. 54 ff.

116 Vgl. § 292 ZPO; dagegen verkörpern unwiderlegliche Vermutungen des Gesetzes ausschließlich eine materiellrechtliche Regelung, wie z.B. § 1566 BGB, vgl. Musielak, S. 82; Prütting, Gegenwartsprobleme, S. 49.

117 Zöller/Geimer, § 292 Rdnr. 1.

118 Zu den allgemeinen Voraussetzungen für eine richterliche Rechtsfortbildung vgl. Larenz, S. 366 ff.

119 BGH vom 28. Jan. 1976 in BGHZ 66, 51 (53); BGH vom 12. Okt. 1967 in BGHZ 48, 310 (312).

Gefahren- und Verantwortungsbereichen entwickelt, wonach der Schuldner, dem objektiv eine Pflichtverletzung zur Last fällt oder die Schadensursache in sonstiger Weise aus seinem Verantwortungsbereich hervorgegangen ist, beweisen muss, dass er die Pflichtverletzung nicht zu vertreten hat[120]. Eine solche Beweislastverteilung wurde vom Gesetzgeber in § 11 Nr. 15a AGBG als Rechtssatz ausdrücklich anerkannt. Die Rechtsprechung tendiert in zahlreichen Fallgestaltungen zu einer Umkehr der Beweislast[121]. Insbesondere bei der Produzentenhaftung[122] und in Arzthaftungsprozessen[123] braucht der Anspruchsteller Kausalität und Verschulden, vielfach sogar die Pflichtverletzung, nicht zu beweisen. Dem Beklagten obliegt vielmehr die Beweislast für Nichtursächlichkeit[124] und fehlendes Verschulden, da er zur Aufklärung besser in der Lage ist, weil nur er Produktions- bzw. Behandlungsablauf detailliert nachvollziehen kann.
Auch der Anscheinsbeweis, der die Beweislast nicht umkehrt, sondern die Beweisführung nur erleichtert[125], indem durch Nachweis eines typischen Geschehensablaufs von einer feststehenden Ursache auf einen bestimmten Erfolg oder umgekehrt von einem feststehenden Erfolg auf eine bestimmte Ursache geschlossen werden kann[126], rechtfertigt sich aus der Überlegung heraus, dass derjenige, der die Informationsbeschaffung leichter bewerkstelligen kann, diese Aufgabe auch übertragen bekommt[127]. Bei einer Beweisvereitelung durch eine Partei, d.h. wenn eine Partei dem beweisbelasteten Gegner die Beweisführung schuldhaft unmöglich macht oder erschwert, billigt die Rechtsprechung Beweiserleichterungen zu, die im Einzelfall bis hin zur Beweislastumkehr gehen können[128]. Damit knüpft die Rechtsprechung an einen in § 444 ZPO enthaltenen allgemeinen Rechtsgedanken an, der wiederum einen speziellen Fall der in § 286 ZPO geregelten freien Beweiswürdigung darstellt[129].

Die Tatsache, dass es generell zu einer Aufteilung der Beweislast kommt, kann unter anderem mit der kontradiktorischen Ausgestaltung des Verfahrens begrün-

---

[120] Palandt/Heinrichs, § 282 Rdnr. 8; zur Analogie des § 282 BGB auf die positive Forderungsverletzung, wonach Pflichtverletzung und Verschulden auf Seiten des Schuldners vermutet werden, vgl. Palandt/Heinrichs, § 282 Rdnr. 6 ff.; MünchKommZPO/Prütting, § 286 Rdnr. 111; Stein/Jonas/Leipold, § 286 Rdnr. 50.

[121] Beweislastumkehr bezeichnet entsprechend dem allgemeinen Sprachgebrauch dabei die Situation, in der der Richter die Beweislastverteilung abweichend vom Gesetz vornimmt, vgl. Musielak, S. 132; Prütting, Gegenwartsprobleme, S. 21.

[122] BGH vom 12. Nov. 1991 in BGHZ 116, 60 (65 ff.); BGH vom 26. Nov. 1968 in BGHZ 51, 91 (104 ff.).

[123] BGH vom 21. Sep. 1982 in BGHZ 85, 212 (216 ff.); zur umfangreichen Rechtsprechung siehe die Nachweise bei Zöller/Greger, Vor § 284 Rdnr. 20a; Hök, S. 236 ff.

[124] Der BGH hat in einem Urteil vom 13. Mai 1987 in BGHZ 101, 49 (55) klargestellt, dass ein negativer Beweis nicht unmöglich ist.

[125] BGH vom 5. Feb. 1987 in BGHZ 100, 31 (34); Thomas/Putzo, § 286 Rdnr. 13.

[126] BGH vom 5. Nov. 1996 in NJW 1997, S. 528 (529).

[127] Vgl. Diederichsen, VersR 1966, S. 211 (217 f.).

[128] BGH vom 15. Nov. 1984 in NJW 1986, S. 59 (60 f.); BGH vom 3. Feb. 1987 in NJW 1987, S. 1482.

[129] Hök, S. 240.

det werden[130], wonach von jeder Partei grundsätzlich nur der Vortrag des ihr Günstigen erwartet wird[131].
Dass es zu einer Beweislastverschiebung weg von der Grundregel kommt, liegt nicht immer nur an dem Prinzip der besseren Aufklärbarkeit. Andere Aspekte finden ebenfalls Berücksichtigung, die da sind: Wahrscheinlichkeitserwägungen abstrakter Art, die Nähe einer Partei zum Beweis, die Möglichkeit der Beweissicherung, Beweisschwierigkeiten einer Partei, Bestandsschutz, Rechtsfrieden, die Vermeidung eines schwierigen Negativbeweises sowie die Gefährlichkeit einer Sache[132]. Ein einheitliches Prinzip der Lastenverteilung ist bislang noch nicht gefunden worden[133]. In jedem Fall ist bei der Beweislastverteilung zu berücksichtigen, dass Chancengleichheit und Zumutbarkeit der Beweisführung gewährleistet sind[134].

3. Zusammenfassung

Im Vergleich zu den USA kommt den Beweislastregelungen in der ZPO eine erheblich bedeutsamere Rolle zu. Obwohl die Ausprägungen in beiden Rechtsordnungen im Grunde ähnlicher Natur sind, führen diese Vorschriften im US-Prozess eher ein Schattendasein. Dies liegt insbesondere daran, dass in amerikanischen Verfahren aufgrund extensiver vorheriger Aufklärungsmaßnahmen im Rahmen der discovery prinzipiell wenige non-liquets auftreten und bei gelegentlichem Auftauchen Vergleichsabschlüsse der Parteien einer Entscheidung nach diesen Regelungen zuvorkommen. Trotz detaillierter Regelungen möchte man in den Vereinigten Staaten darauf gründende Urteile vermeiden. Im deutschen Recht hingegen übernehmen die Vorschriften der Darlegungs- und Beweislast mittelbar Steuerungsaufgaben hinsichtlich der Sachverhaltsaufklärung, die im US-Recht aufgrund des angeführten rechtstatsächlichen Befundes so nicht erkennbar sind.

---

130 Angeführt wird zudem der Gedanke der Billigkeit sowie der Zweckmäßigkeit und der ausgleichenden Gerechtigkeit, vgl. Rosenberg, S. 91; Stein/Jonas/Leipold, § 286 Rdnr. 34.
131 So Stein/Jonas/Leipold, Vor § 128 Rdnr. 110; a.A. Rosenberg, S. 94.
132 Stein/Jonas/Leipold, § 286 Rdnr. 47 ff.; Prütting, Gegenwartsprobleme, S. 257 ff.; Reinecke, S. 47 f., 55 ff.; Rosenberg, S. 335 ff.
133 Ekelhöf, ZZP 75 (1962), S. 289 (297).
134 BVerfG vom 25. Juli 1979 in BVerfGE 52, 131 (147, 151).

V. Aufklärungspflichten im deutschen Recht

Um zu verhindern, dass ein gerechtfertigter Anspruch nur deshalb nicht durchgesetzt werden kann, weil der Gegner über den besseren bzw. einzigen Informationszugang verfügt und dieser sich weigert, die notwendigen Auskünfte zu erteilen, sehen Gesetz und Rechtsprechung auch im deutschen Recht eine Reihe von materiellen und prozessualen Aufklärungspflichten vor[135].

1. Auskunftsansprüche nach materiellem Recht

Der Gesetzgeber hat zur Vermeidung ungerechtfertigter Härten dem Beweispflichtigen eine Fülle von Auskunfts-, Rechnungslegungs-, Besichtigungs- und Vorlagerechten[136] zugebilligt, damit dieser eigene Ansprüche gegen die Auskunftsperson oder Einwendungen gegen Ansprüche der Auskunftsperson näher aufklären kann und in einem Prozess nicht im Dunkeln tappen muss[137]. All diesen Ansprüchen ist gemeinsam, dass sie in einem untrennbaren Zusammenhang mit einzelnen gesetzlichen oder vertraglichen Schuldverhältnissen stehen. Auch die §§ 809, 810 BGB sind an enge Voraussetzungen geknüpft und geben als Ausnahmevorschriften mit einem schmalen Anwendungsbereich keinen Anspruch auf Erforschung allgemeiner, für den Prozess wichtiger Gesichtspunkte, wie es nach den F.R.C.P. durchaus zulässig ist[138]. Mit § 809 BGB kann die Vorlage und Besichtigung von Augenscheinsobjekten klageweise durchgesetzt werden, wenn der Anspruchsteller zumindest die Möglichkeit eines Anspruchs in Ansehung einer Sache gegen ihren Besitzer darlegt und dieser Anspruch durch den Bestand oder die Beschaffenheit der Sache bestimmt wird[139]. Die Vorschrift schützt wie § 810 BGB das Interesse an der Vorlegung einer Sache zur Förderung, Erhaltung oder Verteidigung einer Rechtsposition[140]. Ihre Voraussetzungen sind oftmals bei Ansprüchen wegen Patentverletzungen erfüllt[141], so dass

---

135 Gerade auch für die internationale Beweisbeschaffung ist aus Sicht der Auskunft suchenden Person die Auferlegung von Mitwirkungspflichten hinsichtlich der Sachverhaltserforschung von Vorteil, da eine entsprechende Aufforderung im Inland unter Sanktionsandrohung für den Fall der Nichtbefolgung effektiv erfolgen kann, ohne dass dem Verlangen wegen der im Ausland befindlichen Beweisgegenstände das völkerrechtliche Territorialitätsprinzip entgegenstünde. Vgl. hierzu auch unten § 3 VI 2.

136 Z.B. in den §§ 27 III, 259, 260, 402, 444, 666, 667, 675, 681, 713, 716, 809, 810, 896, 1379, 1435, 1580, 1605, 1698, 1799, 1890, 1978, 2018, 2027, 2127, 2218, 2314 BGB; §§ 86 II, 87c, 101, 118, 157, 166, 338 I, 384 II HGB; § 131, 170 AktG; § 19 MarkenG.

137 Winkler v. Mohrenfels, S. 30.

138 Albrecht, S. 139 f.

139 Um eine branchenweite Ausspähung von Konkurrenten zu verhindern, ist stets ein erheblicher Grad an Wahrscheinlichkeit für das Vorliegen eines Verletzungstatbestandes darzulegen, vgl. Karger, S. 321.

140 Vgl. BGH vom 8. Apr. 1981 in NJW 1981, S. 1733; Palandt/Sprau, Einf. § 809 Rdnr. 1.

141 BGH vom 8. Jan. 1985 in BGHZ 93, 191.

damit die Möglichkeit der Vorbereitung von Schadensersatzansprüchen gegeben ist. § 810 BGB gewährt unter besonderen Voraussetzungen einen Anspruch auf Einsicht in Urkunden, ist aber bewusst auf die dort genannten Fälle beschränkt[142].

Die Rechtsprechung hat über die kodifizierten Fälle hinaus jedoch eine Vielzahl von Fallgruppen entwickelt, in denen sie einen auf Treu und Glauben basierenden materiellrechtlichen Auskunftsanspruch zulässt[143], der durch Leistungsklage entweder im Wege eines selbständigen Rechtsstreits oder aber einer Stufenklage nach § 254 ZPO[144] durchzusetzen ist und gemäß § 888 ZPO vollstreckt werden kann[145]. Die richterliche Rechtsfortbildung eines Auskunftsanspruchs beruht auf folgendem, vom Reichsgericht entwickelten Gedanken:

> „In Fällen, in denen ein Recht auf Auskunft gegenüber dem Verpflichteten die Rechtsverfolgung in hohem Maße erleichtert, oft überhaupt erst möglich macht, ist [...] nach den Grundsätzen von Treu und Glauben dem Berechtigten ein Anspruch auf Auskunft bei Rechtsverhältnissen zu gewähren, deren Wesen es mit sich bringt, dass der Berechtigte entschuldbarerweise über Bestehen und Umfang seines Rechtes im Ungewissen, der Verpflichtete aber in der Lage ist, unschwer eine solche Auskunft zu erteilen[146]."

Der BGH geht in ständiger Rechtsprechung davon aus, dass es sich dabei um einen Hilfsanspruch handelt, der dazu dient, einen anderen Anspruch vorzubereiten und der eine bestehende materiellrechtliche Sonderverbindung voraussetzt[147]. Allein die Tatsache des Informationsbesitzes, der für einen anderen bedeutsam ist, soll keine Auskunftspflicht begründen[148]. Dagegen mehren sich in der Literatur Stimmen, die auf das Merkmal der Sonderbeziehung verzichten und den Anspruch so einem allgemeinen, präparatorischen Informationsanspruch immer weiter annähern wollen[149]. Die gerichtliche Praxis ist demgegen-

---

142 Stürner, Aufklärungspflicht, S. 342 f.; Schaaff, S. 142. Zur Anwendung des § 810 BGB in Fällen der Einsichtnahme in Handakten des Rechtsanwalts sowie in ärztliche Unterlagen, vgl. Bürge, FS Lüke, S. 7 (11 ff.).

143 Vgl. die Auflistung der Fallgruppen bei Hök, S. 165 f.; Bürge, FS Lüke, S. 7 (16 ff.) möchte die Generalklausel des § 242 BGB mehr als „Dekoration" verstanden wissen und die Konturen eines Auskunftsanspruchs aus den Strukturen der bereits vorhandenen rechtlichen Sonderbeziehungen herleiten.

144 Die Stufenklage ist nur dort zulässig, wo die Auskunft der Aufklärung des Leistungsanspruchs dient und nicht nur der Erleichterung seiner Durchsetzung, vgl. Zöller/Greger, § 254 Rdnr. 2.

145 Thomas/Putzo, § 888 Rdnr. 2; BGH vom 30. Okt. 1967 in BGHZ 49, 11 (15 f.).

146 RG vom 4. Mai 1923 in RGZ 108, 1 (7); mittlerweile wird darin ein zum Gewohnheitsrecht erstarkter Rechtsgrundsatz erblickt, vgl. Köhler, NJW 1992, S. 1477 (1480 ff.).

147 BGH vom 13. Juni 1985 in BGHZ 95, 285 (288); BGH vom 17. Mai 1994 in NJW 1995, S. 386 (387); Ausgangspunkt des Anspruchs waren ursprünglich Fälle im Bereich des gewerblichen Rechtsschutzes, vgl. Hök, S. 168, m.w.N.; Albrecht, S. 141.

148 BGH vom 7. Mai 1980 in NJW 1980, S. 2463.

149 Peters, Ausforschungsbeweis, S. 114; Stürner, Aufklärungspflicht, S. 323 f.; Lüderitz, S. 35.

über aber sehr zurückhaltend und lässt eine Änderung der konservativen Handhabung auch in Zukunft nicht erwarten[150]. Die Rechtsprechung verlangt für die Gewährung eines Informationsanspruchs zur Durchsetzung eines gesetzlichen Anspruchs außerhalb eines Vertragsverhältnisses, dass der Anspruch dem Grunde nach feststeht bzw. erhebliche Anhaltspunkte dafür vorliegen. Das Vorhandensein lediglich einer gewissen Wahrscheinlichkeit für das Bestehen der Anspruchsvoraussetzungen reicht grundsätzlich nicht aus, um eine Inanspruchnahme des Gegners zu rechtfertigen[151]. Diese ist deshalb unzulässig, wenn durch die Auskunft erst in Erfahrung gebracht werden soll, ob überhaupt irgendwelche Ansprüche begründet sind[152].

Materielle Informationsansprüche können ihrem Inhalt nach über die bloße Auskunft hinaus noch zur Abgabe einer eidesstattlichen Versicherung und zur Rechnungslegung durch die Gegenseite, zur Einsichtnahme in Urkunden bzw. zu deren Vorlage sowie zur Augenscheinseinnahme von Gegenständen berechtigen. Der Anspruch geht zunächst zwar auf Auskunftserteilung, d.h. auf Unterrichtung über den Auskunftsgegenstand. Besteht aber Grund zu der Annahme, dass der Verpflichtete bei den Angaben nicht die erforderliche Sorgfalt hat walten lassen, kann die Abgabe einer eidesstattlichen Versicherung entsprechend den §§ 259 II, 260 II BGB verlangt werden[153]. Das Recht zur Augenscheinseinnahme[154] und das in analoger Anwendung des § 810 BGB allgemein auf Auskunftsansprüche ausgedehnte Recht zur Urkundeneinsicht[155] stellen aufgrund der stärkeren Belastung des Verpflichteten noch höhere Hürden auf, so dass sie nur in Ausnahmefällen in Betracht kommen[156]. Der Anspruch auf Rechnungslegung entsprechend den §§ 242, 259 BGB, der auf eine verständliche und übersichtliche Zusammenstellung der Einnahmen und Ausgaben unter Vorlage der Belege gerichtet ist[157], wird neben den ausdrücklich im Gesetz vorgesehenen Fällen[158] nur selten gewährt, und zwar dann, wenn es sich um die Besorgung fremder Angelegenheiten handelt[159].

---

[150] Zur Frage einer allgemeinen Kooperationspflicht vgl. unten § 3 V 3.

[151] BGH vom 6. Juni 1979 in BGHZ 74, 379 (381); Schaaff, S. 134 ff.; vgl. auch BGH vom 11. Juni 1990 in NJW 1990, S. 3151 (3152), wonach ein aus § 242 BGB hergeleiteter Anspruch nicht zur Ermittlung des Anspruchgrundes, sondern nur des Anspruchinhalts herangezogen werden könne.

[152] Stürner, JZ 1976, S. 320 (321).

[153] Palandt/Heinrichs, § 261 Rdnr. 30.

[154] Vgl. § 809 BGB.

[155] BGH vom 15. Dez. 1965 in BB 1966, S. 99; BGH vom 20. Jan. 1971 in BGHZ 55, 201 (203); Stürner, Aufklärungspflicht, S. 342 f.

[156] BGH vom 31. März 1971 in DB 1971, S. 1416 (1417).

[157] BGH vom 4. Juli 1985 in NJW 1985, S. 2699.

[158] Vgl. die §§ 666, 675, 681, 687 II, 713, 1698, 1890, 1908i, 2130 II, 2218 BGB.

[159] BGH vom 28. Okt. 1953 in BGHZ 10, 385; BGH vom 6. Dez. 1978 in NJW 1979, S. 1304 (1305 f.).

Begrenzt werden diese Ansprüche allesamt durch den Grundsatz der Zumutbarkeit[160] und den letztendlich zu verwirklichenden Hauptanspruch[161] sowie durch das schutzwürdige Interesse Dritter vor Missbrauch mit den preisgegebenen Informationen[162], wie etwa zu Wettbewerbszwecken. Die Grenze des zur Wahrung der rechtlichen Interessen des Anspruchinhabers notwendigen Maßes darf in keinem Fall überschritten werden[163]. Weitere anerkannte Interessen Dritter, die einem schrankenlosen Anspruch entgegenstehen, sind die gewerbliche Geheimsphäre[164] und die persönliche Intimsphäre[165]. Dagegen kann das Interesse des Schuldners an der Wahrung des Steuergeheimnisses hinter dem Informationsinteresse gegebenenfalls zurücktreten[166].
Bereits diese kurze Charakterisierung der materiellen Auskunftsansprüche zeigt, dass grundlegende Unterschiede zu den prozessrechtlichen Vorschriften amerikanischer discovery bestehen. Nicht zuletzt das Erfordernis des Bestehens einer materiellrechtlichen Sonderverbindung und die Durchsetzung der Ansprüche im Wege einer Leistungsklage machen deutlich, dass eine ausforschende Auskunftserteilung nach Klageerhebung ohne weitere Vorbedingungen, wie sie im US-Recht gewöhnlich verlangt werden kann, mit den materiellrechtlichen Auskunftsansprüchen nicht zu erreichen ist.

2. Prozessuale Pflichten zur Sachverhaltsaufklärung

a. Die Wahrheits- und Vollständigkeitspflicht nach § 138 I ZPO

Die Zivilprozessordnung sieht in etlichen Vorschriften eine Mitwirkung der Parteien an der Sachverhaltsaufklärung vor. Ausgangspunkt ist eine in § 138 I ZPO statuierte Wahrheits- und Vollständigkeitspflicht, die für alle Verfahrensarten der ZPO und für alle Verfahrensabschnitte gilt[167]. Durch sie sollen eine redliche Prozessführung und ein faires Verfahren sichergestellt werden. Zurückgeführt werden kann sie auf den Grundsatz von Treu und Glauben[168]. Umfasst wird die Pflicht jeder Partei, nicht nur das ihr Günstige vorzutragen, sondern gegebenenfalls auch die für sie nachteiligen Umstände, falls diese entscheidungserheblich

---

[160] BGH vom 23. Nov. 1981 in NJW 1982, S. 573 (574).
[161] BAG vom 12. Mai 1972 in AP Nr. 6 zu § 60 HGB.
[162] BGH vom 28. Okt. 1953 in BGHZ 10, 385 (387); auf Verlangen des Berechtigten müssen die Informationen aber an eine zur Verschwiegenheit verpflichtete Vertrauensperson weitergegeben werden.
[163] BGH vom 4. Juli 1985 in NJW 1985, S. 2699.
[164] BGH vom 10. Jan. 1964 in GRUR 1964, S. 320 (324); Schlosser, ZZP 94 (1981), S. 369 (403).
[165] BVerfG vom 13. Jan. 1981 in NJW 1981, S. 1431.
[166] BGH vom 15. März 1988 in NJW 1988, S. 3016 (3017).
[167] MünchKommZPO/Peters, § 138 Rdnr. 1; Rosenberg/Schwab/Gottwald, S. 366.
[168] Baumbach/Lauterbach/Hartmann, § 138 Rdnr. 4.

sind und ein Verschweigen das Bild des Geschehens verfälschen würde[169]. § 138 I ZPO verbietet aber nur die bewusste Lüge, nicht das Behaupten, Verschweigen oder Bestreiten von in Zweifel gezogenen bzw. nur für möglich gehaltenen Tatsachen[170]. Die Wahrheitspflicht enthält ihrem Inhalt nach lediglich eine Pflicht der Parteien nichts vorzutragen, von dessen Unwahrheit sie überzeugt sind, aber keine Pflicht zur absoluten Wahrheit[171]. Auf diese Art und Weise wird der schwierige Spagat zwischen einer häufig auftretenden tatsächlichen Unmöglichkeit der Kenntnis auf der einen und der Darlegungs- und Substantiierungslast auf der anderen Seite versucht. So darf eine Partei im Rahmen dieser Grenzen den ihr günstigsten Sachverhalt vortragen und dem Gericht bei der Beweisaufnahme und Beweiswürdigung die Klärung der Wahrheit überlassen[172].
Die Wahrheitspflicht erstreckt sich auf alle Erklärungen über tatsächliche Umstände[173] und obliegt den Parteien wie auch ihren Prozessbevollmächtigten gegenüber Gericht und Gegner[174]. Die Pflicht besteht während des gesamten Prozessverlaufs und kann daher zu nachträglichen Korrekturen führen[175]. Im Zusammenspiel mit der Verhandlungsmaxime dient die Wahrheitspflicht der Ermittlung der materiellen Wahrheit und damit auch den Individualinteressen der Parteien, die sonst dem Gericht stets ungestraft einen realitätsfernen Sachverhalt unterbreiten könnten.

Die Pflicht zur Vollständigkeit ergänzt die Wahrheitspflicht. Danach gilt ein Vortrag nicht nur bei Falschangaben als unwahr, sondern auch dann, wenn essenzielle Angaben fehlen. Die Abgrenzung zwischen dem Notwendigen und dem Entbehrlichen ist aber im Einzelfall oft sehr schwierig, da die Pflicht nicht so weit geht, den Gegner von der Darlegungslast zu befreien[176].

Die Pflicht zur Wahrheit findet ihre Grenze in der Zumutbarkeit, die im Einzelfall meist umstritten ist. Während nach Ansicht des BGH ein Rechtsanwalt nicht

---

169 Baumbach/Lauterbach/Hartmann, § 138 Rdnr. 3; MünchKommZPO/Peters, § 138 Rdnr. 5.

170 MünchKommZPO/Peters, § 138 Rdnr. 2, 8 ff.; Zöller/Greger, § 138 Rdnr. 2; nach BGH vom 13. März 1959 in NJW 1959, S. 1235 liegt ein Verstoß gegen die Wahrheitspflicht vor, wenn bekannte Tatsachen verschwiegen werden, deren Vortrag für die begehrte Entscheidung erforderlich ist.

171 Umstritten ist, inwieweit eine Partei einen ihr ungünstigen Vortrag gegen sich gelten lassen darf, obwohl sie die Unwahrheit kennt; teilweise wird es respektiert, wenn eine Partei einem anderen Gesichtspunkt größere Bedeutung beimisst als der Offenbarung der Wahrheit, so dass ein Verstoß gegen die Wahrheitspflicht abgelehnt wird, vgl. Stein/Jonas/Leipold, § 138 Rdnr. 5; Thomas/Putzo, § 138 Rdnr. 7; a.A. MünchKommZPO/Peters, § 138 Rdnr. 7, Fn. 26, m.w.N.

172 BGH vom 13. Feb. 1985 in WM 1985, S. 736 (737); BGH vom 19. Sep. 1985 in NJW 1986, S. 246 (247).

173 Nach Rosenberg/Schwab/Gottwald, S. 364 soll die Wahrheitspflicht über den Wortlaut des § 138 I ZPO hinaus auch Rechtsausführungen umfassen, insbesondere wenn sie von einem Anwalt stammen.

174 MünchKommZPO/Peters, § 138 Rdnr. 1, 4; Rosenberg/Schwab/Gottwald, a.a.O.

175 MünchKommZPO/Peters, § 138 Rdnr. 14.

176 BGH vom 11. Juni 1990 in MDR 1991, S. 226.

gehalten ist, seinen eigenen Mandanten der bewussten Unwahrheit und damit des Prozessbetruges zu bezichtigen[177], ist die Anforderung, die an eine Partei gestellt wird, die bei Befolgung der Wahrheitspflicht sich selbst einer Straftat oder einer ehrenrührigen Handlung bezichtigen würde, äußerst streitig[178]. Zwar wollen hier einige Autoren[179] unter Hinweis auf die Zumutbarkeitsgrenze und den Gedanken des § 384 Nr. 2 ZPO eine Ausnahme von der Wahrheitspflicht zulassen, doch scheint die überwiegende Meinung in der Literatur[180] dem nicht zu folgen und verlangt, dass eine Partei diese Gefahr in Kauf nimmt, zumal die Aussage aufgrund einer Analogie zu § 136a III S. 2 StPO vor einer Verwertung im Strafprozess geschützt ist. Auch die Preisgabe von Geschäftsgeheimnissen wird nur teilweise als unzumutbar erachtet[181].

b. § 138 II, III und IV ZPO

Eine weitere gesetzlich normierte Aufklärungspflicht ergibt sich aus § 138 II ZPO, wonach sich jede Partei über die vom Gegner behaupteten Tatsachen erklären muss. Dies setzt grundsätzlich substantiierte Behauptungen des Gegners voraus[182], denn die zunächst darlegungspflichtige Partei muss alle ihr zur Verfügung stehenden und zumutbaren Mittel ausschöpfen, um einen substantiierten Vortrag zu ermöglichen[183]. Erst dann wird die Gegenseite mit Aufklärungspflichten belastet und zu einem substantiierten Bestreiten anstelle eines einfachen Bestreitens verpflichtet (so genannte sekundäre Behauptungslast)[184]. Ersichtlich ins Blaue hinein aufgestellte Behauptungen lösen keine solche Pflicht zur Substantiierung aus[185]. Die Substantiierungslast ist jedoch gesteigert, wenn der Gegner außerhalb des von ihm darzulegenden Geschehensablaufs steht und er auch nicht im Gegensatz zur bestreitenden Partei die darzulegenden Tatsachen kennt, dieser ein präziser Vortrag aber zugemutet werden kann[186].

---

177 BGH vom 8. Aug. 1952 in NJW 1952, S. 1148.

178 Zum Streitstand vgl. MünchKommZPO/Peters, § 138 Rdnr. 15; Schaaff, S. 148 ff.

179 Thomas/Putzo, § 138 Rdnr. 7; Stein/Jonas/Leipold, § 138 Rdnr. 7; Peters, Ausforschungsbeweis, S. 83; Stürner, Aufklärungspflicht, S. 60.

180 Zöller/Greger, § 138 Rdnr. 3; MünchKommZPO/Peters, § 138 Rdnr. 15, m.w.N.; Schaaff, S. 149.

181 So Lange, NJW 1990, S. 3233 (3238); dagegen verneinend Gottwald, BB 1979, S. 1780 (1781).

182 MünchKommZPO/Peters, § 138 Rdnr. 18.

183 Gottwald, a.a.O., S. 1782.

184 MünchKommZPO/Peters, § 138 Rdnr. 18 f.; nur wenn ein substantiiertes Bestreiten aufgrund mangelnder Kenntnis und fehlender Verschaffungsmöglichkeit nicht ausführbar ist, kann ein einfaches Bestreiten erfolgen, vgl. BGH vom 11. Juni 1986 in LM § 138 ZPO Nr. 22.

185 Zöller/Greger, § 138 Rdnr. 8a.

186 BGH vom 29. März 1993 in NJW 1993, S. 1200 (1203); Stein/Jonas/Leipold, § 138 Rdnr. 28; MünchKommZPO/Peters, § 138 Rdnr. 21; Lange, NJW 1990, S. 3233 (3238).

§ 138 IV ZPO bestimmt, dass ein Bestreiten der Behauptungen des Gegners mit Nichtwissen nicht zulässig ist, soweit es sich um eigene Handlungen oder Wahrnehmungen handelt. Damit soll dort, wo gewöhnlich eigenes Wissen vorhanden ist, ein wahrheitsgemäßer Vortrag erreicht und gleichzeitig verhindert werden, dass eine Partei die Aufklärung verweigert, obwohl sie dazu in der Lage ist[187]. Die Auskunftspflicht wird jedoch auf das subjektive Erinnerungsvermögen beschränkt[188], so dass ein Bestreiten mit Nichtwissen bei Erinnerungslücken erlaubt ist[189]. Allerdings trifft die Partei eine Erkundigungspflicht über Geschehnisse im Bereich ihrer eigenen Wahrnehmungsmöglichkeit[190]. § 138 IV ZPO wird zudem als widerlegbare Vermutung dafür gesehen, dass von einer Partei Wissen zu erwarten sei, wenn eigene Handlungen oder Wahrnehmungen in Frage stehen[191]. Teilweise wird bereits aus dieser Vorschrift und ihrer Einbettung in die gesamte Binnensystematik des § 138 ZPO gefolgert, nicht jede Partei sei für das ihr Günstige verantwortlich, sondern beide Parteien stünden für die wahrheitsgemäße und vollständige Rekonstruktion des Sachverhalts gerade[192]. Doch die Grundsätzlichkeit dieser These legt die Vermutung nahe, dass in eine informationspflichtenfreundliche Auslegung des § 138 IV ZPO bereits die Prämisse einer allgemeinen Informationspflicht eingeflossen ist. Daher ist mit solch weiten Schlussfolgerungen an dieser Stelle Vorsicht geboten und die Norm zwar als Glied in einer Kette von Mitwirkungsvorschriften kenntlich zu machen, nicht aber schon hiermit eine allgemeine Aufklärungspflicht untrennbar zu verknüpfen.

Behauptungen einer Partei, die entweder gar nicht oder lediglich auf unzulässige Weise mit Nichtwissen bestritten sind, gelten gemäß § 138 III ZPO als zugestanden. Diese Regelung verkörpert ein Kernstück der Verhandlungsmaxime,

---

187 MünchKommZPO/Peters, § 138 Rdnr. 27.

188 So die wohl herrschende Meinung vgl. MünchKommZPO/Peters, § 138 Rdnr. 27; Zöller/Greger, § 138 Rdnr. 13. Eine Zurechnung des Wissens Dritter wird mit Hinweis auf den Normzweck des § 138 IV ZPO vielfach abgelehnt, vgl. Hackenberg, S. 156.

189 BGH vom 10. Okt. 1994 in NJW 1995, S. 130 (131). Zurecht weist aber Hackenberg, S. 92 darauf hin, dass die Partei in solch einem Fall hinsichtlich der in Rede stehenden Behauptung mangels Wissen gar keine Aussage treffen kann. Ein Bestreiten als kontradiktorischer Vortrag verstößt daher gegen die Wahrheitspflicht des § 138 I ZPO, so dass lediglich eine Erklärung" mit Nichtwissen gestattet ist, die freilich in gleichem Maße die Durchführung eines Beweisverfahrens zur Folge hat.

190 BGH vom 15. Nov. 1989 in BGHZ 109, 205 (208); Lange, NJW 1990, S. 3233. Die Grenzen der Nachforschungspflicht sind nicht eindeutig, die Bestimmung der Zumutbarkeit erweist sich vielmehr als recht diffizil, vgl. Ambs, S. 179 ff.; Hackenberg, S. 160 ff.. Die Zumutbarkeit stellt jedenfalls eine allgemeine Grenze der Informations- und Nachforschungspflicht aus § 138 I-IV ZPO dar, wie sich aus der ausdrücklichen Erwähnung in den §§ 141, 372a ZPO, den Zeugnisverweigerungsrechten sowie der Beachtung im Rahmen der Würdigung einer Aussageverweigerung einer zu vernehmenden Partei nach § 446 ZPO deutlich zeigt.

191 Vgl. Hackenberg, S. 68 ff.

192 A.a.O., S. 141.

nach der die Parteien die Herrschaft über den Streitstoff behalten und den Prozess mit ihrem Vorbringen steuern. Sie fingiert als Sanktion einer verweigerten Aufklärung die Richtigkeit der gegnerischen Behauptungen[193]. Sind die prozessualen Mitwirkungspflichten auch nicht erzwingbar[194], denn ein Pendant zum contempt of court des amerikanischen Rechts ist dem deutschen Zivilprozess unbekannt[195], so wird durch diese Regelung auf das Verhalten der Parteien eingewirkt, um die gewünschte Aufklärung zu erreichen. Die Fiktion der Richtigkeit des Vorbringens der beweisbelasteten Partei setzt jedoch voraus, dass der Vortrag nach der Überzeugung des Gerichts nicht unwahr ist, denn es soll durch Verhängung einer Sanktion nicht das Prozessziel einer Partei erreicht werden, sondern in erster Linie mit Hilfe des zu leistenden Aufklärungsbeitrags die Wahrheit ermittelt werden. Steht die Wahrheit zur Überzeugung des Gerichts nun bereits fest, kann auch ein Verstoß gegen die Mitwirkungspflicht nicht eine solche Sanktion nach sich ziehen, die zu gravierenden Prozessnachteilen führen würde, obwohl die Einhaltung der Pflicht für den Prozess aufgrund hinreichender Wahrheitsermittlung gar nicht mehr von Bedeutung ist[196]. Aus diesem Grunde dürfte bei einer generellen Missachtung der Prozessförderungspflicht über die im Gesetz geregelten Fälle hinaus[197] eine sachgerechte Sanktion stets in einer Beweislastumkehr zugunsten des Prozessgegners gesehen werden[198].

Demgegenüber soll es aber nach wohl überwiegender Ansicht dem Gericht im Wege freier Beweiswürdigung gemäß § 286 ZPO überlassen bleiben, was in ei-

---

[193] Vgl. MünchKommZPO/Peters, § 138 Rdnr. 26, der zurecht darauf hinweist, dass im Gegensatz zu einer Geständnisfiktion die Partei keiner Bindung unterworfen wird, so dass im Laufe des Prozesses ein Bestreiten nachgeholt werden kann; der Rechtsgedanke des § 138 III ZPO hat auch in den §§ 427 S. 2, 444, 446 ZPO Ausdruck gefunden.

[194] Daher auch die korrekte Einordnung der „Prozessförderungspflichten" als bloße Prozessobliegenheiten, vgl. Stadler, S. 289; Albrecht, S. 145, m.w.N.; a.A. hingegen MünchKommZPO/Peters, § 138 Rdnr. 1, der eine echte prozessuale Pflicht und nicht bloß eine Last erblickt; Schaaff, S. 133 lässt dies als rein dogmatische Frage ohne wesentliche Auswirkungen auf das Ergebnis dahinstehen.

[195] Der Gesetzgeber hat mit der Ausnahmevorschrift des § 372a ZPO seine Vorstellung zum Ausdruck gebracht, dass es grundsätzlich keine erzwingbaren Parteiaktivitäten gibt, vgl. Stürner, NJW 1981, S. 1757 (1759).

[196] Es stellt sich hierbei natürlich die Frage, ob eine Mitwirkungspflicht überhaupt noch bestehen kann, wenn die Wahrheit zur Überzeugung des Gerichts bereits feststeht. Möglich erscheint allerdings, dass das Gericht nur eine bestimmte Sachverhaltsversion bereits ausgeschlossen hat, so dass für die restlose Aufklärung die Mitwirkungspflicht noch von Bedeutung ist.

[197] Vgl. die §§ 296 I, 427 S. 2, 441 III, 444, 446, 453 II ZPO.

[198] BGH vom 27. Sep. 1951 in BGHZ 3, 162 (176); BGH vom 11. Juni 1952 in BGHZ 6, 224 (227); Albrecht, S. 146, m.w.N.; Rosenberg/Schwab/Gottwald, S. 680 will bei einer schuldhaften Verletzung der Aufklärungspflicht durch eine Fiktion der von der Gegenpartei behaupteten Tatsache eine Beweislastentscheidung vermeiden.

nem solchen Falle als erwiesen anzusehen ist[199]. Doch auch hier wird angenommen, dass im Einzelfall je nach dem Grad des Verschuldens eine Beweislastumkehr eintreten kann[200].

c. Sonstige gesetzliche Mitwirkungsgebote

Weitere gesetzlich geregelte Fälle, in denen Prozessparteien die Mitwirkung an der Prozess- und Beweisführung des Gegners durch eine Aufklärung des Sachverhalts aufgegeben ist, enthalten die §§ 421, 422, 423, 445 ZPO[201]. Nach den §§ 422, 423 ZPO hat der Beweisgegner in seiner Hand befindliche Urkunden vorzulegen, auf die er während des Prozesses zum Zwecke der Beweisführung Bezug genommen hat[202] oder die Gegenstand eines materiellrechtlichen Anspruchs auf Herausgabe oder Vorlage sind. Gemäß § 445 ZPO kann unter den dort genannten Voraussetzungen eine Partei einen Beweis dadurch antreten, dass sie die Vernehmung des Prozessgegners darüber beantragt. Dabei handelt es sich jedoch im Gegensatz zum amerikanischen Recht nur um ein streng subsidiäres Beweismittel, das zudem, wie auch die Urkundenvorlage nach § 421 ZPO, einen konkreten Beweisantritt erfordert und damit bereits einen substantiierten Tatsachenvortrag, der unter Beweis gestellt wird[203]. Es ist daher nicht möglich diese Mittel zur Substantiierung selbst einzusetzen, wie es bei der discovery der Fall ist, die gerade keinen Beweisantritt beinhaltet. Über die expliziten gesetzlichen Normierungen hinaus wird eine Beweisvereitelung durch den Gegner des Beweisführers zu Lasten des Beweisgegners gewertet, sofern dieser schuldhaft gehandelt hat[204]. Auch hierin kann eine Mitwirkungspflicht gesehen werden, da die Parteien zu einem bestimmten Verhalten angehalten werden, um prozessuale

---

[199] So BGH vom 6. Nov. 1962 in NJW 1963, S. 389 (390); Zöller/Greger, § 286 Rdnr. 14; Musielak, S. 144; Rosenberg, S. 190 f.; Albrecht, S. 146; Peters, Ausforschungsbeweis, S. 111; Schaaff, S. 132 f. lässt den Streit dahinstehen, da trotz umstrittener Begründung der Streit letztendlich rein dogmatischer Natur sei, ohne jedoch wesentliche Auswirkungen zu zeitigen.

[200] Vgl. Thomas/Putzo, § 286 Rdnr. 18, m.w.N.; vgl. auch Stürner, Aufklärungspflicht, S. 245 f.

[201] § 372a ZPO betrifft lediglich einen Spezialfall bei Abstammungsprozessen. Die Pflicht aus § 282 I ZPO wird zwar vielfach als „allgemeine Prozessförderungspflicht" bezeichnet, vgl. Thomas/Putzo, § 282 Rdnr. 1, eine Pflicht zur Klärung des Sachverhalts kann hieraus jedoch nicht abgeleitet werden, da der Prozess nur „befördert" und eine Verzögerung verhindert werden soll.

[202] Dieser Gedanke des § 423 ZPO gilt entsprechend auch für andere Beweismittel, denn es stellt einen Verstoß gegen das Verbot des venire contra factum proprium dar, sich selbst auf ein Beweismittel zu berufen, ohne es dem Gegner zur Einsicht zu überlassen, vgl. Steeger, S. 191; vgl. auch die Vorschrift des § 134 ZPO, welche dieselbe Pflicht vor die mündliche Verhandlung vorverlagert.

[203] BGH vom 1. Dez. 1971 in NJW 1972, S. 249 (250).

[204] Vgl. hierzu die Beispielsfälle bei Peters, ZZP 82 (1969), S. 200 ff; Zöller/Greger, § 286 Rdnr. 14.

Nachteile zu vermeiden. Andererseits hat das Gericht keine Handhabe die Vorlage zu erzwingen[205].
Die übrigen Möglichkeiten nach den §§ 141, 142-144, 273 II Nr. 1-4, 448 ZPO[206] stehen nicht den Parteien zu, sondern können nur vom Gericht nach dessen Ermessen angeordnet werden, ohne dass die Prozessparteien ein rechtsmittelfähiges Antragsrecht haben. In allen Fällen wird den Parteien kein klagbarer und durchsetzbarer Anspruch auf Mitwirkung zugestanden, der über die Vorschriften des materiellen Rechts hinausgeht[207].

Es zeigt sich, dass gesetzlich geregelte prozessuale Mitwirkungsgebote nur in limitierter Anzahl vorhanden sind. Prozessuale Aufklärungspflichten von Dritten gibt es nur begrenzt im Rahmen der Beweisaufnahme[208]. Dies gilt schon deshalb, weil die Befolgung solcher prozessualer Pflichten nach dem System der ZPO nur über die Auferlegung des Risikos von Prozessnachteilen erreicht werden kann, Dritte jedoch in der Regel mangels unmittelbarem Interesse am Prozessausgang damit nicht zur Befolgung motiviert werden können[209]. Weitergehend ist festzustellen, dass eine allgemeine Editionspflicht überwiegend mit dem Hinweis auf die bestehenden Regelungen der §§ 421 ff. ZPO und deren abschließenden Charakter abgelehnt wird[210], das Bestehen einer allgemeinen prozessualen Aufklärungspflicht jedoch weiterhin umstritten ist. Dennoch offenbart sich schon zu diesem Zeitpunkt der Prüfung die Vorstellung eines grundsätzlich passiven Beweisgegners als Trugbild. Die Darstellung führt vielmehr zu der Erkenntnis, dass auch der Beweisgegner zu einer Mitwirkung bei der Informationsgewinnung verpflichtet ist.

3. Eine allgemeine prozessuale Aufklärungspflicht

a. Inhalt

Neben den dargestellten und anerkannten Prozessförderungspflichten hat sich im Schrifttum eine Lehre von einer allgemeinen, umfassenden Mitwirkungspflicht der Prozessparteien entwickelt[211]. Diese im Wesentlichen von Stürner[212] entwi-

---

205 Siehe Nagel/Gottwald, IZPR, § 9 Rdnr. 127, S. 351.
206 Weitere Beispiele bei Rosenberg/Schwab/Gottwald, S. 432.
207 Bei Weigerung der belasteten Partei trifft diese lediglich die Gefahr nachteiliger Beweiswürdigung, vgl. Zöller/Geimer, Vor § 445 Rdnr. 6, § 427 Rdnr. 1, 2.
208 Siehe hierzu später unter § 3 VI.
209 Stürner, Aufklärungspflicht, S. 258.
210 Vgl. Peters, ZZP 82 (1969), S. 200 (205); Schaaff, S. 138 f.; Rosenberg/Schwab/Gottwald, S. 702; Albrecht, S. 143 mit Hinweis auf die ablehnende Haltung des historischen Gesetzgebers; siehe auch Zöller/Geimer, § 422 Rdnr. 3, m.w.N.; a.A. Stürner, Aufklärungspflicht, S. 92 ff.; ders., ZZP 98 (1985), S. 237.
211 Peters, Ausforschungsbeweis, S. 108 ff.; ders., ZZP 82 (1969), S. 200 (209); v. Hippel, S. 218 ff., 304 ff.; Lüderitz, S. 29 ff.

ckelte und auf eine Gesamtanalogie zu den §§ 138, 423, 445, 448, 372a ZPO gegründete Lehre läuft trotz mittlerweile einzelner Nuancierungen je nach abweichendem Begründungsansatz[213] im Kern darauf hinaus, dass die nicht beweisbelastete Partei neben dem substantiierten Bestreiten im Rahmen der Zumutbarkeit Auskunft über Sachverhalte geben muss, welche die zunächst risikobelastete Partei nicht kennen kann, und die damit zusammenhängenden Beweismittel benennen sowie diese gegebenenfalls zur Verfügung stellen muss[214]. Ausgangspunkt dieser Auffassung ist die Ermittlung der materiellen oder objektiven Wahrheit als Zweck des Zivilprozesses[215] im Gegensatz zu einer rein formalen Sicht in Form einer „verfahrensmäßigen" Wahrheit[216]. Nach dieser Meinung erfordert der genannte Zweck eine umfassende Aufklärungspflicht auch der nicht darlegungs- und beweisbelasteten Partei. Die verfassungsmäßige Gewährleistung eines rechtsstaatlichen Verfahrens, die aus Art. 2 I GG in Verbindung mit dem Rechtsstaatsprinzip hergeleitet wird, garantiere dies[217]. Eine Verletzung dieser Pflicht soll zu einer Fiktion der streitigen Tatsachen zugunsten der Gegenpartei führen, die allerdings widerlegbar sei[218]. Dies bedeutet aber nicht, dass jeder alles ihm Bekannte vorzutragen hat, ohne Rücksicht auf die Verteilung der Darlegungs- und Beweislast. Die Pflicht soll vielmehr erst dann eingreifen, wenn die zunächst belastete Partei zu einer Aufklärung bzw. einer hinreichenden Substantiierung des eigenen Vortrags nicht in der Lage ist[219]. Erforderlich sei aber dann, dass die eine Partei zumindest plausible Anhaltspunkte für die Richtigkeit ihrer nur allgemein gefassten Behauptungen vorträgt[220].

b. Kritik

Demgegenüber hat der BGH diese Ansicht in mehreren Entscheidungen dezidiert zurückgewiesen[221] und statt dessen eine Ausweitung von materiellrechtlichen Auskunfts- und Vorlageansprüchen vorgenommen bzw. solche Ansprüche aus § 242 BGB abgeleitet[222] und Änderungen in der Verteilung der Behaup-

---

212 Vgl. Stürner, Aufklärungspflicht, S. 1 ff.; ders., ZZP 98 (1985), S. 237 ff.; ders., ZZP 104 (1991), S. 208 (212); zustimmend auch Paulus, ZZP 104 (1991), S. 397 (409); Schlosser, JZ 1991, S. 599 (607 f.); Stadler, S. 82 f.; Schaaff, S. 130.

213 A.a.O.; Rosenberg/Schwab/Gottwald, S. 679.

214 Bis hin zu einer Vorlagepflicht für Urkunden, vgl. Hay, Informationsbeschaffung, S. 1 (56); ansonsten vgl. a.a.O.

215 Siehe Stürner, ZZP 98 (1985), S. 237 (246); dagegen Lorenz, ZZP 111 (1998), S. 37.

216 Vgl. hierzu Arens, ZZP 96 (1983), S. 1 (1, 12).

217 Stürner, ZZP 98 (1985), S. 237 (248 f.); ders., NJW 1979, S. 2334 ff.

218 Siehe Stürner, Aufklärunspflicht, S. 242 ff.

219 Stürner, ZZP 104 (1991), S. 208; Schlosser, JZ 1991, S. 599 (604).

220 Vgl. Stürner, ZZP 98 (1985), S. 237 (251 f.).

221 BGH vom 11. Jun. 1990 in JZ 1991, S. 630 f.; BGH vom 5. Nov. 1992 in NJW 1993, S. 734.

222 Vgl. oben § 3 V 1; Albrecht, S. 144, m.w.N.

tungs- und Beweislast vorgenommen[223]. Zudem lässt er reduzierte Anforderungen bei der Substantiierungslast zu.

Zwar würde mit der Zulassung einer allgemeinen prozessualen Aufklärungspflicht die zweckwidrige Einsetzung der Beweisaufnahme zur Ermittlung weiterer Tatsachen eingedämmt; dies würde sich wiederum Kosten und Zeit sparend auswirken, denn dann müsste nicht schon ein vager Vortrag einer Partei als ausreichend substantiiert angesehen und bei Bestreiten Beweis erhoben werden, wie es nach der Lösung der Rechtsprechung regelmäßig die Folge ist[224]. Einem solchen allgemeinen Anspruch stünde auch der Verhandlungsgrundsatz nicht entgegen[225], da dieses Grundprinzip gerade verlangt, dass die Partei den Sachverhalt aufzuklären hat, die dazu am ehesten in der Lage ist. Die Parteien sind dadurch mit der Aufklärung betraut, was bei einer allgemeinen Aufklärungspflicht ebenfalls geschieht. Aufklärungspflichten stellen somit ein notwendiges Korrelat zur Verhandlungsmaxime dar und keinen Gegensatz[226]. Auch das Beispiel des amerikanischen Rechts zeigt, dass umfassende prozessuale Pflichten zur Sachverhaltsaufklärung eine kompatible und sinnvolle Ergänzung zur Verhandlungsmaxime darstellen können. Mehr noch setzt Parteiherrschaft Parteipflichten gerade voraus, damit die Herrschaft durch deren Erzwingung und Erfüllung erst ausgeübt werden kann[227].
Dennoch weist der BGH zurecht darauf hin, dass, wo das materielle Recht eine allgemeine Auskunftspflicht nicht kennt, es nicht Aufgabe des Prozessrechts sein kann, diese einzuführen[228]. Mag auch der Satz, niemand müsse dem Gegner durch Beibringung der zur Prozessführung erforderlichen Informationen zum Sieg verhelfen[229], aufgrund des Ziels der Verhandlungsmaxime, die Parteien zur bestmöglichen Aufklärung des Geschehens anzuhalten, nicht stichhaltig gegen erweiterte Aufklärungspflichten ins Feld geführt werden[230], so stellt sich der Streit im Ergebnis doch als in weiten Teilen rein dogmatischer Natur dar. Der BGH geht über eine rein materiellrechtliche Lösung[231] hinaus, nicht zuletzt indem er eine Reihe von prozessualen Verpflichtungen der nicht beweisbelasteten

223 BGH vom 25. Okt. 1989 in BGHZ 109, 139 (145).
224 Zur Rechtsprechung BGH vom 4. Juli 1989 in NJW 1989, S. 2947.
225 So aber BGH vom 11. Juni 1990 in NJW 1990, S. 3151; vgl. auch Arens, ZZP 96 (1983), S. 1 (18 ff.).
226 Schlosser, JZ 1991, S. 599 (603); Schaaff, S. 131 f.
227 So auch Morhard, S. 130 hinsichtlich einer Rechtsvergleichung mit dem englischen Recht.
228 Siehe BGH, a.a.O.
229 BGH, a.a.O.; BGH vom 25. Apr. 1963 in WM 1963, S. 864 (865).
230 Siehe Schlosser, JZ 1991, S. 599; zudem wird gegen eine solche Argumentation auch ein Zirkelschluss angeführt.
231 In dieser Weise vor allem Arens, der davon ausgeht, dass Aufklärungsbeiträge der Gegenpartei allein von materiellrechtlichen Pflichten abhängen, vgl. Arens, ZZP 96 (1983), S. 1 (21 ff.), damit aber die Bedeutung der zahlreichen und sehr allgemein gehaltenen Vorschriften der Sachverhaltsaufklärung in der ZPO zu Unrecht herunterspielt.

Partei zur Aufklärung unabhängig vom materiellen Recht anerkennt[232]. Die Annahme einer allgemeinen prozessualen Aufklärungspflicht würde die Mitwirkungspflichten zwar auf eine einheitliche dogmatische Grundlage stellen[233], die Rechtsprechung nimmt jedoch im Einzelfall unter nahezu denselben Voraussetzungen gesteigerte Aufklärungs- und Substantiierungspflichten an[234]. Sie stellt dabei auf bestimmte Situationen ab, in denen die Billigkeit eine Mitwirkung des Gegners erfordert. Im Übrigen löst auch eine allgemeine prozessuale Aufklärungspflicht nicht das bestehende Problem, dass eine pflichtige Partei ihre Fähigkeiten zur Aufklärung abstreitet oder die vorgesehenen Sanktionen in Kauf nimmt, anstatt für sie selbst belastende Umstände preiszugeben. Dies ist dann oftmals ebensowenig mit dem Prozessverlust gleichbedeutend, wie es überhaupt ungewiss ist, ob die untätige Partei mit Nachteilen belegt wird, da die Beurteilung, ob die Partei zur Aufklärung fähig war, durch das Gericht im Wege der freien Beweiswürdigung erfolgt und Fehler dabei nicht auszuschließen sind[235]. Des Weiteren sind die sozialen Kosten beträchtlich, die bei der Nachprüfung entstehen, ob die Partei zur Aufklärung tatsächlich imstande ist[236]. Schließlich besteht nach keiner Auffassung das Recht, den Gegner unabhängig von der Notwendigkeit im Einzelfall nach all dem zu befragen, was für den laufenden Prozess irgendwie relevant sein oder der Substantiierung des eigenen Vortrags dienen könnte. Ein solches Vorgehen ermöglicht aber gerade das amerikanische Recht.

c. Stellungnahme

Festzuhalten bleibt, dass das deutsche Recht keine allgemeine prozessuale oder materielle Aufklärungspflicht kennt. Es wäre die Aufgabe des Gesetzgebers, eine umfassende gesetzliche Regelung zu treffen, allerdings hat dieser eine andere Vorgehensweise gewählt. Dies ist auch nicht zu beanstanden, da die Verfassung dem Gesetzgeber einen Spielraum bei der konkreten Ausgestaltung belässt. Zurückführen kann man diesen Komplex auf die Frage, welcher Grad an Bestimmtheit und welcher Umfang der Tatbestandsvoraussetzungen für die Entstehung einer Verpflichtung notwendig sind. Eine klare Trennlinie zwischen erlaubtem prozesstaktischem Verhalten und der bestehenden Mitwirkungspflicht gibt es im deutschen Recht nicht, dies nicht zuletzt auch deshalb, weil die Parteien zusätzlich zu den sie aufgrund besonderer gerichtlicher Anordnung treffenden Pflichten generell zur Wahrheit und Vollständigkeit gemäß § 138 I ZPO angehalten sind, was eine gewisse Widersprüchlichkeit zu den zuvor erörterten

---

232 Aufschlussreich hierzu ist die reichhaltige Kasuistik der Rechtsprechung; Nachweise bei Stürner, ZZP 104 (1991), S. 208 (211 f.), Fn. 19-25.

233 Vgl. Stürner, a.a.O., S. 208; ders., ZZP 98 (1985), S. 237 (256).

234 Siehe oben § 3 V 1 und 2; Stürner ZZP 104 (1991), S. 208.

235 BGH vom 8. Jan. 1985 in BGHZ 93, 191 (204).

236 So Arens, ZZP 96 (1983), S. 1 (17).

Grundsätzen offenbart. Darüber hinaus sind die Parteien stets zu einer sachgerechten und sorgfältigen Prozessführung verpflichtet[237] sowie aus dem Gebot von Treu und Glauben, das auch im Prozess Geltung findet[238], an eine redliche Prozessführung gebunden. Das positive Recht schafft bereits allgemeine prozessuale Aufklärungspflichten, dies freilich unter bestimmten Voraussetzungen[239]. Die Kombinationslösung des deutschen Rechts mit materiellen, vollstreckbaren Informationsansprüchen einerseits und prozessualen, nicht vollstreckbaren Aufklärungspflichten andererseits scheint zwar recht verwirrend und wenig übersichtlich[240], dennoch bieten beide Ausformungen Vorzüge. So haben die prozessualen Vorschriften den Vorteil größerer Schnelligkeit und Einfachheit. Die prozessualen Pflichten sollen im Wesentlichen helfen, die eigentliche Beweisführung im Prozess zu ermöglichen bzw. die Risiken der Nichterweislichkeit zu regeln. Intensität und Umfang der Pflichten sind von vornherein aufgrund weniger klar abgegrenzter Tatbestandsmerkmale von den Umständen des Einzelfalles abhängig, so dass eine Berücksichtigung gegenläufiger Interessen in eine Abwägung stets mit einfließen kann[241]. Materielle Auskunftsansprüche haben daneben aber nicht nur ergänzende Funktion[242], sie haben auch eigenständige Bedeutung in solchen Fällen, in denen von vornherein so wenige Informationen auf Seiten einer Partei vorhanden sind, dass diese sogar der Pflicht zu minimaler Substantiierung, d.h. bereits zur Festlegung von Anspruchsinhalt und Klageziel, nicht nachkommen kann und daher auf die Vorschaltung eines materiellen Auskunftsanspruchs angewiesen ist[243]. Aufklärungspflichten weisen auch eine unmittelbare Interdependenz mit objektiven und subjektiven Beweislastregelungen auf und können von diesen sogar funktional ersetzt werden[244].

Im anglo-amerikanischen Recht werden die Aufgaben der materiellen Auskunftsansprüche bis zu einem gewissen Grad von der discovery übernommen, dies nicht zuletzt wegen den dort nur rudimentär vorhandenen Substantiierungspflichten in den pleadings. Nach deutschem Recht können dies die prozessualen Vorschriften nicht leisten, so dass ein materiell ausgestalteter Anspruch

---

[237] Vgl. die §§ 282, 277, 340 III, 697 III, 700 ZPO; sanktioniert wird ein Verstoß mit der Präklusion von schuldhaft verspätetem Vorbringen gemäß § 296 ZPO.

[238] So die allgemeine Meinung, vgl. Zöller/Vollkommer, Einl. Rdnr. 56, m.w.N.

[239] Stürner, ZZP 104 (1991), S. 208 (213).

[240] Schlosser, JZ 1991, S. 599 sieht „ ... das deutsche System der Tatsachenaufklärung als ein(en) undurchdringliche(n) Wildwuchs verschiedenartiger Pflanzen ...". Eine genaue systematische Abgrenzung ist auch kaum möglich zwischen materiellen und prozessualen Mitwirkungspflichten, vgl. Paulus, ZZP 104 (1991), S. 397 (408).

[241] Siehe Hay, Informationsbeschaffung, S. 1 (60 f.).

[242] Grundsätzlich stehen materiellrechtliche und prozessuale Pflichten im deutschen Recht gleichberechtigt nebeneinander, vgl. BGH vom 4. Mai 1964 in NJW 1964, S. 1414 f.; Winkler v. Mohrenfels, S. 220 ff.

[243] Lüke, JuS 1986, S. 2; Lüderitz, S. 32; weitere Vorzüge bestehen in der Durchsetzbarkeit durch direkte Sanktionen sowie im Wege der einstweiligen Verfügung, Schlosser, JZ 1991, S. 599 (607).

[244] Rosenberg/Schwab/Gottwald, S. 680.

vonnöten ist. Im Unterschied zum US-Recht, in dem dies die Regel ist, will das deutsche Recht eine solche weitgehende Verpflichtung bis hin zur Schwelle einer „Ausforschung" aber nur im Einzelfall unter besonderen Voraussetzungen zulassen.

Über den dargestellten Komplex hinaus ergibt sich eine Mitverantwortung des Richters für die Gestaltung des Verfahrens und insbesondere für die Stoffsammlung[245]. Jedoch geht dies im Rahmen der Verhandlungsmaxime niemals soweit, den Sachverhalt von Amts wegen zu ermitteln[246]. Die Frage- und Hinweispflicht des Gerichts gemäß den §§ 139 I, 273 I S. 2, 278 III ZPO kann daher auch nicht zutreffend mit einer Aufklärungspflicht gleichgesetzt werden[247]. Ziel des § 139 ZPO ist es lediglich, den Inhalt des Parteivorbringens und die Prozessziele klarzustellen, die Parteien zur Vollständigkeit und Ergänzung ihrer Behauptungen zu veranlassen und auf diesem Wege zu einer sachgerechten Erledigung des Rechtsstreits beizutragen[248], nicht aber eine unmittelbare Aufklärung des Sachverhalts zu betreiben[249]. So bleibt es den Parteien überlassen, ob sie den Anregungen des Gerichts überhaupt folgen wollen[250]. Im Rahmen dieser Möglichkeiten hat das Gericht auf eine möglichst rasche Erledigung des Rechtsstreits hinzuwirken, insbesondere hat es sich um eine gütliche Einigung zu bemühen (§ 279 ZPO) und bei gegebener Entscheidungsreife ein Endurteil gemäß § 300 I ZPO zu erlassen.

VI. Die Beweisaufnahme

Auch wenn die Beweisaufnahme nicht mit der Informationsbeschaffung im deutschen Zivilprozess deckungsgleich ist[251] und beim Vergleich mit der discovery daher nicht alleiniges Untersuchungsobjekt sein kann, kommt ihr hinsichtlich der Informationsbeschaffung durchaus Bedeutung zu. Allerdings hat die Beweisaufnahme im deutschen Recht ihren Standort ausschließlich in der mündlichen Verhandlung, wohingegen die discovery in der pre-trial-Phase stattfindet und vom eigentlichen Beweisverfahren in der Hauptverhandlung zu unterscheiden ist. Es gelten im US-Verfahren unterschiedliche Beweisbeschränkungen für

---

245 MünchKommZPO/Peters, § 139 Rdnr. 9.

246 v. Hippel, S. 209.

247 Vgl. daher Stürner, Richterliche Aufklärung, S. 16 gegen eine solche Bezeichnung.

248 Rosenberg/Schwab/Gottwald, S. 428; Bernhardt, Festgabe Rosenberg, S. 9 (37) bezeichnet dies als inquisitorisches Element

249 v. Hippel, S. 225; MünchKommZPO/Peters, § 139 Rdnr. 9 spricht von einer durch die richterliche Mitverantwortung modifizierten Dispositions- und Verhandlungsmaxime.

250 MünchKommZPO/Peters, § 139 Rdnr. 9; zur umstrittenen Frage, in welchem Umfang die Hinweispflicht auch im Anwaltsprozess besteht, vgl. MünchKommZPO/Peters, § 139 Rdnr. 12 ff.

251 Missverständlich insoweit Junker, Informationsbeschaffung, S. 63 (68, 71).

die pre-trial discovery und die eigentliche Beweisaufnahme im trial. Dabei erscheint die Beobachtung von Interesse, dass in den meisten Fällen eine Hauptverhandlung gar nicht zustande kommt[252]. Konzeptionell soll die discovery zur Beschaffung von zulässigen Beweismitteln führen, die Beweisaufnahme aber erst eine Stufe später im Verfahren stattfinden. Die Beweisaufnahmen beider Rechtsordnungen wären somit grundsätzlich miteinander zu vergleichen. Da nun das deutsche Prozessrecht jedoch weder ein der discovery vergleichbares Aufklärungsverfahren kennt, noch eine Trennung von trial und pre-trial vornimmt, stellt sich die Frage, inwieweit die deutsche Beweisaufnahme über die eigentliche Funktion hinaus, nämlich die Entgegennahme des Beweismaterials zwecks Aufklärung und Feststellung der Tatsachen[253], vergleichbare Regelungsbereiche wie die der discovery enthält bzw. welches Konzept der deutsche Zivilprozess der discovery im Gesamten entgegensetzt.

Eine Beweisaufnahme in einem deutschen Verfahren erfordert grundsätzlich neben der Beweiserheblichkeit und Beweisbedürfigkeit von streitigen Tatsachen einen Beweisantritt einer Partei sowie einen Beweisbeschluss des Gerichts. Wie auch die Vorschriften über die discovery enthält das deutsche Beweisrecht einen numerus clausus der Beweis- bzw. Aufklärungsmittel, die da sind: Augenschein (§§ 371-372a ZPO), Zeugenvernehmung (§§ 373-401 ZPO), Sachverständigengutachten (§§ 402-414 ZPO), Urkundenvorlage (§§ 415-444 ZPO) und Parteivernehmung (§§ 445-455 ZPO)[254]. Die Limitierung der gesetzlichen Beweismittel gilt nur für das förmliche Beweisverfahren, den so genannten Strengbeweis[255]. Soweit prozessuale Vorfragen betroffen sind und es nicht um die Feststellung von Tatsachen geht, auf denen die materiellrechtliche Entscheidung beruht, können auch amtliche Auskünfte im so genannten Freibeweisverfahren eingeholt werden[256].

Bereits an dieser Stelle erscheint es sinnvoll, ein Schlaglicht darauf zu werfen, wie das deutsche Prozessrecht mit der Belegenheit von Beweismitteln im Ausland umgeht. Bei der Darstellung der einzelnen Beweismittel soll daher analysiert werden, inwieweit deutschen Gerichten direkte Zugriffsmöglichkeiten auf solche Beweismittel zur Verfügung stehen. Dies ist auch deshalb von Interesse, weil sich daran in Verbindung mit der Darstellung des Umfangs der einzelnen Beweisaufnahmemethoden unmittelbar zeigt, in welchem Maße überhaupt ein Zugriff auf US-amerikanische Verfahren und discovery-Methoden aus beweistaktischen Gründen erforderlich ist.

---

252 Siehe oben § 2.

253 Jauernig, S. 189.

254 Im Einzelfall kommen als eigenständige Beweismittel auch die amtliche Auskunft (§§ 118 II S. 2, 273 II Nr. 2, 358a S. 2 Nr. 2, 437 II ZPO), die dienstliche Äußerung (§ 44 III ZPO) und ein behördliches Zeugnis (§ 202 II ZPO) in Betracht, vgl. Rosenberg/Schwab/Gottwald, S. 641; MünchKommZPO/Prütting, § 284 ZPO Rdnr. 58, 59.

255 Jauernig, S. 188 f.; Rosenberg/Schwab/Gottwald, S. 639; Thomas/Putzo, Vorbem. § 284 Rdnr. 4; Habscheid, ZZP 96 (1983), S. 306 (307).

256 Zöller/Stephan, Vor § 284 Rdnr. 7.

1. Das Zusammenspiel von Parteien und Gericht

a. Die Aufgabenverteilung

Jedem Beweisaufnahmetermin geht ein Zusammenwirken von Parteien und Gericht voraus. Die Beweisführung im Bereich der Verhandlungsmaxime ist grundsätzlich Sache der Parteien[257], die den Beweis anzutreten haben, d.h. ein Beweismittel in das Verfahren zum Beweis einer bestimmten Behauptung über Tatsachen, das so genannte Beweisthema, einzuführen haben[258]. Die Beweiserhebung ist dagegen Sache des Gerichts, das die Beweisaufnahme anordnet und selbst durchführt[259]. Der Erlass eines Beweisbeschlusses durch das Gericht setzt die vorherige Klärung voraus, welche Tatsachen zwischen den Parteien überhaupt streitig sind, welche davon erheblich und welche Tatsachen zudem beweisbedürftig sind[260]. Beweis wird gemäß § 359 Nr. 1 ZPO nur über streitige Tatsachen erhoben. Zugestandene[261] und nicht bestrittene[262] Tatsachen scheiden als Beweisgegenstand daher bereits aus, wie es auch für offenkundige[263] und vermutete Tatsachen[264] mangels Beweisbedürftigkeit gilt. Das Gericht bestimmt, welche der streitigen und beweisbedürftigen Tatsachen erheblich sind, d.h. auf seine Entscheidung Einfluss haben[265]. Dem Beweis sind nur solche Tatsachen zugänglich, die in lückenloser Folge klar umrissen und damit schlüssig sind und aus denen sich die begehrte Rechtsfolge unmittelbar oder mittelbar durch Indiztatsachen[266] ergibt. Damit es zu keiner überflüssigen Beweisaufnahme kommt, filtert das Gericht mit Hilfe der Relationstechnik unnötige Beweisanträge aus[267]. Sind die Kriterien nicht erfüllt, darf das Gericht von Gesetzes wegen keinen Beweis erheben[268]. Das deutsche Recht ist in diesem Bereich wesentlich strenger als sein US-amerikanisches Pendant. Selbst die im Vergleich zum Relevanzkriterium der discovery in der Beweisaufnahme enger gefasste relevancy, fordert nur eine generelle, unter logischen Gesichtspunkten recht dünne Verbindungs-

---

[257] Eine Parteivernehmung nach § 448 ZPO kann ebenso wie ein Sachverständigenbeweis und eine Augenscheinseinnahme gemäß § 144 I ZPO ohne jegliche Parteimitwirkung durch das Gericht von Amts wegen angeordnet werden. Auch beim Urkundenbeweis ist im Rahmen der §§ 142, 143, 273 II Nr. 1, 2 ZPO eine Beweiserhebung von Amts wegen möglich.

[258] Rosenberg/Schwab/Gottwald, S. 643.

[259] Siehe Rosenberg/Schwab/Gottwald, S. 644.

[260] Stein/Jonas/Berger, § 359 Rdnr. 1.

[261] Vgl. die §§ 288-290 ZPO.

[262] Siehe § 138 III ZPO; zur Einschränkung dieser Grundregel in Fällen, in denen den Parteien im materiellrechtlichen Bereich keine Verfügungsmacht über die Rechtsmaterie eingeräumt ist, vgl. Coester-Waltjen, S. 223 ff.

[263] Vgl. § 291 ZPO.

[264] Der Beweis des Gegenteils ist jedoch gemäß § 292 ZPO zulässig.

[265] Rosenberg/Schwab/Gottwald, S. 646.

[266] Zur Erheblichkeit bei Indizien vgl. BGH vom 17. Feb. 1970 in BGHZ 53, 245 (260).

[267] AK-ZPO/Schmidt, Einl. Rdnr. 110 ff.

[268] Jauernig, S. 201.

kette zwischen der behaupteten und der zu beweisenden Tatsache[269]. Discovery requests selbst müssen schon gar nicht mit Gewissheit erheblich sein.

b. Der Beweisbeschluss

Im Anschluss an die positive Prüfung eines Beweisantrags ordnet das Prozessgericht die Beweisaufnahme durch einen Beweisbeschluss an. Dies erfolgt durch formlosen Beschluss, wenn der Beweis sofort im Anschluss an die mündliche Verhandlung erhoben werden kann, was nach § 278 II S. 1 ZPO die Regel ist. Kann der Beweis hingegen nicht sofort erhoben werden, weil beispielsweise Zeugen erst geladen werden müssen und daher ein neuer Beweisaufnahmetermin notwendig wird oder eine Parteivernehmung[270] erfolgen soll, so ist die Beweisaufnahme durch einen förmlichen Beweisbeschluss gemäß den §§ 358, 359 ZPO anzuordnen[271]. Eines formellen Beweisbeschlusses bedarf es nach § 358a ZPO auch dann, wenn die Beweisaufnahme schon vor der mündlichen Verhandlung erfolgen soll. Der Erlass eines Beweisbeschlusses bedingt, dass sich der Richter schon mit der Sache vertraut gemacht und entschieden hat, welche Tatsachen überhaupt klärungsbedürftig sind[272].
Rechtsvergleichend kommt ihm daher eine immense Bedeutung zu, da es in den USA weder im trial, denn dort müssen die Beweismittel bereits präsent sein, noch im pre-trial, da in diesem Stadium noch keine Schlüssigkeitsprüfung stattfindet, einen Beweisbeschluss geben kann[273]. Die mit dem Beweisbeschluss deutscher Prägung einhergehende Begrenzung der Reichweite der Informationsbeschaffung findet im amerikanischen Recht nicht statt. Der Beweisbeschluss zeigt als eine entscheidende Schnittstelle im Prozessverlauf sehr deutlich die unterschiedlichen Strukturen beider Rechtsssysteme. Damit bereits an dieser Stelle die richterliche Relationstechnik ihre Filterwirkung entfalten kann, muss schon hier eine Schlüssigkeit des Parteivorbringens postuliert werden. Auf diese Art und Weise können übermäßige und vor allem unnötige Beweiserhebungen vermieden werden. Ganz anders im anglo-amerikanischen Rechtssystem, in dem es den Parteien überlassen bleibt, die Tatsachen zu beweisen, die sie für erheblich halten. Da aber nicht nur die Beschaffung der Beweismittel Sache der Parteien ist, sondern auch die Vernehmungen der Beweispersonen von den Parteien selbst durchgeführt werden, kann das amerikanische Gericht gar nicht vor der Beweisaufnahme in einem Beweisbeschluss festlegen, welche Behauptungen

---

[269] Siehe Coester-Waltjen, S. 216.
[270] Vgl. § 450 I S. 1 ZPO.
[271] Jauernig, S. 200 f.; Rosenberg/Schwab/Gottwald, S. 685.
[272] MünchKommZPO/Musielak, § 358 Rdnr. 1.
[273] Junker bezeichnet den Beweisbeschluss daher als Säule des deutschen Rechts der Informationsbeschaffung für den Zivilprozess, vgl. Junker, Informationsbeschaffung, S. 63 (71 f.); ders., Discovery, S. 77; Nagel, Rechtshilfe, S. 144.

beweisbedürftig sind[274]. Das anglo-amerikanische Recht gewährleistet damit die Präsenz der Verhandlungsmaxime in ihrer klarsten Ausgestaltung[275], lediglich beschnitten durch eine Reihe von Zulässigkeitsregeln[276], über die der Richter auf Vorhalt des Gegners erst während der Beweisaufnahme entscheidet. Die Tatsache, dass im US-Zivilprozess der Richter grundsätzlich, wenn auch mit den beschriebenen Modifikationen, erst in der Hauptverhandlung mit dem Fall betraut wird, lässt keinen Raum für eine dem deutschen Recht entsprechende Filterfunktion eines Beweisbeschlusses.

c. Der Unmittelbarkeitsgrundsatz

Ein wichtiger Grundsatz des deutschen Beweisrechts ist die so genannte formelle Unmittelbarkeit der Beweisaufnahme gemäß § 355 I S. 1 ZPO. Danach hat die Beweisaufnahme in der Regel unmittelbar vor dem vollbesetzten Prozessgericht ohne Einschaltung richterlicher Mittelspersonen zu erfolgen[277]. Ist bei einem Kollegialgericht der Rechtsstreit nach § 348 I ZPO dem Einzelrichter zur Entscheidung übertragen, ist dieser als Prozessgericht im Sinne des § 355 I S. 1 ZPO anzusehen[278]. Dass dieser Grundsatz allerorten als einer der wichtigsten des Beweisrechts bezeichnet wird[279], liegt im Wesentlichen an der engen Verknüpfung mit der freien Beweiswürdigung gemäß § 286 ZPO, für die die Unmittelbarkeit die notwendige Voraussetzung bildet[280]. Dahinter steht der Gedanke, dass nur derjenige Richter sich ein zutreffendes Urteil über das Ergebnis einer Beweiserhebung bilden kann, der diese auch selbst miterlebt hat[281]. Dies gilt ganz besonders, wenn auch nicht ausschließlich, für den Zeugenbeweis, der in gesteigertem Maße des persönlichen Eindrucks bedarf, da die Aussagen allein aufgrund von Protokollen und mündlichen Berichten häufig nicht hinreichend gewürdigt werden können[282].

Inwieweit Verstöße gegen den Unmittelbarkeitsgrundsatz dem Rügeverzicht nach § 295 I ZPO unterliegen, ist in Rechtsprechung und Literatur bisher umstritten. Einer die Heilung des Mangels ablehnenden Ansicht[283], die dies damit begründet, der Grundsatz sei der Disposition der Parteien ob des Ziels einer möglichst wirklichkeitsgetreuen Sachverhaltsrekonstruktion entzogen, hält der

---

[274] Nagel, Rechtshilfe, S. 145.
[275] A.a.O., S. 144.
[276] Vgl. oben § 2 II 3 b.
[277] Stein/Jonas/Berger, § 355 Rdnr. 3; Weth, JuS 1991, S. 34.
[278] MünchKommZPO/Musielak, § 355 Rdnr. 4; Stein/Jonas/Berger, § 355 Rdnr. 9.
[279] Weth, JuS 1991, S. 34; Rosenberg/Schwab/Gottwald, S. 684.
[280] Stein/Jonas/Berger, § 355 Rdnr. 5.
[281] A.a.O.
[282] A.a.O.
[283] OLG Düsseldorf vom 18. Feb. 1976 in NJW 1976, S. 1103 (1105); MünchKommZPO/Prütting, § 295 Rdnr. 19; Müller, DRiZ 1977, S. 305 (306); Weth, JuS 1991, S. 34 (36).

BGH mit weiten Teilen des Schrifttums entgegen[284], dass die ordnungsgemäße Sachverhaltsaufklärung durchaus der Parteidisposition unterliege. Dies müsse für die Unmittelbarkeit ebenso gelten wie für Beweisangebote, bei denen die Parteien auch unter Verzicht auf ein unmittelbares Beweismittel nur ein mittelbares Beweismittel anbieten könnten und die damit dispositiv seien. Richtigerweise ist daher davon auszugehen, dass eine Verletzung des Unmittelbarkeitsgrundsatzes nach § 295 I ZPO durch Rügeverzicht geheilt werden kann.
Die gesamte Problematik der Unmittelbarkeit der Beweisaufnahme spielt für die Untersuchung von Auslandsbeweisaufnahmen eine entscheidende Rolle. Maßgebliche Bedeutung kommt dabei den Ausnahmen von diesem Grundsatz zu, die Beweisaufnahmen im Ausland ohne Anwesenheit des Prozessgerichts erst ermöglichen[285].

2. Die einzelnen Beweismittel

Die im deutschen Recht vorgesehenen Beweismittel sind dem amerikanischen Recht ebenfalls bekannt, wenngleich ihre Ausgestaltung teilweise von der in der ZPO erheblich abweicht. Der folgende Überblick über Unterschiede und Gemeinsamkeiten darf aber nicht darüber hinwegtäuschen, dass trotz ähnlicher Bestimmungen die Gleichsetzung des deutschen Rechts der Beweisaufnahme mit zwei systematisch unterschiedlichen Abschnitten im US-Verfahren erfolgt – nämlich zum einen mit der pre-trial discovery und zum anderen mit der Beweisaufnahme in der Hauptverhandlung.

a. Der Zeugenbeweis

Der Zeuge, der über seine Wahrnehmungen „vergangener Tatsachen und Zustände“ aussagen soll (§ 414 ZPO), ist in der Praxis das gebräuchlichste Beweismittel, da es mit recht geringen Kosten leicht zu beschaffen ist. Dem scheint entgegenzustehen, dass es ein sehr unzuverlässiges Beweismittel ist, dessen Wert sowohl vom vorhandenen Wissen als auch von der tatsächlichen Bereitschaft des Zeugen abhängt, dieses wahrheitsgemäß kundzutun. Bezieht man die nicht seltene Funktion des Zeugen, dem Beweisführer beizustehen und sein Gewährsmann zu sein[286], zusätzlich mit in die Überlegung ein, so stellt sich die Frage, wie dem im Einzelnen begegnet werden kann. Im deutschen Recht kann jedermann Zeuge sein[287]. Dem liegt die Tatsache zugrunde, dass die Parteien

---

[284] Siehe BGH vom 9. Dez. 1982 in BGHZ 86, 104 (113 f.); BGH vom 16. Okt. 1963 in BGHZ 40, 179 (183 f.); Zöller/Stephan, § 355 Rdnr. 7; Thomas/Putzo, § 355 Rdnr. 6; Stein/Jonas/Berger, § 355 Rdnr. 31.

[285] Vgl. näher zum Komplex der Unmittelbarkeit unten § 7 II.

[286] Meyke, NJW 1989, S. 2032 (2033).

[287] Vgl. Meyke, NJW 1989, S. 2032; Rosenberg/Schwab/Gottwald, S. 705.

hinsichtlich des Behauptens und Bestreitens lediglich geringen Anforderungen genügen müssen, um den Gegner zur Beweisführung zu zwingen. Der daraus resultierende hohe Bedarf an Beweis und die Aufgabe des Beweispflichtigen seiner Beweisführungslast nachzukommen, verlangen eine leicht überwindbare Hürde bezüglich der Qualität der zuzulassenden Beweismittel[288]. Da die meisten Zeugen in irgendeiner Weise ein Interesse am Ausgang des Verfahrens haben, kann auch nicht ausschließlich auf solche Personen zurückgegriffen werden, bei denen größtmögliche Neutralität zu vermuten ist. Der Trend geht in den meisten Rechtsordnungen zu einer unbeschränkten Zeugnisfähigkeit, um möglicherweise wertvolles Beweismaterial nicht von vornherein auszuschließen[289]. Allerdings kennt das US-Recht dennoch einzelne Beschränkungen des Zeugenbeweises, welche sich jedoch ausschließlich auf die Einführung des Beweises in der Hauptverhandlung beschränken und die discovery nicht tangieren[290]. Diese Beschränkungen bestehen teilweise im Hinblick auf den Beweisgegenstand[291], teilweise auch hinsichtlich der Person des Zeugen. So existieren in manchen Bundesstaaten der USA noch so genannte dead man statutes, die als Relikt einer alten Common Law-Regel eine am Ausgang des Prozesses interessierte Person von der Zeugenrolle ausschließen, wenn ihr Partner der umstrittenen Transaktion vor dem Prozess gestorben ist[292]. Dies bleibt aber die Ausnahme, so dass es auch hier im Grundsatz auf ein Interesse am Ausgang des Rechtsstreits nicht ankommt[293].

Nach § 373 ZPO wird der Zeuge ausschließlich von der Partei benannt. Der Zeugenbeweis ist der einzige Beweis, der nicht von Amts wegen erhoben werden darf[294]. Im Unterschied zum anglo-amerikanischen Begriff des witness werden Parteien und Sachverständige nicht vom Zeugenbegriff im deutschrechtlichen Sinne umfasst[295]. Es gelten für diese Beweispersonen unterschiedliche Regelungen. So kann Zeuge nicht sein, wer als Partei zu vernehmen ist[296]. Der Zeuge ist verpflichtet auf eine Anordnung des Gerichts und eine ordnungsgemäße Ladung gemäß § 377 ZPO vor dem deutschen Gericht zu erscheinen und wahrheitsgemäß[297] „das, was ihm von dem Gegenstand seiner Vernehmung be-

---

288 A.a.O.

289 Vgl. Coester-Waltjen, S. 322, m.w.N.

290 Schütze, Rechtsverfolgung, S. 148, 153 ff.; Coester-Waltjen, S. 323 ff.; siehe oben § 2 II 3 b.

291 So z.B. die sog. parol evidence rule, vgl. Schütze, Rechtsverfolgung, S. 148; Coester-Waltjen, S. 377 ff.

292 Coester-Waltjen, S. 324 f., Fn. 1383 ff.; Schütze, Rechtsverfolgung, S. 153.

293 Vgl. Gottwald, in: Jayme, German National Reports for the XIVth Congress of Comparative Law, 1994, S. 135; Nagel/Gottwald, IZPR, § 9 Rdnr. 57, S. 334.

294 Vgl. § 273 II Nr. 4 ZPO: „... Zeugen, auf die sich eine Partei bezogen hat, ... zur mündlichen Verhandlung laden ...“.

295 Der Begriff witness umfasst den Zeugen (nonparty witness), die Partei (party witness) und den Sachverständigen (expert witness).

296 Junker, Informationsbeschaffung, S. 63 (73).

297 Siehe Rosenberg/Schwab/Gottwald, S. 707.

kannt ist, im Zusammenhang anzugeben"[298]. Gemäß § 378 ZPO ist er auch verpflichtet, zur Erleichterung der Aussage Unterlagen zum Termin mitzubringen, ohne allerdings die Urkunden dem Gericht aushändigen zu müssen[299]. Diese Pflicht kann vom Gericht durch Verhängung von Ordnungsgeld und Ordnungshaft gemäß den §§ 380, 390 ZPO durchgesetzt werden. Ein Kreuzverhör, wie im amerikanischen Recht üblich, ist nach der ZPO zwar nicht ausdrücklich untersagt[300], allerdings werden die Zeugen in erster Linie durch den Richter befragt[301]. Erst nach einer ausdrücklichen Erlaubnis durch das Gericht haben die Parteien und ihre Anwälte das Recht, die Zeugen zu befragen[302]. Einen Anspruch auf ein unmittelbares Stellen von Fragen haben nur die Anwälte, nicht aber die Parteien[303]. Eine Vereidigung des Zeugen schließlich steht im pflichtgemäßen Ermessen des Gerichts und ist, falls für erforderlich erachtet, erst nach der Vernehmung vorzunehmen, wobei sie im Gegensatz zur Praxis in den Vereinigten Staaten jedoch in der Regel unterbleibt[304].

Bei der Zeugenpflicht handelt es sich um eine prozessuale Verpflichtung, die jede Person trifft, die eine Vorladung des Gerichts erhält und sich im Geltungsbereich der ZPO aufhält[305]. Die Pflicht nach den deutschen Prozessvorschriften auszusagen, trifft damit auch Ausländer[306]. Im Ausland lebende, am Prozess unbeteiligte Dritte sind in jedem Falle zeugnispflichtig, soweit es sich um deutsche Staatsangehörige handelt, da diese kraft Personalhoheit der deutschen Gerichtsgewalt unterliegen[307]. Eine Zwangsandrohung ihnen gegenüber verletzt auch nicht die Souveränität des Aufenthaltsstaates, dessen Sache jedoch die Zwangsausübung auf eigenem Territorium bleibt[308]. Handelt es sich bei dem

---

298 Vgl. § 396 I ZPO; zum Verfahren im Einzelnen vgl. Rosenberg/Schwab/Gottwald, S. 711 f.

299 Vgl. § 429 ZPO. Zum US-Recht siehe oben § 2 II 2 c ee 3.

300 Gegen eine generelle Statthaftigkeit Junker, Informationsbeschaffung, S. 63 (75); Thomas/Putzo, § 397 Rdnr. 1.

301 Siehe § 396 ZPO.

302 Vgl. § 397 ZPO.

303 MünchKommZPO/Damrau, § 397 Rdnr. 4.

304 Vgl. die §§ 391 ff., 478 ff. ZPO.

305 Nagel/Gottwald, IZPR, § 9 Rdnr. 61, S. 335.

306 Zu den Ausnahmen bei Exemtionen vgl. Nagel/Gottwald, IZPR, § 2 Rdnr. 40 und 51, S. 37, 41.

307 Geimer, IZPR, S. 141 ff., Rdnr. 426 ff. und S. 607 f., Rdnr. 2388 ff.; Pfeiffer, Internat. Zusammenarbeit, S. 77 (91); Daoudi, S. 91.

308 Das Spannungsverhältnis zwischen Personalhoheit eines Staates, die sich auch auf eigene Staatsangehörige im Ausland erstreckt, und der Gebietshoheit des Aufenthaltsstaates wird nach überwiegender Meinung in diesem Sinne aufgelöst, so dass ein deutsches Gericht eigenen Staatsangehörigen im Ausland zwar Pflichten auferlegen, erforderliche Maßnahmen zur Durchsetzung aber nur im Heimatstaate treffen darf, vgl. Geimer, IZPR, S. 604, Rdnr. 2381 f.; Schack, IZVR, S. 281, Rdnr. 715; Nordmann, S. 104; Schabenberger, S. 34 ff.. Eine weitergehende Ansicht will sogar bereits die Aufforderung ins Ausland an einen deutschen Staatsangehörigen verbieten, vgl. Leipold, S. 63. Dies ist allerdings m.E. abzu-

Zeugen im Ausland um einen Staatsangehörigen eines fremden Staates, unterliegt dieser nicht der deutschen Gerichtsgewalt[309]. Erscheint der ausländische Zeuge nicht freiwillig vor Gericht, worum das deutsche Prozessgericht durchaus bitten darf[310], scheidet eine direkte Zwangsandrohung oder sogar die Vornahme von Zwangsmaßnahmen aus[311]. Dennoch hält der BGH ein unmittelbares Vorgehen des Gerichts in der Weise, dass es den Zeugen im Ausland gemäß § 377 III S. 1 ZPO auffordert, Beweisfragen schriftlich zu beantworten, mit der Begründung für ausgeschlossen, dass ein ausländischer Staat darin einen unzulässigen Eingriff in seine Hoheitsrechte erblicken könnte[312]. Dem kann allerdings mit guten Gründen entgegengehalten werden, dass es darauf ankommt, ob dies ein anderer Staat auch tatsächlich so sieht[313], und noch entscheidender, dass ein Vorgehen nach § 377 III ZPO lediglich als Bitte um Mitwirkung zu sehen ist, da diese Vorschrift schon für die innerstaatliche Anwendung keinerlei Ordnungsmittel vorsieht[314]. Um die Aussage eines solchen Zeugen zu erhalten, steht dem Gericht jedenfalls der Weg der internationalen Rechtshilfe offen[315]. In diesem Zusammenhang erscheint es beachtenswert, dass die Staaten außerhalb von Staatsverträgen nach Völkergewohnheitsrecht zu einer diesbezüglichen Zusammenarbeit nicht verpflichtet sind[316]. Es herrscht vielmehr der Grundsatz und die Hoffnung gegenseitigen Entgegenkommens. Im Verhältnis zwischen den Vereinigten Staaten und der Bundesrepublik gilt allerdings das HBÜ[317]. Eine Partei kann außerdem dadurch Zwangsmaßnahmen gegenüber dem Zeugen erreichen, dass sie dort einen Prozess führt, wo Gerichtsgewalt über den Dritten besteht, oder dass sie ein Beweissicherungsverfahren im betreffenden Land einleitet[318].

---

lehnen, da dabei nicht unmittelbar in das Territorium des Aufenthaltsstaates eingegriffen wird.

309 Vgl. Schack, IZVR, S. 281, Rdnr. 716; Geimer, IZPR, S. 607, Rdnr. 2388 ff.

310 So die wohl herrschende Meinung, die zurecht darauf verweist, es könne in einer bloßen Bitte um Mitwirkung ohne jegliche Androhung von Sanktionen noch kein Verstoß gegen Souveränitätsregeln erblickt werden, vgl. Mann, NJW 1990, S. 618 (619); Schack, IZVR, S. 281, Rdnr. 716; Geimer, IZPR, S. 141 f., Rdnr. 430; Daoudi, S. 95 ff.; a.A. Leipold, S. 63.

311 Schack, a.a.O.

312 Vgl. BGH vom 10. Mai 1984 in NJW 1984, S. 2039; vgl. auch § 39 I S. 2 ZRHO.

313 Schack, IZVR, S. 283, Rdnr. 721; Geimer, IZPR, S. 606, Rdnr. 2384.

314 Schabenberger, S. 232, 199 f.

315 Zu einem solchen Vorgehen im Einzelnen siehe später § 7.

316 Pfeil-Kammerer, S. 57; Riezler, S. 674; Arnold, MDR 1957, S. 385 (386).

317 Siehe oben § 1 I 3.

318 Vgl. hierzu später § 5.

b. Der Sachverständigenbeweis

Der Sachverständige wird im deutschen Zivilprozessrecht nicht als Gehilfe einer Partei sondern als Richtergehilfe betrachtet[319], so dass von ihm auch Unparteilichkeit wie von einem Richter verlangt wird[320]. Dementsprechend trifft auch im Gegensatz zu den amerikanischen Regelungen das Gericht die Auswahl des Sachverständigen gemäß § 404 I ZPO, wenngleich dies zumeist auf Vorschlag der Parteien geschieht[321]. Der Sachverständige, der aufgrund seiner Sachkunde über Erfahrungssätze berichtet, Schlussfolgerungen zieht oder Tatsachen feststellt[322], um so dem Gericht bei der Entscheidungsfindung zu helfen, wird wesentlich durch die Vereinigung von Sachkunde und Neutralität[323] in einer Person gekennzeichnet[324]. Durch die erwähnten speziellen Vorschriften für Sachverständige wird deutlich, worin der Unterschied zur amerikanischen Regelung besteht, obwohl § 402 ZPO die Regelungen für Zeugen grundsätzlich für entsprechend anwendbar erklärt. Auch wenn in den USA die Annäherung des Sachverständigen an den Zeugen stark ausgeprägt ist und die Parteien diese benennen[325], sind die Divergenzen dennoch erträglich. Beispielsweise kann auch nach amerikanischem Recht ein Sachverständigengutachten von Amts wegen eingeholt werden[326], ein von einer Partei in Auftrag gegebenes Privatgutachten ist auch nach deutschem Recht zulässig; allerdings ist das Privatgutachten dann grundsätzlich wie Parteivorbringen zu würdigen[327]. Stimmt die Gegenpartei einer Verwertung jedoch zu, lässt die Rechtsprechung diese im Wege des Sachverständigenbeweises zu[328]. Gegen einen Widerspruch der Gegenpartei kann nach

[319] BGH vom 30. Jan. 1957 in BGHZ 23, 207 (213); nach dem durch das Rechtspflegevereinfachungsgesetz von 1990 eingefügten § 404a I ZPO unterliegt der Sachverständige für Art und Umfang seiner Tätigkeit den Weisungen des Gerichts.

[320] Vgl. § 406 ZPO, der für Sachverständige auf dieselben Ablehnungsgründe wie bei Richtern verweist. Zur Mitwirkung einer Partei siehe Junker, Informationsbeschaffung, S. 63 (77).

[321] Gemäß § 404 IV ZPO ist das Gericht an eine Einigung der Parteien über eine bestimmte Person als Sachverständigen gebunden.

[322] Rosenberg/Schwab/Gottwald, S. 716 f.

[323] Vgl. § 410 ZPO.

[324] Zur Gefahr steigender Abhängigkeit des Richters vom Sachverständigen, siehe Coester-Waltjen, S. 328, Fn. 1401.

[325] Vgl. Coester-Waltjen, S. 327.

[326] Vgl. Rule 706 F.R.E. bzw. § 144 ZPO; streitig ist im Einzelnen, inwieweit ein deutsches Gericht sogar verpflichtet ist, von Amts wegen einen Sachverständigen zu beauftragen, dazu Schöpflin, Die Beweiserhebung von Amts wegen im Zivilprozeß, 1992.

[327] BGH vom 5. Mai 1986 in BGHZ 98, 32 (40); Rosenberg/Schwab/Gottwald, S. 718; MünchKomm/ZPO, § 402 Rdnr. 9.

[328] BGH vom 11. Mai 1993 in NJW 1993, S. 2382; Thomas/Putzo, Vor § 402 Rdnr. 5; dahingegen nehmen Zöller/Greger, § 402 Rdnr. 2 und MünchKommZPO/Damrau, § 402 Rdnr. 9 entgegen dem Rest an, dass nur ein Urkundenbeweis in Betracht kommt, nicht aber der Sachverständigenbeweis, da die Vorschriften über den Sachverständigenbeweis zwingendes Recht seien und nicht der Disposition der Parteien unterlägen.

Ansicht des BGH das Gutachten immer noch im Urkundenbeweis als urkundlich belegtes Parteivorbringen gewürdigt werden, falls das Gericht nach § 286 ZPO es für ausreichend hält, um die Beweisfrage zuverlässig zu beantworten[329]. Das Gericht muss zuvor allerdings auf ein solches Vorgehen hinweisen und dem Gegner der vorlegenden Partei so die Möglichkeit geben, durch Antrag auf Einholung eines neuen Gutachtens den Gegenbeweis anzutreten[330]. Im Gegensatz zum Sachverständigen finden auf sachverständige Zeugen, die konkrete Wahrnehmungen nur aufgrund ihrer Sachkunde machen, gemäß § 414 ZPO die Vorschriften über den Zeugenbeweis Anwendung[331].
Ein im Inland gerichtlich bestellter Sachverständiger soll nach überwiegender Ansicht[332] im Ausland Tatsachen ermitteln dürfen, die er zur Abfassung seines Gutachtens benötigt. Voraussetzung ist aber auch dabei, dass er ohne Zwang auskommt. Denn dann handelt er dort ohne hoheitliche Gewalt nur als Privatperson. Teilweise wird dennoch ein Einverständnis des ausländischen Staates verlangt, insbesondere wenn dies ausländische Vorschriften vorsehen[333].

c. Der Beweis durch Parteivernehmung

Im deutschen Recht kann das Parteiwissen auf zwei verschiedene Art und Weisen in den Prozess einfließen. Neben der Anhörung der Parteien nach den §§ 141, 273 II Nr. 3, 278 I S. 2 ZPO, die der Aufklärung des Sachverhalts und der Stoffsammlung dienen, kennt die ZPO die Parteivernehmung[334], die ein Beweismittel darstellt und die Aufgabe hat, das Gericht von der Wahrheit einer aufgestellten Parteibehauptung zu überzeugen[335]. Zur funktionalen und inhaltlichen Unterscheidung gesellen sich divergierende Verfahrensausgestaltungen: die Parteivernehmung bedarf im Gegensatz zur bloßen Anordnung des persönlichen Erscheinens bis auf die Ausnahme des § 448 ZPO stets eines Parteiantrags; sie erfordert immer einen Beweisbeschluss (§ 450 I S. 1 ZPO) sowie eine Zustel-

329 BGH vom 27. Mai 1982 in NJW 1982, S. 2874; BGH vom 18. Feb. 1987 in VersR 1987, S. 1007 (1008); dagegen Rosenberg/Schwab/Gottwald, S. 718 f., der dies mit generellen Bedenken gegen die Objektivität von Privatgutachten ablehnt.

330 OLG Karlsruhe vom 8. Sep. 1989 in NJW 1990, S. 192; in Fällen sich widersprechender Parteigutachten muss das Gericht in Ermangelung eigener Sachkunde einen gerichtlichen Sachverständigen zuziehen, BGH vom 11. Mai 1993 in NJW 1993, S. 2382.

331 Ein Zusammenfallen von Zeugen- und Sachverständigenstellung in einer Person ist ebenfalls möglich.

332 Schack, IZVR, S. 280, Rdnr. 710; Geimer, IZPR, S. 607, Rdnr. 2387; Gronstedt, S. 184 ff.

333 MünchKommZPO/Musielak, § 363 Rdnr. 2; Leipold, S. 47; Ahrens, FS Schütze, S. 1 (5 f.).

334 Schrittmacher in Europa für die Parteivernehmung war Österreich, das bereits 1895 diese als subsidiäres Beweismittel einführte. Im Deutschen Reich wurde diese erst mit Gesetz vom 27. Oktober 1933 eingeführt und löste den formalen Parteieid ab, vgl. Nagel, FS Habscheid, S. 195.

335 Rosenberg/Schwab/Gottwald, S. 727.

lung (§ 450 I S. 2 ZPO). Wichtigstes Unterscheidungskriterium ist jedoch, dass die Parteivernehmung erst nach Erschöpfung aller anderen zulässigen Beweismittel erfolgen darf, wenn ein Beweis noch nicht vollständig geführt ist, oder andere Beweismittel nicht vorgebracht wurden (§ 445 I ZPO)[336]. Zur Subsidiarität kommt hinzu, dass eine Parteivernehmung nicht erzwungen werden kann, denn einen Aussage- und Eideszwang gibt es nicht[337]. Ist im Einzelfall zweifelhaft, ob das Gericht eine Befragung der Partei, auf die es sein Urteil gestützt hat, als Anhörung oder als Beweisaufnahme vorgenommen hat[338], ist ein entscheidendes Indiz für eine Parteivernehmung die Einhaltung der Förmlichkeiten der §§ 445 ff. ZPO und die Protokollierung[339].

Neben diesem Dualismus ist innerhalb der Kategorie Parteivernehmung zwischen zwei weiteren Arten zu trennen: Zum einen kann auf Antrag der beweisbelasteten Partei der Gegner (§ 445 ZPO) oder bei Zustimmung des Gegners der beantragenden Partei auch ausnahmsweise die beweisbelastete Partei selbst vernommen werden, Letzteres steht allerdings im Ermessen des Gerichts (§ 447 ZPO)[340]. Zum anderen kann das Gericht von Amts wegen nach § 448 ZPO ohne Rücksicht auf die Beweislast die Vernehmung einer oder beider Parteien anordnen, wenn für die zu beweisende Behauptung eine gewisse Anfangswahrscheinlichkeit spricht[341]. Ob die Anordnung erfolgt und welche Parteien vernommen werden, steht im pflichtgemäßen Ermessen des Gerichts[342]. Zu berücksichtigende Gesichtspunkte sind dabei die vermutlich bessere Kenntnis einer Partei von den zu beweisenden Tatsachen, die ersichtliche Wahrscheinlichkeit ihrer Behauptungen sowie das bisherige Verhandlungsergebnis und die darin sich widerspiegelnde Vertrauenswürdigkeit der Parteien[343]. In der Literatur[344] wird vielfach gefordert, das Gericht müsse sogar regelmäßig beide Parteien vernehmen, wenn

---

336 BGH vom 1. Feb. 1983 in MDR 1983, S. 478; einen Sonderfall in Ehesachen, der die Parteivernehmung nicht als subsidiär einstuft, stellt § 613 ZPO dar.

337 Rosenberg/Schwab/Gottwald, S. 728.

338 Dies spielt vor allem in gebührenrechtlicher Hinsicht eine Rolle, da der Anwalt grundsätzlich nur für eine Parteivernehmung eine Beweisgebühr erhält (§ 31 I Nr. 3 BRAGO).

339 BGH vom 27. Nov. 1968 in NJW 1969, S. 428 (429); die Parteivernehmung ist stets protokollpflichtig, die Anhörung nicht, § 160 III Nr. 4 ZPO.

340 MünchKomm/ZPO, § 447 Rdnr. 1, m.w.N.; Thomas/Putzo, § 447 Rdnr. 1; der Beweislastträger kann sowohl seine eigene Vernehmung wie auch die seines Gegners beantragen, der Gegner hingegen nur die des Beweislastträgers.

341 BGH vom 2. Dez. 1997 in NJW 1998, S. 814 (815); BGH vom 15. Apr. 1997 in NJW 1997, S. 3230 (3231).

342 Thomas/Putzo, § 448 Rdnr. 4; Rosenberg/Schwab/Gottwald, S. 731; Zöller/Greger, § 448 Rdnr. 4, 4a.

343 BGH vom 18. Dez. 1968 in VersR 1969, S. 220.

344 MünchKommZPO/Schreiber, § 448 Rdnr. 5; Rosenberg/Schwab/Gottwald, S. 731; Zöller/Greger § 448 Rdnr. 5; Stein/Jonas/Leipold, § 448 Rdnr. 15; a.A. Baumbach/Lauterbach/Hartmann, § 448 Rdnr. 10 mit dem Hinweis, dass es sich hier um ein Beweismittel handelt und nicht um eine bloße Anhörung zur Klärung, so dass die Vernehmung beider Parteien die Ausnahme bleibt, insbesondere nach § 452 I S. 2 ZPO eine Beeidigung beider Parteien über dieselbe Tatsache sogar unzulässig ist.

die Voraussetzungen des § 448 ZPO gegeben sowie Handlungen und Wahrnehmungen beider Parteien unterschiedlich vorgetragen seien. Dies müsse im Hinblick auf eine dadurch erst zum Vorschein kommende Kontrastierung der divergierenden Positionen und nicht zuletzt im Interesse einer effektiven Sachverhaltsaufklärung und der Waffengleichheit gelten. Denn nicht zu vergessen sei, dass die Parteien am stärksten ihre eigenen Belange protegieren und eine Partei an und für sich eine recht unzuverlässige Auskunftsperson sei. Aus diesen Gründen sei jedenfalls gegenüber der Vernehmung nur der beweisbelasteten Partei die Vernehmung beider einer Einzelvernehmung vorzuziehen[345]. Manche Autoren vertreten auch eine generelle Pflicht des Gerichts zur Beweisanordnung bei Vorliegen der Tatbestandsmerkmale des § 448 ZPO[346]. Richtig ist allerdings, dass sich bei bestimmten Fallgestaltungen das Ermessen des Gerichts hinsichtlich einer Parteivernehmung zu einer Pflicht verstärkt. Dies gilt beispielsweise für den Fall, dass sich eine Partei durch Abtretung formal die Zeugenstellung verschafft[347], ebenso dann wenn entscheidungserhebliche Gespräche unter vier Augen zwischen dem Zeugen einer Partei und der Gegenpartei zur Aufklärung stehen[348].

Da bei der Parteivernehmung auch im Rahmen der ZPO die Partei wie ein Zeuge vernommen wird und dem Gebot der Wahrheitspflicht sowie dem Druck einer möglichen Beeidigung (§ 452 ZPO) unterliegt [349], zeigt sich insgesamt, dass die Regelung von der des amerikanischen Verfahrens nicht so stark divergiert, wie man zunächst aufgrund der Möglichkeiten in der discovery annehmen könnte. Das Wissen der Parteien geht nämlich wie gezeigt auch im deutschen Prozess in selbigen ein und dies auf systematisch nicht allzu unterschiedliche Art und Weise, wenn auch keine Informationsbeschaffung außerhalb der Beweisaufnahme auf Veranlassung der Gegenpartei wie im discovery-Verfahren möglich ist. Der Hauptunterschied liegt vielmehr in den nach den anglo-amerikanischen Rechten bestehenden Aussage- und Eidespflichten der Parteien. Im deutschen Recht wird ein solcher Zwang nicht ausgeübt[350], da die Parteien dem hiermit verbundenen

---

345 Vgl. OLG Hamburg vom 21. Juli 1969 in MDR 1970, S. 58, wonach davon nur dann Gebrauch zu machen ist, wenn die beweisbelastete Partei alles unternommen hat, um den Sachverhalt auf andere Weise zu klären.

346 Peters, ZZP 107 (1994), S. 264 (268), der dies damit begründet, dass der Beweisführer in der Regel nur die Vernehmung des Gegners, nicht aber seine eigene erreichen kann.

347 BGH vom 19. Juni 1980 in WM 1980, S. 1071 (1073).

348 OLG Zweibrücken vom 18. März 1997 in NJW 1998, S. 167; M. Roth, ZEuP 1996, S. 484 (497); Schöpflin, NJW 1996, S. 2134; a.A. OLG München vom 13. März 1996 in NJW-RR 1996, S. 958 (959).

349 Rosenberg/Schwab/Gottwald, S. 727.

350 Zu beachten ist, dass gegen eine Partei, die der Anordnung des persönlichen Erscheinens nach § 141 ZPO nicht nachkommt, nach pflichtgemäßen Ermessen Ordnungsgeld festgesetzt werden kann gemäß § 141 III ZPO, um so die Aufklärung des Sachverhalts zu fördern, vgl. OLG Düsseldorf, Beschluss vom 14. März 1994 in OLGZ 94, 576 (577 f.); nach BVerfG vom 4. Dez. 1997 in NJW 1998, S. 891 (892) ist diese Regelung auch verfassungskonform.

Interessenkonflikt in der Regel nicht ausgesetzt werden sollen[351]. Allerdings besteht eine Aussage- und Eideslast[352] insoweit, als das Gericht eine Weigerung im Rahmen der freien Beweiswürdigung in der Regel negativ würdigt, wenn die betreffende Partei für die Versagung ihrer Mitwirkung keine überzeugenden und triftigen Gründe angibt[353]. Der Gefahr ungünstiger Schlussfolgerungen ist die den Eid oder die Aussage verweigernde Partei nach den §§ 286, 446, 453, 454 I ZPO daher immer ausgesetzt[354].
Die in der ZPO zweifelsohne noch vorhandenen Schranken bezüglich einer Einbeziehung der Parteien als Quelle der Wahrheitsfindung sollten allerdings im Hinblick auf die Regelung beim Zeugenbeweis und die dortige Zulassung von Zeugen mit einem Eigeninteresse am Prozessausgang abgebaut werden, zumal in vielen Prozesssituationen außer den Parteien keine anderen Beweismittel zur Verfügung stehen. Geeignetes Korrelat wäre wie beim Modell des Zeugenbeweises die Zubilligung von Aussageverweigerungsrechten[355].

Gegenüber Parteien, die sich im Ausland befinden, ist es grundsätzlich unbedenklich, Mitwirkungspflichten in einem laufenden Verfahren aufzugeben. Dies gilt von der Urkundenvorlage bis hin zum persönlichen Erscheinen. Die Möglichkeit zur Verhängung von Prozessnachteilen durch das Prozessgericht als Reaktion auf die Nichtbeachtung einer Beweisbeschaffungsanordnung durch eine Partei ergibt sich bereits aus der Stellung als Prozesspartei und hält sich im Rahmen des Prozessrisikos, dem auch eine auslandsansässige Prozesspartei unterworfen ist[356]. Nach allgemeiner Ansicht stehen Souveränitätsgesichtspunkte des ausländischen Staates auch einer Sanktionierung durch beispielsweise den Prozessverlust nicht entgegen. Dies gilt im deutschen Recht auch deshalb so eindeutig, da die ZPO mit Ausnahme der §§ 141 III, 372a keine Zwangsmaßnahmen gegenüber Parteien vorsieht und sich mit der Verhängung prozessualer Nachteile begnügt[357].

---

[351] Lent, ZZP 52 (1927), S. 14 (17); Zöller/Greger, Vor § 445 Rdnr. 5, 6.
[352] Zur Unterscheidung von Lasten und Pflichten siehe oben Fn. 84 und 194.
[353] BGH vom 4. März 1991 in JR 1994, S. 361 (366); Rosenberg/Schwab/Gottwald, S. 728; Stein/Jonas/Leipold, § 446 Rdnr. 8.
[354] Der deutsche Gesetzgeber hat damit einen Mittelweg zwischen völliger Sanktionslosigkeit der Weigerung und zwingender Wahrunterstellung der beweisbedürftigen Tatsache eingeschlagen.
[355] Im Ergebnis so Nagel, FS Habscheid, S. 195 ff., 203.
[356] Vgl. Stadler, S. 289.
[357] Geimer, ZfRV 33 (1992), S. 321 (336); Stadler, S. 301; Schack, IZVR, S. 281, Rdnr. 713 f.; Schabenberger, S. 150 ff.

d. Der Urkundenbeweis

Der Urkundenbeweis wird vielfach für das wichtigste und zuverlässigste Beweismittel gehalten[358], dies insbesondere wegen der Existenz gesetzlicher Beweisregeln, welche die Beweiskraft bindend festlegen. Eine Urkunde im Sinne der ZPO ist nur die schriftliche Urkunde, d.h. die Verkörperung einer Gedankenäußerung durch übliche oder vereinbarte Schriftzeichen, die geeignet ist, Beweis für streitiges Parteivorbringen zu erbringen[359]. Diese Definition ist wesentlich enger als die der documents im amerikanischen Recht[360]. Beide untersuchten Rechtsordnungen unterscheiden zwischen öffentlichen[361] und privaten Urkunden[362], wobei den öffentlichen Urkunden typischerweise die stärkere Beweiskraft zukommt. Urkunden kommt jedoch generell nur dann Beweiskraft zu, wenn sie echt sind, d.h. wenn sie in ihrer gegenwärtigen Erscheinungsform und ihrem Inhalte nach von demjenigen herrühren, den die durch den Inhalt der Urkunde begünstigte Partei als den Aussteller behauptet[363]. Während die Echtheit öffentlicher Urkunden grundsätzlich gemäß § 437 I ZPO vermutet wird[364], gibt es für die Echtheit privater Urkunden keine Vermutung. Erklärt sich der Gegner dazu nicht, so ist die Urkunde als anerkannt anzusehen, es sei denn, aus den übrigen Erklärungen der Partei geht die Absicht hervor, die Echtheit bestreiten zu wollen[365]. Privaturkunden sind grundsätzlich in der Urschrift vorzulegen[366], das Gericht begnügt sich aber oftmals zunächst mit der Vorlage beglaubigter Abschriften und Fotokopien[367]. Die Beweiskraft der als echt feststehenden Urkunden ist in den §§ 415-418 ZPO bindend festgelegt. Diese Sonderregelungen, die eine freie Beweiswürdigung des Gerichts nach § 286 ZPO ausschließen[368], betreffen allerdings nur die formelle Beweiskraft, d.h. sie beweisen die Abgabe

---

358 So Coester-Waltjen, S. 314; Zöller/Geimer, Vor § 415 Rdnr. 9.

359 BGH vom 28. Nov. 1975 in BGHZ 65, 300 (301); MünchKommZPO/Schreiber, § 415 Rdnr. 4; Thomas/Putzo, Vor § 415 Rdnr. 1; Rosenberg/Schwab/Gottwald, S. 697.

360 Vgl. oben § 2 II 2 c ee 3, Fn. 313.

361 Vgl. die Legaldefinition in § 415 I ZPO; Privaturkunden sind alle anderen Urkunden.

362 Coester-Waltjen, S. 314, Fn. 1342; im anglo-amerikanischen Rechtskreis ist der Begriff der öffentlichen Urkunde (public documents) enger gefasst und umfasst nur solche Urkunden, die sich auf öffentliche Angelegenheiten beziehen und von einem sog. public officer in seiner offiziellen Funktion ausgestellt sind, vgl. a.a.O., Fn. 1349.

363 Rosenberg /Schwab/Gottwald, S. 698.

364 Zur Behandlung ausländischer öffentlicher Urkunden vgl. Schack, IZVR, S. 276 ff., Rdnr. 700 ff.; Nagel/Gottwald, IZPR, § 9 Rdnr. 104 ff., S. 345 ff.

365 Vgl. § 439 ZPO.

366 Schneider, S. 299.

367 BGH vom 16. Nov. 1979 in NJW 1980, S. 1047 (1048).

368 Rosenberg/Schwab/Gottwald, S. 700; weist die Urkunde äußere Mängel auf, greift über § 419 ZPO allerdings wieder die freie richterliche Beweiswürdigung ein.

der Erklärung[369]. Über die inhaltliche Richtigkeit und die Rechtswirksamkeit der Erklärung entscheidet das Gericht uneingeschränkt nach § 286 ZPO[370].

Der Urkundenbeweis ist demnach zwar auch im deutschen Recht ein bedeutendes Beweismittel, insgesamt ist die ZPO diesbezüglich jedoch weitaus zurückhaltender als die amerikanische Rechtsordnung, die für den Beweis bestimmter rechtsgeschäftlicher Schuldverhältnisse den Urkundenbeweis verlangt und den Zeugenbeweis dafür ausschließt[371]. Aber nicht nur der Vertragsschluss ist in einigen US-amerikanischen Rechten der Einzelstaaten mit Urkunden zu belegen, auch die Behauptung, eine schriftliche Vereinbarung sei durch andere Absprachen ergänzt oder geändert worden, kann nur durch weitere Urkunden bewiesen werden[372].

Das deutsche Gericht kann die Vorlegung von Urkunden auch von Amts wegen anordnen[373], der Regelfall ist jedoch der Beweisantritt durch die Partei. Befindet sich die Urkunde im Besitz des Beweisführers, legt er diese dem Gericht vor (§ 420 ZPO). Falls sich die Urkunde beim Gegner oder bei Dritten befindet, muss eine gesonderte Vorlagepflicht auf Seiten dieser Personen bestehen, ohne die ein Antrag nicht zum Erfolg führt[374].

Dabei ist es zunächst ebenso gleichgültig, ob sich die Person, von der die Vorlage verlangt wird, im Inland oder im Ausland aufhält, wie es keine Rolle spielt, an welchem in- oder ausländischen Ort sich die vorzulegende Urkunde befindet[375], denn die Auslandsbelegenheit des angeforderten Beweismittels steht der Existenz der allein maßgeblichen Verfügungsmacht des Vorlagepflichtigen nicht entgegen[376]. Die Vorlagepflicht in einem deutschen Prozess besteht unabhängig von diesen Kriterien, insbesondere erstreckt sie sich auch auf Ausländer, wenn diese im deutschen Prozess als Parteien auftreten[377].

Besitzt ein Dritter die Urkunde, so kann der Beweisführer vom Gericht die Bestimmung einer Frist beantragen, innerhalb der er die Herbeischaffung zu besorgen bzw. im Wege der Klage gegen den Dritten vorzugehen hat (§ 428 ZPO).

---

369 BGH vom 22. März 1995 in NJW 1995, S. 1683; bei Privaturkunden bezieht sich die Beweiskraft auch nicht auf die Begleitumstände der Erklärung, also Zeit und Ort, wie es bei öffentlichen Urkunden noch der Fall ist.

370 BGH vom 17. Apr. 1986 in NJW 1986, S. 3086 (3087); BGH vom 14. Apr. 1978 in JR 1978, S. 417 (418).

371 Vgl. Coester-Waltjen, S. 336 ff., m.w.N.

372 Zu dieser sog. parol evidence rule, vgl. Coester-Waltjen, S. 377 ff.

373 Vgl. die §§ 142, 143, 273 II Nr. 1 und 2 ZPO, §§ 102, 258 ff. HGB. Dies ist allerdings nach herrschender Ansicht nur statthaft, wenn die Voraussetzungen der §§ 422, 423 ZPO vorliegen, vgl. Zöller/Greger, § 142 Rdnr. 2; MünchKommZPO/Peters, §§ 142-144 Rdnr. 10.

374 Vgl. oben § 3 V; gegenüber Behörden kann gemäß § 432 ZPO um Mitteilung der Urkunde an das Gericht im Wege der Amtshilfe ersucht werden.

375 Nagel/Gottwald, IZPR, § 9 Rdnr. 128, S. 351; Mössle, S. 260.

376 Mössle, S. 260, m.w.N., insbesondere zur Streitfrage inwieweit ausländische Tochter- und Muttergesellschaften des Adressaten zur Vorlage verpflichtet sind.

377 Nagel/Gottwald, a.a.O.; Daoudi, S. 134 f.

Denn ein Dritter kann zur Vorlage nur mittels Klage gezwungen werden, auch wenn er aus denselben Gründen dazu verpflichtet ist wie eine Partei (§§ 429, 431 ZPO).
Kommt eine Partei einer Vorlageanordnung nicht nach, so scheidet zwar der Einsatz von Zwangsmitteln aus, allerdings kann das Gericht dieses Verhalten im Endurteil frei würdigen und die Behauptung des Gegners bezüglich des Inhalts der Urkunde als bewiesen ansehen (§ 427 ZPO).

e. Der Beweis durch Augenschein

Der Augenschein darf nach dem Ermessen des Gerichts von Amts wegen (§ 144 ZPO) oder nach Beweisantritt einer Partei angeordnet werden (§ 371 ZPO). Mit Ausnahme der Duldungspflicht bezüglich körperlicher Untersuchungen in Abstammungsprozessen gemäß § 372a ZPO[378], ist die Duldung nicht erzwingbar. Gleichwohl darf das Gericht aus einer Weigerung negative Schlüsse ziehen[379]. Während in Deutschland die Einnahme des Augenscheins grundsätzlich durch den Richter erfolgt, ist in den USA im Rahmen der discovery das Gericht selbst nicht vor Ort.

3. Zeugnisverweigerungsrechte

Besonderes Augenmerk verdient die Untersuchung der Weigerungsrechte, da hierbei in den einzelnen Staaten erhebliche Divergenzen bestehen. Während das deutsche Recht im internationalen Vergleich sehr weitgehende Berechtigungen zur Verweigerung der Aussage kennt, sind die zahlenmäßig geringeren privileges im amerikanischen Recht zudem einer eher flexibleren Handhabung zugänglich[380]. Da das deutsche Prozessrecht den Parteien keine Aussagepflicht auferlegt, bedarf es auch keiner spezialgesetzlichen Weigerungsrechte im Hinblick auf die Parteien[381]. Anders verhält es sich hingegen bei den Zeugen und Sach-

---

[378] Dies gilt auch für Personen, die sich im Ausland aufhalten, vgl. Stürner, JZ 1987, S. 607.

[379] BGH vom 12. Jan. 1960 in NJW 1960, S. 821.

[380] Junker, Discovery als Herausforderung, S. 103 (113); Nagel sieht in den privileges im Vergleich zu den Zeugnisverweigerungsrechten einen anderen Wesensgehalt, da in den anglo-amerikanischen Rechten der Zeuge nicht selbst über seine Aussage entscheiden darf, die Entscheidung vielmehr dem Richter zusteht, nachdem der Zeuge sich auf sein Recht berufen hat, vgl. Nagel/Gottwald, IZPR, § 9 Rdnr. 84 f., S. 340; ähnlich auch Schütze, Rechtsverfolgung, S. 149, der sogar von Nichtanerkennung eines Zeugnisverweigerungsrechts im anglo-amerikanischen Zivilprozess spricht und die privileges als Ausnahmeregelung im Einzelfall bezeichnet. Dennoch sind beide Institute nicht so wesensfremd, dass sie nicht hinsichtlich ihres Regelungsgehalt verglichen werden könnten.

[381] Es spielt allerdings im Rahmen der Beweiswürdigung eine Rolle, ob eine Partei ihre Aussage zurecht verweigert hat, sie sich beispielsweise auf ein Geschäftsgeheimnis berufen kann, vgl. Gottwald, BB 1979, S. 1780 ff.

verständigen, die sich mit einer Pflicht zur Mitwirkung konfrontiert sehen (§§ 390, 407 ZPO). Demzufolge existieren in der ZPO für diese Personen Weigerungsrechte[382]. Das Zeugnisverweigerungsrecht, das über § 408 I S. 1 ZPO auch für Sachverständige Geltung findet, hat dabei generell die Aufgabe, bestimmte Lebensbereiche einer Aufdeckung im Prozess zu entziehen, wobei die dadurch bewirkte Erschwerung der Sachverhaltsaufklärung als Nebeneffekt zu akzeptieren ist[383]. Hierin unterscheidet es sich in keiner Weise von den US-amerikanischen privileges. Das deutsche Recht kennt zwei Formen der Zeugnisverweigerungsrechte: ein solches aus persönlichen und eines aus sachlichen Gründen.

a. Weigerungsrechte aus persönlichen Gründen

Das Zeugnisverweigerungsrecht aus persönlichen Gründen besteht für nahe Angehörige einer Partei[384] sowie für solche Personen, die zur Berufsverschwiegenheit verpflichtet sind[385]. Die in § 383 I Nr. 1-3 ZPO genannten Angehörigen einer Partei sind gemäß § 383 II ZPO über das Bestehen ihres Zeugnisverweigerungsrechts zu belehren. In bestimmten Ausnahmefällen müssen sie nach § 385 I ZPO dennoch aussagen, so etwa über Rechtsgeschäfte, zu denen sie als Zeuge zugezogen wurden[386]. Sind die in § 383 I Nr. 4 und 6 ZPO Genannten von der Verpflichtung zur Verschwiegenheit entbunden worden[387], steht ihnen nach § 385 II ZPO kein Zeugnisverweigerungsrecht zu[388]. Im Übrigen haben die zur Berufsverschwiegenheit Verpflichteten nur hinsichtlich solcher Fragen ein Weigerungsrecht, deren Beantwortung das Berufsgeheimnis verletzen würde. Der in § 383 I Nr. 4-6 ZPO genannte Personenkreis darf auch ohne Zeugnisverweigerung nicht über solche Tatsachen vernommen werden, die unter das Berufsgeheimnis fallen (§ 383 III ZPO)[389]. Nach Ansicht des BGH hindert ein Verstoß gegen dieses Beweiserhebungsverbot die spätere Verwertung einer dennoch gemachten Aussage aber nicht[390].
Demgegenüber hat im amerikanischen Recht der Zeuge generell keine eigene Entscheidungsmöglichkeit über die Ausübung des Weigerungsrechts aus beruflichen Gründen. Er muss vielmehr der Anordnung des Gerichts folgen, selbst bei

---

[382] Vgl. die §§ 383 ff., 408 ZPO.
[383] Coester-Waltjen, S. 422.
[384] § 383 I Nr. 1-3 ZPO umfasst Verlobte (Nr. 1), Ehegatten (Nr. 2) sowie Verwandte und Verschwägerte (Nr. 3).
[385] § 383 I Nr. 4-6 ZPO gewährt ein Weigerungsrecht für Geistliche (Nr. 4), Mitarbeiter der Presse (Nr. 5) und Personen, die in einem vertraulichen Verhältnis stehen, wie beispielsweise Amtsträger, Ärzte und Anwälte (Nr. 6).
[386] Vgl. im Näheren Rosenberg/Schwab/Gottwald, S. 708.
[387] Dieses Recht steht nur den Personen zu, die das Geheimnis anderen anvertraut haben.
[388] Vgl. hierzu Zöller/Greger, § 385 Rdnr. 7-13.
[389] BGH vom 6. Juni 1994 in ZIP 1994, S. 1103 (1110).
[390] BGH vom 23. Feb. 1990 in NJW 1990, S. 1734 (1735); a.A. Gießler, NJW 1977, S. 1185.

fälschlicher Beurteilung des Nichtbestehens eines privileges[391]. Andererseits kann ein Verzicht nur von demjenigen ausgesprochen werden, der sich dem Zeugen anvertraut hat[392].

b. Weigerungsrechte aus sachlichen Gründen

Das Zeugnisverweigerungsrecht aus sachlichen Gründen kann jedermann zum Schutz eigener berechtigter Interessen geltend machen. Der Zeuge muss auf solche Fragen nicht antworten, deren Beantwortung ihm oder einer ihm nahestehenden Person einen unmittelbaren Vermögensschaden verursachen würde (§ 384 Nr. 1 ZPO), zur Unehre gereichen oder die Gefahr strafrechtlicher Verfolgung mit sich bringen könnte (§ 384 Nr. 2 ZPO). Im Unterschied zum amerikanischen privilege against self-incrimination wird dem Zeugen das Zeugnisverweigerungsrecht über die Fälle einer Gefahr strafrechtlicher Verurteilung hinaus zugestanden, selbst dann, wenn die genannten Nachteile nur bei nahestehenden Personen und nicht in der Person des Zeugen selbst eintreten würden.
Darüber hinaus ist in § 384 Nr. 3 ZPO der Schutz von Geschäftsgeheimnissen geregelt, wonach Fragen, die zur Offenbarung eines Kunst- oder Gewerbegeheimnisses führen, nicht beantwortet werden müssen[393]. Dabei wird die Auslegung im Sinne eines Geschäftsgeheimnisses sehr weit vorgenommen[394]. Erfasst werden alle wirtschaftlichen Tatsachen, bezüglich derer zur Zeit der Vernehmung ein erhebliches, unmittelbares Interesse an der Nichtoffenbarung besteht[395]. Spätestens hier nun beim Schutz von Informationen über jegliche Art von geschäftlichem Verkehr zeigt sich, dass das deutsche Recht einen erheblich weiteren Schutz gewährt als das der USA[396]. Denn der amerikanische Zivilprozess kennt keine Weigerungsrechte in Form von privileges, die den Schutz von Geschäfts- oder Wirtschaftsgeheimnissen beinhalten. Allerdings kann auch das US-Recht bei den umfangreichen Mitteln, die es den Parteien zur Sachverhaltsaufklärung an die Hand gibt, nicht gänzlich auf den Schutz des Wirtschaftsgeheimnisses verzichten[397]. Daher können nach Rule 26 (c) (7) F.R.C.P. Schutz-

---

391 Vgl. Coester-Waltjen, S. 397, m.w.N.

392 A.a.O.

393 Dagegen findet sich hinsichtlich des Schutzes des Wirtschaftsgeheimnisses einer Partei gegen Kenntniserlangung durch die Gegenpartei in der ZPO keine Regelung.

394 Vgl. RG vom 14. Nov. 1902 in RGZ 53, 40 (42); RG vom 24. Apr. 1903 in RGZ 54, 323 (325); OLG Hamburg, Beschluss vom 21. Apr. 1977 in MDR 1977, S. 761; MünchKommZPO/Damrau, § 384 Rdnr. 14; wonach insbesondere auch Geheimnisse nicht gewerblich handelnder Personen unter die Vorschrift fallen.

395 Vgl. MünchKommZPO/Damrau, a.a.O. mit Beispielen.

396 Zum Schutz des Wirtschaftsgeheimnisses im Prozess vgl. allgemein Kersting, Der Schutz des Wirtschaftsgeheimnisses im Prozeß, 1995; Stadler, Der Schutz des Unternehmensgeheimnisses im deutschen und amerikanischen Zivilprozeß, 1989; Gottwald, BB 1979, S. 1780 ff.; Karger, S. 264 ff., 298 ff.

397 Kersting, S. 178; siehe oben § 2 II 2 d aa.

anordnungen zugunsten einer Partei zur Bewahrung von Wirtschaftsgeheimnissen und sonstigen vertraulichen Forschungs-, Entwicklungs- oder Geschäftsinformationen während der pre-trial discovery erlassen werden[398]. Über Rule 45 (c) (3) (B) (i) F.R.C.P. erstreckt sich dieser Schutz auch auf Dritte als Zeugen. Zwar ist in der pre-trial-Phase die Gefahr der Ausforschung und damit die Gefährdung des Wirtschaftsgeheimnisses größer als in der mündlichen Verhandlung, gleichwohl erfolgt der Schutz beide Male auf dieselbe Art und Weise, wobei ein entsprechender Antrag für den trial schon vor Beginn der mündlichen Verhandlung gestellt werden kann, damit nicht erst in der Verhandlung über ihn entschieden werden muss[399]. Bei der Ausgestaltung von Schutzanordnungen haben die Gerichte einen sehr weiten Spielraum, allerdings wird einem Ermittlungsinteresse zumeist der Vorrang vor Geheimhaltungsinteressen eingeräumt, falls die ermittelnde Partei die benötigten Informationen nicht auf andere Weise beschaffen kann. Im Vordergrund steht daher nicht so sehr die Beantwortung der Frage, ob Geheimnisse überhaupt aufgedeckt werden müssen, sondern vielmehr auf welche Art und Weise und in welchem Umfang ein trade secret offenzulegen ist[400]. Rule 26 (c) F.R.C.P. gibt denn auch eine Reihe von Beispielen für Anordnungsmöglichkeiten, wobei sich der Inhalt zumeist darauf beschränkt, den berechtigten Personenkreis für den Informationszugang zu bestimmen oder unabhängige Personen mit der Untersuchung des vertraulichen Materials zu beauftragen. Was bleibt, ist stets die Gefahr, dass sich ein Prozessbeteiligter über eine protective order hinwegsetzt. Einen etwaigen Verstoß zu beweisen und damit Sanktionen auszulösen, liegt zudem beim Verletzten.

4. Die Beweiswürdigung

Das deutsche Prozessrecht geht vom Grundsatz der freien Beweiswürdigung durch den Richter gemäß § 286 I ZPO aus. Beweisregeln und Beweisverbote existieren zwar auch (§ 286 II ZPO)[401], allerdings sind sie, insbesondere im Hinblick auf den amerikanischen jury-Prozess, nicht von der Bedeutung und Reichweite wie die Regelungen im US-Recht. Bis auf die wenigen Fälle gesetzlicher

---

398 Eine Definition des Wirtschaftsgeheimnisses nach amerikanischem Recht versucht Kersting, S. 18 ff.

399 Kersting, S. 183 f.; möglich sind auch sog. stipulated protective orders, bei denen der Inhalt der Schutzanordnung auf einem von den Parteien erarbeiteten Konzept basiert, vgl. Karger, S. 302.

400 Vgl. 8 Wright & Miller, § 2043, S. 305; zu berücksichtigen ist nunmehr, dass trade secrets nach einer Entscheidung des U.S. Supreme Court unter die verfassungsmäßig geschützte Eigentumsposition fallen, was zweifellos zu einer Aufwertung der Rechtsposition einer Partei mit trade secret führt, vgl. Ruckelshaus v. Monsanto, 467 U.S. 986 (1984).

401 Beispiele hierfür sind etwa die Beweiskraft des Protokolls nach § 165 ZPO, des Urteilstatbestands nach § 314 ZPO und die Beweisregeln für Urkunden gemäß den §§ 415-418 ZPO; weitere Beispiele vgl. Thomas/Putzo, § 286 Rdnr. 20. Zu Verwertungsverboten vgl. ausführlich § 4 IV.

Vermutungen und Beweisregeln unterliegt das Gericht keinerlei Bindungen, sondern beurteilt frei den Gang der gesamten Verhandlung und den Wert der einzelnen Beweismittel[402]. Die Beweisführung kennzeichnet den Vorgang der Prüfung, ob das Ziel der Beweisführung, der Nachweis einer bestimmten Tatsachenbehauptung zur Überzeugung des Richters, gelungen ist[403]. Dieser konkrete Vorgang ist an die abstrakte Regelung des Beweismaßes gekoppelt, die angibt, wann dieser Beweis gelungen ist. Im Gegensatz zum US-Recht, das eine Entscheidung danach zulässt, was mehr oder weniger wahrscheinlich ist, ist ein solches Vorgehen im deutschen Recht unzulässig. Das Regelbeweismaß[404] für den Vollbeweis[405] besteht nach der Rechtsprechung und der überwiegenden Meinung in der Literatur vielmehr in der Überzeugung von der Wahrheit einer tatsächlichen Behauptung. In Anbetracht der Tatsache, dass eine absolute Gewissheit tatsächlich kaum zu erreichen ist und jede denkbare Möglichkeit des Gegenteils nur äußerst selten bis gar nicht ausgeschlossen werden kann, genügt hierfür ein für das praktische Leben brauchbarer Grad an Gewissheit, „ein für einen vernünftigen, die Lebensverhältnisse klar überschauenden Menschen so hoher Grad von Wahrscheinlichkeit, dass er den Zweifeln Schweigen gebietet, ohne sie völlig auszuschließen[406]."

Die unterschiedlichen Maßstäbe im deutschen und im amerikanischen Recht sind zwar sichtbar, inwieweit davon jedoch auf tatsächliche Differenzen in der Beweiswürdigung und im Umfang stattgebender Urteile geschlossen werden kann[407], ist hierdurch noch nicht geklärt. Zu konstatieren bleibt jedenfalls der konträre Ansatzpunkt der verglichenen Prozessordnungen. Denn die durchgeführte Analyse macht deutlich, dass die unterschiedliche Ausgestaltung der Regelungen bei der Entscheidungsfindung divergierende Häufigkeiten eines non-liquet bedingt. Aus diesem Grunde erlangen auch die Beweislastregelungen eine neue Dimension. Es existiert nämlich eine Korrelation zwischen dem Auftreten von Beweislastentscheidungen und den inhaltlichen Anforderungen an die richterliche Überzeugungsbildung. Während die ZPO eine Lösung über enge Grenzen der richterlichen Überzeugungsbildung vorzieht und damit häufige Beweislastentscheidungen in Kauf nimmt, sucht das amerikanische Prozessrecht sein Heil in einer zwar lascheren Anforderung an das Beweismaß, aber gleichzeitig in einer vollumfänglichen Sachverhaltsaufklärung im Vorfeld der Entschei-

---

402 BGH vom 17. Juni 1997 in NJW 1998, S. 79 (80); siehe auch Thomas/Putzo, § 286 Rdnr. 2.

403 Vgl. Greger, Beweis, S. 8.

404 Eine Erleichterung enthält beispielsweise § 287 I ZPO im Hinblick auf die Schadensermittlung, vgl. hierzu Arens, ZZP 88 (1975), S. 1 ff.; zu weiteren Abweichungen vom Regelbeweismaß vgl. MünchKommZPO/Prütting, § 286 Rdnr. 40 ff.

405 Dagegen ist die Glaubhaftmachung nach § 294 ZPO nur dort gestattet, wo das Gesetz sie ausdrücklich zulässt. Dabei genügt im Gegensatz zum Vollbeweis der Nachweis überwiegender Wahrscheinlichkeit, vgl. BGH, Beschluss vom 5. Mai 1976 in VersR 1976, S. 928 (929).

406 BGH vom 14. Jan. 1993 in NJW 1993, S. 935 (938); Zöller/Stephan, § 286 Rdnr. 13.

407 So Habscheid, FS Baumgärtel, S. 105 (117 ff.).

dungsfindung. Die Beweislast spielt daher in den meisten Fällen keine entscheidende Rolle. Die Funktion der Beweislastregelungen im deutschen Recht, die Parteien zu einer Informationsbeschaffung anzuhalten und Beweismittel zutage zu fördern, wird demnach im US-Recht im Wesentlichen von anderen Instituten übernommen. Das amerikanische Prozessrecht kann es sich daher auch leisten, ein geringeres Beweismaß anzunehmen, ohne sich selbst den Boden unter den Füßen zu entziehen. Es zeigt sich einmal mehr, dass die jeweiligen Arten der Beweiswürdigung nur im Kontext der sie einrahmenden Prozessabschnitte gesehen werden können. Eine oberflächliche Beurteilung anhand ins Auge springender Divergenzen verbietet sich.

VII. Das Ausforschungsverbot als allgemeine Grenzziehung

1. Grundsätze

Dem deutschen System der Informationsbeschaffung und Beweisgewinnung ist durch das Ausforschungsverbot eine allgemeine Grenze gesetzt[408].
Mag die Herleitung dieses Rechtsinstituts auch umstritten sein[409], da das deutsche Zivilprozessrecht kein ausdrückliches Verbot kennt, so ist es heute jedenfalls richterrechtlich anerkannt und genießt einen allgemeinverbindlichen Charakter, der jedes Informationsbegehren beschränkt[410]. Inhalt und Umfang des Ausforschungsverbots sind in Literatur und Rechtsprechung allerdings Gegenstand zahlreicher Kontroversen. Einigkeit besteht insoweit, als in Verfahren mit Untersuchungsgrundsatz von einem Ausforschungsbeweis keine Rede sein kann[411]. Nach verbreiteter Ansicht markiert das Ausforschungsverbot die Trennlinie zwischen zulässigen Beweisanträgen und unzulässigen Beweisfischzügen. Von „Ausforschung“[412] wird im Wesentlichen dann gesprochen, wenn im Beweisantrag eine ungenaue Bezeichnung des Beweismittels erfolgt oder die Bezeichnung des Beweisthemas Mängel aufweist.

---

[408] Ausführlich zum Ausforschungsverbot: Peters, Ausforschungsbeweis im Zivilprozeß, 1966; Lüderitz, Ausforschungsverbot und Auskunftsanspruch bei Verfolgung privater Rechte, 1966; Gamp, Die Bedeutung des Ausforschungsbeweises im Zivilprozeß, DRiZ 1982, S. 165; Müller, Der Ausforschungsbeweis, Zürich 1991.

[409] Zur geschichtlichen Entwicklung und der besonderen Bedeutung in Angelegenheiten des Familienrechts siehe Junker, Discovery, S. 323; Dunz, NJW 1956, S. 769 (772); insbesondere die Frage, ob eine verfassungsrechtliche Begründung vorliegt, ist höchst umstritten, vgl. v. Bodungen/Jestaedt, FS Stiefel, S. 65 (80), m.w.N.

[410] Hök, S. 246 f.

[411] BGH vom 19. Feb. 1987 in NJW-RR 1987, S. 898 (899); Jauernig, S. 201; Arens, ZZP 96 (1983), S. 73 (77 f.); Peters, Ausforschungsbeweis, S. 122.

[412] Synonym hierzu wird auch häufig der Terminus „Beweisermittlung“ verwendet.

a. Ausforschung im engeren Sinne

Während die unpräzise Angabe des Beweismittels als Beweisermittlungsantrag unzulässig ist, sind hinsichtlich der Anforderungen an das Beweisthema zwei Konstellationen zu unterscheiden: Zum einen ist ein Beweis dann nicht zu erheben, wenn eine Partei das Beweisthema nur sehr vage und völlig ungenau bezeichnet, so dass eine Beurteilung der Beweiserheblichkeit durch das Gericht nicht mehr erfolgen kann[413]. Zum anderen kann auch bei einer ausreichenden Konkretisierung eine Beweiserhebung unzulässig sein. Dies beispielsweise dann, wenn der Antragsteller Behauptungen ins Blaue hinein aufstellt oder Behauptungen aus der Luft greift und sich der Beweisantrag daher als Rechtsmissbrauch darstellt[414]. Doch bei solchen Tatsachenbehauptungen aufs Geratewohl zeigt sich die Schwierigkeit der Abgrenzung. Denn es ist den Parteien durchaus erlaubt, mangels eigener Kenntnis zunächst nur vermutete Tatsachen durch Aufstellen einer Behauptung und durch einen Beweisantritt in den Prozess einzuführen[415]. Es wird daher vielfach angenommen, dass rechtsmissbräuchliche Willkür nur unter besonderen Umständen vorliegt, so nämlich dann, wenn die Behauptungen erkennbar ohne jegliches Vorliegen tatsächlicher Anhaltspunkte gemacht wurden[416]. Teilweise wird auch verlangt, dass die Partei die Anhaltspunkte sowie die Erkenntnisquellen im Einzelnen stets darzulegen hat bzw. den Beweis gegebenenfalls sogar nur mittelbar über Indizien führen darf[417]. Letzterem ist allerdings mit dem Hinweis auf Sinn und Zweck des Beweises als Wahrheitsermittlung[418] entgegenzuhalten, dass bei der Annahme von Willkür und den Anforderungen an das Handeln des Antragstellers Zurückhaltung geboten ist. Im Übrigen verstoßen Behauptungen auf gut Glück auch nicht gegen die Wahrheitspflicht, sofern sie nicht wider besseres Wissen gemacht wurden[419]. Anders verhält es sich mit solchen Beweisanträgen, die lediglich dazu dienen, dem Beweisführer weiteres Beweismaterial für seinen Prozesserfolg zu verschaffen und durch die Beweisaufnahme erst die Grundlage für neue Behauptungen zu gewinnen[420]. Insbesondere bei der Beantragung einer Parteivernehmung des Pro-

---

[413] BGH vom 23. Apr. 1991 in NJW 1991, S. 2707 (2709).

[414] BGH vom 12. Juni 1996 in NJW-RR 1996, S. 1212; BGH vom 23. Apr. 1991 in NJW 1991, S. 2707 (2709); BGH vom 25. Apr. 1995 in NJW 1995, S. 2111 (2112).

[415] BGH vom 11. Juli 1996 in NJW 1996, S. 3147 (3150); BGH vom 10. Jan. 1995 in NJW 1995, S. 1160 (1161); MünchKommZPO/Prütting, § 284 Rdnr. 73.

[416] BGH vom 12. Juli 1984 in MDR 1985, S. 315; MünchKommZPO/Prütting, § 284 Rdnr. 73; Thomas/Putzo, § 284 Rdnr. 3.

[417] In dieser Weise Zöller/Greger, Vor § 284 Rdnr. 5, m.w.N.

[418] Zu beachten ist dabei, dass nach überwiegender Meinung das Ziel des Beweises nicht in der objektiven Wahrheit als solche gesehen wird, vgl. MünchKommZPO/Prütting, § 286 Rdnr. 10.

[419] MünchKommZPO/Prütting, a.a.O.

[420] BGH vom 8. Nov. 1995 in NJW 1996, S. 394; BGH vom 11. Juli 1996 in NJW 1996, S. 3147 (3150); BGH vom 12. Feb. 1964 in NJW 1964, S. 1179; Rosenberg/Schwab/Gott-

zessgegners ist ein solches Vorgehen unzulässig, das dem Antragsteller einen substantiierten Vortrag erst ermöglichen soll[421].
Diese Formulierungen deuten offensichtlich darauf hin, dass eine eindeutige Abgrenzung zwischen einem berechtigten Informationsinteresse und einer unzulässigen Ausforschung wenn überhaupt, dann nur sehr schwer zu treffen ist. Aufgrund der fließenden Übergänge ergibt sich bei der Rechtsanwendung ein unübersehbarer Spielraum. Die Unsicherheit in der Handhabung des Ausforschungsverbots betrifft aber noch weitere Merkmale. Nicht selten wird gefordert, die unter Beweis gestellten Behauptungen seien durch Anhaltspunkte glaubhaft zu machen bzw. eine gewisse Wahrscheinlichkeit müsse für deren Wahrheit sprechen[422]. Diese Forderungen sind aber abzulehnen, da eine solche Wertung des Wahrheitsgehalts vor der Durchführung der Beweisaufnahme in der ZPO nicht vorgesehen ist. Vielmehr kann und soll eine Feststellung über die Wahrheit erst nach der Beweisaufnahme getroffen werden[423].

b. Breite der Problematik

Die Problematik des Ausforschungsverbots erstreckt sich auf die gesamte Informationsbeschaffung, d.h. sowohl auf die Reichweite der Informationsansprüche wie auch auf die Zulässigkeit von Beweisanträgen. Allerdings wird auch die Frage nach dem Grad der Substantiiertheit des Parteivorbringens tangiert. Denn wird zunächst ein recht pauschaler Sachvortrag des Klägers zugelassen und anschließend der Beklagte zu substantiiertem Bestreiten angehalten, findet ebenfalls eine Ausforschung statt. Auf diese Art und Weise wird verfahren, wenn der Kläger zu genaueren Angaben zunächst nicht imstande ist, dem Gegner wegen größerer Sachnähe eine substantiierte Darlegung aber möglich und zumutbar ist[424]. Ebenso wie bei dieser Herabsetzung der Anforderungen an die Substantiiertheit klägerischen Vorbringens, führen die vielfach vorgesehenen und bereits dargestellten Beweiserleichterungen zu einer Reduzierung der Problematik des Ausforschungsverbots. Es hat sich gezeigt, dass im deutschen Recht eine alles in allem sehr weite Grenzziehung hinsichtlich der Zulässigkeit einer Ausforschung erfolgt. Insbesondere dadurch, dass nach überwiegender Ansicht eine unzulässige Ausforschung erst dort angenommen wird, wo keinerlei Anhaltspunkte für die aufgestellten Behauptungen vorliegen, wird den Parteien schon durch die bloße Existenz bestimmter Indizien[425], die auf die Wahrheit der Behauptung

---

wald, S. 683; bereits die Rechtsprechung des Reichsgerichts sah hierin eine unzulässige Ausforschung, vgl. RG in JW 1892, S. 13; RG in JW 1897, S. 81.

421 Zöller/Greger, § 445 Rdnr. 3a; Baumbach/Lauterbach/Hartmann, Einf. § 284 Rdnr. 27.

422 In dieser Weise Lüderitz, S. 44; Baumbach/Lauterbach/Hartmann, Einf. § 284 Rdnr. 27.

423 MünchKommZPO/Prütting, § 284 Rdnr. 74.

424 BGH vom 17. Okt. 1996 in NJW 1997, S. 128 (129); BGH vom 11. Jun. 1990 in NJW 1990, S. 3151 (3152); Jauernig, S. 194.

425 Vgl. dagegen die weitergehende Ansicht oben Fn. 417.

schließen lassen, ein offensives Vorgehen ermöglicht. Solche Indizien sind in der Praxis im Regelfall meist vorhanden, so dass sich die Anwendung des Ausforschungsverbots nicht als unüberwindliche Schranke einer Informations- und Beweisbeschaffung auswirkt.

Das Ausforschungsverbot soll sowohl die gegnerische Partei wie auch Dritte vor unverhältnismäßigen Eingriffen in ihre durch Art. 2 I GG geschützte Freiheitssphäre sowie den gesamten Grundrechtsbereich schützen[426]. Ebenso soll der Gang des Prozesses vorangetrieben und eine Entlastung des Prozessgerichts bewirkt werden[427]. Hat man gleichzeitig als grundlegendes Prinzip eines jeden Zivilverfahrens die Wahrheitserforschung im Blick, tritt schnell eine Dilemmasituation zutage, der sich die Gerichte bei der Handhabung des Ausforschungsverbots gegenübersehen.
Auch wenn die Rechtsprechung eine unzulässige Ausforschung grundsätzlich dann annimmt,

- wenn eine Behauptung bzw. ein Beweisantritt wider besseres Wissen oder ins Blaue hinein erfolgt,
- wenn der Beweis nur zur Ermittlung weiteren Prozessstoffes angetreten wird,
- wenn lediglich die Substantiierung des eigenen Sachvortrages beabsichtigt ist,

so hat sich doch gezeigt, dass die Abgrenzungskriterien recht schwammig und diffus sind. Das Ausforschungsverbot kommt in der Praxis jedenfalls zumeist nur selten als Schranke zum Einsatz. Mag man auch nicht von „zulässiger Ausforschung" im deutschen Recht sprechen[428], so kann doch keine Rede davon sein, dass eine Prozesspartei nur dann zum Ziel kommt, wenn sie bereits alle Informationen bei Prozessbeginn in ihrer Hand hält[429]. In deutschen Zivilprozessen wird auch die Beweisaufnahme vielfach zur Ermittlung der notwendigen Einzelheiten eines nur sehr pauschal vorgetragenen Sachverhalts verwendet[430], so dass deren faktische Funktion auf keinen Fall darauf beschränkt werden kann, streitige Tatsachen unter Beweis zu stellen, also dem Gericht lediglich die Überzeugung von der Wahrheit oder Unwahrheit einer Tatsachenbehauptung zu verschaffen[431]. Steht dem auch der Grundsatz der Prozessökonomie entgegen[432], lässt sich dies dennoch nicht immer vermeiden, gerade wenn beide Parteien dem Sachverhalt fern stehen.

---

[426] Pfeil-Kammerer, S. 223. An dieser Stelle zeigt sich eine gewisse Kongruenz von Verstößen gegen prozessuale und materielle Normen; siehe hierzu später mehr in § 4 IV.
[427] A.a.O.
[428] So aber Riedel, NJW 1956, S. 6 ff. und Knichel, S. 13.
[429] In dieser Weise aber Kersting, S. 119.
[430] Gegen ein solches Vorgehen Kersting, S. 119 f.
[431] Schlosser, JZ 1991, S. 599 (605).
[432] Vgl. Lange, NJW 1990, S. 3233 (3234).

Insgesamt ist zu folgern, dass dem Ausforschungsverbot im deutschen Recht eine beschränkende Wirkung hinsichtlich einer Informations- und Beweisbeschaffung zukommt, die tatsächliche Bedeutung aber nicht überschätzt werden darf. Andere Ausformungen des Prozessrechts kommen einem elementaren Schutzbedürfnis ebenso nach, wie zum Beispiel die Gewährung von Zeugnisverweigerungsrechten sowie die grundsätzliche Pflicht jeder Partei, ihre aufgestellten Behauptungen ausreichend zu substantiieren, wodurch jeder Beweisperson wie auch dem Prozessgegner ein effektiver Schutz vor unvertretbarer Ausforschung gewährt wird.

2. Ausforschung und das Verfassungsrecht

Die Wertungen des Verfassungsrechts wirken sowohl auf das Privatrecht wie auch auf das Prozessrecht ein, auf Letzteres sogar unmittelbar[433]. Dem Verfassungsrecht kommt nicht zuletzt im Hinblick auf Zweifelsfragen des nachgeordneten Rechts sowie auf dessen Auslegung und Anwendung erhebliche Bedeutung zu[434]. Die Grundrechte binden nach Art. 1 III GG unmittelbar Gesetzgebung und Rechtsprechung[435]. Demzufolge muss auch eine „Ausforschung" des Gegners oder eines Dritten in diesem Lichte begutachtet werden.
Von maßgeblicher Relevanz sind dabei die Vorgaben, die aus der Verfassung für das zivilprozessuale Verfahren erwachsen. Eingangs springt dabei sicherlich die Behauptung ins Auge, Ziel des Zivilprozesses sei aus verfassungsrechtlichem Blickwinkel die Ermittlung der objektiven Wahrheit[436]. Hierzu bedürfe es dann einer erschöpfenden Wahrheitsprüfung einschließlich einer in gewissem Umfang erlaubten Ausforschung[437]. Diese Ansicht wird auf Art. 2 GG gegründet, wonach jede Partei Rechtsdurchsetzung und Unrechtsabwehr verlangen könne. Dem ist allerdings entgegenzuhalten, dass sich der Umfang der Wahrheitsermittlung generell nach dem Parteiverhalten richtet, man denke nur an das Unstreitigstellen von Tatsachen oder an Präklusionsvorschriften. Zudem weist das Zivilverfahren im Grunde nur eine dienende Funktion zur Durchsetzung subjektiver Rechte im individuellen Rechtsschutz auf[438]. Das Verfassungsrecht, das eben vorrangig dem Schutz subjektiver Rechte dient, will eine Rechtsverwirklichung aber nicht um jeden Preis, sondern bezieht im Rahmen der Verhältnismäßigkeitsprüfung andere schutzwürdige Rechtsgüter mit ein. Diese anderen, durch die Verfassung

---

433 BVerfG vom 25. Juli 1979 in BVerfGE 52, 131 (165 f.); Benda/Weber, ZZP 96 (1983), S. 285 (299).

434 Benda/Weber, a.a.O., S. 298; Palandt/Heinrichs, Einl. Rdnr. 36.

435 Konzen, S. 243.

436 Vgl. Stürner, Aufklärungspflicht, S. 43, 50 f.; a.A. Wach, S. 199, 214, wonach die objektive Wahrheit nur ein mehr oder minder zufälliges Nebenprodukt darstelle.

437 A.a.O.

438 BVerfG vom 25. Juli 1979 in BVerfGE 52, 131 (153); Stein/Jonas/Schumann, 20. Auflage, Einl. I C Rdnr. 4 ff.; Gaul, AcP 168 (1968), S. 27 (58).

geschützten Werte stehen einer Ausforschung entgegen und begrenzen damit das Recht auf Wahrheitsermittlung. Das Ziel einer objektiven Wahrheitsermittlung kann demnach nicht isoliert betrachtet werden[439]; alleine hieraus kann keine Zulässigkeit einer Ausforschung des Gegners gefolgert werden.
Mehr Erfolg hat hingegen die Herleitung eines umfassenden und qualifizierten Individualrechtsschutzes aus den verschiedenen Ausprägungen der Rechtsstaatlichkeit im Grundgesetz. So ist das BVerfG seit einiger Zeit in seiner Rechtsprechung dazu übergegangen[440], dem Einzelnen mit der Hilfe des Prozessrechts zu einer effektiveren Durchsetzung subjektiver Rechte zu verhelfen, basierend auf einer Betonung des prozessualen Gehalts der Grundrechte[441]. Mit diesen Überlegungen werden die Gedanken Stürners im Hinblick auf die Anerkennung einer allgemeinen prozessualen Aufklärungspflicht auf der Grundlage verfassungsrechtlicher Erwägungen wieder aufgegriffen, wenn auch im Rahmen einer abweichenden dogmatischen Anknüpfung[442]. Dem Prozessrechtsverständnis ist eine neue verfassungsrechtliche Dimension eröffnet worden[443], indem ein verfassungsrechtlich begründetes Postulat konturiert wurde, den Zugang zu den Informationsquellen als Ersatz für eine verbotene Selbsthilfe zu erzwingen, soweit dies für einen effizienten Rechtsschutz nötig erscheint[444]. Zugrunde liegt der Gedanke, dass materielle Ansprüche nur in dem Maße von Nutzen sind, wie sie tatsächlich realisiert werden können[445]. Ohne ein geeignetes Rechtsschutzverfahren, das die umfassende Feststellung der tatsächlichen Grundlagen des Rechts beinhaltet, sind diese wertlos[446].

---

439 Mit anderen Worten kann es sich hierbei nicht um den alleinigen oder auch nur hauptsächlichen Prozesszweck handeln, vgl. Zeiss, ZZP 89 (1976), S. 377 (385).

440 Bei dem dem Beschluss des BVerfG vom 25. März 1992 in NJW 1992 , S. 1875 zugrunde liegenden Sachverhalt ging es um eine Installation einer Fangschaltung durch die Deutsche Bundespost auf Veranlassung der Klägerin, um auf diese Weise eine fortdauernde Belästigung durch anonyme Telefonanrufe zu unterbinden. Im anschließenden Unterlassungs- und Schadensersatzprozess gegen den Störer wurden die so ermittelten Beweise trotz des Fehlens einer gesetzlichen Grundlage für den Eingriff in das nach Art. 10 II GG geschützte Fernmeldegeheimnis verwertet. Dies erachtete das BVerfG als zulässig, da die Klägerin zur Durchsetzung ihrer Rechte auf ein solches Vorgehen angewiesen gewesen sei und andernfalls weitgehend schutzlos gestellt gewesen wäre. Unter Berücksichtigung der Verletzung eigener Grundrechte der Klägerin durch die Anrufe, insbesondere einer Verletzung des allgemeinen Persönlichkeitsrechts nach Art. 2 I GG i.V.m. Art. 1 I GG und des Rechts auf körperliche Unversehrtheit gemäß Art. 2 II GG, wäre danach ein Gesetz zur Abwehr bedrohender anonymer Anrufe verfassungsrechtlich zulässig und geboten gewesen, so dass dessen Fehlen eine Schutzlücke hinterlassen habe, die nun ausgefüllt werden müsse. Vgl. auch BVerfG vom 12. März 1980 in BVerfGE 53, 352; BVerfG vom 10. Mai 1977 in BVerfGE 45, 297 (333).

441 BVerfG vom 25. März 1992 in NJW 1992, S. 1875; Schlosser, NJW 1992, S. 3275.

442 Vgl. oben § 3 V 3.

443 So Schlosser, NJW 1992, S. 3275.

444 A.a.O.

445 BVerfG vom 11. Juni 1980 in BVerfGE 54, 277 (291); Rosenberg/Schwab/Gottwald, S. 13 ff.; Stürner, ZZP 98 (1985), S. 237 (248 f.).

446 Habscheid, ZZP 96 (1983), S. 306 (308).

Insofern kann sogar von einem „Recht auf Beweis“ gesprochen werden[447]. Das BVerfG spricht selbst davon, dass nur bei einer klaren und inhaltlich überzeugenden Rechtsgrundlage für die Verweigerung des Zugangs zu einem angebotenen Beweismittel die Beweiserhebung unterbleiben dürfe[448]. Eine ungerechtfertigte Versperrung des Zugangs zu Informationsquellen verkürze den verfassungsrechtlichen Rechtsschutzanspruch in unzulässiger Weise[449]. Den Richter treffe die Verpflichtung, im konkreten Fall insgesamt gesehen für eine faire, zumutbare Handhabung des Beweisrechts Sorge zu tragen[450]. Danach muss folglich das Gericht in der Regel die von den Parteien angetretenen Beweise erschöpfen[451].

Dennoch ist es auch hier nicht geboten, Wahrheit um jeden Preis zu erforschen[452]. Der Rechtsanspruch auf Informationszugang darf nicht verabsolutiert werden[453], vielmehr ist zu berücksichtigen, dass auch der von der Ausforschung Betroffene Grundrechtsschutz beanspruchen kann und durch die Mitwirkungspflicht zumindest in seiner allgemeinen Handlungsfreiheit betroffen wird. Die Kollision des Ausforschungsinteresses auf der einen und des Geheimhaltungsinteresses auf der anderen Seite verlangt eine Lösung durch Abwägung der widerstreitenden Interessen. In Situationen mit typischerweise vorhandener Unkenntnis der beweisbelasteten Partei, in der eine Ausforschung nicht zu einem ungewöhnlich gravierenden Eingriff in Grundrechte der Beweisperson führt, ist daher eine Ausforschung im Zweifel zuzulassen und der Betroffene verstärkt in die Sachaufklärung miteinzubeziehen. Bei der Abwägung sind unter anderem zu berücksichtigen das materielle Recht im Hinblick auf Bedeutung und Wahrscheinlichkeit des Bestehens, Ursachen und Umfang der Unkenntnis, die Zumutbarkeit von Nachforschungen sowie auf der anderen Seite die Intensität des Eingriffs, eventuelle Folgewirkungen, die Schwierigkeit der Auskunftserteilung und alle generell schützenswerten Interessen.

Neben dem Gebot des effektiven Rechtsschutzes lassen sich diese Grundsätze auch auf das Recht auf ein faires Verfahren[454] sowie auf das Prinzip der Waffen-

---

447 Habscheid, a.a.O., S. 306 ff.; MünchKommZPO/Prütting, § 284 Rdnr. 18; Schlosser, NJW 1992, S. 3275 ff., der sogar von einem Menschenrechtspostulat „Zugang zu Information und Beweismitteln“ spricht; vgl. auch Schlosser, JZ 1991, S. 599.

448 BVerfG vom 20. Apr. 1982 in BVerfGE 60, 247 (249); BVerfG vom 20. Apr. 1982 in BVerfGE 60, 250 (252); BVerfG vom 2. Dez. 1987 in BVerfGE 77, 275 (284).

449 BVerfG vom 12. März 1980 in BVerfGE 53, 352 (356 ff.).

450 BVerfG vom 25. Juli 1979 in BVerfGE 52, 131 (145).

451 Zur Begründung hierfür wird in der Literatur neben dem Anspruch auf Justizgewährung gemäß Art. 19 IV GG auch auf § 286 ZPO sowie die Wahrheitserforschungspflicht des Gerichts abgestellt, vgl. H. Roth, Verwertung, S. 279 (284), der zudem ein subjektives Recht auf Beweis auch als Kehrseite der prozessualen Wahrheitspflicht nachweist.

452 Gaul, AcP 168 (1968), S. 27 (50).

453 Schlosser, NJW 1992, S. 3275 (3276).

454 BVerfG vom 25. Juli 1979 in BVerfGE 52, 131 (146); BVerfG vom 3. Apr. 1979 in BVerfGE 51, 150 (156).

gleichheit stützen[455]. Sie lassen die Schlussfolgerung zu, dass eine Ausforschung mit Hilfe des zivilprozessualen Instrumentariums grundsätzlich möglich sein muss, sofern hierbei wichtige und verfassungsrechtlich geschützte Belange des Betroffenen gewahrt bleiben[456]. In diesem Sinne ist die gesamte Ausgestaltung des Verfahrens auszulegen, angefangen von den Anforderungen an die Substantiierung bis hin zur Interpretation des materiellen Rechts. Damit ist die Erkenntnis verbunden, dass jede verfahrensmäßige Einschränkung der Beweisführung einer besonderen Legitimation bedarf[457].

Das Verfassungsrecht verleiht dem Ausforschungsverbot somit einen neuen Akzent. War auf der ersten Stufe der Betrachtung, nämlich bei der Untersuchung prozessualer und materieller Aufklärungspflichten sowie der Prüfung der Notwendigkeit einer allgemeinen prozessualen Aufklärungspflicht im deutschen Recht, auf der es um die Existenz von Mitwirkungspflichten der Gegenseite ging, die Ablehnung einer allgemeinen Aufklärungspflicht noch an dem vorhandenen Regelwerk der ZPO festzumachen, was gerade auch in verfassungsrechtlicher Hinsicht als unbedenklich diagnostiziert wurde, so ergibt sich nun auf der zweiten Prüfungsstufe, auf der eine Begrenzung des Aufklärungsumfangs im Blickpunkt steht, ein maßgeblicher Einfluss des Verfassungsrechts auf das Ergebnis der Bewertung. Erschienen die Aufklärungsvorschriften der ZPO dem ersten Anschein nach auch nicht sonderlich ausgeprägt, so waren sie doch stark genug, ohne dass es einer Hebelwirkung durch das Verfassungsrecht bedurfte. Eine nun aber zusätzliche starke Einschränkung der Aufklärungstätigkeit durch ein umfassendes Verbot der Ausforschung muss mit Rücksicht auf das Verfassungsrecht korrigiert werden. Mit einem solchen Vorgehen wird auch dem berechtigten Vorbringen genügend Beachtung geschenkt, verfassungsrechtliche Generalklauseln seien nicht stets als zwingende Auslegungsdirektiven für prozessuale Bestimmungen zu verstehen[458], andererseits würden aber sogar subjektive Rechte aus der Verfassung im Hinblick auf die Verfahrensgestaltung hergeleitet[459].

---

455 In dieser Weise das „Mindervotum“ in BVerfG vom 25. Juli 1979 in BVerfGE 52, 131 (143 ff.).

456 Schlosser, NJW 1992, S. 3275 (3276).

457 Vgl. H. Roth, a.a.O., S. 279 (285); MünchKommZPO/Prütting, § 284 Rdnr. 18, 64.

458 In dieser Weise Tettinger, S. 56; Stürner, Richterliche Aufklärung, S. 35, dies mit dem Verweis auf die Gefahr, dass zeitgebundene Verfahrensmodelle oder kurzlebige rechtspolitische Forderungen dadurch verfassungsrechtlich festgeschrieben würden. Die Zubilligung verfassungsrechtlicher Dignität habe nur mit großer Zurückhaltung zu erfolgen.

459 Vgl. BVerfG vom 26. Mai 1981 in BVerfGE 57, 250 (275), wonach das Recht auf ein faires Strafverfahren sogar als Prozessgrundrecht bezeichnet wurde.

3. Verletzung des Ausforschungsverbots

Von maßgeblichem Interesse ist schließlich, welche Folgen eine Verletzung des Ausforschungsverbots im deutschen Recht nach sich zieht. Ist der Beweisstoff durch die Verletzung erst ermittelt worden und liegt nun im Prozess vor, so ist zweifelhaft, ob er auch verwertet werden darf, da er unrechtmäßig erlangt wurde. Diese Frage erhält besondere Relevanz vor dem Hintergrund, dass ausländische Rechtsinstitute wie die discovery, trotz einer vielfach vorgenommenen Einordnung als unzulässige Ausforschung[460], schwerlich als mit dem deutschen Recht unvereinbar bezeichnet werden können und eine Anerkennung der auf diesem Wege erlangten Beweisergebnisse kaum gänzlich versagt werden kann, wenn gleichzeitig Verstöße gegen das Ausforschungsverbot innerhalb des deutschen Rechtssystems durch die Beibehaltung der Verwertbarkeit des ausgeforschten Beweismaterials sanktionslos blieben. Anerkannt ist jedenfalls, dass nicht jede beliebig erlangte Erkenntnis aus der Beweisaufnahme verwertet werden darf. Ein Beweisverwertungsverbot kann für solche Beweismittel eingreifen, die unter ungerechtfertigter Verletzung verfassungsrechtlich geschützter Individualrechte erlangt wurden[461]. Ein Verstoß gegen das Ausforschungsverbot legt dabei die Schnittstelle zwischen prozessual-ordnungswidrig und materiell-rechtswidrig erlangten Beweismitteln offen[462].

a. Für und Wider eines Verwertungsverbots

Ob es verboten ist, die durch unzulässige Ausforschung erlangten Beweisergebnisse für die Entscheidung zu verwerten, ist in Literatur und Rechtsprechung streitig, insbesondere da sich diesbezüglich keine gesetzliche Regelung findet[463]. Nach teilweise vertretener Auffassung soll eine rechtswidrige Erlangung von Beweismitteln im Prozess auf deren Verwertung gänzlich ohne Einfluss sein[464]. Dies wird allgemein mit einem Hinweis auf den Grundsatz der Wahrheitserfor-

---

460 Vgl. oben § 1 I 2.

461 BGH vom 19. Juni 1970 in NJW 1970, S. 1848 (1849); Peters, ZZP 76 (1963), S. 145 (151 f.); Habscheid, ZZP 96 (1983), S. 306 (321); Zöller/Greger, § 286 Rdnr. 15a.

462 Zur begrifflichen Unterscheidung vgl. § 4 IV.

463 Stein/Jonas/Leipold, § 284 Rdnr. 56; MünchKommZPO/Prütting, § 284 Rdnr. 63. Für die Klärung der Streitfrage wird häufig zwischen einem unbestimmten Beweisantritt und einer aus der Luft gegriffenen Behauptung differenziert, so Wais, S. 45 ff.. Eine solche Unterscheidung ist zur Beantwortung der aufgeworfenen Fragestellung jedoch weder notwendig noch sachdienlich, da hierauf, entgegen der Ansicht von Wais, der die Gruppe völlig unbestimmter Beweisantritte bereits mit dem für die Unzlässigkeit alleine ausschlaggebenden Argument der Prozessökonomie und der daher endgültig verlorenen Zeit einem Verwertungsverbot von vornherein entziehen möchte, keine grundlegend unterschiedlichen Argumentationslinien fußen.

464 Schneider, S. 54; Peters, ZZP 76 (1963), S. 145 (156 f.); ders., Ausforschungsbeweis, S. 122.

schung begründet sowie hinsichtlich des Ausforschungsbeweises im Besonderen mit der Tatsache, dass die ZPO auch keine Hindernisse für die Wahrheitsfindung aus dem Umstand herleitet, dass sich das Gericht irrtümlich mit einem unsubstantiierten Beweisantrag begnügt bzw. auf einen solchen gänzlich verzichtet hat[465]. Die Beweiserhebung beruhe auf dem Beschluss des Gerichts, der selbst ohne Verfahrensverstoß durchgeführt worden sei. Zudem sei dieser Fall vergleichbar mit einer Beweiserhebung unter Verkennung der Beweislast, wodurch auch keine Beeinträchtigung des so gewonnenen Beweisstoffes erfolge[466].
Dem ist jedoch zurecht entgegenzuhalten, dass der Ermittlung der Wahrheit nicht unter allen Umständen der Vorrang vor allen anderen Rechtsprinzipien einzuräumen ist, wie schon aus Vorschriften des Beweisrechts selbst hervorgeht. Zu nennen sind hier nur die Zeugnisverweigerungsrechte sowie Beschränkungen des Urkunden- und Parteibeweises[467]. Darüber hinaus wird die Ermittlung einer objektiven Wahrheit teilweise noch nicht einmal als Ziel des Prozesses anerkannt[468]. Geht man von der Existenz eines allgemeinen Rechtsgrundsatzes aus, der die Ausnutzung einer rechtswidrig herbeigeführten Lage als unzulässig wertet und die Wiederherstellung des rechtmäßigen Status verlangt[469], so erscheint die Annahme eines Verwertungsverbots für unzulässig erlangte Beweismittel als geeignetes Mittel zur Durchsetzung dieses Prinzips. Ein vollkommen sanktionslos ausgestaltetes Ausforschungsverbot würde geradezu einen Anreiz für rechtswidrige Handlungsformen schaffen[470]. Allerdings ist die Ansicht, jedes rechtswidrig erlangte Beweismittel unterliege in vollem Umfang und stets einem Verwertungsverbot[471], ob ihrer Pauschalität ebenfalls abzulehnen. Denn ausschließlich mit dem Hinweis auf Gesichtspunkte der Generalprävention lässt sich kein Beweisverwertungsverbot rechtfertigen[472]. Es ist auch nicht einzusehen, warum jeder beliebige Verhaltens- bzw. Verfahrensverstoß bei der Beweiserlangung eine prozessuale Auswirkung auf die Verwertung haben soll. Durchaus beachtenswert ist im Einzelfall, dass die Ausforschung zur Wahrheitsermittlung führt und auf diese Weise unrichtige Urteile verhindert werden. Denn Ziel des Prozesses ist ja gerade, wenn nach Meinung mancher auch nicht die Ermittlung der objektiven Wahrheit, so doch zumindest der Erlass eines gerechten Ur-

---

465 Vgl. Gamp, DRiZ 1982, S. 165 (168); Schneider, a.a.O. sieht jedenfalls die Voraussetzungen einer Heilung nach § 295 ZPO erfüllt, da die Erhebung des Beweises unter tatsächlicher oder möglicher Teilnahme der Parteien erfolgt sei und darin ein konkludenter Beweisantrag bzw. eine Billigung des Vorgehens liege.

466 Schneider, a.a.O.

467 Vgl. u.a. die §§ 80, 165, 314 S. 2, 376, 383 ff., 445 II, 592, 595 II ZPO.

468 Siehe oben Fn. 216.

469 So Stein/Jonas/Leipold, § 284 Rdnr. 56.

470 BGH vom 19. Juni 1970 in NJW 1970, S. 1848 (1849); Baumgärtel, ZZP 69 (1956), S. 89 (103 f.).

471 In dieser Weise Konzen, S. 244 ff. (248); Baumgärtel, ZZP 69 (1956), S. 89 (103 ff.); siehe auch MünchKommZPO/Prütting, § 284 Rdnr. 63, Fn. 28, m.w.N.

472 H. Roth, a.a.O., S. 279 (281); Baumgärtel, MDR 1994, S. 766 (768); vgl. aber auch BGH vom 19. Juni 1970 in NJW 1970, S. 1848 (1849); Kaissis, S. 120 ff.

teils[473]. Aus diesen Erwägungen heraus sind beide Extrempositionen abzulehnen.

b. Vermittelnde Meinung

Im Ergebnis ist vielmehr einer ausdifferenzierten und vermittelnden Meinung der Vorzug zu geben, die Sinn und Zweck der verletzten Norm mehr in den Vordergrund stellt sowie durch Abwägung und Bewertung der verschiedenen sich gegenüberstehenden, rechtlich geschützten Güter die erforderliche Flexibilität für die Fallentscheidung gewährleistet[474]. Dabei soll einerseits berücksichtigt werden, dass durch die Ausforschung die Güte des Beweisergebnisses nicht geschmälert und die Wahrheit vielmehr erst ans Licht gebracht wird. Zudem hat sich, wie bereits ausgeführt, die Erkenntnis durchgesetzt, dass die Möglichkeit zur Beweisführung dem Grundsatz nach verfassungsrechtlich abgesichert ist und ein Recht auf Informationszugang sogar erzwungen werden kann. Keine Partei hat von vornherein ein Recht darauf, dass der Sachverhalt nicht in allen Einzelheiten aufgeklärt wird[475]. Die Parteien müssen vielmehr damit rechnen, dass alle entscheidungserheblichen Umstände geklärt werden, mag ihnen dies auch peinlich sein. Andererseits ist aber festzustellen, dass von der Güte des Beweisergebnisses nicht ohne weiteres auf die Verwertbarkeit geschlossen werden kann, wie beispielsweise bei Fällen offensichtlicher Grundrechtsverletzungen. Auch das Recht auf Zugang zu den Informationsquellen und dem Beweis ist nicht schrankenlos zu gewähren, sondern nur dort anzuerkennen, wo es für einen effizienten Rechtsschutz erforderlich ist und keine gewichtigen, verfassungsrechtlich geschützten Belange anderer entgegenstehen[476]. Soweit es durch die Ausforschung zu rechtswidrigen Eingriffen zum Beispiel in die Persönlichkeitssphäre einer Person kommt, ist dies durchaus vergleichbar mit anderen Rechtsverstößen, wie der Erpressung eines Geständnisses oder der heimlichen Anfertigung einer Tonbandaufnahme[477]. All diesen Fällen ist der Eingriff in ein Grundrecht

---

473 Baur/Grunsky, S. 34.

474 Vgl. Stein/Jonas/Leipold, § 284 Rdnr. 58 ff.; MünchKommZPO/Prütting, § 284 Rdnr. 63 ff., m.w.N.. A.A. bei materiell-rechtswidrig erlangten Beweisen H. Roth, a.a.O., S. 279 ff., der sich gerade auch wegen des Nachteils einer damit verbundenen, gewissen Unvorhersehbarkeit des jeweiligen Prozessausgangs für ein Prinzip der formalisierten Beweiserhebung im zivilprozessualen Erkenntnisverfahren ausspricht. Hierin liegt allerdings die Gefahr, Einzelfallgerechtigkeit auf dem Altar übertriebenen Sicherheitsdenkens und starrer Verfahrenshandhabung vorschnell zu opfern.

475 So Dunz, NJW 1956, S. 769 (771).

476 Vgl. Schlosser, NJW 1992, S. 3275 f.

477 Siehe Hök, S. 253; eine Aufzählung von Fallgruppen gibt MünchKommZPO/Prütting, § 284 Rdnr. 66 ff.

gemeinsam[478]. Die Art und Weise bzw. der Ort der Verletzungshandlung, hier bei der Ausforschung aufgrund eines fehlerhaften Beweisbeschlusses im Gericht, muss bei der Beurteilung dennoch Beachtung finden, schließlich liegt ein entscheidender staatlicher Eingriff bei der Beweisfindung vor, der von beachtlichem Gewicht ist. Dies kommt zum Resultat einer Grundrechtsverletzung hinzu, die an dieser Stelle durch eine Anordnung des Gerichts in Form eines Beweisbeschlusses und der daraus resultierenden Erzwingung der Preisgabe von Kenntnissen bewirkt wird. Eine solche Auslegung entspricht auch der Argumentation anhand der Schutzrichtung des Ausforschungsverbots, welches man als flexibles Instrument zur Begrenzung legitimer Informationsinteressen einer Prozesspartei zum Schutz anderer bezeichnen kann. Gerade die Auswirkung auf Rechte Dritter gibt dem Ausforschungsverbot erst seine Existenzberechtigung, denn es erfüllt keinen isolierten Selbstzweck. Die Ausforschung der Wahrheit scheitert nämlich erst an höheren Werten[479]. Dies ist vor allem bei Eingriffen in die Intimsphäre und damit in das Persönlichkeitsrecht, aber auch in andere Grundrechte zu bejahen. Nicht nur eine Zurückweisung des Beweisantrags wegen unzulässiger Ausforschung erscheint dann in der Regel erforderlich, sondern auch der Ausschluss so gewonnenen und in den Prozess eingeführten Beweismaterials von der Verwertung und dessen Betrachtung als nicht existent. Denn es handelt sich tatbestandsmäßig um den Verstoß gegen prozessuale Normen, bei dem es auch nicht damit zu bewenden lassen ist, dass eine Verletzung von Rechten mit Mitteln des Strafrechts und des materiellen Rechts geahndet wird[480]. Schließlich legt ein solches Beweisverbot auch der staatlichen Gerichtsgewalt Schranken auf, bei deren Übertritt es umfassender, sachgerechter Sanktionen bedarf.

---

[478] Eine dennoch unvermeidliche Differenzierung zwischen materiell-rechtswidriger Beweiserlangung durch Private und einer Beweiserlangung unter Verstoß gegen prozessuale Vorschriften wird in § 4 IV 2 vorgenommen. Schließlich kann es schon bei ein und demselben Vorgang zu unterschiedlichen Wertungen in der materiellrechtlichen und prozessualen Sphäre kommen, so dass ein Unwerturteil bei einem Verstoß gegen prozessuale Normen erst recht anders ausfallen kann als ein solches bei einem Verstoß gegen materielles Recht.

[479] Schlosser, JZ 1991, S. 599 (604).

[480] Aus dem hohen Schutzniveau dieser Instrumente möchte H. Roth, a.a.O., S. 279 (290 ff.) bei materiell-rechtswidriger Beweiserlangung durch Private eine mangelnde Notwendigkeit für Beweisverwertungsverbote in diesen Fällen herleiten und zwar unabhängig von der Art der rechtswidrigen Erlangungshandlung. Dabei soll ein zivilrechtlicher Herstellungsanspruch in seinen Rechtsfolgen kein prozessuales Verwertungsverbot in Bezug auf ein zukünftiges oder bereits schwebendes Zivilverfahren beinhalten. Dies freilich mit dem respektablen Hinweis auf die ablehnende Rechtsprechung zu gesonderten Ehrenschutzklagen gegenüber parteilichem Vorbringen und Zeugenaussagen in schwebenden Prozessen, falls das Vorbringen der Rechtsverfolgung dient, vgl. BGH vom 13. Okt. 1987 in NJW 1988, S. 1016. Damit soll im Grundsatz der Eingriff in das Ausgangsverfahren und das Ausschalten von Beweismitteln verhindert werden. Allerdings sollen sich nach dieser Entscheidung des BGH die Grundsätze gerade nicht auf Abwehrklagen gegen widerrechtlich erlangte Beweismittel beziehen, BGH, a.a.O.; a.A. KG vom 3. Juni 1955 in NJW 1956, S. 26 (27).

Teilweise wird auch schon dann ein Verwertungsverbot angenommen, wenn die Durchführung der Beweisaufnahme das geschützte Rechtsgut lediglich tangiert, die Verwertung aber mit dem den Zivilprozess durchziehenden Gedanken von Treu und Glauben unvereinbar wäre und sie eine für die betreffende Person unzumutbare Bloßstellung zur Folge hätte[481]. Lässt man, wie auch vereinzelt vertreten[482], eine Verwertung grundsätzlich mit der bloßen Einschränkung zu, dass sich der Beweisführer in Beweisnot befindet und er bereits alle sonstigen verfügbaren Beweismittel ausgeschöpft haben muss, ergibt sich in praxi zumeist keine Kollision mit dem Verbot der Ausforschung, da unter diesen Umständen schon auf anderen Stufen Zugeständnisse an die beweisführende Partei gemacht werden[483].

c. Stellungnahme

Festzuhalten bleibt, dass eine Ausforschung jedenfalls nicht per se ein Verwertungsverbot nach sich zieht, sondern einer umfassenden Güter- und Interessenabwägung bedarf. Insgesamt zeichnet sich auch eine Tendenz zu einer großzügigeren Beweisverwertung ab[484]. So kann eine an sich rechtswidrige Beweiserlangung im Einzelfall auch durchaus gerechtfertigt sein[485]. Neben Art und Intensität von Grundrechtseingriffen sind zudem Gesichtspunkte der Verfahrensgerechtigkeit und der Chancengleichheit in die Abwägung miteinzubeziehen[486]. Damit wird dem Umstand Rechnung getragen, dass ein generelles Verwertungsverbot in der ZPO nicht existiert. Zudem wird dadurch der Grundsatz der freien Beweiswürdigung aufrechterhalten und gleichzeitig die Möglichkeit eröffnet, im Rahmen der einzelfallabhängigen Beweiswürdigung solchen Fehlern bei der Beweisgewinnung mit einer Schwächung der Beweiskraft zu begegnen. Dieses Resultat wird auch bestätigt bei einem Blick auf die Behandlung von Verletzungen anderer vergleichbarer, die Beweiserhebung ebenso begrenzender Normen, wie die Zeugnisverweigerungsrechte und Schweigepflichten[487]. Denn auch dort ist die Frage der Verwertbarkeit trotz Verstößen nicht generell zu beantworten, sondern nur unter Berücksichtigung der jeweils bestehenden Interessenlage und des Schutzzwecks der verletzten Vorschrift[488].

---

[481] In dieser Weise Baumgärtel, ZZP 69 (1956), S. 89 (103 f.); Pleyer, ZZP 69 (1956), S. 321 (334 ff.).

[482] So H. Roth, a.a.O., S. 279 ff., 293 für materiell-rechtswidrige Beweiserlangungen.

[483] Vgl. hierzu Fragen der Beweislast und Substantiierungslast.

[484] Siehe BGH vom 27. Jan. 1994 in NJW 1994, S. 2289; Jauernig, S. 201 spricht von einem „übersteigerten Schutz der Persönlichkeit".

[485] Zu Rechtfertigungsgründen im Einzelnen vgl. Stein/Jonas/Leipold, § 284 Rdnr. 62 f.; MünchKommZPO/Prütting, § 284 Rdnr. 72.

[486] MünchKommZPO/Prütting, § 284 Rdnr. 65.

[487] Ein instruktives Beispiel findet sich hierzu in der Entscheidung des BGH vom 23. Feb. 1990 in NJW 1990, S. 1734 ff.; näheres unter § 4 IV 5.

[488] Vgl. Zöller/Greger, § 286 Rdnr. 15c; § 383 Rdnr. 6, 21, 22.

Das gefundene Ergebnis ist auch nicht mit einem Hinweis auf § 295 ZPO zu erschüttern[489], wonach bei unverzichtbaren Verfahrensnormen eine Verletzung derselben rügelos zu berücksichtigen ist. Da zwingende Vorschriften nur solche sind, die dem öffentlichen Interesse an einer geordneten Rechtspflege dienen[490], fällt eine Verletzung des Ausforschungsverbots nicht hierunter. Denn im Vordergrund stehen die Individualrechte der ausgeforschten Partei. Die Ausdehnung auf die Sicherstellung eines fairen Verfahrens im öffentlichen Interesse würde eine Interpretation bedeuten, die vom Kern des Rechtsinstituts zu weit wegführen würde.

Schließlich ist noch einmal darauf hinzuweisen, dass bei dem hier behandelten Komplex zwei unterschiedliche Fragestellungen zu unterscheiden sind: Zum einen, wann überhaupt eine Ausforschung vorliegt, d.h. bis zu welchem Grad die Rechtsordnung der aktiven Partei noch Unterstützung gewährt; zum anderen, welche Folgen eine tatsächlich vorliegende rechtswidrige Ausforschung nach sich zieht. Der Hinweis auf die Fallgestaltungen, in denen die Rechtsordnung einer sich in einem „Informationsnotstand" befindenden Partei durch Gewährung von Informationsansprüchen und Beweisvorteilen noch unter die Arme greift, betrifft ausschließlich den erstgenannten Problemkreis. Es ist daher nicht zulässig, vom Vorliegen eines Sachverhalts, bei dem Informationsdefizite durch unzulässige Mittel ausgeglichen werden, wie bei einer unzulässigen Ausforschung, gleichzeitig auf die Antwort der zweiten Frage zu schließen[491]. Die Unterscheidung entspricht der Trennung von Beweiserhebungsverbot und Beweisverwertungsverbot. Ob die Rechtsordnung der Gegenpartei auch den Schutz eines Verwertungsverbots gewährt, ist gerade die zu beantwortende Frage, die nicht präjudiziert ist.
Es bleibt jedoch zu fragen, welche Kriterien und Umstände in der neuerlichen Abwägung berücksichtigt werden bzw. noch hinzutreten müssen, um über eine Verletzung des Ausforschungsverbots hinaus auch ein Verwertungsverbot eingreifen zu lassen. Dass es sich hierbei nicht um eine deckungsgleiche Wertung handelt, zeigt die systematische Unterscheidung der betroffenen Regelungsbereiche. Einerseits soll dem Ausforschenden keine prozessuale Unterstützung von Seiten der Rechtsordnung zuteil werden, so dass ein Ausforschungsverbot statuiert wird, dessen Schwerpunkt auf der Unterlassung staatlicher Unterstützung bei der Sachverhaltsaufklärung liegt; andererseits wird ein striktes Verbot einer Ergebnisverwertung ausgesprochen, obwohl die Resultate tatsächlich schon vorliegen. Hierbei ist der Regelungsschwerpunkt nun auf einer aktiven Einmischung der Rechtsordnung in den weiteren Verfahrensgang zu erblicken und nicht nur in einer untätigen Zurückhaltung. Der Beantwortung der Frage, wann jeweils die

[489] So aber Hök, S. 256, der diesen Gesichtspunkt als Argumentationshilfe für seinen Standpunkt anführt.
[490] Zöller/Stephan, § 295 Rdnr. 4.
[491] In dieser Weise aber Hök, S. 255, der damit ein Beweisverwertungsverbot zu begründen versucht.

Schwelle zum Verbot erreicht ist, können unterschiedliche Wertungen zugrunde liegen[492]. Die Annahme eines „aktiven" Verwertungsverbots verlangt dabei grundsätzlich eine größere Betroffenheit und einen schwereren Grundrechtseingriff auf Seiten des Ausgeforschten als es bei der Annahme eines Ausforschungsverbots und dessen Verletzung der Fall ist. Nicht zu verkennen ist allerdings, dass die Betrachtung des Ausforschungsbeweises bereits im Hinblick auf ein Beweiserhebungsverbot eine detaillierte Abwägung erfordert, die in den meisten Fällen auch auf die Beurteilung der Beweisverwertung ausstrahlen wird und eine bestimmte Indizwirkung entfaltet. Damit unterscheidet sich die Behandlung des Ausforschungsverbots von anderen Beweiserhebungsverboten, die aufgrund positiver Statuierung im Gesetz eine gesonderte Abwägung im Rahmen der Verletzungsprüfung nicht explizit erfordern.

VIII. Ergebnis

Resümierend ist festzuhalten, dass das deutsche Recht verschiedene Ansatzpunkte für eine Sachverhaltsaufklärung wählt. Im Mittelpunkt steht dabei sicherlich das Zusammenspiel materieller Ansprüche und prozessualer Pflichten und Lasten. Die einzelnen Normen enthalten fast durchgängig recht enge Voraussetzungen. Eine umfassende Darstellung der prozessualen Regelungen hat sich allerdings als äußerst schwierig erwiesen, da sich insgesamt doch eher fragmentarische Gesetzesvorschriften an der Oberfläche befinden. Tritt hierzu dann noch eine oftmals sehr einzelfallbezogene Rechtsprechung, ist schnell vom „Flickwerk" und „Wildwuchs" des deutschen Rechts die Rede[493]. In der Tat weisen die Entscheidungen des BGH bezüglich ihrer Aussagen über Aufklärungspflichten vielfach gewisse Widersprüchlichkeiten auf[494]. Bilanzierend kann aber auf eine eindeutige Tendenz zu einer größeren Offenheit und einem Forcieren der Sachverhaltsaufklärung hingewiesen werden. Auch die Grenzziehung durch das Ausforschungsverbot stellt heute für die Annahme und Reichweite von Aufklärungspflichten kein unüberwindliches Hindernis mehr dar. Mag auch noch darüber gestritten werden, ob im Grundsatz eine bedingungslose Ausforschung verboten ist oder aber die Wahrheitsfindung die Regel darstellt und die Barriere vor der Wahrheit nur die Ausnahme bildet[495], so ist im Kern allgemein anerkannt, dass bestimmte Prozesssituationen im Einzelfall eine umfängliche Aufklärung durch die Gegenseite erfordern. Dies gilt für Situationen mit objektiv typischer Unkenntnis der darlegungs- und beweisbelasteten Partei, in der Kenntnis ohne Einschaltung des Prozessgegners auch nicht in zumutbarer Weise erlangt werden kann. Unter diesen Voraussetzungen werden die Anforderungen an den Tatsa-

---

492 Vgl. für eine zweimalige Abwägung auch Helle, JZ 1991, S. 929 (932).
493 So Schlosser, NJW 1991, S. 599 (603 ff.).
494 Stürner, ZZP 104 (1991), S. 208 (210).
495 A.a.O., S. 216.

chenvortrag und dessen Substantiierung bis auf das beiden Parteien zumutbare Maß herabgesetzt, so dass im Extremfall sogar der bloße Vortrag juristischer Tatsachen als ausreichend anzusehen ist. Die Frage genügender Substantiierung stellt sich danach für jeden geforderten Aufklärungsbeitrag neu, ohne dass sogleich die erste Behauptung eine Globalaufklärungspflicht auslöst. In einer solchen Prozesslage erfolgt die Steuerung im deutschen Recht über verschiedene Instrumente, nicht nur über eines, wie im US-Recht mit der discovery. Neben der Veränderung des Substantiierungsgrundsatzes ist auch eine Einwirkung auf materiellrechtliche Aufklärungsansprüche, insbesondere durch Analogiebildungen und extensive Auslegungen, auf die Regelungen der Beweis- und Behauptungslast sowie die Art und Weise des Beweisantritts festzustellen. Dies ist gerade im Hinblick auf die Bedeutung des Verfassungsrechts und der Grundrechte für einen effektiven Rechtsschutz zwingend. Mag in den Vereinigten Staaten durch die discovery eine umfassende Garantie für den Zugang zu Informationen und Beweisen gegeben sein, so gebietet im deutschen Recht die Maxime eines effektiven Rechtsschutzes im Einzelfall die Abwägung von Ausforschungsinteressen und Geheimhaltungsinteressen der Gegenseite. Hierbei kann es indes zu anderen Ergebnissen kommen als im amerikanischen Recht, da die Berücksichtigung höherer, einer Ausforschung entgegenstehender Werte gleichzeitig mit einer Maß- und Gradfrage verknüpft ist, inwieweit nämlich die materielle Wahrheit im Prozess erforscht werden soll und erforscht werden darf; diese Frage wird von den Rechtsordnungen nicht identisch beantwortet.

Eine dahingehende Auswertung des Vergleichs beider Untersuchungsobjekte soll nun bei der Beantwortung der Frage, ob Aufklärungsergebnisse der discovery im deutschen Prozess verwertet werden dürfen bzw. wie diese eingeführt werden können, vorgenommen werden.

§ 4
Die Einführung US-amerikanischer discovery-Ergebnisse in den inländischen Prozess

Nachdem die Erkenntnisverfahren beider Rechtsordnungen gegenübergestellt wurden, soll der Frage nachgegangen werden, wie eine Verwertung von durch discovery erlangten Informationen im deutschen Zivilprozess erfolgen kann. Dabei ist zunächst festzuhalten, dass dies ausschließlich nach nationalem Recht zu beurteilen ist[1].

Neben dem Problem, wie eine solche Einführung in den inländischen Prozess vonstatten zu gehen hat[2], offenbart sich aufgrund der vorherigen Deskription zumindest phänomenologisch eine mögliche Sperre hinsichtlich einer prozessualen Verwendung von discovery-Ergebnissen. Ob eine solche Sperre tatsächlich diagnostiziert werden muss und ob für eine Beurteilung auf den deutschen ordre public zurückzugreifen ist, soll nachfolgend erörtert werden.

I. Die Verwertung von Ergebnissen aus Beweisaufnahmen ausländischer Vefahren

1. Art und Weise der Einführung

Grundsätzlich können im deutschen Zivilprozess die Resultate aus Beweisaufnahmen im Ausland verwertet werden, auch wenn diese im Rahmen eines eigenständigen Verfahrens ans Licht gelangen. Die Beweisergebnisse werden, soweit sie im Protokoll bzw. in den tatsächlichen Feststellungen des Urteils enthalten sind, generell im Wege des Urkundenbeweises in den Prozess eingeführt[3]. Dies betrifft auch schriftliche Erklärungen und Sachverständigengutachten. Daneben steht es den Parteien selbstverständlich frei, eruierte Sachverhalte durch Antritt des Zeugen-, Augenscheins- und Sachverständigenbeweises erneut in einen Prozess einzuführen. Gerade im Hinblick auf den Zeugenbeweis ergeben sich vielfältige Möglichkeiten, indem etwa in Bezug auf getätigte Aussagen nicht die ursprüngliche Aussageperson selbst, sondern bei der mündlichen Bekundung

---

[1] Die Beweiswürdigung und Beweisverwertung richtet sich alleine nach der lex fori und damit für den hier behandelten Fall nach deutschem Recht; vgl. Pfeil-Kammerer, S. 335; Nagel/Gottwald, IZPR, § 9 Rdnr. 38 ff., S. 330 f.; Schack, IZVR, S. 273, Rdnr. 693.

[2] Die in der Rechtsprechung wie auch der Literatur anzutreffenden Äußerungen beziehen sich in der Regel nur auf die Einführung von Beweisergebnissen aus anderen Erkenntnisverfahren, die ebenfalls vor einem deutschen Gericht stattgefunden haben.

[3] Vgl. MünchKommZPO/Musielak, § 355 Rdnr. 9; Zöller/Greger, § 355 Rdnr. 4; dies gilt unabhängig von der Zustimmung des Gegners. Zur Gestattung des Urkundenbeweises über frühere Vernehmungen allgemein BGH vom 13. Juni 1995 in NJW 1995, S. 2856.

seinerzeit anwesende Dritte oder Verhörpersonen als Zeugen vom Hörensagen gestellt werden[4].
Es ergibt sich allerdings eine Einschränkung des Urkundenbeweises, wenn eine Partei explizit die Anhörung eines Zeugen oder Sachverständigen beantragt. Damit wird einer ersatzweisen Verwertung der im anderen Verfahren protokollierten Aussage anstelle der Vernehmung ein Riegel vorgeschoben[5]. Der Antrag auf persönliche Vernehmung[6] kann mit dem Hinweis auf die vorliegenden Niederschriften demzufolge auch nicht abgelehnt werden[7]. Da die Parteien jedoch prinzipiell unter mehreren verfügbaren Beweismitteln die freie Wahl haben[8], ist eine kumulative Einbringung des Urkundenbeweises und anderer Beweismittel gestattet[9]. Denn soweit die Beweisführung mittels einer Urkunde die Prinzipien des Zeugenbeweises nicht umgeht, können Zeugenbeweis[10] und Urkundenbeweis nebeneinander stehen. Mit dem Verweis auf die bloße Urkundenverwertung würde der Grundsatz der Unmittelbarkeit der Beweisaufnahme verletzt[11] und das Gericht käme der ihm obliegenden Pflicht nicht nach, wonach geeignete und angebotene Beweise zur Aufklärung des streitigen Sachverhalts zu erheben sind und nicht ohne triftigen Grund abgelehnt werden dürfen[12]. Nach teilweise vertretener Ansicht soll aber auch eine als Substitut für einen Zeugenbeweis eingeführte Urkunde als solcher verwertet werden können, nämlich dann, wenn ein dahingehendes Einverständnis beider Parteien vorliegt und hierdurch der darin liegende Verstoß gegen den Grundsatz der unmittelbaren Beweisaufnahme über § 295 I ZPO geheilt wird[13]. Die Möglichkeit des Urkundenbeweises erhält in solchen Fällen besondere Bedeutung, in denen Beweisaufnahmen im Ausland durch Rechtshilfeersuchen[14] oder im Wege grenzüberschreitender Beweisbe-

---

[4] Vgl. zu einer ergänzenden Vernehmung eines Konsulatsbeamten als Zeugen vom Hörensagen, BGH vom 10. Mai 1984 in NJW 1984, S. 2039 f.

[5] BGH vom 10. Juli 1997 in NJW 1997, S. 3096 f.; BGH vom 9. Juni 1992 in VersR 1992, S. 1028 (1029) = NJW-RR 1992, S. 1214 (1215); BGH vom 13. Juni 1995 in NJW 1995, S. 2856 (2857).

[6] Nach Thomas/Putzo, § 286 Rdnr. 11 soll im Widerspruch einer Partei gegen die Verwertung im Urkundenbeweis konkludent der Antrag auf Zeugen- oder Sachverständigenbeweis liegen; so auch OLG Köln vom 20. Aug. 1993 in VersR 1993, S. 1366 (1367); a.A. Schneider, S. 302; Hällmayer NZV 1992, S. 481 (482).

[7] BGH vom 14. Juli 1952 in BGHZ 7, 116 (122).

[8] Stein/Jonas/Leipold, § 284 Rdnr. 33.

[9] A.a.O., Rdnr. 34.

[10] Gleiches gilt für den Beweis durch Sachverständige und durch Augenschein.

[11] In dieser Weise Stein/Jonas/Leipold, § 284 Rdnr. 35; wobei es sich zweifelsohne auch beim Urkundenbeweis um einen unmittelbaren Beweis in diesem Sinne handelt, falls ein solcher angetreten wurde.

[12] Mit dieser Begründung MünchKommZPO/Musielak, § 355 Rdnr. 9; so darf das Gericht auch nicht ohne weiteres davon ausgehen, dass die beantragte Beweiserhebung zu demselben Ergebnis führt wie der Urkundenbeweis.

[13] Vgl. Schack, IZVR, S. 283, Rdnr. 723; Geimer, IZPR, S. 607, Rdnr. 2391; Schabenberger, S. 211.

[14] Vgl. hierzu unten § 6 und § 7.

schaffung[15] nicht oder nicht mehr durchführbar sind und somit andere Beweismittel als die angefertigten Urkunden nicht vor das Prozessgericht herbeigeschafft werden können[16]. Insbesondere steht auch eine nunmehrige Zeugnisverweigerung einer Verwertung des Urkundenbeweises nicht entgegen[17]. Hinsichtlich des Inhalts beigezogener Akten darf eine Verwertung jedoch nicht pauschal, sondern nur insoweit erfolgen, als die Parteien sich auf den Inhalt berufen haben[18].

2. Beweiswürdigung

Die Beweiswürdigung erfolgt nach dem Grundsatz der freien Beweiswürdigung, wie er in § 286 ZPO Ausdruck gefunden hat und das gesamte Beweisrecht beherrscht. Danach bildet sich der Richter selbst seine Überzeugung auf der Grundlage des gesamten Inhalts der Verhandlung und des Ergebnisses einer etwaigen Beweisaufnahme sowie der in den Prozess eingeführten Beweismittel[19]. Der Tatrichter muss in der späteren schriftlichen Begründung des Urteils erkennen lassen, dass er allen maßgeblichen Umständen Rechnung getragen und er das gesamte Vorbringen der Parteien erfasst und in Betracht gezogen hat[20]. Voraussetzung einer Verwertung ist allerdings, dass die Ergebnisse in einem ordnungsgemäßen Verfahren gewonnen wurden und entsprechend § 285 ZPO darüber vor dem Prozessgericht verhandelt worden ist bzw. die Resultate dort vorgetragen worden sind[21]. Welche Folgerungen das Forum aus den von einer aus-

---

[15] Zu den Grenzen eines solchen Vorgehens, vgl. oben § 3 VI 2; siehe auch Gronstedt, S. 173 ff.

[16] Der Hinweis Schabenbergers, S. 211, dass dies in der Praxis die Ausnahme bleiben wird, da Personen, die einmal ausgesagt haben, dies auch wieder tun werden, mag für die urkundliche Verwertung privat eingeholter schriftlicher Erklärungen zutreffen, nicht aber für Protokolle aus discovery-Verfahren, denn dort wird die Beweisperson im Zweifel einem Zwang oder zumindest einem gewissen Druck zur Aussage ausgesetzt, der später in dieser Form eventuell nicht mehr ausgeübt werden kann. Zudem besteht immer die Gefahr, dass eine Aussageperson später nicht mehr greifbar ist, so dass auch Rechtshilfeersuchen ins Leere gehen. Eine mögliche Alternative zum Urkundenbeweis bleibt aber stets die Vernehmung von damals bei der Aussage anwesenden Personen.

[17] Siehe Zöller/Greger, § 373 Rdnr. 9, § 383 Rdnr. 6.

[18] Zöller/Greger, § 286 Rdnr. 2; BGH vom 9. Juni 1994 in NJW 1994, S. 3295 (3296).

[19] Hierzu oben § 3 VI 4.

[20] BGH vom 14. Jan. 1993 in NJW 1993, S. 935 (937 f.); BGH vom 24. Juni 1993 in WM 1993, S. 1801 (1802).

[21] Thomas/Putzo, § 286 Rdnr. 6. Vgl. insbesondere § 285 II ZPO; die Bedeutung des § 285 ZPO liegt allgemein in der Absicherung des Prinzips der Unmittelbarkeit der Beweisaufnahme. Zudem gibt die Vorschrift den Parteien das Recht, ihre Auffassung über das Beweisergebnis darzulegen, vgl. Baumbach/Lauterbach/Hartmann, § 285 Rdnr. 2; MünchKommZPO/Prütting, § 285 Rdnr. 1. In Abs. II wird für den Ausnahmefall, dass die Beweisaufnahme erlaubterweise nicht vor dem Prozessgericht stattgefunden hat, die Durchbrechung der Unmittelbarkeit der Beweisaufnahme durch das Erfordernis des Vortrags des Beweisergebnisses durch die Parteien abgemildert, vgl. MünchKommZPO/ Prütting, § 285

ländischen Behörde erhobenen Beweisen zieht, beurteilt sich alleine nach deutschem Recht[22]. Dies gilt unabhängig von der Art und Weise der Beweisbeschaffung, sei es im Wege der Rechtshilfe oder aber durch isolierte Beweisaufnahmen im Ausland im Rahmen eigenständiger Prozesse.

In Bezug auf die Verwertung von Vernehmungsprotokollen aus anderen Verfahren sind der Beweiswürdigung aber Grenzen gesetzt. So ist eine Glaubwürdigkeitsbeurteilung alleine auf dieser Grundlage grundsätzlich nicht möglich, wenn sich diesbezüglich aus der Urkunde selbst nichts ergibt[23]. Deshalb kann sich für das Gericht die Verpflichtung ergeben, den Zeugen in einer erneuten Vernehmung selbst zu hören, um auf diesem Wege einen persönlichen Eindruck zu erhalten[24]. Eine Wiederholung der Vernehmung vor dem deutschen Prozessgericht ist dann erforderlich, eine entsprechende Realisierung muss zumindest versucht werden[25]. Ist eine Aufklärung durch eine Beweisbeschaffung aus dem Ausland wie auch durch ein detailliertes Rechtshilfeersuchen mit der Bitte, dem Zeugen weitere Vorhalte zu machen und die darauf erfolgten Erklärungen zu protokollieren[26], letztlich dennoch erfolglos, hat das deutsche Gericht den eingeschränk-

---

Rdnr. 7. Ist die Beweisaufnahme im Rahmen desselben Prozesses auf auswärtigem Wege durchgeführt worden, so bedarf es keiner erneuten Beweisaufnahme vor dem Prozessgericht selbst. Für solche Fälle ist gemäß § 285 II ZPO sichergestellt, dass die Ergebnisse der bereits durchgeführten auswärtigen Beweisaufnahme von den Parteien vorgetragen und dadurch in den Prozess eingeführt werden. Ein neuerlicher Beweisantritt ist jedenfalls nicht erforderlich, vgl. Schabenberger, S. 104. Ist die Beweisaufnahme jedoch nicht von einem deutschen Gericht ausgegangen, sondern im Rahmen eines eigenständigen Auslandsprozesses durchgeführt worden, ist über das Erfordernis des § 285 ZPO hinaus ein gesonderter Beweisantritt als Voraussetzung einer Verwertung im deutschen Prozess notwendig. Ansonsten würden Sinn und Zweck der Vorschrift ins Gegenteil verkehrt und sogar eine Verschlechterung im Hinblick auf den Grundsatz der Unmittelbarkeit der Beweisaufnahme erzielt. Die Bedeutung des § 285 II ZPO reduziert sich damit auf Fälle einer Beweisaufnahme im Rahmen desselben Prozesses, sei es vor dem beauftragten oder ersuchten Richter sowie im Falle einer Beweisaufnahme im Ausland im internationalen Rechtshilfewege oder in einem Beweissicherungsverfahren gemäß den §§ 485 ff. ZPO, vgl. hierzu MünchKommZPO/Prütting, § 285 Rdnr. 8; Baumbach/Lauterbach/Hartmann, § 285 Rdnr. 7.

[22] MünchKommZPO/Musielak, § 369 Rdnr. 1.

[23] BGH vom 11. Juli 1990 in NJW 1990, S. 3088 (3089); BGH vom 9. Juli 1981 in NJW 1982, S. 580 (581); BGH vom 18. März 1992 in NJW 1992, S. 1966.

[24] BGH vom 4. Feb. 1997 in NJW 1997, S. 1586 (1587); BGH vom 11. Juli 1990 in NJW 1990, S. 3088 (3089); BGH vom 8. Feb. 1985 in NJW-RR 1986, S. 285.

[25] Dies gilt zumindest dann, wenn ein entsprechender Antrag einer Partei gestellt wurde, vgl. BGH vom 3. Dez. 1987 in BGHR § 398 I ZPO „Ermessen" Nr. 5; BGH vom 11. Juli 1990 in NJW 1990, S. 3088 (3090). Im Übrigen hat das Gericht bei Bedenken gegen die Überzeugungskraft der Urkunde die Parteien gemäß § 278 III ZPO darauf hinzuweisen, so dass ein solcher Beweisantrag gegebenenfalls gestellt werden kann, vgl. BGH vom 16. Nov.1982 in NJW 1983, S. 999 (1000); MünchKommZPO/Musielak, § 355 Rdnr. 9; Zöller/Greger, § 373 Rdnr. 9.

[26] Nach OLG Karlsruhe vom 24. Mai 1989 in NJW-RR 1990, S. 191 (192) kann eine wiederholte Rechtshilfeinanspruchnahme unterbleiben, wenn hieraus neue Erkenntnisse nicht zu erwarten sind.

ten Beweiswert der Urkunde in seiner Beweiswürdigung zu berücksichtigen[27]. Dies gilt bei den so genannten mittelbaren Beweismitteln vor allem im Falle bezweifelter Glaubwürdigkeit eines Zeugen sowie bei sich widersprechenden Zeugenaussagen oder divergierenden Gutachten[28]. Allerdings ist der ZPO ein Grundsatz der materiellen Unmittelbarkeit nicht zu entnehmen[29]. Deshalb steht der Verwertung eines mittelbaren Beweismittels die beantragte Heranziehung des unmittelbaren Beweises grundsätzlich nicht entgegen[30]. Auch muss sich hieraus nicht zwangsläufig ein geminderter Beweiswert ergeben, der Richter kann seine Überzeugung auch auf diesem Wege gewinnen. Soweit die angetretenen Beweise aber dennoch gescheitert sind, richten sich die Folgen nach den allgemeinen Regeln über die Beweislastverteilung[31].
Für die Beantragung einer Parteivernehmung im Verhältnis zu einer Verwertung der parteilichen Aussage in einem ausländischen Verfahren gelten die Ausführungen entsprechend, d.h. auch hier ist eine Würdigung der Vernehmungsniederschrift als Beweisurkunde möglich, eine beantragte Parteivernehmung kann dadurch aber nicht ersetzt werden[32].
Wurde das Vernehmungsprotokoll von einer ausländischen Behörde erstellt, handelt es sich um eine öffentliche Urkunde, die den Regelungen der §§ 415, 417, 418, 438 ZPO folgt; für einfache schriftliche Stellungnahmen finden die Vorschriften über Privaturkunden Anwendung.

3. Vorschriftsmäßigkeit des ausländischen Beweisverfahrens

Eine Verwertung gemäß § 286 ZPO steht aber stets unter der Prämisse, dass die Beweisergebnisse in einem ordnungsgemäßen Verfahren gewonnen wurden[33]. Sind diese nun das Produkt eines ausländischen Verfahrens, ist der Nährboden für Unsicherheiten bereitet. Denn hier stellt sich die Frage, wonach sich bestimmt, ob ein Verfahren ordnungsgemäß durchgeführt wurde und inwieweit ausländische Eigenarten oder sogar Verfahrensfehler zu akzeptieren sind, so dass die Ergebnisse der ausländischen Beweisaufnahme ohne weiteres zum Bestandteil der mündlichen Verhandlung des deutschen Prozesses und damit zum Gegenstand der freien richterlichen Beweiswürdigung gemacht werden können. Mit einem vielfach anzutreffenden, lediglich apodiktischen Verweis auf die Re-

---

27 Einer Urkunde über die frühere Vernehmung eines Zeugen in einem anderen Verfahren kommt im Allgemeinen ein geringerer Beweiswert zu als dem unmittelbaren Zeugenbeweis, vgl. BGH vom 13. Juni 1995 in NJW 1995, S. 2856 (2857). Dies beruht darauf, dass der Richter beim Urkundenbeweis keinen persönlichen Eindruck von dem Zeugen hat; Fragen, Vorhalte und Gegenüberstellungen sind nicht möglich.
28 Zöller/Greger, § 286 Rdnr. 21.
29 Stein/Jonas/Berger, § 355 Rdnr. 28.
30 BGH vom 13. Juni 1995 in NJW 1995, S. 2856 (2857).
31 Vgl. hierzu oben § 3 IV.
32 BGH vom 24. Okt. 1958 in VersR 1959, S. 46 (48); Schneider, S. 304.
33 Vgl. Thomas/Putzo, § 286 Rdnr. 6; Zöller/Greger, § 286 Rdnr. 2.

gelung des § 286 ZPO und der Einschätzung, Abweichungen vom deutschen Verfahren hätte der deutsche Richter innerhalb seiner Beweiswürdigung zu berücksichtigen, ist es nicht getan. Vielmehr gilt es anhand klarer Profile vorzuzeichnen, welche Anforderungen zwingend von einem ausländischen Verfahren erfüllt sein müssen, damit letztendlich dessen Erkenntnisse in den Genuss der Akzeptanz inländischer freier Beweiswürdigung kommen kann. Die Würdigungsfreiheit des § 286 ZPO greift erst Platz, wenn die Frage der Zulässigkeit eines Beweismittels bejaht wurde. Die Prüfung der Verwertbarkeit steht logischerweise vor einer Beweiswürdigung, denn zuerst muss feststehen, dass der Richter ein bestimmtes Beweismittel seiner Entscheidung zugrunde legen darf.

In Bezug auf die Verwertung von Beweisergebnissen aus selbständigen ausländischen Verfahren enthält das deutsche Recht keine explizite Regelung[34], obwohl mangels der Eröffnung eines Anwendungsbereichs internationaler Übereinkommen die Entscheidung über die Wirkung der ausländischen Resultate auf das eigene Territorium uneingeschränkt dem autonomen inländischen Recht vorbehalten ist.
Anhaltspunkte für eine Lösung des offenen Problems können sich jedoch aus einem Vergleich mit den vorhandenen Regeln über ausgehende Rechtshilfeersuchen ergeben. Eine teilweise Kodifikation dieses Gebiets ist in § 369 ZPO erfolgt. In dieser Vorschrift wird die formelle Verwertbarkeit solcher Beweisaufnahmen geregelt, die im Wege der Rechtshilfe im Ausland durchgeführt wurden[35]. Danach ist eine Beweisaufnahme ordnungsgemäß, wenn sie entweder den Vorschriften des die Beweisaufnahme durchführenden ausländischen Staates oder aber dem deutschen Recht entspricht. Mag dies auch den Fall einer Einschaltung ausländischer Stellen durch Übermittlung von Rechtshilfeersuchen betreffen, so zeigt das deutsche Recht damit doch eindeutig, dass es prinzipiell auch andere Verfahrensweisen akzeptiert. Die deutsche Rechtsordnung trägt damit dem Umstand Rechnung, dass nicht nur das mit der Hauptsache befasste Prozessgericht bezüglich Verhandlung und Entscheidung sein eigenes Verfahrensrecht zugrunde legt, sondern auch das ersuchte Forum bei Rechtshilfemaßnahmen in der Regel sein Ortsrecht anwendet. Auch im Bereich des HBÜ gilt dieser Grundsatz[36]. Die Tatsache, dass es sich im hier untersuchten Fall nun um zwei separate Erkenntnisverfahren handelt, kann keine andere Beurteilung zulassen. Der greifbare Einwand, bei der Inanspruchnahme von Rechtshilfe könne von deutscher Seite im Zweifel wesentlich mehr Einfluss auf die Verfahrensgestaltung genommen werden, so dass damit bestimmte Verfahrensgrundsätze des deutschen Rechts gewahrt werden könnten, erscheint jedenfalls nicht in letzter Konsequenz stichhaltig, da von einer wirklichen Einflussnahme in der Regel nicht ausgegangen werden kann und diese auch nicht zwingend vorgesehen ist.

---

34 Damit einhergehend eine augenscheinliche Nichtbeachtung der Thematik in Rechtsprechung und Literatur; siehe oben Fn. 2.

35 Musielak/Stadler, § 369 Rdnr. 1; Zöller/Greger, § 369 Rdnr. 1.

36 Siehe hierzu Art. 9 I HBÜ.

Das im Grundsatz nach dem Regelwerk des HBÜ durchaus mögliche Ersuchen um Beweiserhebung im Ausland nach den Regeln der deutschen ZPO[37] ist in der Zivilprozessordnung nicht vorgesehen. Gemäß § 20 ZRHO[38] sollen sogar entsprechende Rechtshilfeanträge, welche die Anwendung deutscher Verfahrensvorschriften einfordern, unterbleiben, dies insbesondere mit Rücksicht auf die generellen praktischen Schwierigkeiten für die ausländische Behörde bei der Handhabung deutschen Verfahrensrechts. Dieser Gesamtkonzeption kann der allgemeine Gedanke entnommen werden, dass gegen die Anwendung ausländischer Verfahrensregeln grundsätzlich nichts eingewendet wird. Denn wenn sogar bei Mitwirkung deutscher Gerichte bei Beweisaufnahmen im Ausland das dortige Recht prinzipiell ohne nachteilige Wirkungen auf das Verfahren vor dem inländischen Prozessgericht angewandt wird, möglicherweise sogar auf der Grundlage deutscher Beweisbeschlüsse, muss dies für selbständige Erkenntnisverfahren vor ausländischen Gerichten erst recht gelten.

4. Schranken der Verwertbarkeit

Die angestellten Erwägungen legen die Folgerung nahe, dass es im Fall der Anwendung ausländischen Rechts bei der Beweisaufnahme nur nach diesem Recht zu beurteilen ist, ob die Beweise ordnungsgemäß erhoben wurden, und dass darüber hinaus auch unmittelbar die Frage der Verwertbarkeit hieran anzuknüpfen ist[39]. Dabei soll es dann unerheblich sein, dass deutsches und ausländisches Prozessrecht in weiten Teilen voneinander abweichen[40]. Dem ist allerdings entgegenzuhalten, dass mit dieser Einschätzung noch nichts darüber gesagt ist, ob ein ausländisches Beweisverfahren eventuell unvereinbar mit den prozessualen Grundsätzen im deutschen Recht ist, so dass eine generelle Unvereinbarkeit zu postulieren wäre. Dies hätte zur Folge, dass Ergebnisse solcher Verfahren gänzlich einer Beweiswürdigung nach § 286 ZPO und einer Verwertung im Prozess entzogen werden; in solch einem Fall wäre es mithin unerheblich, dass das Verfahren gemäß den ausländischen Rechtsvorschriften in ordnungsgemäßer Art und Weise durchgeführt worden ist. Nicht zuletzt vor dem Hintergrund des „Wettkampfs der Systeme“ im deutschen und amerikanischen Zivilverfahrensrecht bleibt es unvermeidlich zu fragen, ob beide Protagonisten in so wesentlichen Kernpunkten voneinander abweichen, dass die Durchführung eines amerikanischen discovery-Verfahrens eine Verwertung der Resultate in einem deutschen Prozess unmöglich erscheinen lässt. Verfolgt man diesen Denkansatz weiter, ist zuallererst zu klären, inwieweit die im Ausland erforschten Informationen

---

[37] Vgl. Art. 9 II HBÜ.

[38] Vgl. zur näheren dogmatischen Einordnung der Rechtshilfeordnung für Zivilsachen (ZRHO) oben § 1 I 3.

[39] In dieser Weise Musielak/Stadler, § 369 Rdnr. 3; MünchKommZPO/Musielak, § 369 Rdnr. 3; Grunsky, ZZP 89 (1976), S. 241 (243).

[40] So MünchKommZPO/Musielak, a.a.O.; a.A. Wieczorek, § 369 Anm. A III.

der freien Beweiswürdigung des deutschen Gerichts von vornherein entzogen sein könnten.
Zunächst könnte man daran denken, dass für eine entsprechende Einschränkung des Beweisverfahrens an dieser Stelle deshalb kein Raum sei, weil die Beweiswürdigung ohnehin Sache des deutschen Gerichts ist und dort eine Untersuchung auf Beweiswert und Beweistauglichkeit nach § 286 ZPO stattfindet. Innerhalb der Anwendung dieser Vorschrift käme es dann zur Berücksichtigung sichtbar werdender, gravierender Anomalien im Vergleich zu einem inländischen Verfahrensablauf[41]. Demnach müsste aber eine Beweiswürdigung durch den deutschen Richter in jedem Fall erfolgen[42]. Diesem Standpunkt ist im Ergebnis jedoch nicht beizupflichten, da durchaus die Möglichkeit besteht, dass die ausländische Verfahrensordnung den Mindestanforderungen der deutschen Rechtsauffassung an ein geordnetes und rechtsstaatliches Verfahren nicht genügt und anerkannten Standards widerspricht. Unter solchen Umständen ist die Ergebnisverwertung einer entsprechenden Informationsbeschaffung nach ausländischem Verfahrensrecht gänzlich ausgeschlossen[43]. Es darf daher erst gar nicht zum Eintritt in die Beweiswürdigung nach § 286 ZPO kommen. § 286 ZPO stellt insofern auch keine abschließende und stets anzuwendende Vorschrift dar, wie sich aus einzelnen Sonderregelungen und nicht zuletzt der Entwicklung von Verwertungsverboten zeigt[44].

II. Der ordre public als ein der Verwertung entgegenstehender Vorbehalt

Um eine generelle Unvereinbarkeitsprüfung auf dogmatisch fundierte Säulen zu stellen, könnte hierfür der deutsche ordre public herangezogen werden. Es ist jedenfalls anerkannt, dass im deutschen Recht Beweishindernisse[45] bestehen, die

---

[41] Für ein solches Vorgehen bei materiell-rechtswidrig erlangten Beweisen O. Werner, NJW 1988, S. 993 (1002), wonach die Verwertung formell zuzulassen ist und erst im Rahmen der §§ 138, 286 ZPO eine kritische Würdigung erfolgen soll.

[42] In dieser Weise Musielak/Stadler, § 369 Rdnr. 3.

[43] Eine solche generelle Unverwertbarkeit wird vereinzelt zumindest für nicht ausgeschlossen gehalten, auch wenn sie oftmals als rein theoretischer Natur bezeichnet wird, vgl. MünchKommZPO/Musielak, § 369 Rdnr. 3; so auch Stürner hinsichtlich der Verwertung von Ergebnissen aus Beweissicherungsverfahren, IPRax 1984, S. 299 (301).

[44] Vgl. hierzu oben § 3 VI 4.

[45] Der Begriff stammt ursprünglich von Goldschmidt, S. 450, wurde allerdings zusehends vom Begriff des „Beweisverbots“ verdrängt, dies insbesondere im Strafprozessrecht. So möchte Wais, S. 9, Fn. 1, den Begriff „Beweisverbote“ verwenden, wenn Rechtsgründe einer Beweisaufnahme entgegenstehen, und „Beweishindernisse“ für die Unmöglichkeit einer Beweisaufnahme aus tatsächlichen Gründen benutzen. In Anlehnung an die US-amerikanische Terminologie (admissibility) wird auch von der „Zulässigkeit“ bzw. „Unzulässigkeit“ eines Beweismittels gesprochen. Aufgrund dieser sehr uneinheitlichen Verwendung und der divergierenden Klassifizierungen, soll aus der reinen Begrifflichkeit an dieser Stelle keine Differenzierung inhaltlicher Art vorgenommen werden. Die Begriffe werden in

als Rechtssätze die Verwertung bestimmter Beweise entweder generell oder bezüglich bestimmter Beweistatsachen ausschließen[46]. Die grundsätzliche Legitimität einer entsprechenden Schranke bei Verletzung grundlegender und tragender Prinzipien des inländischen Rechts ist auch nicht zu bezweifeln. Ob sich auch aus dem ordre public ein solches Beweishindernis ergeben kann, gilt es zu klären.

1. Die Anwendung des ordre public im Rahmen der Beweisverwertung

Im Gegensatz zum Problemkreis der Anerkennung ausländischer Urteile hat die Beweisverwertung ausländischer Verfahren keine positivrechtliche Ausgestaltung des ordre public erfahren. Eine dem § 328 I Nr. 4 ZPO entsprechende Vorschrift fehlt insoweit in der ZPO.

Zunächst ist freilich die dogmatische Divergenz beider Problemfelder zu konzedieren. Bei der Beurteilung der Verwertbarkeit ausländischer Beweisergebnisse geht es nicht um eine bindende Anerkennung, wie es hinsichtlich der Urteilsanerkennung zweifellos der Fall ist, sondern es steht lediglich in Frage, ob die Resultate ausländischer Beweisaufnahmen einer freien Beweiswürdigung des deutschen Prozessgerichts nach § 286 ZPO zugeführt werden dürfen oder ob ein Verwertungsverbot besteht[47].

Allerdings ist die zugrunde liegende Interessenlage identisch zu bewerten. Dies gilt für die Parteiinteressen genauso wie für die Staatsinteressen. Hat eine Prozesspartei im Ausland eine günstige Entscheidung erstritten bzw. Informationen und Beweise erforscht, so ist ihr Interesse darauf gerichtet, das Produkt der Bemühungen, sei es nun durch Anerkennung des Urteils oder durch Verwertung des Informations- und Beweismaterials, in anderen Staaten prozessual geschützt zu sehen. Die Gegenpartei wiederum hat ein vitales Interesse daran, dass ihr Recht auf ein faires Verfahren im neuerlichen Abschnitt gewahrt wird; dies gilt gleichermaßen für die Anerkennung wie auch für die Beweisverwertung in einem neuen Prozess. Diesem berechtigten Ansinnen kann das deutsche Gericht dadurch nachkommen, dass es jeweils eine Erstreckung der Wirkungen auf seinen Hoheitsbereich verhindert. Damit kann es die Tragweite zumindest eindämmen, wenn auch eine aus deutscher Sicht einmal erfolgte Verletzung von Rechten nicht gänzlich aus der Welt zu schaffen ist.

---

der vorliegenden Untersuchung im Wesentlichen unter dem Problem der Beweisverwertungsverbote betrachtet. Dies geschieht nicht zuletzt um eine gewisse Vereinfachung zu erreichen, ohne dabei jedoch außer Acht zu lassen, dass die gesamte Problematik bereits schon bei der Fragestellung der Beweiserhebung relevant ist, vgl. hierzu später eingehender § 4 IV 3.

[46] Stein/Jonas/Leipold, § 284 Rdnr. 54.

[47] Hierauf wird zurecht hingewiesen von Geimer, IZPR, S. 707, Rdnr. 2825; Stürner, IPRax 1984, S. 299 (301).

Im Bereich der unmittelbaren Staatsinteressen zeigt sich ebenfalls bezüglich beider Fragestellungen ein einheitlicher Zielkonflikt. Zum einen besteht eine Tendenz, den eigenen Justizapparat durch entsprechende Übernahmen zu entlasten und auf internationaler Ebene einen möglichst umfassenden Entscheidungseinklang herbeizuführen. Das bei einer Verweigerung entstehende Vakuum müsste durch eigene Verfahrensbereitstellungen ausgefüllt werden, was nicht nur hinsichtlich der Beweiserhebung oftmals unmöglich wäre[48]. Andererseits möchte jeder Staat derartige eigene Rechtssätze, die das Fundament seines staatlichen und gesellschaftlichen Lebens bilden, gegenüber ausländischen Urteilen und Beweiserforschungsmethoden durchsetzen. Kommt es zu einer Kollision mit elementaren inländischen Rechtsnormen oder verlangt es die Wahrung grundlegender Gerechtigkeitsvorstellungen, scheidet eine Anerkennung wie auch eine Verwertung aus.
Steht am Ende der Prüfung eine Verweigerung der Übernahme, so ist darin simultan die Versagung bzw. Beschränkung einer möglichen und effektiven Form des Rechtsschutzes zu erblicken. Solche Einschränkungen müssen sich daher gleichermaßen am Anspruch der Parteien auf effektiven Rechtsschutz messen lassen. Für die Behandlung von Resultaten, die unter Verletzung grundlegender Verfahrensmaximen zustande gekommen sind, müssen grundsätzlich gleiche Maßstäbe angewendet werden. Die Überprüfung des erststaatlichen Verfahrens hat dabei rechtstechnisch anhand des deutschen ordre public in homologer Weise zu erfolgen[49].

Dies mag durch das Modellieren folgenden Szenarios verdeutlicht werden: Zwar kann die bloße Andersartigkeit des Beweisverfahrensrechts eines anderen Staates für sich alleine den Einsatz des anerkennungsrechtlichen ordre public nicht rechtfertigen, doch werden mit dessen Anwendung untragbare Abweichungen des erststaatlichen Beweisverfahrensrechts von elementaren deutschen Grundsätzen abgewehrt[50]. Unter diesen Umständen unterbleibt eine Anerkennung des ausländischen Urteils in Deutschland basierend auf der Heranziehung des ordre public. Würde nun dem Beweismaterial, auf Grund dessen das Urteil möglicherweise ergangen ist und das durch die Anwendung des abweichenden Beweisverfahrens hervorgebracht worden ist, ein Beweiswert zugewiesen, so ergäbe sich möglicherweise ein deutsches Urteil gleichen Inhalts. Um dies zu vermeiden, muss eine gleichlaufende Bewertung sichergestellt werden, sowohl auf der Tatbestands- als auch auf der Rechtsfolgenebene. Daher muss ein ausländisches Beweisverfahren, das diametral zur deutschen Rechtsordnung steht und damit einen bestimmten „Tatbestand" erfüllt, eine Nichtanerkennung bzw. Unverwertbarkeit der Beweisergebnisse als „Rechtsfolge" auslösen.

---

[48] Zu dieser Überlegung hinsichtlich der Urteilsanerkennung, vgl. Geimer, Anerkennung, S. 3.
[49] Vgl. Geimer, a.a.O., S. 8.
[50] Vgl. Geimer, a.a.O., S. 136; ders., IZPR, S. 742, Rdnr. 2964.

Es mag zwar zutreffend sein, dass die Vorschrift des § 286 ZPO die Behandlung von Beweisergebnissen wesentlich flexibler gestattet als es bei der Anerkennung von Urteilen überhaupt der Fall sein kann. Denn ein „kleines Stück Urteil" wird sich im Regelfall nicht abschneiden lassen, es besteht zumeist nur die Wahl nach dem Prinzip „alles oder nichts"[51]. Die freie Beweiswürdigung kann hingegen auf geminderte Beweiswerte abgestuft reagieren. Es geht jedoch um die Frage, welche Reaktionen auf zwei verschiedenen Ebenen ausgelöst werden, durch in ihrer Qualität identische Verstöße gegen grundlegende Prinzipien des deutschen Prozessrechts. Hat sich der Rechtskonflikt derart ausgeweitet, dass sogar eine Anerkennung von Urteilen unter Zuhilfenahme des ordre public verweigert werden muss, hat dies zwangsläufig auch die Unverwertbarkeit von Resultaten aus den anstößigen Beweisverfahren zur Folge. Mag auch die Hervorbringung und Verbreitung von aus solchen Verfahren stammenden Informationen nicht mehr rückgängig gemacht werden können, so kann doch deren Verwertung und Nutzbarmachung in einem deutschen Verfahren in gewissem Maße verhindert werden.

Um die parallel laufenden Erwägungen auf eine dogmatisch und rechtstechnisch einheitliche Grundlage zu stellen, müssen im Ergebnis die Grundsätze des deutschen ordre public auch für eine Beurteilung der Verwertbarkeit ausländischer Beweisresultate Anwendung finden. Da eine entsprechende gesetzliche Bestimmung fehlt, ist ein Vorbehalt des ordre public in das Beweisrecht hineinzulesen. Der Rückgriff auf den ordre public bei gegebenem Auslandsbezug ist dabei spezieller als die bloße Annahme eines allgemeinen Beweisverwertungsverbots.

---

[51] Diesem Grundsatz steht auch nicht entgegen, dass die Anerkennung durchaus nur hinsichtlich eines Teiles des Urteils ausgeschlossen sein kann, soweit dem ausländischen Urteil mehrere, rechtlich selbständige Ansprüche zugrunde liegen. Diese können dann jeweils einzeln einer Prüfung der Anerkennungsvoraussetzungen unterzogen werden, wobei eine Teilanerkennung am Ende möglich ist, die noch nicht einmal eines gesonderten Antrags bedarf, vgl. hierzu BGH vom 4. Juni 1992 in BGHZ 118, 312 (345 f.); Geimer, IZPR, S. 579, Rdnr. 2294; Zöller/Geimer, § 328 Rdnr. 285; Stein/Jonas/Roth, § 328 Rdnr. 133; Zekoll, Produkthaftpflichtrecht, S. 37; Böhmer, NJW 1990, S. 3049 (3051); Martiny, IZVR, III/1, Rdnr. 323. Dies betrifft in der Regel nur separierbare Streitgegenstände des Urteils und nicht die abgestufte Bewertung eines einzelnen Gegenstandes. Lediglich ausnahmsweise soll nach h.M. ein echtes „Weniger" möglich sein, wenn nämlich die Trennung eines Urteils in anerkennungsfähigen und ordre public-widrigen Teil erfolgen kann, so dass beispielsweise eine Reduzierung der Höhe eines Schadensersatzurteils auf einen nicht zu beanstandenden Betrag einer gänzlichen Anerkennungsverweigerung vorzuziehen ist, vgl. Schack, IZVR, S. 338, Rdnr. 869 und S. 388 f., Rdnr. 1026; Zöller/Geimer, § 328 Rdnr. 285 („Teilteilanerkennung"); Stiefel/Stürner, VersR 1987, S. 829 (842 f.); Zekoll, Produkthaftpflichtrecht, S. 123; Bungert, ZIP 1992, S. 1707 (1724); ausdrücklich offengelassen in BGH vom 4. Juni 1992 in BGHZ 118, 312 (346); a.A. dagegen LG Berlin vom 13. Juni 1989 in RIW 1989, S. 988 (990).

2. Der Inhalt des ordre public

Um das US-amerikanische discovery-Verfahren auf einen Verstoß gegen den deutschen ordre public hin zu überprüfen, bedarf es vorab der Bestimmung des genauen Inhalts des ordre public. Dabei ist zwischen einem kollisionsrechtlichen und dem anerkennungsrechtlichen[52] ordre public zu unterscheiden[53]. Während der kollisionsrechtliche ordre public in Art. 6 EGBGB festgeschrieben wurde[54], enthält das internationale Verfahrensrecht, wie es hier von Interesse ist, entsprechende eigenständige und abschließende Sonderregelungen[55] in den §§ 328 I Nr. 4, 1059 II Nr. 2b ZPO, 16a Nr. 4 FGG, Art. 27 Nr. 1 EuGVÜ, Art. 102 I Nr. 2 EGInsO. Es herrscht Einigkeit darüber, dass sich diese ordre public-Prüfung sowohl auf einen materiellen Rechtsverstoß, beruhend auf einer Unvereinbarkeit in- und ausländischen materiellen Rechts, wie auch auf einen Verstoß gegen die Grundprinzipien des deutschen Verfahrensrechts erstrecken kann[56]. Der Vorbehalt kann sich gegen den Inhalt bzw. das Ergebnis der fremden Entscheidung oder gegen das durchgeführte Verfahren selbst richten[57]. Zur näheren Beschreibung kann sich zunächst an dem in den genannten Vorschriften enthaltenen Wortlaut orientiert werden[58]. Dieser kann als allgemeingültige Definition dafür zugrunde gelegt werden, wann ein Verstoß gegen den ordre public vorliegt[59]. Für den Fall einer Urteilsanerkennung legt § 328 I Nr. 4 ZPO fest, dass eine solche dann ausscheidet, wenn sie zu einem Ergebnis führt, das mit wesentlichen Grundsätzen des deutschen Rechts offensichtlich unvereinbar ist, insbesondere wenn die Anerkennung Grundrechte verletzt. § 16a Nr. 4 FGG enthält einen identischen Wortlaut für die Anerkennung ausländischer Entscheidungen im Bereich der freiwilligen Gerichtsbarkeit. Die übrigen genannten Vorschriften stellen ganz allgemein auf die öffentliche Ordnung bzw. den ordre pub-

---

[52] Dieser wird auch verfahrensrechtlicher ordre public genannt, vgl. Spellenberg, S. 183 (184), wobei aber dennoch, terminologisch etwas unglücklich, eine weitere Aufspaltung desselben in verfahrensrechtlichen und materiellrechtlichen ordre public erfolgt.

[53] In der „Anerkennungsentscheidung" des BGH vom 4. Juni 1992 in BGHZ 118, 312 (329) wird ausdrücklich die Teilbarkeit des ordre public bestätigt, und zwar „je nachdem, ob der deutsche Richter selbst ausländisches Recht anzuwenden oder es als Ergebnis ausländischer Rechtsanwendung hinzunehmen hat". Geimer, IZPR, S. 10, Rdnr. 29b beschreibt zudem einen rechtshilferechtlichen ordre public.

[54] Der kollisionsrechtliche ordre public greift nur ein solchen Fällen ein, in denen ein inländisches Gericht ausländisches Recht anzuwenden hat.

[55] Vgl. zu § 328 I Nr. 4 ZPO die Entscheidung des BGH vom 4. Juni 1992 in BGHZ 118, 312 (328 f.).

[56] Martiny, IZVR, III/1, Rdnr. 1021, 1024; MünchKommZPO/Gottwald, § 328 Rdnr. 88, 89.

[57] Siehe Spellenberg, S. 183 (184), der darauf hinweist, dass solche Unterteilungen der Konkretisierung des ordre public dienen und damit die Gleichmäßigkeit der Anwendung fördern.

[58] Dieser ist bei § 328 I Nr. 4 ZPO, § 16a Nr. 4 FGG sowie Art. 6 EGBGB identisch. Vor der Neuregelung des Schiedsverfahrensrechts zum 1. Januar 1998 war dieser auch bei den §§ 1041 I Nr. 2 und 1044 II Nr. 2 ZPO anzutreffen.

[59] Vgl. § 328 I Nr. 4 ZPO; Art. 6 EGBGB, § 16a Nr. 4 FGG.

lic ab. Daraus lässt sich ein dahingehendes Prinzip der Unvereinbarkeit ableiten, wonach das konkrete Ergebnis zu den Grundgedanken der deutschen Rechtsordnung und den in ihr liegenden Gerechtigkeitsvorstellungen in so starkem Widerspruch stehen muss, dass es aus deutscher Sicht für untragbar gehalten wird[60]. Abgestellt wird dabei auf tragende Säulen des deutschen staatlichen, wirtschaftlichen und sozialen Lebens[61]. Demnach verstößt nicht alles gleich gegen den ordre public, was auf den ersten Blick fremd anmutet und als andersartig verifiziert wurde, auch wenn es gegen deutsches ius cogens verstößt[62]. Das Abweichen von der deutschen Rechtsordnung muss vielmehr als schlechthin unerträglich einzustufen[63] und zudem offensichtlich sein, d.h. auf der Hand liegen[64]. Der Verweis auf einen Verstoß gegen Grundrechte ist dabei lediglich als Unterfall der allgemeinen Ausformung anzusehen[65]. Gegenstand der ordre public-Prüfung ist nicht nur der Inhalt einer ausländischen Entscheidung, sondern auch das Verfahren des Erststaates, auf dem das vorliegende Verfahrensprodukt beruht[66]. Bei Letzterem ist Maßstab für die Kontrolle der in der Bundesrepublik als schlechthin unabdingbar angesehene Mindeststandard an Verfahrensgerechtigkeit und ein unverzichtbares Mindestmaß an Rechtsstaatlichkeit[67]. So liegt eine nicht zu tolerierende Extremsituation vor, wenn das ausländische Verfahren mit grundlegenden Verfahrensmaximen des deutschen Rechts unvereinbar ist. Dabei hebt die Rechtsprechung hervor, dass nicht bestimmte deutsche Prozessrechtssätze Gegenstand der ordre public-Prüfung sind, sondern die hinter dem positiven

---

60 Sog. ordre public international; MünchKommZPO/Gottwald, § 328 Rdnr. 86. Zum Fall einer Urteilsanerkennung vgl. BGH vom 17. Sep. 1968 in BGHZ 50, 370 (375); BGH vom 20. Juni 1979 in BGHZ 75, 32 (43); BGH vom 21. Jan. 1991 in NJW 1991, S. 1418 (1420).

61 BGH vom 21. Nov. 1958 in BGHZ 28, 376 (385); Habscheid, FamRZ 1981, S. 1142 (1144). Für die Überprüfung maßgeblich sind die grundlegenden Vorstellungen im Zeitpunkt der deutschen Entscheidung, vgl. Stein/Jonas/Roth, § 328 Rdnr. 34 und 132; Jayme, S. 9, Fn. 15.

62 MünchKommZPO/Gottwald, § 328 Rdnr. 85; Stein/Jonas/Roth, § 328 Rdnr. 125 mit dem Hinweis, dass umgekehrt der Verstoß gegen dispositives Recht grundsätzlich auch zu einem ordre public-Verstoß führen kann.

63 A.a.O.; Geimer, IZPR, S. 9, Rdnr. 29; ders., ZfRV 33 (1992), S. 321 (407 ff.).

64 Thomas/Putzo, § 328 Rdnr. 16.

65 So Thomas/Putzo, § 328 Rdnr. 17; siehe zur besonderen Bedeutung der Grundrechte im Folgenden.

66 Geimer, Anerkennung, S. 126. Als Ergänzung des oben zitierten Wortlauts, wie z.B. in § 328 I Nr. 4 ZPO, wird daher vorgeschlagen: „Soweit sie wegen deren Inhalts oder Zustandekommens zu einem Ergebnis führt, das mit wesentlichen Grundsätzen ... “, vgl. Spellenberg, S. 183 (187).

67 Statt vieler BGH vom 4. Juni 1992 in BGHZ 118, 312 (320 f.), m.w.N.. Zu den parallelen Überlegungen bei der Überprüfung schiedsgerichtlicher Verfahren Geimer, IZPR, S. 928, Rdnr. 3910.

Recht stehenden grundlegenden Verfahrensprinzipien[68]. Ein Recht auf eine bestimmte verfahrensrechtliche Ausgestaltung besteht jedenfalls nicht[69].
Damit zeigt sich, dass nur eine sehr begrenzte Kontrollfunktion vom ordre public-Vorbehalt ausgeübt wird[70]. Es bleibt im Regelfall dabei, dass der Ausgang des Prozesses in ganz entscheidendem Maße vom Forum und dem dort anzuwendenden Verfahrensrecht abhängt und Diskrepanzen im Allgemeinen auch hinzunehmen sind[71]. Der Wirkungsbereich des ordre public wird nicht zuletzt getragen von Wertungen des Grundgesetzes und Überlegungen des Grundrechtsschutzes, die über dessen Anwendung zur Geltung kommen[72]. Insoweit wird richtigerweise dem ordre public ein verfassungsrechtlicher Kern zugebilligt[73], auf den sich eine Prüfung im Wesentlichen aber auch beschränken sollte. In diesen Kontext passt denn auch die Einschätzung des BVerfG, dass es allen Organen der Bundesrepublik verboten ist, ausländischen Akten, welche menschenrechtlichen Postulaten zuwiderlaufen, zur Durchsetzung zu verhelfen und ihnen spürbare Wirkung zu verleihen[74]. Eine weitere Konkretisierung, insbesondere hinsichtlich des Grades einer Wirkungsverleihung, ist aber unterblieben.

---

[68] BGH vom 18. Okt. 1967 in BGHZ 48, 327 (331); BGH vom 19. Sep. 1977 in NJW 1978, S. 1114 (1115); OLG Hamburg vom 6. Sep. 1984 in RIW 1985, S. 490 (491).

[69] BGH vom 11. Apr. 1979 in NJW 1980, S. 529 (531); BGH vom 4. Juni 1992 in BGHZ 118, 312 (321) für den Fall einer ausgebliebenen Terminsladung und zur Reichweite des Art. 103 I GG.

[70] Grundsätzlich darf ein ausländisches Urteil nicht auf seine sachliche Richtigkeit überprüft werden. Das Verbot der révision au fond ist für die Vollstreckbarerklärung ausländischer Entscheidungen in § 723 I ZPO ausdrücklich festgelegt. Dies gilt nach allgemeiner Ansicht allgemein für eine Anerkennung, vgl. nur MünchKommZPO/Gottwald, § 328 ZPO Rdnr. 84. Ob auch von den tatsächlichen Feststellungen des Urteils auszugehen ist oder der deutsche Überprüfungsrichter selbst Tatsachen feststellen darf, ist umstritten, vgl. für eine Bindung BGH vom 11. Apr. 1979 in NJW 1980, S. 529 (531); Martiny, IZVR, III/1, Rdnr. 1157 f.; Stein/Jonas/Schumann, 20. Auflage, § 328 Rdnr. 227; MünchKommZPO/Gottwald, § 328 Rdnr. 86; dagegen jetzt wohl zutreffend Stein/Jonas/Roth, § 328 Rdnr. 128; Schack, IZVR, S. 337, Rdnr. 868, mit Hinweis auf die Schutzfunktion des ordre public, welche die Beachtung eines Verstoßes unabhängig von der möglicherweise verzerrten Darstellung im Urteilstatbestand gebietet.

[71] Der bei der Urteilsanerkennung relevanten Fragestellung, ob sich die Verfahrensgestaltung auf das konkrete Ergebnis ausgewirkt haben muss, kommt bei der Beurteilung von Beweisergebnissen keine solche Bedeutung zu, denn hier entscheidet sich erst im deutschen Verfahren, ob eine Auswirkung auf das Urteil eintritt. Schließlich spielen solche Beweise aus US-Verfahren nur eine Rolle, wenn sie das Ergebnis beeinflussen, mit anderen Worten das Urteil auf die Beweismittel rekurriert. Soll daher die Behandlung des ordre public in diesem Zusammenhang Relevanz besitzen, ist notwendige Voraussetzung, dass sich das Verfahren auf das konkrete Ergebnis auswirkt.

[72] Daher ist der ordre public auch stets an den Grundsatz der Verhältnismäßigkeit gebunden, der es erfordert, bei geringer Inlandsbeziehung des Sachverhalts in gewissen Grenzen auch fremde Wertmaßstäbe zu tolerieren, vgl. BGH vom 4. Juni 1992 in BGHZ 118, 312 (349).

[73] In dieser Weise ausdrücklich Geimer, Anerkennung, S. 18 f.

[74] BVerfG vom 31. März 1987 in BVerfGE 75, 1 (19); BVerfG vom 21. Mai 1987 in NJW 1988, S. 1462 (1463).

Doch hat in jüngster Zeit der EuGH in seiner Krombach-Entscheidung vom 28.3.2000 zu einer Belebung des verfahrensrechtlichen ordre public beigetragen[75]. In der Entscheidung greift das Gericht für die Konkretisierung des nationalen ordre public auf die (europäischen) Menschenrechte zurück, was als Schritt hin zur positiven Konkretisierung des ordre public angesehen wird[76]. Das Urteil stellt sich als Bestätigung der Tendenz dar, übernationale Standards in die Bestimmung des nationalen ordre public einzuführen[77]. Aus der Einordnung der europäischen Menschenrechte als allgemeine Rechtsgrundsätze des Gemeinschaftsrechts leitet der EuGH die Berechtigung nationaler Gerichte ab, die Anerkennung und Vollstreckung eines ausländischen Urteils zu verweigern, wenn die Menschenrechte hierdurch verletzt werden[78]. Der EuGH erkennt somit auch, dass es sich bei einem ordre public-Verstoß um eine offensichtliche Verletzung einer in der Rechtsordnung des Anerkennungs- bzw. Vollstreckungsstaates als wesentlich geltenden Rechtsnorm oder eines dort als grundlegend anerkannten Rechts handeln muss[79]. Das Krombach-Urteil, als eine Internationalisierung des ordre public, bedeutet letztendlich eine besondere Begründungslast für das nationale Gericht, wenn es mit Hilfe des eigenen, nicht international abgestützten ordre public die Anerkennung und Vollstreckung ausländischer Urteile ablehnen möchte[80].

Auch der BGH hat bereits früher festgestellt, dass feststehen muss[81], dass das ausländische Prozessergebnis nicht in einem geordneten und rechtsstaatlichen Verfahren ergangen ist[82]. Insgesamt ist jedenfalls eine große Zurückhaltung der Gerichte bei der Annahme eines Verstoßes gegen den verfahrensrechtlichen ordre public zu konstatieren[83].

---

75 EuGH vom 28. März 2000 in der Rechtssache C-7/98 Krombach/Bamberski in ZIP 2000, S. 859 ff. = IPRax 2000, S. 406 ff., wo der Inhalt des ordre public im Rahmen von Art. 27 Nr. 1 EuGVÜ erörtert wurde.

76 Vgl. Jayme, S. 7 f.

77 Jayme, S. 29.

78 Vgl. Jayme, S. 31, der die Frage stellt, ob nicht nur eine Berechtigung anzunehmen sei, sondern vielmehr, dem Rang der Menschenrechte entsprechend, eine Verpflichtung sowohl des EuGH wie der nationalen Gerichte anzunehmen sei, die Menschenrechte bei ihren Entscheidungen zu beachten.

79 Vgl. EuGH, IPRax 2000, S. 408 f.

80 Jayme, S. 32.

81 Die Darlegungs- und Beweislast trägt derjenige, der die Wirkungserstreckung verhindern will, so BGH vom 14. Nov. 1996 in NJW 1997, S. 524 (527) für den Fall einer Urteilsanerkennung.

82 BGH vom 18. Okt. 1967 in BGHZ 48, 327 (331).

83 Siehe hierzu einzelne Beispiele der Judikatur: BGH vom 14. Nov. 1967 in BGHZ 48, 312 (327) (kein Verstoß bei Ausschluss des Beklagten wegen contempt of court); BGH vom 25. März 1970 in BGHZ 53, 357 (kein Verstoß bei Anwendung eines summarischen Verfahrens); BGH vom 4. Juni 1992 in BGHZ 118, 312 (325) (kein Verstoß bei fehlender Kostenerstattung für die obsiegende Partei und vorausgehender pre-trial discovery); OLG Düsseldorf vom 13. Nov. 1996 in NJW-RR 1997, S. 572 (kein Verstoß bei Nichteinhaltung ausländischen Verfahrensrechts); Verletzungen des ordre public wurden hingegen ange-

Wie bereits zuvor eingehend dargelegt[84], muss nicht nur die Frage der Anerkennung eines ausländischen Urteils, sondern auch die Frage der Verwertbarkeit von Beweisergebnissen ausländischer Verfahren anhand des beschriebenen Inhalts des verfahrensrechtlichen ordre public beurteilt werden. Das Anlegen gleicher Wertungsmaßstäbe muss in beiden Fällen zu vergleichbaren Folgen führen, nämlich der Nichtbeachtung des auf der Grundlage ausländischen Verfahrensrechts hervorgebrachten, ordre public-widrigen Resultats.

III. Prüfung einer ordre public-Widrigkeit des US-amerikanischen discovery-Verfahrens

Anhand der vorangegangenen Untersuchungen kann die Frage beantwortet werden, ob die discovery aus deutscher Sicht den Mindestanforderungen an ein geordnetes, rechtsstaatliches Verfahren widerspricht. Dabei sind die Unterschiede kenntlich zu machen und einem Vergleich mit der Gesamtrechtsordnung unter Einschluss prozessualer und materiellrechtlicher Grundwerte[85] zu unterziehen.

1. Unvereinbarkeitsprüfung

a. Das Prozessziel

Das Ziel des Prozesses ist im Hinblick auf die Sammlung des Tatsachenstoffes von entscheidender Bedeutung. In der Zielvorgabe einer umfassenden Wahrheitsfindung wird oftmals der größte Systemunterschied zwischen den Prozessrechtssystemen gesehen[86]. Doch diese Einschätzung ist so nicht zutreffend. Eine Beschreibung in feiner Nuancierung tut eher Not. Während das US-Recht die Wahrheitsermittlung unumwunden in Rule 102 F.R.E. als Prozesszweck normiert[87], wird ein entsprechendes Ziel im deutschen Schrifttum oftmals geleug-

---

nommen in BGHZ 118, 312 (321) (ordre public-Verstoß bei Abweichung von den Grundprinzipien eines geordneten, rechtsstaatlichen deutschen Verfahrensrechts); OLG Frankfurt vom 15. Apr. 1985 in OLGZ 85, 257 (258); BayObLG vom 3. Okt. 1973 in NJW 1974, S. 418 (Verstoß bei Versagung rechtlichen Gehörs); BGHZ 118, 312 (334) (ordre public-Verstoß bei Zuerkennung eines Strafschadensersatzes (punitive damages) von nicht unerheblicher Höhe). Vgl. auch Coester-Waltjen, S. 163, Fn. 733 und 734 für die Beurteilung von Zeugnisverweigerungsrechten und den Ausschluss des Kreuzverhörs.

[84] Vgl. oben § 4 II 1.

[85] In dieser Weise korrekt BGH vom 4. Juni 1992 in BGHZ 118, 312.

[86] Vgl. Lorenz, ZZP 111 (1998), S. 35 (36); Stürner, FS Stiefel, S. 763 (781).

[87] Siehe hierzu oben § 2 II 3.

net[88]. Allerdings wird damit zu Unrecht ausschließlich auf die Funktion des Zivilprozesses als Institution zur Verwirklichung subjektiver Rechte rekurriert und ein öffentliches Interesse am Ausgang des Prozesses sowie an der Wahrheitsermittlung abgestritten. Denn nicht zu unterschlagen ist die Verwirklichung des materiellen Rechts im Prozess, die ebenso bezweckt ist. Da das materielle Recht nun aber einmal menschliches Verhalten regeln soll, ist Voraussetzung des Erfolgs des Normenbefehls, dass der Sachverhalt, an den dieser gekoppelt ist, auch tatsächlich vorliegt, was wiederum eine präzise Erforschung des Sachverhalts bedingt[89]. Daher hängt die Wahrheitserforschung nicht nur unmittelbar mit dem Individualrechtsschutz zusammen, sondern ist auch intendiertes Ergebnis des Prozesses. Mag man die Ermittlung der Wahrheit im deutschen Prozess auch nicht als abstraktes und absolutes Ziel anerkennen[90], so ist sie doch mehr als nur bloße Voraussetzung für eine korrekte Anwendung des materiellen Rechts[91]. Dem steht auch nicht entgegen, dass der Ermittlung einer materiellen Wahrheit neben den Schranken menschlichen Erkenntnisvermögens sogar durch das Prozessrecht selbst Grenzen gesetzt sind[92]. Begnügt sich das Prozessrecht vielfach mit einer formellen, prozessualen Wahrheit, so bleibt die materielle Wahrheit doch gewünschtes Resultat[93], auch wenn sie nicht einziger Prozesszweck ist[94]. Aus der Tatsache, dass im deutschen Recht bei unvermeidlichen Zielkonflikten ein selbständiger Ausweg gewählt wird, welcher der materiellen Wahrheit nicht uneingeschränkten Vorrang einräumt, kann jedenfalls nicht gefolgert werden, eine entsprechende Zielsetzung existiere im deutschen Recht nicht[95]. Ebenso än-

---

[88] So schon Wach, S. 149, wonach sich Wahrheit nur als „zufälliges Resultat" des Prozesses ergeben soll; einschränkend jedoch bereits Döhring, S. 9; vgl. auch Winkler v. Mohrenfels, S. 213.

[89] Rosenberg, S. 1; Stein/Jonas/Schumann, 20. Auflage, Einl. I C Rdnr. 4. Dagegen möchte Stürner, FS Stiefel, S. 763 (783) diese Zweckrichtung im Hinblick auf eine Ausformung einer Lebensordnung mit generalpräventiver Wirkung eher dem US-amerikanischen Prozessrecht zuschreiben und eine entsprechende gesellschaftspolitische Signalwirkung des deutschen Rechts eher als Ausnahme sehen.

[90] Lorenz, ZZP 111 (1998), S. 35 (37); für eine Anerkennung Peters, ZZP 76 (1963), S. 145; siehe auch oben § 3 V 3 a, Fn. 215 und 216.

[91] So lehnt beispielsweise Stein/Jonas/Schumann, 20. Auflage, Einl. I C 5 Rdnr. 21 die Wahrheitsfindung als selbständigen Prozesszweck ab, sieht gleichzeitig aber die Feststellung der Wahrheit als eine der wesentlichen Aufgaben des Richters an.

[92] Zu erwähnen sind Vorschriften über die Präklusion verspäteten Vorbringens, Beweishindernisse sowie Zeugnisverweigerungsrechte, die allesamt zu einer Einschränkung der Beweisführung führen.

[93] Vgl. Stein/Jonas/Schumann, 20. Auflage, Einl. I C 5 Rdnr. 21.

[94] Siehe Brehm, S. 293 ff., der die Ermittlung in einem fairen Verfahren als ebenso wichtig qualifiziert.

[95] Der Hinweis auf die bestehenden Möglichkeiten der Parteien im Rahmen von Dispositionsmaxime und Verhandlungsgrundsatz, dem Gericht einverständlich einen anderen Sachverhalt als den wahren zu unterbreiten, kann ebenfalls keine abweichende Beurteilung begründen, da die Parteien in einem solchen Fall ihre Beziehungen zu einer „neuen Wahrheit" modifizieren und auf diese Weise die materielle Wahrheit ändern, vgl. hierzu Stürner, Aufklärungspflicht, S. 51.

dert daran auch die Feststellung nichts, dass mit der Zugrundelegung einer formellen Wahrheit oftmals ebenso richtige wie gerechte Entscheidungen ergehen können[96], denn der Prozess legitimiert sich nicht allein durch die schematische Einhaltung bestimmter Regeln[97]. Schließlich ist der Einwand, die Parteien hätten kein legitimes Interesse daran, den wahren Sachverhalt nur um der Wahrheit selbst willen aufzudecken, nicht durchschlagend, da es hierbei nicht isoliert um Parteien und deren Interessen, sondern die Intention der Rechtsordnung geht. Dass die Erforschung des Sachverhalts nur nach Maßgabe des Verhandlungsgrundsatzes erfolgt und die Parteien „Herren des Streitstoffes" sind, kann nicht darüber hinwegtäuschen, dass dennoch ein Ziel des Prozesses in der Wahrheitserforschung liegen kann und auch liegt. Dies mag ein Blick auf das US-amerikanische Recht mit denselben umrahmenden Charakteristika und einem ungebrochenen Wahrheitspostulat anschaulich verdeutlichen.
Die Zielvorgabe des US-Verfahrens allgemein, wie auch der discovery im Besonderen, eine umfassende Wahrheitsermittlung zu gewährleisten, ist demnach mit den in der ZPO verfolgten Prozesszwecken kompatibel[98]. Für die Zielsetzung ist es zunächst unerheblich, ob „ein bißchen Wahrheit" oder vielleicht doch „ein Stückchen mehr Wahrheit" gewünscht ist. Eine solche Unterteilung kann und soll – zumindest an dieser Stelle – nicht vorgenommen werden. Damit ist freilich noch nicht beurteilt, welchen Stellenwert das Ziel in einer ordinalen Werteordnung einnimmt und was eine Rechtsordnung tatsächlich bereit ist, für dessen Erreichung zu opfern. Die isolierte Untersuchung des Prozessziels lässt jedenfalls keine grundlegenden Systemunterschiede erkennen.

b. Die Prozessmaximen

Die einzelnen Prozessmaximen beider Rechtsordnungen sind nahezu identisch. Dies gilt auch hinsichtlich der tragenden Säule, dem Verhandlungsgrundsatz. Sieht man im US-amerikanischen adversary system noch ein „Mehr" an Parteiherrschaft im Vergleich zum deutschen Recht[99], so kommen dennoch einerseits beide Systeme nicht ohne Einschränkungen der Eigenverantwortlichkeit aus, andererseits bedienen sie sich beide auch nicht uneingeschränkter richterlicher Hilfe bei der Prozessführung. Den unterschiedlichen Richterbildern, wie sie dem deutschen und dem amerikanischen Recht zugrunde lagen und immer noch liegen[100], steht eine sich annähernde Korrekturhandhabung bezüglich real existie-

---

[96] BVerfG vom 24. März 1976 in BVerfGE 42, 64 (73).
[97] Vgl. Lorenz, ZZP 111 (1998), S. 35 (38).
[98] Zu einer verfassungsrechtlichen Herleitung einer Wahrheitsermittlung vgl. Stürner, Aufklärungspflicht, S. 31 ff., 48 ff.; ders., ZZP 104 (1991), S. 208 (216); vgl. auch oben § 3 V 3.
[99] So Kersting, S. 130.
[100] Zum einen der deutsche Richter, der sich je nach Prozesssituation faktisch auf die Seite einer Partei schlägt, um nicht zuletzt auf die Prozessstoffbeibringung Einfluss zu nehmen;

render Unzulänglichkeiten gegenüber. Daher kann auch die Kenntlichmachung einzelner Unterschiede, wie die deutsche Besonderheit der richterlichen Aufklärungs- und Fragepflicht gemäß § 139 ZPO sowie die Möglichkeit amtswegiger Beweiserhebung, nicht an der Feststellung rütteln, dass beide Rechtsordnungen der Verhandlungsmaxime einen außerordentlich hohen und schützenswerten Rang einräumen. Allerdings werden Einschränkungen zugelassen, wobei diese als Mechanismen zur Sicherstellung der Funktionsfähigkeit anzusehen sind. Die Minderung der Eigenverantwortung geschieht darüber hinaus auch zugunsten des Ziels der Erforschung der materiellen Wahrheit[101]. Eine Annäherung auch hinsichtlich der graduellen Unterschiede hat sich nicht zuletzt durch die letzten Reformen der discovery und der dort vorgesehenen stärkeren Mitwirkung und Einbeziehung des US-Richters vollzogen. Damit lässt sich durch eine alleinige Betrachtung der Prozessmaximen kein grundlegender Widerspruch erkennen. Dies gilt auch deshalb, weil keine von ihnen in reiner Form praktiziert wird.

c. Die Darlegungs- und Substantiierungslast

Im Hinblick auf die Klageerhebung zeigt sich das übliche Meinungsbild, dass die Anforderungen an die Substantiierung im Prozess vor amerikanischen Gerichten so minimal sind, dass die Gefahren von Klagen ins Blaue hinein und des Starts eines Versuchsballons enorm erscheinen. Die auf Klägerseite lediglich geforderte gutgläubige Annahme des Bestehens eines Klagegrundes stellt eine leicht zu überwindende Hürde dar und kann letztendlich aufgrund des anschließenden discovery-Verfahrens großen Schaden auf der Gegenseite anrichten. Doch darf nicht übersehen werden, dass in beiden Rechtssystemen das anfängliche Verlangen nach Substantiierung eingeschränkt ist. Gerade auch im deutschen Recht sind die Anforderungen an die Substantiierungspflicht häufig auf eine Plausibilitätskontrolle reduziert. Gewisse Essentialia werden auf beiden Seiten verlangt, denen aber oft schon rasch Genüge getan ist[102]. Eine Schlüssigkeit kann faktisch jedenfalls erst nach Klageeinreichung hergestellt werden[103]. Zudem besteht gleichermaßen die Gefahr, dass maßgebliche Behauptungen aus der Luft gegriffen werden, eine Gefahr vor der kein System gefeit ist. Es wird den Parteien sogar gestattet, ein etwaiges Informationsdefizit durch spekulative Behauptungen auszugleichen[104]. Erst im Rahmen des weiteren Verfahrensgangs

---

zum anderen das amerikanische Gericht, das sich ursprünglich lediglich der Überwachung des Verfahrens widmen und nicht aktiv in den Streit eingreifen sollte.

101 Hierzu oben § 4 III 1 a.

102 Lorenz, ZZP 111 (1998), S. 35 (46) weist zurecht auf ein im Anhang zu den F.R.C.P. abgedrucktes amerikanisches Klageformular hin, das als ausreichend und beispielhaft angesehen wird und das hinter dem vom deutschen Recht geforderten Inhalt in keiner Weise zurückbleibt.

103 Und sei es erst bei der Urteilsfällung wie im amerikanischen Recht.

104 v. Hippel, S. 232; Friedenthal 69 Cal. L. Rev. 806, 816 (1981); BGH vom 13. Juli 1988 in NJW-RR 1988, S. 1529.

muss eine eingehende Substantiierung der Darlegungen erfolgen. An welcher Stelle im Prozess dies nun genau geschieht, ist unterschiedlich, ebenso wie die Art der Ermittlung der für eine Substantiierung erforderlichen Tatsachen. Dies ist dann aber primär eine Frage der Ausgestaltung des Beweisverfahrens und nicht der Substantiierung im Allgemeinen. Die Ausgestaltung der Substantiierungspflicht, die für die discovery-Bewertung zweifelsohne von grundlegender Bedeutung ist[105], soll daher an dortiger Stelle weitere Berücksichtigung finden.

d. Der Verfahrensgang

An dem Ablauf des Verfahrens und der zeitlichen Reihenfolge einzelner Verfahrensabschnitte allein lassen sich keine grundlegenden Widersprüche festmachen. Denn damit wird noch nicht direkt Einfluss genommen auf das Ergebnis und den Inhalt des Verfahrens, wie sie schließlich zur Überprüfung stehen. Es ist daher aus deutscher Sicht nicht zu beanstanden, dass im US-Prozess beispielsweise eine Zweiteilung in pre-trial und trial erfolgt. Eine bestimmte Abfolge des Prozesses ist nicht zwingend. Durchaus problematisch erscheint zwar, dass im US-Recht einzelne Einschränkungen im Beweisverfahren erst in der Hauptverhandlung stattfinden, während die ZPO schon von Beginn der Beweiserhebung an, die freilich gänzlich in der Hauptverhandlung erfolgt, hohe Schranken vorsieht. Discovery ist aber nun einmal bereits in der pre-trial-Phase angesiedelt, was den Eindruck erwecken könnte, diese zeitliche Abfolge wäre das Hauptproblem und nicht die freizügige Gewährung der discovery. Bei alledem ist jedoch zu berücksichtigen, dass die discovery, versinnbildlicht als Zentrum eines Spinnennetzes an deren Enden alle weiteren Prozessinstitute hängen, in ständiger Wechselwirkung zu diesen anderen Instituten steht. Ursache und Kern aller Spannungen sind auf dieses Verfahren zurückzuführen und nicht etwa auf andere Divergenzen im Vergleich der Rechtsordnungen, welche eine gewisse Relevanz erst im Zusammenspiel mit der discovery erhalten und isoliert betrachtet unbedeutende Farbtupfer im internationalen Prozessrechtsdschungel darstellen würden.

e. Richterstellung und Richtermacht

Wie mehrfach angesprochen, gilt seit jeher im adversary system die Prämisse, das Verfahren möglichst ohne Eingriffe des Richters, jedenfalls gänzlich ohne dessen Ratschläge an die Parteien durchzuführen. Dies scheint der dominierenden Stellung des Richters im deutschen Verfahren entgegenzulaufen. Erinnert sei hier nur noch einmal an die deutschen Vorschriften zur amtswegigen Beweisaufnahme gemäß den §§ 142 ff., 372 I, 448, 273 II ZPO, das generelle Erfordernis eines Beweisbeschlusses nach den §§ 358 ff., 450 ZPO sowie die

[105] Zutreffend insoweit James/Hazard, § 3.1, S. 128 ff.; Mössle, S. 77.

Pflicht zum Hinweis und zur Aufklärung gemäß den §§ 139, 278 III ZPO. Die in den letzten Reformen hervorgetretenen Neuerungen im US-Recht, die als Antwort auf die erkannten Missstände gelten und mit denen auch die weitgehende Durchführung der Verhandlungsmaxime unter Ausschaltung des Richters als ausgemachte Quelle des Übels[106] angegangen werden sollte, ändern an dieser getroffenen Einschätzung hinsichtlich der Richterbeteiligung nichts. Denn die Reformlösung beinhaltet nicht etwa eine systemerneuernde Aufwertung der Richterposition, sondern durch die Schaffung eines kooperativen Umfelds eher einen Paradigmenwechsel von zwangsbewehrter Erforschung hin zur freiwilligen Preisgabe von Informationen[107]. Im Vordergrund stehen dabei sicherlich die disclosure-Regelungen[108]. Die neuen Eingriffsmöglichkeiten des Richters dienen im Grunde nur als Überwachungsinstrumente und Druckmittel, die eine zusätzliche Erhöhung der Regelungseffizienz bewirken sollen; die eigentlichen Änderungen bedeuten an sich sogar eine Verschärfung des Parteibetriebs. Es bleibt also prinzipiell bei der maßgeblichen Stellung der Anwaltschaft im US-Verfahren, da der Richter im Wesentlichen weiterhin als Schiedsrichter außen vor bleibt[109].

Der erste Eindruck, in den USA herrsche damit eine Abneigung gegen zuviel staatlichen Zwang, trügt allerdings. Gerade das Gegenteil hat sich bei dem amerikanischen Aufklärungsrigorismus auch ohne Richterbeteiligung herausgestellt. Daraus ergibt sich das merkwürdige Phänomen, dass im deutschen Prozess die Richterstellung zwar relativ stark ist, die am Zwang gemessene Eingriffsmöglichkeit in das Verfahren aufgrund des verwirklichten Prinzips des geringsten Eingriffs aber relativ schwach, während es im US-Recht gerade umgekehrt ist[110]. Ebenso scheint sich die Aufgabenverteilung zwischen Gericht und Parteien in beiden Rechtsordnungen maßgeblich voneinander zu unterscheiden.

---

[106] Zu diesen und weiteren Gründen des Unbehagens über die discovery vgl. den Rechtslehrer Maurice Rosenberg von der Columbia-Universität, zitiert in Junker, ZZPInt 1 (1996), S. 235 (239). Als weiterer Kritikpunkt wird der außerordentlich weite Gegenstand des Erforschbaren mit dem Ziel größtmöglicher Tatsachenaufklärung genannt.

[107] Für die Zukunft ist dabei entscheidend, dass auch eine vollständige Umsetzung der Reformen erfolgt und alle Beteiligten sich in kooperativer Weise darauf einstellen. Nur so wird sich auf Dauer tatsächlich ein Paradigmenwechsel vollziehen können; kritisch insofern noch Junker, ZZPInt 1 (1996), S. 235 (260); Lorenz ZZP 111 (1998), S. 35 (54 ff.).

[108] Siehe hierzu und der Reform im Allgemeinen oben § 2 II 2 c.

[109] In dieser Weise auch Lorenz, ZZP 111 (1998), S. 35 (54). Es ist aber zu berücksichtigen, dass praktisch jedes Verfahren durch die große Autorität des amerikanischen Richters geprägt ist, so dass es für eine gewisse Einflussnahme gar keiner förmlichen Hinweis- und Aufklärungspflicht bedarf.

[110] Dies beschreibt zurecht Stürner, FS Stiefel, S. 763 (782), der dies zurückführt auf einen „Wahrheitsliberalismus" in den USA sowie die dort vorherrschende Grundstimmung, wo nach es weder eines Schutzes vor Richtern noch vor wahrheitsforschenden Bürgern bedürfe; dies basiere nicht zuletzt darauf, dass in den USA die „volle Perversion" staatlicher und richterlicher Gewalt nie erlebt worden sei.

Um nun beurteilen zu können, welche Konsequenzen dieser ausgemachte Wesensunterschied nach sich zieht, müssen Umfang und Bedeutung der richterlichen Mitwirkung im deutschen Recht einer näheren Betrachtung unterzogen werden. Sind ohne richterliche Hilfe, wie sie beispielsweise § 139 ZPO mit der Hinweis- und Aufklärungspflicht statuiert, die Anforderungen an ein rechtsstaatliches faires Verfahren nicht erfüllt? In den Fokus gerät damit ein vieldiskutiertes Spannungsfeld: der Urkonflikt zwischen richterlicher Neutralität[111] und Aktivität[112].

Die Befugnisse des deutschen Richters bei der Sachverhaltsaufklärung sind so konzipiert, dass sie niemals zu einer einseitigen Begünstigung einer Partei führen dürfen. Die einsetzbaren Mittel beschränken sich auf bereits bekannte Tatsachen, denn eine Amtsermittlung soll gerade nicht durch die Hintertür richterlicher Mitwirkung eingeführt werden[113]. Das vorgenannte Spannungsfeld bedarf im Ergebnis einer moderaten Auflösung. Dies mag zwar im Hinblick auf ein klares Ergebnis unbefriedigend erscheinen und Abgrenzungsstreitigkeiten heraufbeschwören, doch ist diese Schwäche einer ausgewogenen Lösung nicht zu vermeiden[114]. So verlangt die verfassungsrechtlich gebotene Distanz[115] des Richters zunächst Zurückhaltung vor allzu weitgehender Einmischung und beschränkt damit die ebenfalls verfassungsrechtlich gebotene Fürsorge[116]. Der deutsche Zivilprozess reklamiert eben nicht Kompensation sozialer Unterlegenheit durch den Richter, sondern es geht eher um eine formale Garantie gleicher Mitwirkungsrechte der Parteien. Das BVerfG beschreibt dies als Postulat der „Gleichwertigkeit der prozessualen Stellung der Parteien vor dem Richter", wobei den Parteien gleichermaßen die Möglichkeit einzuräumen ist, „alles für die gerichtliche Entscheidung Erhebliche vorzutragen". Diesbezüglich besteht die richterliche Pflicht, eine Gleichstellung sicherzustellen[117]. Grundsätzlich liegt es damit in der Hand der Parteien, durch sachgerechte, umfassende Prozessführung die eigenen Interessen zu wahren. Der Richter ist demzufolge nicht aus übergreifenden Fairness-Erwägungen heraus gehalten, verstärkt Initiativen zugunsten einer Partei zu starten[118]. Im Grundsatz sind die Einwirkungsmöglichkeiten des Richters lediglich als Korrekturmöglichkeit und Korrekturpflicht auszulegen, die mit Rücksicht auf die materielle Rechtslage stets der Behebung von unvertretbaren verfahrensrechtlichen Belastungen für eine Prozesspartei dienen. Aus verfas-

---

[111] Ausdruck hat diese Verpflichtung in den Ablehnungsvorschriften der §§ 42 ff. ZPO gefunden.

[112] Zu Einzelfragen der Hinweispflicht siehe Stürner, Richterliche Aufklärung, S. 43 ff.. Zur Abgrenzung zwischen Aufklärungsbefugnis und Aufklärungspflicht, a.a.O., S. 28 ff.

[113] Siehe Büttner, ZZP 67 (1954), S. 73 (84).

[114] Vgl. Stürner, Richterliche Aufklärung, S. 25 f.

[115] Siehe hierzu ausdrücklich den „Arzthaftungsbeschluss" des BVerfG vom 25. Juli 1979 in BVerfGE 52, 131 (154).

[116] A.a.O.

[117] BVerfG vom 25. Juli 1979 in BVerfGE 52, 131 (156 f.); BVerfG vom 8. Okt. 1974 in BVerfGE 38, 105 (111).

[118] Tettinger, S. 40.

sungsrechtlichen Generalklauseln lässt sich jedenfalls keine weitere Verpflichtung des Gerichts herleiten. Die Aktivität des Richters, wie sie in normativen Vorschriften ihren Niederschlag gefunden hat, besteht damit allein in der Förderung und Sicherung der Parteiaktivität[119].
Hinzutritt, dass in der Verfassung wie auch in der ZPO keine genaue Rollenverteilung festgelegt ist und sich daraus folglich kein unverzichtbares Wesensmerkmal des deutschen Erkenntnisverfahrens ableiten lässt. In Bezug auf die richterliche Hinweispflicht ist zudem festzustellen, dass diese grundsätzlich nicht abstrakt zu bestimmen ist, sondern sich vielmehr nach den konkreten Verfahrensgegebenheiten richtet[120]. Für die Informationsgewinnung und Beweisermittlung, wie sie hier im Vordergrund steht, spielt sie ohnehin eine eher untergeordnete Rolle.

Es zeigt sich, dass jedenfalls keine gesteigerte Aufklärungsaktivität auf Richterseite geboten ist, diese nach deutschem Recht auch gar nicht bzw. wenn doch, dann nur im Widerspruch zum Gesetz stattfindet. Ein Vorbehalt gegen das US-Verfahren lässt sich aus dem Umfang der jeweiligen Richterbeteiligung demnach nicht herleiten. Eine Verletzung von Mindestanforderungen im Vergleich zu den Grundsätzen des deutschen Rechts ergibt sich nicht.
Relevanz erlangt die Richteraktivität auch in Bezug auf den Schutz eines Beteiligten vor extensivem Vorgehen der anderen Seite. Doch dies bezieht sich mehr auf den Problemkreis der Ausforschung und der Begrenzung von Aufklärungsmitteln. Die richterliche Mitwirkung am Verfahren „aus eigenen Stücken", d.h. ohne konkrete Anforderung durch eine Partei, bleibt in beiden Rechtsordnungen auf ein Minimum reduziert.

f. Die Tatsachenermittlung und der Ausgleich von Informationsdefiziten

In den Vereinigten Staaten wird zur Beschaffung von Informationen und Beweismitteln ein einziges Verfahren herangezogen, die discovery. Das deutsche Recht hat für ein solches Verfahren kein wesensgleiches Pendant aufzubieten. Dies bedeutet jedoch nicht, dass bei einem Auftreten bestimmter Sachverhaltskonstellationen das deutsche Recht keine vergleichbaren Lösungen über andere Institute herbeiführt. Es ist jedenfalls unzutreffend, wenn behauptet wird, die Zivilprozessordnung stelle stets auf einen vollumfänglich informierten Kläger ab und schütze die Gegenseite vor einer Sachverhaltserforschung[121]. Wie eingehend dargelegt wurde, geht das deutsche Recht bei unverschuldeter, situationsbedingter Unkenntnis einer Partei den Weg über eine Verminderung der Darlegungs- und Substantiierungslast, Erleichterungen bei der Beweislast bis hin zur Umkehr

---

[119] Stürner, Richterliche Aufklärung, S. 40 formuliert es so, dass „die ZPO [...] den Parteien ein Maximum an Freiheit (lässt), ohne sie ihrer Freiheit hilflos zu überlassen".
[120] Hierauf weist Stürner, Richterliche Aufklärungspflicht, S. 39 zurecht hin.
[121] Siehe aber in dieser Richtung OLG München, Beschluss vom 27. Nov. 1980 in ZZP 94 (1981), S. 462 (466); BGH vom 11. Juni 1990 in JZ 1991, S. 630 (631); Brehm, S. 83.

der Beweislast, Ausweitungen der vorhandenen materiellrechtlichen Aufklärungsansprüche sowie zu guter Letzt eine Steigerung prozessualer Pflichten der Gegenseite. Mit diesem Instrumentarium ist das System zur Durchsetzung von Rechten zwar umständlicher und weniger übersichtlich ausgestaltet, doch wird der hilfsbedürftige Kläger keinesfalls im Stich gelassen. Eine effektive Rechtsverfolgung ist auf jeden Fall auch im deutschen Recht gewährleistet.
Aus Sicht des Rechtssuchenden ergeben sich daher weder im deutschen noch im amerikanischen Prozess Bedenken hinsichtlich der Verfahrensausgestaltung und der Bereitstellung bestimmter Mindestanforderungen[122]. Doch wie verhält es sich mit der Interessenwahrung der Gegenseite, die nicht zum Ziel einer Informationsausforschung gemacht werden will? Diese Seite der Medaille scheint wesentlich problematischer.

aa) Materielle Aufklärungsansprüche

Die materiellen Auskunfts- und Vorlageansprüche des deutschen Rechts sind allesamt an enge Voraussetzungen in Verbindung mit einem behaupteten Hauptanspruch geknüpft. Da ein Zusammenhang mit einem zugrunde liegenden Schuldverhältnis stets gefordert wird, ist eine allgemeine Informationsgewinnung dadurch nicht möglich. Es müssen in jedem Fall konkrete Anhaltspunkte für das Bestehen eines Hauptanspruchs dargetan werden, ohne die es zu keiner Tatsachenermittlung kommt. Hinzutreten noch die eingebauten Begrenzungen zum Schutz des Aufklärungs- und Vorlagepflichtigen. Der entscheidende Nachteil dieser Ansprüche liegt folglich darin, dass für eine Geltendmachung eine bereits vorhandene gewisse Sachkunde bzw. die Kenntnis von der Existenz relevanter Urkunden und Gegenstände nötig ist. Diese Einschränkungen kennt das discovery-Verfahren nicht.

bb) Prozessuale Pflichten zur Aufklärung und Mitwirkung

Im deutschen Recht ist eine allgemeine Pflicht der Parteien zur Aufklärung und Mitwirkung nicht anerkannt. Allerdings ergeben sich aus einigen Vorschriften der ZPO entsprechende Pflichten, die von der Rechtsprechung auch durchaus weit ausgelegt werden. Danach ergibt sich auch ohne Annahme einer allgemeinen prozessualen Aufklärungspflicht eine dahingehende Interpretation, dass die Parteien gemeinsam verpflichtet sind, für eine wahrheitsgemäße und vollständige Rekonstruktion des Sachverhalts Sorge zu tragen. So finden sich immer dann gesteigerte Pflichten auf Seiten einer Partei, wenn die andere unverschuldet in

122 Dennoch möchte Karger, S. 320 am Beispiel eines Softwareverletzungsprozesses eine Rechtsschutzlücke im deutschen Recht erkennen. Dies beruht freilich auf einer zu engen Betrachtungsweise, die wesentliche Rechtsinstitute des deutschen Prozessrechts außer Acht lässt.

Erklärungs- bzw. Beweisnot geraten ist, dies wiederum begrenzt durch das Merkmal der Zumutbarkeit. Die Regelungen der disclosure und der discovery im US-Recht mögen zwar umfassender sein, doch in Konstellationen, in denen es einer Inpflichtnahme der Gegenseite für den weiteren Prozesserfolg einer Partei dringend bedarf, tritt das deutsche Recht ebenso auf den Plan.

cc) Beweislastregelungen

Bei der Ausgestaltung des deutschen Prozessrechtssystems kommt den Regelungen der Beweislast erhebliche Bedeutung in Bezug auf die Informationsbeschaffung zu. Ein abgestuftes System von Beweisregeln, welches von Beweiserleichterungen bis hin zur Beweislastumkehr reicht, setzt Gerechtigkeitserwägungen unter Berücksichtigung des Elements der Waffengleichheit in die Praxis um. Bewirkt wird dadurch letztlich eine Entlastung der nur unzureichend informierten Partei zu Lasten einer stärkeren Einbeziehung der Gegenpartei.

dd) Ermittlungsobjekte

Während die US-amerikanische discovery der ermittelnden Partei den mannigfaltigen Zugriff auf nahezu alle nur denkbaren Beweismittel eröffnet, und dies sogar bei prozessunbeteiligten Dritten, sind im deutschen Recht gewisse Beschränkungen verankert. So kennt die ZPO weder Vernehmungen im Kreuzverhör noch Fragenkataloge, die von der Beweisperson unter Beachtung einer gesonderten Nachforschungspflicht beantwortet werden müssen. Noch wichtiger erscheint, dass eine Parteieinvernahme nur subsidiär und unter besonders engen Voraussetzungen in Betracht kommt. Allerdings muss sich eine Partei auch im deutschen Recht einer Vernehmung stellen, wenn sie gegenüber ihrem Gegner vermutlich bessere Kenntnis von den zu beweisenden Tatsachen hat und jener daher in Aufklärungs- bzw. Beweisschwierigkeiten gerät. Sehr gravierend macht sich auch die Unterschiedlichkeit in der Urkundenvorlagepraxis aus, da im US-Recht so gut wie alles herausverlangt werden kann, in Deutschland hierfür indes ein konkreter Herausgabeanspruch nach materiellem Recht existieren muss. Wie diese Tatsache aber zu bewerten ist, lässt sich keinesfalls isoliert beurteilen.

ee) Begrenzung der Informationsermittlung

Die ZPO fordert für eine konkrete Beweisermittlung den Erlass eines Beweisbeschlusses, der in den USA vollkommen fehlt. Die Tatsache, dass das US-Gericht damit nicht von vornherein ein Beweisverlangen prüft, ist letztlich aber dennoch kein einschneidendes Negativum, da bei Weigerung einer Beweisperson, dem Beweisverlangen nachzukommen, schlussendlich sich doch das Gericht damit

befassen und anhand seiner normativen Vorgaben über das Verlangen befinden muss. Entscheidend wird damit einzig und allein der Inhalt der Beweisvorschriften, die vom Gericht zu prüfen sind.
Ein Kernstück der Begrenzungsregelungen liegt sicherlich in den Aussage- und Zeugnisverweigerungsrechten. Hier zeigt sich das Recht der USA allerdings recht zurückhaltend, da sowohl ein Dritter wie auch eine Partei sich nur auf relativ wenige Weigerungsrechte berufen kann, obwohl sie doch aufgrund der weit gefassten discovery eine immens wichtige Rolle einnehmen. Neben einigen privileges, die auf den Schutz der Vertraulichkeit einer Beziehung gerichtet sind, fehlen solche, die aus sachlichen Gründen von jedermann zum Schutz eigener berechtigter Interessen geltend gemacht werden können und die dabei auch wirtschaftliche Interessen umfassen. Zwar existiert die Option, eine protective order zu beantragen, doch ist dieser Weg nur in seltenen Fällen von Erfolg gekrönt[123], so dass es doch zu einer umfangreichen Erforschung von Beweismitteln kommt. Dieser Befund führt zu einer Potenzierung der Gefahren im amerikanischen Prozess, die bereits durch größere Zugriffsmöglichkeiten auf Ermittlungsobjekte angelegt sind.

ff) Zwangsweise Durchsetzung

Auch wenn die zwangsweise Durchsetzung von discovery-Begehren in praxi die Ausnahme bildet, ist eine solche grundsätzlich auf sehr effektive Weise möglich. Das Damoklesschwert einer Anordnung von contempt of court hängt stets über den Mitwirkenden des US-Prozesses. Ähnliche Maßnahmen kennt das deutsche Recht nur beim Zeugenbeweis, nicht aber bei anderen Arten der Beweisaufnahme und schon gar nicht bei Aufklärungs- und Mitwirkungspflichten der Parteien. Was in den meisten Fällen nur bleibt, ist die Drohung mit mittelbaren Prozessnachteilen.
Dies zeigt aber dennoch, dass auch im deutschen Recht, wenn auch nur in begrenztem Umfang, unmittelbarer Zwang ausgeübt werden kann.

gg) Ausforschungsverbot

Trotz einiger Relativierungen vorhandener Deviationen bleibt die bereits zuvor getroffene Kernaussage gültig: Discovery kann zu einer weitreichenden Sachverhaltserforschung führen, die mit deutschem Recht nicht erreicht werden kann. Es darf letztendlich alles ermittelt werden, was auch nur entfernte Relevanz zu dem Rechtsstreit aufweist, solange die verlangte Information vernünftigerweise

[123] Vgl. Geimer, IZPR, S. 27, Rdnr. 92 mit weiteren Nachweisen. Siehe in diesem Zusammenhang zu den besonderen Gefahren für Wirtschaftsgeheimnisse Kersting, S. 178 ff., 185 ff.

geeignet erscheint, zu verwertbarem Beweismaterial zu gelangen[124]. Die Reichweite ist immens und unterliegt lediglich rudimentären Einschränkungen, so dass die deutschen Regelungen hinter den entsprechenden discovery-Befugnissen geradezu zwangsläufig zurückbleiben müssen. Zusätzlich gesellt sich zu der schon vorgesehenen Weite des Tatbestands eine große Missbrauchsmöglichkeit, die im deutschen Recht aufgrund inhaltlicher Einschränkungen der Normen und der oftmaligen Anknüpfung an Einzelfälle in diesem Maße ausgeschlossen scheint[125]. Nicht selten kommt es zu den bekannten Beweisfischzügen und der Ausspähung von Geschäftsgeheimnissen. Discovery lässt sich daher zutreffend charakterisieren als „Verfahrensabschnitt mit eingebautem Ausforschungselement“[126]. Daran können auch die Neuerungen des Jahres 1993 nur bedingt etwas ändern, wie eingehend gezeigt wurde, mögen diese auch vielfach als ein Schritt weg von der discovery gewertet werden[127].

Das deutsche Recht trägt nun aber auch nicht den Grundsatz in sich, der da lautet „nemo contra se edere tenetur“[128]. Ganz im Gegenteil bildet das Ausforschungsverbot, das grundsätzlich zwar anerkannt ist, nur vereinzelt eine Barriere. Dies fordert schon die Ausstrahlung des Verfassungsrechts[129]. Ein aufschlussreicher Aspekt liegt ferner darin, dass solches Material, welches im Rahmen einer Beweisaufnahme zutage gefördert wurde, ohne dass es Inhalt des Beweisantrags war, auch nach deutschem Zivilprozessrecht verwertet werden darf[130]. Allerdings muss vor einem deutschen Gericht, trotz der gesamten Bandbreite der Klaviatur an Rechtsinstituten zur Überwindung nachteiliger Prozesssituationen, der Gegner eines Informationssuchenden sich nur auf solche Tatsachen erklären, die bereits in den Prozess eingeführt wurden und nicht schon auf alles, was möglicherweise nützlich für den Prozessverlauf sein könnte. Demgegenüber können jedoch die Anforderungen an die Konkretisierung des Sachvortrags und eines Beweisantritts des Informationssuchenden in concreto erheblich gemindert sein. Die weite Streuung des amerikanischen discovery-Verfahrens gibt es allerdings nicht. Dabei spielen sicherlich die Kontrolle durch generell höhere Substantiierungspflichten und die bestehende, relativ frühzeitige Schlüssigkeitsprüfung bzw. der nötige Beweisbeschluss eine erhebliche Rolle. Bei der Frage der Ausforschung gewinnen nun die einzelnen Besonderheiten des US-amerikanischen Verfahrens, die für sich genommen bei isolierter Betrachtungsweise noch überbrückbar und nicht sonderlich dramatisch erschienen, eine ganz neue Dimension.

---

124 Vgl. Rule 26 (b) (1) F.R.C.P.

125 Der Rechtsmissbrauch soll zwar von beiden Systemen ausgeschlossen werden, letztlich gefeit ist jedoch keines davor.

126 So Junker, ZZPInt 1 (1996), S. 235 (238).

127 Lorenz, ZZP 111 (1998), S. 35 (61).

128 Insoweit richtig auch Morhard, S 126 ff.; Ambs, S. 109 ff.; Hackenberg, S. 124 ff.

129 Vgl. § 3 VII 2.

130 Vgl. Schneider, S. 25 f.

Die Vorwurf, dass im US-Recht zunächst gar keine richterliche Prüfung des Informationsverlangens durchgeführt werde, geht jedoch fehl, denn erst dann, wenn eine Partei sich einem Verlangen widersetzt, kann es überhaupt zu einer Ausforschung im eigentlichen Sinn kommen[131]. Andernfalls liegt ein freiwilliges Handeln vor, das für sich genommen keinen Verstoß gegen Mindestanforderungen begründen kann. Denn die Prüfung des ausländischen Verfahrens dient nicht dazu, eine nachlässige oder unzweckmäßige Prozessführung einer Partei zu korrigieren[132]. Diese muss sich vielmehr selbst im Rahmen des ihr Zumutbaren und Möglichen frühzeitig um das Vorbringen von Einwänden kümmern. Das amerikanische Recht sieht aber ebenfalls eine richterliche Mitwirkung am Verfahren vor, sobald sich eine Beweisperson dem Beweisverlangen widersetzt. Dabei ist allerdings zu berücksichtigen, dass von Freiwilligkeit nur dann die Rede sein kann, wenn nach US-Recht unzulässige fishing expeditions ohne richterliche Anordnung erfüllt oder bestehende privileges nicht ausgeschöpft werden. Schließlich müssen sinnlose Anträge nicht gestellt werden[133].

Sind bei der Betrachtung des Prozessziels und der Prozessmaximen keine grundlegenden Divergenzen zu konstatieren gewesen, so muss dies im Hinblick auf das Ausforschungskriterium korrigiert werden. Hier interessiert nun die Frage nach der Einstellung zur Wahrheitserforschung nicht minder, allerdings mit vergleichsweise differenzierter Ausrichtung. Es bleibt zwar dabei, dass die Wahrheitserforschung und damit die Zielsetzung der discovery auch im deutschen Recht als Zweck anzuerkennen ist, doch ist die Behandlung von Schranken bei der Wahrheitssuche und damit auch das Verhältnis zur Wahrheit unter Berücksichtigung anderer Werte konträr.
Das Verfahren der discovery mit seiner umfänglichen Wahrheitsermittlung, die bei Lichte betrachtet allerdings gar nicht so allumfassend ist, soll Ausdruck eines umfänglichen Gerechtigkeitsgedankens sein. Diejenigen Informationen sollen herauszugeben sein, die eine Partei für die Wahrung ihrer Rechte benötigt[134]. An dieser Stelle erscheint dennoch die maßgebliche Zäsur aus deutscher Sicht vonnöten. Ist es denn wirklich gerecht oder gerechter, wenn in einem Stadium, in dem sich noch nichts bzw. noch nichts Endgültiges über Berechtigung oder Nichtberechtigung eines Anspruchs sagen lässt, zumindest billigend in Kauf genommen wird, dass in unzweifelhaft bestehende Rechtspositionen anderer eingegriffen wird[135]? Hinsichlich der Balance zwischen Ermittlungsinteresse der einen und Geheimhaltungsinteresse der anderen Seite werden in den beiden Rechtsordnungen unterschiedliche Gewichtungen vorgenommen. Dabei darf je-

---

131 Siehe Mentz, RIW 1981, S. 73 (78).

132 In dieser Weise Geimer, IZPR, S. 742 f., Rdnr. 2964; a.a.O., S. 752, Rdnr. 2991a; ders., ZZP 103 (1990), S. 471 (481).

133 Vgl. Schütze, FS Stiefel, S. 697 (704).

134 Siehe Paulus, ZZP 104 (1991), S. 397 (401).

135 Dabei ist nicht zu verkennen, dass aus dem bloßen Gerechtigkeitsgefühl auch nicht ein einziger konkreter Rechtssatz hergeleitet werden kann, vgl. Rümelin, S. 18.

doch nicht übersehen werden, dass beide Systeme die Schutzfähigkeit und Schutzbedürftigkeit des Beweisgegners im Grundsatz anerkennen und sich diesbezüglich sogar aufeinander zu bewegen. Doch wird im US-amerikanischen Recht zunächst einmal dem Ermittlungsinteresse der Vorrang eingeräumt, während sich das deutsche Recht diesbezüglich mehr zurückhält und größere Hürden aufstellt. Der Inanspruchgenommene genießt in den USA keinen solch weitgehenden Schutz, ein Informationsverlangen wird nicht so schnell als ungerechtfertigt abgetan. Dabei ist nochmals darauf hinzuweisen, dass das Ziel der umfassenden Ermittlung und Offenlegung der objektiven Wahrheit, mag es auch unerreichbar sein, von vornherein sicherlich nicht ungerecht ist, sondern im Grundsatz eher erstrebenswert[136].

Jedenfalls ergibt sich als conclusio, dass discovery-Maßnahmen aus deutscher Sicht nicht zwangsläufig in eine verbotene Ausforschung münden müssen, mag die Gefahr auch inhärent sein[137]. Diese These gilt nicht zuletzt aufgrund der doch recht weiten Grenzziehung für eine Ausforschung im deutschen Recht, die zudem nicht fest zementiert ist, sondern vielmehr durch die Einwirkung von Wahrheits- und Rechtsschutzgesichtspunkten ständiger Erosion ausgesetzt ist.

2. Stellungnahme

Aus den bisherigen Ausführungen kann resultierend gefolgert werden, dass trotz aller Differenzen der deutschen und der US-amerikanischen Verfahrensgestaltung das US-Verfahren und insbesondere die Durchführung der discovery den Mindestanforderungen, die an ein geordnetes und rechtsstaatliches Verfahren zu stellen sind, im Grundsatz entsprechen. Die Annahme einer generellen Unzulässigkeit der Beweisverwertung aufgrund des ordre public ist danach abzulehnen[138].

a. Die Mindestanforderungen

Dies liegt einerseits daran, dass die vom deutschen Recht gestellten Mindestforderungen hinsichtlich Rechtsschutz und Grundwerten der Rechtsordnung keine unüberwindlichen Hürden aufstellen. Aus der Verfassung, die die Grundgedanken und Verfahrensprinzipien im Wesenskern enthält, ergeben sich keine ausgedehnten Vorbehalte, an denen eine Verwertbarkeit US-amerikanischer discove-

---

136 So auch Schack, IZVR, S. 289, Rdnr. 739.

137 Andere Ansicht Hök, S. 283; LG Berlin vom 13. Juni 1989 in RIW 1989, S. 988 (990), das einen generellen Ausforschungsbeweis durch discovery zwar annimmt, gleichzeitig jedoch hierin alleine keinen ordre public-Verstoß feststellen möchte.

138 A.A. siehe Hök, S. 297, der einen tendenziell ausforschenden Charakter der discovery ausmachen will und daraus eine generelle Unvereinbarkeit mit dem deutschen Recht folgert.

ry-Ergebnisse generell scheitern würde. Dies beruht unter anderem darauf, dass eine prävalierende gesetzgeberische Verantwortung für die Realisierung der Verfahrensausgestaltung besteht[139]. Im deutschen Recht ist über den allgemeinen § 286 ZPO hinaus keine besondere gesetzliche Fixierung zu verzeichnen, so dass nach dem Willen des Gesetzgebers eine Verwertung grundsätzlich nach dieser Vorschrift zu erfolgen hat. Der weite Ermessensspielraum des Gesetzgebers hinsichtlich der Bestimmung dessen, inwieweit Beteiligte zur Wahrung ihrer Rechte auf den Gang und das Ergebnis des Verfahrens Einfluss nehmen können und wie die konkrete Ausgestaltung auszusehen hat, lässt eine übergeordnete Korrektivfunktion nur dann aktuell werden, wenn es gilt, eine als untragbar erkannte Folge einer vorhandenen oder fehlenden Verfahrensbestimmung auszuhebeln[140].
Diese Überlegungen, die zumeist dann angestellt werden, wenn ein bestimmtes gesetzgeberisches Vorgehen oder ein Versäumnis auf nationaler Ebene im Hinblick auf die Gewährleistung eines fairen Verfahrens zu beurteilen ist, können in gleichem Maße bei Fällen mit Auslandsberührung herangezogen werden. So auch hier im Falle internationaler Beweistätigkeit, um essentielle Inhalte zu beschreiben und gleichzeitig Maßstäbe zu relativieren. Die angelegte Messlatte muss bei inländischer wie bei ausländischer Verfahrensgestaltung in dieser Hinsicht im Prinzip identisch sein, so dass auch bei einer Informationserforschung im Ausland nur unter besonderen Umständen korrigierend einzugreifen ist.
Zudem ist maßgeblicher Anknüpfungspunkt die Verwertung der hervorgebrachten Verfahrensergebnisse. Es ist daher auch nicht entscheidend, dass es sich hier zunächst um ein rein ausländisches Verfahren handelt, in welches das deutsche Recht selbstverständlich nicht eingreifen kann, und für das der deutsche Gesetzgeber keine Regelungskompetenz besitzt. Die Ausgestaltung der Verwertungsvorschriften ist ausschließlich Sache des deutschen Gesetzgebers und damit Gegenstand einer Auslegung nach den dargelegten einschränkenden Gesichtspunkten, bei welcher dann auch die Art und Weise der Informations- und Beweisermittlung im Ausland auf dem Prüfstand steht[141].

---

139 Siehe BVerfG vom 20. Apr. 1982 in BVerfGE 60, 253 (268) im maßgeblichen Beschluss zum Asylprozess hinsichtlich des in Art. 19 IV GG garantierten Rechtswegs wegen Rechtsverletzungen durch die öffentliche Gewalt.

140 Zu entsprechenden Überlegungen vgl. BVerwG vom 11. Feb. 1982 in NJW 1983, S. 1073 f. (beamtenrechtliches Disziplinarverfahren); BVerfG vom 26. Mai 1981 in BVerfGE 57, 250 (276) (Ausgestaltung des Strafverfahrens); BVerfG vom 12. Jan. 1983 in NJW 1983, S. 1043 f.

141 Dieser Gesichtspunkt zeichnet auch dafür verantwortlich, dass die Frage des Inlandsbezugs, wie sie für die Prüfung des ordre public im Rahmen der Urteilsanerkennung große Bedeutung hat, vgl. hierzu BGH vom 4. Juni 1992 in BGHZ 118, 312 (349), an dieser Stelle weniger Relevanz besitzt. Denn der Inlandsbezug wird durch die Verwertung in besonderem Maße hergestellt. Verwertung bedeutet nämlich ein „Weiterarbeiten" mit den Ergebnissen durch das deutsche Gericht und damit ein „Mehr" gegenüber bloßer Urteilsanerkennung. Verfassungsrechtliche Bedenken gegen die Theorie des Inlandbezugs formuliert Geimer, Anerkennung, S. 24 im Übrigen sogar in Bezug auf die Urteilsanerkennung.

Das Resultat wird zusätzlich dadurch erhärtet, dass der maßgebliche Vorwurf an die discovery, es käme stets zu einer Ausforschung, im deutschen Recht nur auf ungeschriebene Rechtssätze wie das Ausforschungsverbot trifft und noch nicht einmal auf positivrechtliche Gesetzgebungsakte. Die beschriebenen Rechtssätze verlangen jedoch, wie gezeigt, keine zu strenge Interpretation[142], so dass eine Korrektur mangels untragbarer Konsequenzen hinsichtlich rechtsstaatlich Zwingendem oder Unverzichtbarem nicht ohne weiteres angebracht ist. Der Gesetzgeber hat hier keine Regelung getroffen, aber auch aus der Verfassung ist keine Revision in Richtung Manifestation eines Ausforschungsverbots herzuleiten. Wenn starke verfassungsrechtliche Einflüsse zu beobachten sind, dann doch eher als Motor für die umgekehrte Stoßrichtung, nämlich die Sicherstellung und Ausdehnung einer Sachverhaltsaufklärung im Rahmen eines effektiven Rechtsschutzes. Hier ist eine Schubwirkung unvermeidlich, ohne jedoch auch an dieser Stelle die begrenzte Wirkung des Verfassungsrechts aus den Augen zu verlieren. Eine solche Interpretation beinhaltet auch keine widersprüchliche Auslegung vergleichbarer Sachverhalte, vielmehr knüpft sie an schon im deutschen Recht vorhandene Strömungen an und weist ihnen den gebührenden Stellenwert zu. Demnach kann das Verfassungsrecht nicht herangezogen werden, um die Wirkungen der discovery-Ergebnisse im deutschen Verfahren einzuschränken. Die Verfassung fordert vielmehr gegenteilig eine Auslegung des deutschen Regelwerks in Richtung einer weiten, rechtsschutzfreundlichen Sachverhaltserforschung, die zusammen mit den bereits im Einzelnen detailliert beschriebenen Möglichkeiten des im deutschen Recht vorhandenen Instrumentariums einen ordre public-Verstoß ausschließt.

b. Der internationale Zusammenhang

Ein anderer Aspekt gegen eine generelle Ablehnung einer Beweisgewinnung durch discovery ergibt sich bereits aus der Natur des Rechtsgebiets selbst. Im Bereich des internationalen Zivilprozessrechts ist die Existenz einer Schranke für die Anerkennung und Nutzbarmachung der durch die Anwendung des ausländischen Verfahrensrechts hervorgebrachten Ergebnisse bei Verletzung grundlegender und tragender Prinzipien des inländischen Rechts zwar nicht zu bezweifeln, doch diese Grenze ist weiter zu ziehen als zunächst vielleicht zu vermuten ist. Die einzelnen Nationen sind mittlerweile zu einer liberalen Einstellung zum internen Beweisrecht untereinander gekommen[143]. Hinsichtlich der Beurteilung der Andersartigkeit ausländischen Rechts ist eine restriktivere Haltung weitgehend aufgegeben worden. Dies gilt trotz und auch gerade wegen der vielfältigen Imponderabilien, die eine wie auch immer geartete Internationalisierung der Verfahren mit sich bringt. Schließlich sind die meisten grundlegenden

---

142 Zum Ausforschungsverbot siehe oben § 3 VII.

143 Vgl. Coester-Waltjen, S. 162 f. zum Beweiskollisionsrecht; MünchKommZPO/Gottwald, § 328 Rdnr. 85 zur Anerkennungsproblematik; so auch Stein/Jonas/Roth, § 328 Rdnr. 124.

Prinzipien in den einzelnen Staaten anerkannt. Jedes Prozessrechtssystem für sich scheint zufriedenstellend zu arbeiten[144]. Doch das Aufeinanderprallen verschiedener Rechtsordnungen und die Überlagerung unterschiedlicher gerichtlicher Verfahren führt unweigerlich zu Spannungen und unakzeptablen Situationen, deren Auflösung sicherlich am ehesten damit zu erreichen ist, dass eine Strategie der Zusammenarbeit und der Anerkennung ausländischer Rechtsinstitute verfolgt wird[145], womit letztendlich der Funktion des Zivilprozessrechts, Streitigkeiten friedlich, schnell und endgültig zu beenden und dem materiellen Recht Geltung zu verschaffen, am besten auch über nationale Grenzen hinweg gedient ist. Das stetige Beharren auf eigenen Positionen und deren Verabsolutieren wird hingegen die Gefahr einer Krise heraufbeschwören, deren negative Folgen für die eigentliche Zielsetzung eines Verfahrens enorm sind[146]. Damit soll aber nicht der Aufgabe von Grundsätzen um jeden Preis, insbesondere um den Preis individueller Gerechtigkeit oder des subjektiven Justizgewährungsanspruchs gegenüber dem Staat, das Wort geredet werden. Vielmehr kommt eine Abwägung für eine international akzeptable Lösung in Zweifelsfällen wie hier in Betracht.
Unter dem Eindruck immer intensiver werdender internationaler Vernetzungen der Lebens- und damit auch Rechtsbeziehungen der Weltbevölkerung erscheint ein starres Festhalten an eigenen Vorstellungen nicht empfehlenswert. Flexibilität ist im Gegenteil erforderlich. Die Durchsetzung einseitiger nationaler Rechtsvorstellungen in Auslandssachverhalten muss jedenfalls die Ausnahme bleiben.

c. Das Rechtsschutzinteresse

Anknüpfend an die internationale Sicht ist darauf hinzuweisen, dass die gefundene Lösung nicht nur im Interesse zwischenstaatlicher Konfliktbewältigung liegt, sondern noch viel entscheidender, für den Rechtssuchenden von fundamentaler Bedeutung in Bezug auf die Effizienz des Rechtsschutzes erscheint[147].

---

[144] Hierauf weist zurecht Koch, S. 119 (137), m.w.N. hin, der allerdings gleichzeitig auf das Krisensymptom der Prozessflut im US-amerikanischen Recht verweist.

[145] Ein weitergehender Schritt läge in einer Rechtsvereinheitlichung und Harmonisierung nationaler Verfahrensrechte oder der Schaffung international geltenden Einheitsrechts. Hier für sind bereits Modellregeln entwickelt worden, vgl. Stürner, ZZP 112 (1999), S. 185; zu entsprechenden europäischen Bestrebungen H. Roth, ZZP 109 (1996), S. 271. Doch erscheinen hierbei die Schwierigkeiten aufgrund unterschiedlicher institutioneller Strukturen so gut wie unüberwindlich, so dass bis auf weiteres nur die Möglichkeit bleibt, international erträgliche Lösungen zu finden, die das Konfliktpotential möglichst weitgehend einschränken.

[146] Dies gilt ganz besonders für den vielzitierten „Justizkonflikt" zwischen den Vereinigten Staaten und Deutschland, der insbesondere divergierende nationale Auslegungen in Bezug auf das HBÜ betrifft, wofür die Existenz der discovery ganz maßgebliche Bedeutung hat.

[147] Vgl. hierzu bereits oben § 4 II 1.

Die einzelne Partei ist oftmals auf die gnädige Mitwirkung aller beteiligten Staaten angewiesen, um ihre Rechtspositionen auch verfahrensmäßig abgesichert zu sehen. Dies belegt ein offensichtlicher, rechtstatsächlicher Befund in hohem Maße, nämlich das beobachtbare Anwachsen von Beweisaufnahmen mit internationalen Bezügen. Soweit es nun um zwei selbständige Verfahren geht, verlagert sich die auf hoheitliche Unterstützung gerichtete Hoffnung der Partei von tätiger Mitwirkung am Erstverfahren auf die Anerkennung und Übernahme der Ergebnisse dieses Verfahrens. Der Einwand, es könne in einem laufenden Prozess vor einem deutschen Gericht nur einen Anspruch auf Hinwirkung des Prozessgerichts auf eine neuerliche Beweisaufnahme im Ausland geben, womöglich auch nur im Wege der Rechtshilfe und damit im Rahmen des neuen Verfahrens, verdient jedenfalls keine Zustimmung. Denn jedem Staat obliegen Schutzpflichten gegenüber den auf seinem Hoheitsgebiet befindlichen Personen. Insbesondere ist im liberalen Rechtsstaat ein Anspruch des Bürgers auf Justiz anerkannt. Die Verweisung auf ein Rechtshilfeverfahren hätte jedoch zur Folge, dass die effektive Gewährung von Rechtsschutz davon abhängen würde, inwieweit das Ausland gegenüber einem solchen Ersuchen zur Kooperation bereit wäre. Da letztendlich eine ausländische Mitwirkung von zahlreichen Unwägbarkeiten abhängt und es entscheidend auf die freiwillige Bereitschaft des ausländischen Staates ankommt, würde es an einem echten, durchsetzbaren Anspruch auf effektiven Rechtsschutz fehlen. Bereits aus diesem Grunde muss die Anerkennung und Übernahme von vorhandenen Beweisergebnissen im Inland grundsätzlich möglich sein, damit der oft umständliche und schwerfällige sowie keineswegs sichere Weg internationaler Rechtshilfe im Zweifel vermieden werden kann.

Eine völlige Verweigerung bzw. ein Abblocken würde in vielen Fällen zu nicht hinnehmbaren Beweisschwierigkeiten bis hin zur Beweisnot einer Partei führen. Der Schutz durch das materielle Recht bliebe dann nur Makulatur, eine prozessuale Durchsetzung der materiellrechtlichen Ansprüche wäre nicht möglich. Denn sowohl im US-Recht wie auch im deutschen Prozess bedarf es des Nachweises des Anspruchstatbestands durch Beibringung von Beweismitteln. Gerade bei so genannten „verborgenen Verletzungstatbeständen" ist der Verletzte darauf angewiesen, sich die Beweismittel beim Verletzer zu beschaffen. Hat er dies bereits in einem ausländischen Verfahren erreicht, würde eine generelle Verweigerung der Anerkennung solcher Beweismittel die Versagung einer prinzipiell möglichen und effektiven Form des Rechtsschutzes bedeuten. Die grundsätzliche Bereitschaft zur Verwertung ausländischer Beweisergebnisse, insbesondere solcher aufgrund einer discovery-Durchführung, ist daher verfassungsrechtlich geboten und muss im Hinblick auf den Anspruch auf effektiven Rechtsschutz extensiv interpretiert werden[148]. Dem entspricht auch die einfachgesetzliche Rechtslage, wonach § 286 ZPO alle ordnungsgemäß in den Prozess eingeführten Beweismittel einer freien richterlichen Würdigung zugänglich macht und ein

---

148 Zur entsprechenden Diskussion bei der Anerkennung von Urteilen vgl. Pfeiffer, RabelsZ 55 (1991), S. 734 (756); Geimer, ZfRV 33 (1992), S. 321 (401, 405).

ordre public-Vorbehalt nur unter engen Voraussetzungen Platz greift. Dem Hinweis auf die Regelungen der Beweislast, die im Falle einer Beweislosigkeit eingreifen, kann jedoch nicht entnommen werden, dass dieser Weg vorzuziehen ist. Vielmehr sollen vorrangig, wie das System der ZPO eindeutig ausweist, alle zur Verfügung stehenden Erkenntnisquellen ausgeschöpft werden. Hierzu gehören im Grundsatz selbstverständlich auch die Resultate aus ausländischen Verfahren. Das Einschlagen dieses Weges ist damit wesentlich geradliniger als beispielsweise der Versuch, zunächst mit einem Verwertungsverbot aufzuwarten, dann aber die Beweisnot der einen Seite mit Hilfe einer Umkehr der Beweislast zu kompensieren und somit letztlich die Gegenseite zur Beibringung entgegengesetzter Tatsachen zu zwingen. Dieses Vorgehen hätte dann auch das Problem zu lösen, dass bei entsprechender Beweismittelvorlage durch die nun beweispflichtige Partei, die aber mit den discovery-Ergebnissen in Widerspruch steht, die ausländischen Resultate nicht für eine Erschütterung des Beweiswerts in Frage kämen. Die Folge wäre möglicherweise ein offensichtlich materiell falsches Urteil erlassen zu müssen.
Vor diesem Hintergrund scheint ein völliger Verzicht auf Schrankensetzung zwar nicht indiziert, allerdings ist eine möglichst ausgedehnte, rechtsschutzfreundliche Handhabung der Optionspalette einer Beweisgewinnung geboten. Hierzu gehört auch die Verwertung von bereits existenten Beweisergebnissen und Informationsquellen aus ausländischen Verfahren, namentlich der US-amerikanischen discovery.

d. Relative Weite des deutschen Regelwerks und relative Enge rechtsstaatlicher Grundsätze

In erster Linie liegt die entscheidende Ursache für die Annahme einer Verwertbarkeit in der Gestalt des deutschen Rechts. Das komplexe Regelwerk steht einer umfänglichen Sachverhaltsaufklärung, wie ausgeführt, durchaus offen gegenüber[149]. Es ist zwar zutreffend, wenn darauf hingewiesen wird, dass die Weite US-amerikanischer discovery im deutschen Recht nicht vollständig erreicht wird, insbesondere nicht durch selbständige richterliche Aufklärungsbeiträge[150]. Auch fehlt eine allgemeine Aufklärungspflicht im deutschen Prozessrecht[151] und die Wahrheitsermittlung genießt in der ZPO nicht uneingeschränkte Vorrangstellung vor anderen Prozesszielen. Doch dies ist alles gar nicht erforderlich, um den Anschluss an den Spitzenreiter discovery nicht zu verlieren[152]. Denn die unbestritten vorhandenen richterlichen Einwirkungsmöglichkeiten stehen nicht isoliert, sondern treffen auf eine Vielzahl anderer Instrumente der Sachverhaltsklä-

---

[149] Vgl. im Ergebnis § 3 VIII.
[150] In diese Richtung aber Martiny, IZVR, III/1, Rdnr. 1109. Vgl. auch unten § 4 III 1 e.
[151] Siehe oben § 3 V 3.
[152] Hök, S. 285 ff. sieht hierin aber u.a. die entscheidenden Unterschiede für eine grundsätzliche Divergenz und damit einen ordre public-Verstoß.

rung, die unter dem Strich auch eine allgemeine prozessuale Aufklärungspflicht entbehrlich erscheinen lassen. Und hinsichtlich der Wahrheitsermittlung reicht es aus, dass diese als Ziel überhaupt vorhanden ist. Ausführlich wurde herausgearbeitet, dass die Bedeutung des Ausforschungsverbots im deutschen Recht begrenzt ist und dessen Reichweite nicht mit der lapidaren Bezeichnung des Verbots als grundlegendem Prinzip des deutschen Zivilprozessrechts[153] kenntlich gemacht werden kann. Damit ist auch eindeutig die Frage verneint, ob das deutsche Recht übertrieben zurückhaltend ist oder jedenfalls die unverzichtbaren Grundsätze der Rechtsordnung eine solche Zurückhaltung fordern[154]. Beides trifft auf seine Weise nicht zu. Denn schreckt das deutsche Regelwerk auch vor einer Ausprägung der Sachverhaltserforschung nach Art der discovery zurück, so sind zwingende, rechtsstaatliche Grundsätze durch ein solches Verfahren jedenfalls im Grundsatz nicht berührt.

e. Zum Einwand einer Privilegierung und Umgehung

Die grundsätzliche Verwertbarkeit von discovery-Ergebnissen stellt keine einseitige Privilegierung eines Klägers dar, der im Ausland aktiv wird, sondern sie ergibt sich geradezu als Notwendigkeit für die Möglichkeit effektiver Rechtsdurchsetzung. Denn im Zeitpunkt des Verfahrens in Deutschland ist eine neuerliche Beweisaufnahme, welche dieselben Resultate ans Tageslicht befördern könnte[155], oftmals nicht mehr möglich, sei es aus Gründen die in der Sphäre des Beweisträgers liegen oder sei es aus hoheitlichen Gründen, namentlich der verweigerten oder lediglich begrenzten Mitwirkung ausländischer Stellen. Es ist daher unzulässig, das Problem auf eine Umgehung vorhandener Vorschriften und eine Ausnutzung erweiterter Beweisgewinnungsmethoden im Ausland zu reduzieren. Wobei aber ausdrücklich klargestellt sein soll, dass auch ein solches Vorgehen einer bewussten Umgehung, so diese Intention denn tatsächlich zugrunde liegt, nicht als verwerflich oder verboten zu bewerten ist.

Der aufgestellte Grundsatz garantiert andererseits, dass nicht je nach Ort des Gerichtsverfahrens ein völlig anderer Sachverhalt zur Entscheidung gestellt wird[156]. Es wird damit auch ein „Fluchtweg" versperrt, der ansonsten einer Partei möglich wäre. So könnte diese sich mit ihrem Vermögen nach Deutschland begeben, falls durch den Prozess in den USA neue Tatsachen ans Licht getreten sind, sie

---

[153] Insofern aber Schütze, FS Nagel, S. 392 (491); Greger, ZRP 1988, S. 164 (166), der dem Grundsatz sogar Verfassungsrang beimisst.

[154] Diese Fragen wirft Stürner auf, vgl. Stürner, IPRax 1984, S. 299 (301), der aber eine übertriebene Zurückhaltung des Rechts den unverzichtbaren Grundsätzen gegenüberstellt und diesbezüglich ein Spannungsfeld aufbauen möchte.

[155] Dies führt jedenfalls zu neuerlichem Kostenaufwand und Arbeitseinsatz, was es nach Möglichkeit zu vermeiden gilt.

[156] Unberührt bleibt selbstverständlich die parteieinvernehmliche Abänderung des dem Gericht dargebotenen Sachverhalts.

einem Prozess in den Vereinigten Staaten auf Grundlage dieses Materials aber entkommen möchte. Hätte sie sich der amerikanischen Gerichtszuständigkeit und einer Vollstreckung damit erfolgreich entzogen, so käme für den Gegner nur noch eine Klage in der Bundesrepublik in Betracht. Dürften die zutage geförderten Ergebnisse hier nicht verwendet werden, würde durch das deutsche Beweisverfahrensrecht eventuell ein komplett anderer Sachverhalt zugrunde gelegt, der es dem Schuldner unter Umständen ermöglichen würde, sich seinen Verpflichtungen zu entziehen.

f. Zurückhaltung mit Beweisverwertungsverboten

Die generell restriktive Annahme von Beweisverwertungsverboten im deutschen Recht zeigt[157] gerade auch im Hinblick auf eine Ausforschung[158], dass mit einem grundsätzlichen Ausschluss von Beweisergebnissen sehr vorsichtig umzugehen ist und ein generelles Verbot keinesfalls deutschen Rechtsgrundsätzen entspricht.

g. Das Dilemma

Ganz entscheidend für die Begründung des gefundenen Ergebnisses ist die Feststellung, dass es von vornherein keineswegs ungerecht erscheint, wenn eine umfassende Wahrheitsermittlung so weit wie nur irgend möglich durchgesetzt werden soll. Es hat sich zwar gezeigt, dass im deutschen und im US-amerikanischen Recht unterschiedliche Wertungen im Hinblick auf eine Realisierung der Wahrheitsfindung Niederschlag gefunden haben. Doch steht dabei keine in fundamentalem Gegensatz zu denen der anderen Rechtsordnung. Daher ist eine grundsätzliche Übernahme der Ergebnisse des US-Verfahrens als sachgerechte Lösung für alle Beteiligten anzusehen.

Der positive Effekt der discovery kann anschaulich an einem Beispiel aus dem Jahre 1974 aufgezeigt werden[159]. Danach klagten Hinterbliebene der insgesamt 346 Opfer eines Flugzeugabsturzes in Paris Orly vor dem Bundesgericht in Los Angeles gegen die Herstellerfirmen der Unglücksmaschine DC-10, die Firmen McDonnell Douglas und General Aviation, auf Schadensersatz. Da sich zunächst keinerlei Anhaltspunkte für ein Fehlverhalten auf Herstellerseite finden ließen, war die Klägerseite auf eine umfangreiche Erforschung aller nur irgendwie relevanten Materialien im Wege der pre-trial discovery angewiesen, um überhaupt erst die Grundlage für eine Rechtsverfolgung zu schaffen. Durch Vor-

---

157 Hierzu näher § 4 IV 5.

158 Vgl. oben § 3 VII 3 und später eingehend § 4 IV 5.

159 Vgl. hierzu In re Paris Air Crash of March 3, 1974, 399 F.Supp. 732 (C.D. Cal. 1975); Juenger, RabelsZ 46 (1982), S. 708 (709); Lowenfeld, IPRax 1984, S. 51 (52); Schütze, Urteilsanerkennung, S. 168 f.

lage und Durchsicht tausender von Urkunden kam dabei ans Licht, dass der Absturz, der durch das Sich-Öffnen einer Tür des Gepäckraums hervorgerufen worden war, hätte vermieden werden können. Denn wie sich aus einem im Besitz der Unternehmen befindlichen Memorandum eindeutig ergab, war der Mangel bezüglich „der inneren Anfälligkeit für katastrophale Fehlleistungen im Hinblick auf die Türen der Gepäckräume" von einem Ingenieur festgestellt und den Unternehmen mitgeteilt worden. Eine Behebung der Mängel war im weiteren Verlauf jedoch unterblieben. Erst durch die weite Vorlagepflicht wurde diese entscheidende Information hervorgebracht, ohne die den Klagen niemals Erfolg beschieden gewesen wäre.

Dieser Produkthaftpflichtfall illustriert zum einen sehr anschaulich die unterschiedliche Vorgehensweise in einem Prozess vor einem US-Gericht gegenüber den Regelungen hierzulande, die einem solchen Wissensgefälle bei Klageerhebung eher mit geminderten Darlegungs- und Substantiierungspflichten sowie einer Beweislastumkehr begegnen würden. Dies birgt natürlich die Gefahr eines negativen Prozessausgangs. Somit zeigt der Fall zum anderen auch, dass ein solches Vorgehen, in erster Linie im Hinblick auf das Ergebnis, aber auch vom Standpunkt deutscher Rechtsgrundsätze aus gesehen, nicht ohne weiteres negativ zu bewerten ist. Hätte ohne die weite Tatsachenerforschung eine Durchsetzung der materiellen Ansprüche nicht erfolgen können, wäre ein gerechtes Urteil unterblieben. Daneben ist auch das Herausverlangen riesiger Dokumentenmengen an sich noch nicht verwerflich, zudem hat das US-Recht in dieser Hinsicht auch einschneidende Begrenzungen erfahren und hat sich daher deutschen Standards angenähert[160].

Die Kehrseite extensiver discovery hat sich in jüngster Vergangenheit beispielsweise im medienträchtigen Fall General Motors gegen Volkswagen dargeboten. Bei der so genannten López-Affäre ging es um Industriespionagevorwürfe gegen einen ehemaligen Topmanager von Opel, der nun bei Volkswagen unter Vertrag stand. Gerade vor dem Hintergrund relativ ungehinderter discovery-Maßnahmen erzielten die Parteien einen Vergleich, den sich Volkswagen allerdings teuer erkaufen musste[161]. Unterstellt man die Haltlosigkeit der Vorwürfe - auch wenn es übertrieben erscheint, die Vorwürfe einer illegalen Industriespionage nun umzudrehen und durch die andere Seite verwirklicht zu sehen, allerdings in ein legales Gewand gekleidet - so war die Vergleichssumme doch ein hoher Preis für den Schutz von Geschäftsgeheimnissen.

Das grundlegende Dilemma besteht nun darin, dass sich bei der Informationsgewinnung selbst und bei der Entscheidung darüber, ob und wie eine solche

---

160 Siehe hierzu § 2 II 2, insbesondere zur offenen Frage der Umsetzung der Neuerungen.

161 Ursächlich für die Vergleichsbereitschaft waren sicherlich auch die Unwägbarkeiten eines jury trial in den USA sowie die exorbitanten Schadensersatzsummen, die in den USA durchaus nicht selten zugesprochen werden. Daher auch das geflügelte Wort unter US-Anwälten: „You can never predict how a jury will decide", vgl. Heidenberger, RIW 1995, S. 705 (707, Fn. 35).

vonstatten zu gehen hat, noch nicht sagen lässt, ob dadurch ein Erfolg zustande kommt, d.h. ob das aufgrund der discovery gesammelte Material kausal für den Ausgang des Prozesses sein wird. Demnach kann eine vermeintliche Erfolgsaussicht nicht stets eine Anordnung und Anwendung rechtfertigen. Der Zielkonflikt zwischen dem Schutz eines Kernbereichs der Persönlichkeitsentfaltung und dem Streben nach Wahrheitsfindung sowie gerechter Urteilsfällung lässt sich nur durch Zuerkennung des Vorrangs einer Seite lösen. Dies bedarf im Zweifelsfall einer genauen Abwägung, welche zwischen Wahrheitserforschung einerseits und Persönlichkeitsschutz andererseits von den betrachteten Regelwerken unterschiedlich durchgeführt wird. Hier ist nun jedoch die nächste Stufe relevant, nämlich nicht die Frage der Abwägung bei der Beweiserhebung, sondern eine solche im Rahmen der Beweisverwertung[162]. Doch auch in diesem, hier maßgeblichen Bereich findet sich das ausgemachte Dilemma wieder: Verwendet der Richter das unter Verletzung bestimmter Individualrechte erlangte Beweismittel, so verletzt er unter Umständen erneut den Rechtskreis des Betroffenen, unterlässt er die Verwertung, so läuft er Gefahr, sehenden Auges ein materiell unrichtiges Urteil zu fällen. Unter Einbeziehung der gesamten Problematik ergibt sich somit Folgendes:

In jedem Fall bleibt das Risiko, einen Betroffenen einer zu weitgehenden Ausforschung unter Verletzung schutzwürdiger Rechtspositionen auszusetzen. Da aber der mögliche Erfolg durchaus eine Relativierung der Rechte der betroffenen Seite auslösen kann und eine dahingehende verfahrensrechtliche Ausformung eines ausländischen Verfahrens nicht beanstandet werden kann, verbleibt es beim Schutz der Sphäre, die unter keinen auch nur denkbaren Umständen einen Eingriff hinnehmen muss. Ist ein solcher Eingriff dennoch geschehen, sei es unter positivrechtlicher Tolerierung eines entsprechenden Vorgehens durch eine Verfahrenskonzeption, sei es aber auch durch rechtswidrige Überschreitung der erlaubten Grenzen einer Verfahrensordnung, so kann auf ein Beweisverwertungsverbot als Notbremse zurückgegriffen werden; ein Verbot, das aber die Ausnahme bleiben muss. Auf diese Weise wird sichergestellt, dass es sich bei der Beweiserhebung nicht um einen Drahtseilakt ohne Fangnetz handelt, bei dem der ein oder andere Protagonist auf der Strecke bleibt. Mag das Fangnetz auch erst im Stadium der Beweisverwertung gespannt sein, so spricht für eine solche Handhabung auch die mangelnde Einflussnahmemöglichkeit deutscher Stellen auf ein separates US-Verfahren[163].
Es lässt sich daher für das hier behandelte Problem der Verwertbarkeit ein Regel-Ausnahme-Verhältnis herleiten.

Dem Herausbilden eines Grundsatzes einer generellen Gleichwertigkeit und Übernahme von discovery-Ergebnissen im deutschen Prozess mag auch folgende Überlegung zur Seite stehen: Das deutsche Recht greift in bestimmten Situatio-

[162] Zum Zusammenhang beider Bereiche siehe unten § 4 IV.
[163] Vgl. hierzu auch unten § 7.

nen der in Beweisnot geratenen Partei unter die Arme[164]. Grundsätzlich geschieht dies dann nicht, wenn es einer Abweichung von den existierenden Regeltatbeständen aus übergreifenden Gerechtigkeitserwägungen nicht bedarf, um das materielle Recht zugunsten einer Partei durchzusetzen. Sieht das US-Recht auch in solchen „normalen" Fällen eine discovery vor, ist dies jedoch zunächst weniger gravierend, da es für den Prozessausgang in der Regel keine Auswirkung hat. In einem solchen Fall verbleibt es damit bei der Überprüfung, ob die Durchführung des Verfahrens im Konkreten gesicherte Rechtspositionen der Beweispersonen verletzt. Es kann daher festgehalten werden, dass unabhängig vom Einfluss auf den anhängigen Prozess, die Bewertung der discovery einheitlich zu erfolgen hat. Mit der aufgestellten Regel einer generellen Verwertbarkeit reduziert sich daher das Problem auf den Einzelfall, nämlich darauf, ob konkrete Schutzrechte der Beweisperson bestehen und diese korrekt beachtet bzw. verletzt wurden. Dies stellt dann wie in einem Verfahren ohne Auslandsberührung aber die Ausnahme dar. Der Vorteil des Grundsatzes genereller Verwertbarkeit besteht in der Gewährleistung gewisser Rechtssicherheit vergleichbaren Grades mit einem rein deutschen Verfahrensablauf ohne internationale Einflüsse sowie in der bestmöglichen Verfolgung des Ziels eines internationalen Entscheidungseinklangs und zwar in einem Maße, wie er aus verfahrenstechnischer Sicht unter den gegebenen Rahmenbedingungen für eine Beweisführung allgemein hergestellt werden kann.

h. Fehlende blocking statutes und Zurückhaltung mit Abwehrklagen

Schließlich ist darauf hinzuweisen, dass das deutsche Recht keine so genannten blocking statutes enthält[165], die auch nicht auf einem Umweg durch andere Institute mit entsprechender Zielsetzung eingeführt werden sollen, ohne dass der Gesetzgeber eine entsprechende Entscheidung getroffen hat.
Blocking statutes im engen Sinne, d.h. Abwehrgesetze, die inländischen Beweispersonen, die in US-amerikanischen Prozessen aussagen sollen[166], ein strafbewehrtes Aussageverbot auferlegen, betreffen zwar eher den Fall ausländischer Beweiserhebung auf inländischem Territorium und deren Abwehr, also die extraterritoriale Anwendung US-amerikanischen Rechts, doch es zeigt sich dadurch eine gewisse Grundtendenz. Vor dem Hintergrund, dass die deutsche Rechtsordnung selbst einem solchen Geschehen eher passiv gegenübersteht, lässt sich auch ein generelles Verwertungsverbot kaum folgern.
Ebenso wurde der generell zurückhaltende Umgang deutscher Gerichte mit so genannten antisuit injunctions, d.h. Abwehrklagen auf Untersagung der Fortfüh-

---

[164] Hierzu ausführlich § 3.
[165] Die Ausnahme bildet ein blocking statute im Seerecht, vgl. § 11 des Seeschiffahrtsgesetzes vom 24. 5. 1965 (BGBl. 1965 II, S. 833) i.d.F. vom 30. 6. 1977 (BGBl. 1977 I, S. 1314).
[166] Schack, Einführung, S. 55 f.

rung einer ausländischen Prozessführung, sowie mit anderen gerichtlichen Verfügungen im Zusammenhang mit ausländischen Beweisaufnahmen aufgezeigt[167], was eine Interpretation in dieselbe Richtung nahe legt, ohne jedoch die unterschiedliche Problemstellung zu verkennen.

3. Die Rechtsprechung

Das behandelte Problemfeld ist im Hinblick auf die forensische Praxis weitestgehend unbestellt. Damit zusammen hängt ein Mangel an exemplarischen Fällen, die eine Beweisverwertung von vorangegangenen discovery-Verfahren behandeln. Der BGH hat allerdings das pre-trial discovery-Verfahren einer Unvereinbarkeitsprüfung im Rahmen der Anwendung des ordre public auf eine Urteilsanerkennung unterzogen[168]. Dabei erklärt er ausdrücklich, dass die Durchführung einer pre-trial discovery für sich alleine noch keinen Verstoß gegen den ordre public im Sinne des § 328 I Nr. 4 ZPO bedeutet[169]. Die bloße Möglichkeit, dass dadurch nach deutschem Recht unzulässige Ausforschung zu erreichen ist, könne nicht genügen, um eine generelle Unvereinbarkeit mit deutschem Recht anzunehmen. Der BGH führt weiter zutreffend aus, dass es eines Abstellens auf die Gesamtrechtsordnung sowie die hinter dem deutschen positiven Recht stehenden Grundwerte bedürfe, namentlich unter Einbeziehung materiellrechtlicher Auskunftspflichten[170]. Maßgeblich sei letzten Endes, ob das konkrete Ergebnis der Anwendung des ausländischen Rechts mit den so ermittelten wesentlichen Grundsätzen des deutschen Rechts und dem Wert der gerichtlichen Wahrheitsfindung an sich offensichtlich unvereinbar ist. Auch wenn das Gericht in dem behandelten Fall eine tatsächliche Prüfung dieser aufgestellten Grundsätze unter Hinweis auf den fehlenden Sachvortrag der Parteien unterlassen hat, steht diese Entscheidung mit dem vorgenannten Ergebnis hinsichtlich einer Beweisverwertung in Einklang. Denn auch hier zeigt sich die allgemeine Tendenz gewisser Zurückhaltung gegenüber einer Ablehnung ausländischer Verfahrensformen bzw. gegenüber einer Eindämmung deren Auswirkungen im Inland.
Es lässt sich eine Regel herauslesen, die besagt, dass generell das Verfahren der discovery nicht zu beanstanden ist und nur im Einzelfall eine Verweigerung der Übernahme dadurch gewonnener Resultate vollzogen werden soll. Damit wird

---

[167] Vgl. hierzu oben § 2 II 1 e.
[168] Siehe BGH vom 4. Juni 1992 in BGHZ 118, 312 (323).
[169] A.a.O. mit Hinweis auf Martiny, IZVR, III/1, Rdnr. 1109; Schack, IZVR, S. 335, Rdnr. 865; Stiefel/Stürner, VersR 1987, S. 819 (830 f.); Heidenberger, RIW 1990, S. 804 (807); Zekoll, Produkthaftpflichtrecht, S. 137 ff., 148 f.; ders., RIW 1990, S. 302 (305); Veltins, DB 1987, S. 2396; MünchKommZPO/Gottwald, § 328 Rdnr. 91; Gottwald, ZZP 103 (1990), S. 257 (283); Schütze, FS Stiefel, S. 697 (703 ff.); ebenso zustimmend schon das LG Berlin vom 13. Juni 1989 in RIW 1984, S. 988 (990); vgl. auch Reufels, RIW 1999, S. 667 (671); Bungert, ZIP 1992, S. 1707 (1710); Walter, FS Lüke, S. 921 (929).
[170] BGH, a.a.O.; vgl. auch Paulus, ZZP 104 (1991), S. 397 (402 ff.); Schack, IZVR, S. 289 f., Rdnr. 740.

eine grundsätzliche Aussage getroffen[171], die auch dadurch untermauert wird, dass ein konkreter Sachvortrag einer Partei verlangt wird, der den Schluss auf grundlegende Verstöße gegen Grundsätze der deutschen Gesamtrechtsordnung zulässt. Es muss demnach „etwas dargetan werden“, das über die bloße Grundstruktur des discovery-Verfahrens hinausgeht. An diesem Punkt, der gleichermaßen für eine Prüfung der Urteilsanerkennung wie auch der Beweisverwertung relevant ist, zeigt sich auch die maßgebliche Schnittstelle zur Handhabung rein inländischer Verfahren. In beiden Fällen ist ein Verfahrensverstoß konkret von einer Partei darzulegen, der dann eventuell zu einem Beweisverwertungsverbot führen kann. Mit dem Urteil des BGH hat dieser, wenn auch nicht ausdrücklich, so doch inzidenter bekräftigt, dass einer prozessualen Verwendung von discovery-Ergebnissen grundsätzlich nichts entgegensteht. Die Ausführungen des BGH in Bezug auf eine Urteilsanerkennung stehen damit zu der gefundenen Lösung einer Verwertbarkeit von Beweisergebnissen in einem kongruenten Verhältnis.

4. Ergebnis

Das US-amerikanische discovery-Verfahren verstößt nicht generell gegen den verfahrensrechtlichen ordre public des deutschen Rechts. Damit wird im Grundsatz die Möglichkeit offen gehalten, aufgrund dieses Verfahrens offenbarte Informationen und Beweise in einem deutschen Verfahren zu verwerten. Zugleich wird damit der Bedeutung der Sachverhaltsermittlung und der Beweisführungsmöglichkeit für den Prozessausgang Rechnung getragen[172]. Martialische Äußerungen über die discovery haben sich im Wesentlichen als ungerechtfertigt herausgestellt, wenn auch discovery sicherlich nicht als völlig gefahrlos zu bezeichnen ist. Die Diagnose einer gewissen Akzentverschiebung in der discovery, verglichen mit dem deutschen Regelwerk, fordert jedenfalls keinen Einwand genereller Unvereinbarkeit und damit durchgängiger Unverwertbarkeit.

IV. Verbot und Erlaubnis einer Verwertung im Einzelfall

Die Ausführungen über den ordre public haben sich bisher auf eine Gesamtanalyse der discovery konzentriert. Es wurde darauf geachtet, nicht Gefahr zu laufen, eine bloße Sammlung von Einzelabhandlungen über prozessuale und materielle Abweichungen und Fehler zu bieten, die keinen Zusammenhang erkennen lassen. Noch nicht abschließend ist jedoch geklärt, ob im Einzelfall discovery-

---

[171] Zu kurz daher Hök, S. 289, der eine solche vollkommen vermissen will und damit die Tragweite des Urteils herunterspielt.

[172] Musielak/Stadler, Grundfragen des Beweisrechts, 1984, formulieren hinsichtlich dieser Bedeutung in ihrem Vorwort treffend: „Ein Gramm Beweis wiegt mehr als ein Kilogramm Jurisprudenz.“

Ergebnisse einem Beweisverwertungsverbot unterfallen können, so wie dieses auch für Beweismaterial ohne jeden Auslandskontakt eingreifen kann. Es bleibt zu untersuchen, unter welchen Umständen als angemessene Reaktion auf Anomalien ein Verbot der Verwertung erreicht werden kann, gleichgültig ob die Abweichungen im Verfahren der discovery prinzipiell schon angelegt sind und damit nach US-Recht ein ordnungsgemäßer Prozessverlauf zu verzeichnen ist oder aber ob diese auf einem Verfahrensverstoß im amerikanischen Prozess beruhen.

Oft ist zu lesen, dass Beweisverwertungsverbote einer Verwendung im deutschen Prozess nicht entgegenstehen dürften[173]. Doch was verbirgt sich hinter dieser Aussage konkret? Sollen die Grundsätze über Beweisverbote Anwendung finden, die bei reinen Inlandsverfahren gelten, indem sie schlicht übertragen werden, oder soll vielmehr abschließend der ordre public über eine Verwertung entscheiden und sollen damit allgemeine Beweisverwertungsverbote, so sie denn im deutschen Recht überhaupt bestehen, bei Auslandsfällen außen vor bleiben?
Dies ist selbstverständlich vor dem Hintergrund der Fallkonstellation separater Erkenntnisverfahren zu beurteilen. Allen Überlegungen liegt die Prämisse zugrunde, dass eine Verwertung nur insoweit erfolgen kann, wie das Inland das ausländische Verfahren anerkennt, da das Ausland sein Verfahren nach seiner lex fori durchführt. Inwieweit deshalb aber ein Vorgehen ausreicht, bei dem ausschließlich mit dem ordre public operiert wird oder mit anderen Worten, dieser quasi das einzige anerkennungsfähige Verwertungsverbot in solch einem Fall darstellt, ist noch offen.
Bei der Bearbeitung sind Rückgriffe auf exemplarische Fallgestaltungen in der forensischen Praxis sowie der Literatur nicht möglich, da solche vollkommen fehlen, so dass ein weitgehend brachliegendes Feld zu bestellen ist.

1. Das Verhältnis der ordre public-Prüfung zur Beurteilung von Beweisverboten

Die ordre public-Prüfung ausländischer Verfahren und der Einsatz von Beweisverwertungsverboten sind grundsätzlich zwei unterschiedlichen Regelungsbereichen zuzuordnen. Während der ordre public das ausländische Recht und die darauf beruhenden Ergebnisse mit den fundamentalen Vorstellungen der deutschen Werteordnung konfrontiert, wird über Beweisverwertungsverbote das deutsche Recht zumeist anhand verfassungsrechtlich gebotener Interessenabwägungen geformt. Allerdings überschneidet sich beides bei der gewählten Fragestellung, so dass sie in jedem Fall eine Schnittmenge bilden. Ist beispielsweise ein Beweismittel unter Verletzung der Intimsphäre einer Person hervorgebracht worden, so greift ein Beweisverwertungsverbot genauso ein, wie gleichzeitig ein Verstoß gegen den ordre public vorliegt, wenn das ausländische Verfahren ein

[173] Vgl. z.B. Geimer, IZPR, S. 707 f., Rdnr. 2825; Stürner, IPRax 1984, S. 299 (301).

solches Vorgehen im konkreten Fall toleriert oder nach seinem Recht sogar legitimiert. Ob jedoch beide Institute sich hier völlig deckungsgleich präsentieren, ist fraglich.

Falls in einer ausländischen Verfahrensweise ein Verstoß gegen den ordre public zu erblicken ist, wird auch das deutsche Recht bei einem solch gravierenden Verstoß gegen deutsche Verfahrensgrundsätze ein Beweisverwertungsverbot statuieren. Umgekehrt muss nicht jedes mögliche Beweisverbot zwangsläufig eine ordre public-Widrigkeit darstellen. Wie ausgeführt, wirkt der ordre public bei Auslandsberührung und einer Verletzung bereits als Verwertungsverbot. Vollständige Kongruenz wird aber nur dann erzielt, wenn ein Beweisverwertungsverbot lediglich dann eingreift, sobald eine ordre public-Widrigkeit festzustellen ist. Nun ist es zwar so, dass schon aufgrund der regelmäßig fehlenden positivrechtlichen Ausgestaltung von Beweisverwertungsverboten im deutschen Recht[174] und der anzuerkennenden prävalierenden Verantwortung des Gesetzgebers für die Verfahrensgestaltung[175] auch ein Verwertungsverbot schwerwiegende Verstöße gegen anerkannte Rechtspositionen voraussetzt. Sind nicht grundlegende Prinzipien, insbesondere Grundrechte tangiert, wird man ein Beweisverbot kaum antreffen. Dies deutet auf eine Parallele zu den Prüfkriterien des ordre public hin, der nur bei offensichtlicher Unvereinbarkeit mit wesentlichen Grundsätzen des deutschen Rechts zum Tragen kommt. Dennoch, bei einem Verwertungsverbot pendelt die Waagschale bei der nötigen Interessenabwägung von Seite zu Seite, um sich schließlich für eine Seite zu entscheiden. Für die Annahme eines ordre public-Verstoßes muss die Waagschale jedoch auf dem Boden einer Seite aufschlagen und dort gewissermaßen das Zeichen geben für das Hissen der Fahne mit der Aufschrift „ordre public-widrig". Es darf gerade kein Spielraum mehr vorhanden sein, der eine Interessenabwägung zulässt[176]. Da bei der Beurteilung, ob ein Beweisverbot eingreifen soll oder nicht, durchaus unterschiedliche Interessen Berücksichtigung finden können, die bei der ordre public-Prüfung irrelevant sind, erscheint ein Beweisverwertungsverbot möglich, ohne gleichzeitig einen ordre public-Verstoß auszulösen. So spielt zum Beispiel bei Verwertungsverboten selbstverständlich eine Rolle, dass das vorhandene Regelwerk Beachtung und Durchsetzung erfahren soll, gegen das bei der Beweiserhebung jedoch verstoßen wurde. Dieses nicht zuletzt auf generalpräventiven Erwägungen[177] basierende Kriterium für die Annahme eines Verwertungs-

---

[174] Eines der seltenen gesetzlichen Beweisverwertungsverbote findet sich z.B. in § 51 BZRG, wonach die Verwertung getilgter oder tilgungsreifer Verurteilungen verboten ist, vgl. BGH vom 11. Feb. 1998 in VersR 1998, S. 488.

[175] Hierzu oben § 4 III 2 a.

[176] Damit ist freilich nicht gemeint, dass es innerhalb einer Rechtsordnung keinen Streit darüber gibt, wann nun unumstößliche Grundsätze vorliegen, die einer Verteidigung bedürfen. Allerdings mag eine heftige Kontroverse über diese Grundsätze ein Indiz für die fehlende Festigkeit bestimmter Prinzipien sein.

[177] Hierzu insbesondere Kaissis, S. 119 ff., 125 im Rahmen der Erörterung materiell-rechtswidrig erlangter Beweismittel und deren Bedeutung für die Verwertbarkeit.

verbots spielt beim ordre public aber in dieser Form keine Rolle, denn dort soll eben nicht dem formellen Gesetzesrecht, und sei es auch ius cogens, zur Anwendung verholfen werden[178]; geschützt wird lediglich eine höhere Ebene fundamentaler Rechtsprinzipien.

Eine Identität von ordre public-Verstoß und Beweisverwertungsverbot ist damit nicht zwingend gegeben. Die bloße Prüfung einer ordre public-Widrigkeit kann folglich nicht hinreichend für eine abschließende Beurteilung sein. Es bleibt vielmehr die Frage, ob Beweisverwertungsverbote, wie sie im deutschen Prozessrecht bei Verfahrensgestaltungen durch ein deutsches Gericht Anwendung finden, auch vorbehaltlos auf den hier untersuchten Fall ausländischer Beweis- und Informationserlangung in einem separaten Rechtsstreit angewendet werden können.

2. Beachtung allgemeiner Beweisverbote des internen deutschen Rechts?

a. Mögliche Quellen für Beweisverbote

Für eine Untersuchung allgemeiner Beweisverwertungsverbote vor dem Hintergrund zweier eigenständiger Zivilprozesse in den USA und in Deutschland bedarf es einer näheren Differenzierung des Problemfeldes. Es stellt sich die Vorfrage, ob diese Beweisverbote auch Geltung finden, wenn das ausländische Verfahren, hier in Form der discovery, ordnungsgemäß nach der lex fori des durchführenden Staates durchlaufen wurde, gleichzeitig aber vom deutschen Recht abweicht, so dass eine identische Beweiserhebung durch ein deutsches Gericht fehlerhaft gewesen wäre. Dieser Fall ist davon zu unterscheiden, dass die US-Beweisgewinnung auch nach dortigem Recht rechtswidrig erfolgt ist, die Beweiserlangung also sowohl nach dem anzuwendenden ausländischen Recht als auch nach deutschem Recht fehlerhaft ist, und das Beweismaterial damit unzweifelhaft unrechtmäßig in die Hände des Beweisführers gelangt ist.

b. Präklusion

Liegt der Fehler bereits im discovery-Verfahren selbst, wäre der Beweisgegner oder die Beweisperson in der Lage gewesen, durch rechtzeitige Rüge in den USA eine Aufdeckung der Informationen und einen Eingriff in eigene Rechtspositionen zu verhindern. Wird diese Möglichkeit ergriffen, tritt das aufgeworfene Problem erst gar nicht zutage. Es wird nur dann virulent, wenn der Betroffene untätig bleibt. Ein Schutz von Parteiinteressen im Zweitverfahren setzt aber nur dann ein, wenn die betroffene Partei alle ihr nach dem Recht des primären Beweisgewinnungsstaates zustehenden Einwendungen und Rechtsmittel erfolglos

---

[178] Vgl. oben § 4 II 2.

ausgeschöpft hat. Dies gilt in jedem Fall, auch wenn man bei der Verwendung von Beweisergebnissen nicht ein gleichermaßen starkes prozessuales Kontinuum zwischen ausländischem Erstverfahren und inländischem Folgeverfahren zu diagnostizieren bereit ist, wie bei der Anerkennung von ausländischen Urteilen[179]. Schließlich besteht auch im Inland kein absoluter Schutz vor fehlerhaften Verfahrensweisen, so dass weder die ordre public-Prüfung noch die Prüfung von Beweisverwertungsverboten dazu dienen soll, eine nachlässige oder unzweckmäßige Prozessführung im Ausland zu kompensieren. Vorauszusetzen ist aber, dass ein entsprechendes Vorgehen der Partei möglich und zumutbar war, um die Verfahrensmängel im Erstverfahren zu vermeiden oder zu beseitigen. Hinsichtlich der Anerkennung von ausländischen Urteilen ist dies einhellige Meinung[180] und kann ob der grundsätzlichen Argumentation auch auf die Verwendung von Beweismaterial übertragen werden. Letztlich ist sowohl im Erst- wie auch im Folgeverfahren von entscheidender Bedeutung, ob eine Preisgabe von Informationen erfolgt bzw. Beweismittel geliefert werden. Dies gilt umso mehr, als eine spätere Nutzbarmachung im Positiven wie im Negativen gewöhnlich vorhersehbar ist. Auch der BGH hebt grundsätzlich hervor, „dass es in erster Linie Sache der Parteien ist, durch aktive Teilnahme am Verfahren auf die Vermeidung sie benachteiligender Fehler des Gerichts hinzuwirken oder hierwegen ein Rechtsmittel einzulegen“[181].

c. Die Folgen divergierender Verfahrensregeln

Liegt nach ausländischem Recht kein Verfahrensfehler vor, spitzt sich die Problematik zu. Wie ist beispielsweise zu verfahren, wenn im US-Verfahren ein Zeugnis- oder Aussageverweigerungsrecht für die Beweisperson nicht bestand und damit auch nicht gegen eine Beweiserhebung eingewandt werden konnte, jetzt aber vor dem deutschen Gericht eine solche Einwendung in Betracht kommt und auch tatsächlich geltend gemacht wird? Ist dann nach deutschem Recht eine Verwertung ausgeschlossen, wenn bei einem entsprechenden Geschehen in einem deutschen Prozess im weiteren Verfahrensgang keine Verwertung der so zutage geförderten Beweismittel erfolgen dürfte[182]?

---

179 Hierzu Geimer, Anerkennung, S. 61. Zur grundlegenden Unterscheidung beider Komplexe vgl. oben § 4 II 1.

180 Vgl. MünchKommZPO/Musielak, § 369 Rdnr. 4; Geimer, IZPR, S. 740 f., Rdnr. 2955; ders., Anerkennung, S. 137; Zöller/Geimer, § 328 Rdnr. 158, 182; H. Roth, IPRax 1989, S. 14 (17); Martiny, IZVR, III/1, Rdnr. 1153 ff.; Stein/Jonas/Roth, § 328 Rdnr. 132; Jayme, S. 11.

181 BGH vom 21. März 1990 in FamRZ 1990, S. 868 (869 f.); ebenso BGH vom 22. Jan. 1997 in NJW 1997, S. 2051 (2052); BGH vom 16. Mai in NJW 1992, S. 627 (628).

182 Zu denken ist beispielsweise an einen Verstoß gegen Belehrungspflichten des Gerichts aus § 383 II ZPO über das Zeugnisverweigerungsrecht von Angehörigen, der eine spätere Verwertung allgemein als unzulässig erscheinen lässt, vgl. Thomas/Putzo, § 383 Rdnr. 10; Habscheid, ZZP 96 (1983), S. 306 (320).

aa) Fehlende Schutzwürdigkeit der Beweisperson?

Zunächst könnte man die Schutzwürdigkeit der Beweisperson bzw. der betroffenen Partei, zu deren Lasten die Einführung des Beweismaterials geht, in Frage stellen. Denn das deutsche Gericht kümmert sich um ein korrektes Verfahren und den Schutz der Beteiligten, allerdings dies nun im Prozess in Deutschland. Dort erfahren die Beweispersonen und Parteien den Schutz der deutschen Rechtsordnung. Auf das vorhergehende Verfahren in den USA hat das deutsche Gericht aber keinen Einfluss, so dass man daraus aus Sicht der deutschen Rechtsordnung eine fehlende Schutzwürdigkeit herleiten könnte, schließlich greift das Verfahrensrecht der Vereinigten Staaten ein. Helfen könnte dem Betroffenen nur eine Bejahung der Schutzwürdigkeit aus dem Blickwinkel des ausländischen Verfahrensrechts. Ob eine solche besteht, würde sich damit alleine nach dem dort anzuwendenden Recht richten, das diese im Falle der USA jedoch nicht selten verneint. Eine solche Argumentation verkennt allerdings die ursächlichen Zusammenhänge, die doch darin bestehen, dass aus der Abweichung der Verfahrensweisen aus deutscher Sicht zu fragen ist, ob nicht noch im deutschen Verfahren ein Schutz wegen zuvor verneinter Schutzwürdigkeit geboten ist. Der Vorgang der Beweisgewinnung ist nämlich gerade noch nicht gänzlich abgeschlossen, sondern wirkt noch in den deutschen Folgeprozess ein[183]. Dies verdeutlicht auch ein Hinweis auf die Informationserlangung durch Private im tatsächlichen Leben ohne Einbeziehung der Gerichte, die ebenfalls in den späteren Prozessverlauf hineinwirkt und deren Art und Weise daher auch Berücksichtigung findet und zwar zum Schutz einer möglicherweise benachteiligten Partei bzw. einer in ihren Rechten verletzten Beweisperson. Ob die Rechtsordnung nun mit einem Verwertungsverbot eingreifen soll, kann daher nicht mit dem Argument fehlender Schutzwürdigkeit der Betroffenen abgelehnt werden. Nicht zuletzt im Hinblick auf die realen Gefahren der discovery und die starke Ausweitung US-amerikanischer Zuständigkeiten verbleibt es bei der Schutzbedürftigkeit von Beteiligten eines deutschen Rechtsstreits, auch wenn diese in einen US-Prozess involviert sind oder waren.

bb) Sinn und Zweck eines Beweisverwertungsverbots

Zur Gewinnung einer Lösung muss in erster Linie auf Sinn und Zweck eines Beweisverwertungsverbots abgestellt werden. Dieses greift nämlich generell nur dann ein, wenn es um die Verwertung solcher Beweismittel geht, die eine Partei auf rechtswidrige Weise erlangt hat, sei es außerprozessual auf materiell-rechtswidrige Weise oder aber durch Verfahrensfehler des Gerichts bei der Beweiserhebung[184]. Das Verbot der Verwertung muss sich daher grundsätzlich aus

[183] Von Bedeutung hierfür ist auch die Dreiteilung in Beweiserlangung – Beweisaufnahme – Beweisverwertung, bei der die einzelnen Abschnitte aufeinander aufbauen.

[184] Letzteres wird häufig als prozessordnungswidrige Beweiserhebung bezeichnet.

dem Sinn eines Unwerturteils entwickeln[185]. Zwar ist nicht stets mit logisch zwingender Kraft ein Verwertungsverbot mit einem materiellen Rechtswidrigkeitsurteil über die Erlangungshandlung verknüpft, doch setzt ein solches Verbot in der Regel eine rechtswidrige Beweiserlangung voraus. Ein solches Unwerturteil ist aber eben gerade nicht gegeben, wenn sich die Parteien wie auch das zuständige Gericht an das geltende Recht und die Verfahrensordnung gehalten haben. Mag man auch dem ausländischen Verfahren skeptisch gegenüberstehen, so ist dieses jedenfalls nicht als rechtswidrig im eigentlichen Sinne zu begreifen. Die Ordnungsmäßigkeit des Verfahrens richtet sich vielmehr nach der lex fori und damit nach dem US-amerikanischen Recht[186]. Was somit verbleibt als Korrektiv, ist der Einsatz des ordre public bei erheblichen Abweichungen der Verfahrensordnungen voneinander. Ein gewöhnliches Beweisverwertungsverbot kann nur dann zum Zuge kommen, wenn die Beweiserlangung auch nach ausländischem Verfahrensrecht rechtswidrig war. Dies gilt allerdings unter dem beschriebenen Vorbehalt, dass auch eine rechtzeitige Rüge des Fehlers erfolgt ist, soweit diese überhaupt möglich und zumutbar war. Andernfalls kommt es zu einer Präklusion des Einwands im deutschen Prozess.

cc) Parallelen zu separaten Strafverfahren und anderen Zivilverfahren vor deutschen Gerichten

Zur Unterstützung des Gesagten ist es auch keinesfalls abwegig, auf die Praxis der Übernahme von Beweisergebnissen aus jeweils anderen Zivil- oder Strafverfahren vor deutschen Gerichten zurückzugreifen[187]. Diese Prozesse sind vom Standpunkt des aktuellen Verfahrens, in dem über die Beweisverwertung entschieden wird, mit einem ausländischen Beweisverfahren wegen einer ebenfalls in diesem Sinne „vorprozessualen" Beweisgewinnung vergleichbar. Zudem handelt es sich bei einem Strafverfahren auch noch gleichermaßen um die Anwendung einer Verfahrensordnung, die nicht identisch ist mit derjenigen, die dem jetzigen Prozess zugrunde liegt.

Aussagen, die in einem Strafverfahren unter Verstoß gegen dort zwingende Vorschriften zustande gekommen sind, werden auch in einem folgenden Zivilver-

---

[185] Vgl. MünchKommZPO/Leipold, § 284 Rdnr. 58.

[186] Siehe oben § 4 I 3.

[187] Es geht bei der Untersuchung aber alleine um Beweisverwertungsverbote im Zivilprozessrecht. Ein solches Vorgehen ist keinesfalls gleichbedeutend mit einem problematischen Vergleich von Beweisverwertungsverboten im Strafprozess und im Zivilprozess, die jeweils einer unterschiedlichen Interessenlage ausgesetzt sind. Schließlich steht im Strafprozess einerseits der Strafanspruch und dessen eventuelle Verwirkung aufgrund staatlichen Unrechts im Vordergrund sowie andererseits die Verbrechensverfolgung und Verbrechensbekämpfung, die auf der Grundlage überwiegender Interessen der Allgemeinheit die Verletzung der Privatsphäre leichter rechtfertigen können. Im Zivilprozess geht es dagegen primär um die Verwirklichung individueller Ansprüche.

fahren grundsätzlich unverwertbar sein[188]. So kann bei einer rechtswidrigen Vernehmung einer späteren Partei des Zivilprozesses als Beschuldigte[189] oder eines zeugnisverweigerungsberechtigten und weigerungswilligen Zeugen[190] im anschließenden Zivilverfahren weder das Protokoll der Vernehmung im Wege des Urkundenbeweises noch der vernehmende Beamte als Zeuge vernommen werden, sofern entsprechende Rechte von der Beweisperson nun geltend gemacht werden[191]. Ist allerdings im Strafverfahren das dortige Verfahrensrecht ordnungsgemäß eingehalten worden, dann dürfen die Vernehmungsniederschrift wie der verhörende Beamte als Beweismittel herangezogen werden, auch wenn die Beweisperson nun zu einer Aussage nicht mehr bereit ist. Dies gilt sogar für den Fall, dass die entsprechende Person in dem anderen Verfahren gar kein Weigerungsrecht besaß, weil der Strafprozess beispielsweise ein bestimmtes Zeugnisverweigerungsrecht nicht kennt, dieses also folglich erst jetzt im Zivilprozess geltend gemacht werden kann[192]. Eine Verwertung des Beweismaterials setzt andererseits aber voraus, dass die Beweisaufnahme entsprechend der Verfahrensart ordnungsgemäß durchgeführt wurde und damit zusätzliche Rechte der Beweisperson beachtet wurden, die das jetzige Zivilverfahren möglicherweise überhaupt nicht kennt[193]. Diese Erwägungen sind für den vorliegenden Problem-

---

[188] Vgl. BGH vom 12. Feb. 1985 in NJW 1985, S. 1470 (1471); Zöller/Greger, § 286 Rdnr. 15d; Stein/Jonas/Leipold, § 284 Rdnr. 60; a.A. OLG Hamm vom 15. Juni 1988 in NJW-RR 1989, S. 573, wonach eine stets durchzuführende Abwägung auch zu dem Ergebnis gelangen könne, dass eine Verwertung möglich bleibt, da insbesondere die Fernwirkungen eines Verfahrensverstoßes im Interesse der Wahrheitsfindung Grenzen haben müssten. Daher sei auch ein im Strafverfahren verfahrensfehlerhaft zustande gekommenes Geständnis in einem Zivilprozess verwertbar.

[189] Z.B. ohne Belehrung gemäß § 163a IV S. 2, § 136 I S. 2 StPO.

[190] Z.B. ohne Belehrung gemäß § 163a V, § 52 III StPO.

[191] A.a.O.; vgl. dazu aber auch OLG Celle vom 26. Aug. 1976 in VersR 1977, S. 361, wonach gegen die Verwertung der Aussagen keine Bedenken bestünden, die eine Partei im Strafverfahren ohne Belehrung gemäß § 136 StPO gemacht hat, da damit der Beschuldigte nur vor einer Selbstbelastung geschützt werden solle, § 138 ZPO jedoch eine umfassende Wahrheits- und Vollständigkeitspflicht statuiere; siehe hierzu auch BGH vom 7. Juni 1983 in NJW 1983, S. 2205. Zum möglichen Rügeausschluss nach § 295 ZPO siehe BGH vom 19. Jan. 1984 in NJW 1985, S. 1158 (1159).

[192] Vgl. hierzu MünchKommZPO/Damrau, § 383 Rdnr. 43. Entsprechendes gilt auch bei einem zunächst freiwillig erfolgten Verzicht auf ein Weigerungsrecht, der zwar eine spätere Berufung auf ein solches Recht nicht ausschließt, dann allerdings eine Verwertung bereits vorhandener Beweismittel, wie z.B. von Vernehmungsniederschriften, möglich bleibt, vgl. hierzu MünchKommZPO/Damrau, § 383 Rdnr. 20; OLG Köln vom 15. Juni 1992 in VersR 1993, S. 335 (336); Thomas/Putzo, § 383 Rdnr. 1.

[193] So z.B. bei § 55 II StPO, wonach der Zeuge über sein Recht zur Auskunftsverweigerung in den Fällen, in denen er mit einer Aussage sich oder einen Angehörigen der Gefahr einer Strafverfolgung aussetzen würde, zu belehren ist. Dies gilt, obwohl im Zivilprozessrecht eine solche Belehrung, insbesondere in § 384 ZPO nicht vorgesehen ist, vgl. MünchKommZPO/Damrau, § 373 Rdnr. 20. Allerdings wird in diesem Fall auf der Grundlage der Rechtskreistheorie von der Rechtsprechung ein Beweisverwertungsverbot im Strafprozess dann abgelehnt, wenn die Aussage bei ihrer Verwertung nicht zu Lasten des Zeu-

kreis nutzbar zu machen, zumal entsprechendes auch für die Behandlung anderer Zivilverfahren vor deutschen Gerichten gilt[194]. Damit wird das gefundene Ergebnis bestätigt, wonach eine Anwendung allgemeiner Verwertungsverbote auf den Fall ordnungsgemäßer Verfahrensdurchführung im Ausland abgelehnt wird.

dd) Materiell-rechtswidrig erlangte Beweismittel

Aus einem isolierten Vergleich zur Praxis bei rein materiell-rechtswidrig erlangten Beweismitteln[195] können hingegen aufgrund der doch sehr divergierenden Charakteristika keine direkten Anhaltspunkte für die Lösung gewonnen werden[196]. Schließlich geht es in der vorliegenden Betrachtung noch nicht einmal um eine rechtswidrige Beweiserlangungshandlung, sondern lediglich um Abweichungen von deutschen Verfahrensnormen in ausländischen Prozessen. Zudem ist auf die grundsätzliche Trennung von Prozessrecht und materiellem Recht hinzuweisen[197], weshalb deren Verletzungen auch nicht ohne weiteres gleich zu bewerten sind[198]. Wesentlich ist hierbei die Unterscheidung zwischen der Beweisaufnahme und privater Beweismittelbeschaffung. Auch wenn discovery von der Beweisaufnahme in der Hauptverhandlung vor einem US-Gericht zu trennen ist, gehört dieses Verfahren systematisch in die Gruppe gerichtlich

gen selbst geht, sondern beispielsweise nur den Rechtskreis des Angeklagten betrifft; schließlich habe dieser kein rechtlich geschütztes Interesse an der Einhaltung der Norm, so dass er auch nichts gegen eine Verwertung vorbringen könne, vgl. BGH, Großer Senat für Strafsachen, vom 21. Jan. 1958 in BGHSt 11, 213 (216 ff.); BGH vom 21. Jan. 1958 in NJW 1958, S. 557 (558). Auf den Fall einer Verwertung in einem Zivilprozess bezogen, kann dies nur heißen, dass lediglich dann keine Verwertung erfolgen kann, wenn die damalige Aussageperson nun als Partei beteiligt ist. Im Übrigen wäre aber ein entsprechender Vorhalt an den damaligen Zeugen bei einer Vernehmung im Zivilprozess immer möglich, a.a.O.

194 Siehe hierzu allgemein MünchKommZPO/Damrau, § 384 Rdnr. 43.

195 Hierzu eingehend H. Roth, Die Verwertung rechtswidrig erlangter Beweismittel im Zivilprozeß, in: Recht der Persönlichkeit, 1996, S. 279 ff.; Fink, Die Verwertbarkeit rechtswidrig erlangter Beweismittel im Zivilprozeß, 1994; Kodek, Rechtswidrig erlangte Beweismittel im Zivilprozeß, 1987; Kaissis, Die Verwertbarkeit materiell-rechtswidrig erlangter Beweismittel im Zivilprozeß, 1978; Wais, Die Verwertbarkeit fehlerhaft erzielter Beweisergebnisse und rechtswidrig erlangter Beweismittel im Zivilprozeß, 1966; Kauper, Zur Frage der Verwertbarkeit rechtswidrig erlangter Beweismittel im deutschen und schweizerischen Zivilprozeß, 1965.

196 Vgl. aber auch die gewissen Parallelen zu einer materiell-rechtswidrigen Beweiserlangung, die bei der Erörterung der Verletzung des Ausforschungsverbots aufgezeigt wurden, siehe § 3 VII 3. Ist eine Trennung von materiellen und prozessualen Fehlern auch notwendig, kann sich dennoch eine Überlagerung der Problematik ergeben, so dass eine exakte Unterscheidung in diesen Fällen unmöglich ist.

197 Hierzu Konzen, S. 19 ff.; Kaissis, S. 30 ff.; Kodek, S. 97.

198 Nicht zu übersehen ist dabei, dass eine rechtswidrige Einwirkung auf persönliche Beweismittel, die zu einem Grundrechtsverstoß führt, auch durch das Gericht selbst erfolgen kann.

kontrollierter Beweisgewinnung. Hat die beweisbelastete Partei bei der privaten Beweiserlangung selbst rechtswidrig gehandelt bzw. sich das rechtswidrige Vorgehen eines Dritten zunutze gemacht, um sich ein benötigtes Beweismittel zu verschaffen, so handelt im hier untersuchten Fall die Partei mit dem Antrag, bestimmte im discovery-Verfahren erlangte Beweise einzuführen und zu verwerten, materiellrechtlich wie auch verfahrensrechtlich einwandfrei. Das Auftreten von Grundrechtsverletzungen ist allerdings in beiden Fallgruppen zu verzeichnen[199].

ee) Ergebnis

Ist damit ein von der ordre public-Prüfung unabhängiges Verwertungsverbot im Ergebnis für den Fall ordnungsgemäßer discovery-Durchführung abzulehnen, so stellt die Handhabung allgemeiner Beweisverwertungsverbote im deutschen Recht dennoch einen gewichtigen Vergleichsmaßstab für die Anwendung der Ausnahmeregelung in Form des ordre public dar, der unterstützende Argumentationsmuster liefern kann[200]. Hierdurch kann gleichwohl eine gewisse Schärfe aus der Thematik genommen werden, falls nämlich die Zulassung allgemeiner Verwertungsverbote im deutschen Recht nur als äußerst restriktiv ausgemacht wird und der ordre public entsprechend der bisherigen Tendenz der Ergebnisse eine seltene Ausnahme bleibt.

3. Kenntlichmachung unterschiedlicher Anknüpfungspunkte

a. Die Art der Anknüpfung im Einzelnen

Die angestellten Erwägungen basieren auf der Prämisse, dass der Anknüpfungspunkt für eine Beurteilung der Zulässigkeit der Beweismittel grundsätzlich im Zeitpunkt der Beweisaufnahme im deutschen Erkenntnisverfahren liegt. Ist im Erstverfahren in den USA entsprechend der dortigen lex fori alles rechtens abgelaufen, so können sämtliche Umstände, die zeitlich vor dem jetzigen Beweisaufnahmetermin festzumachen sind, bezüglich einer Entscheidung über die Zulässigkeit von Beweismaterial nur ausnahmsweise über die Anwendung des ordre public Beachtung finden. Des Weiteren ist jedoch zu verlangen, dass in der deutschen Beweisaufnahme selbst keine erstmalige oder neuerliche rechtswidrige Beweiserhebung versteckt sein darf. Die Beurteilung der Rechtswidrigkeit richtet sich hierbei ausschließlich danach, ob das deutsche Recht für eine Beweisaufnahme allgemeine Verbote vorsieht. Schließlich geht es um eine Aktivität des deutschen Gerichts. In diesem Kontext ist nachdrücklich die Unterscheidung

---

199 Siehe dazu insbesondere die Betrachtung von Verstößen gegen das Ausforschungsverbot, vgl. oben § 3 VII 3.

200 Siehe daher unten § 4 IV 5.

hervorzuheben, die in der Literatur bei der Behandlung des Themengebiets Beweisführung zumeist zu kurz kommt, nämlich die Dreiteilung in Beweiserlangung, Beweisaufnahme bzw. Beweiserhebung und Beweisverwertung. In vielen Arbeiten wurde der Abschnitt der Beweisaufnahme und damit der Beweiserhebung im Prozess übersehen[201] und nicht als „bedeutsamster prozessualer Akt“ gewürdigt[202]. Erst an dieser Stelle wird das zuvor erlangte Beweismaterial in den Prozess eingeführt und damit erstmals ein Zusammenhang zwischen vorherigem Tun und nunmehriger Gerichtstätigkeit hergestellt. Auch wenn die zeitlich vor dem Beginn des Rechtsstreits vollzogene Beweiserlangung aus oben eingehend erörterten Gründen nicht zu beanstanden ist, beurteilt sich die stets erforderliche Beweisaufnahme vor dem zur Entscheidung berufenen deutschen Gericht nach den Regeln der ZPO. Diese Vorschriften sind ohne Ausnahme einzuhalten. Es dürfen sich aus einfachgesetzlichen Bestimmungen wie auch aus übergeordnetem Verfassungsrecht keine Beschränkungen der Beweisaufnahmebefugnis ergeben. Bei Eingriffen in geschützte Rechtspositionen von Beweispersonen, die vom deutschen Recht nicht toleriert werden, insbesondere also bei Verletzungen des Kernbereichs der Persönlichkeitsentfaltung[203], aber auch schon bei einfachen Grundrechtsverletzungen, würde das deutsche Zivilgericht mit einer Beweisaufnahme seinerseits eine Grundrechtsverletzung begehen. Doch bereits ein einfacher Rechtsverstoß muss vom Prozessgericht vermieden werden[204].

b. Der Eingriff in Grundrechte im Besonderen

Muss die Überprüfung der Beweiserlangung im US-Verfahren doch sehr begrenzt werden, so ist im Stadium der Beweisaufnahme für die Beurteilung deutscher Gerichtstätigkeit die ganze Palette deutscher Beweisverbote anwendbar. Verstößt nun die Beweiserhebung durch das deutsche Gericht gegen das allgemeine Persönlichkeitsrecht der Beweisperson, erübrigt sich die Frage nach den Rechtsfolgen, die an die vorherige Art und Weise der Erlangung anzuknüpfen sind. Kommt es tatsächlich zu einem solchen Verstoß, setzt dies allerdings

---

201 So z.B. Gamp, DRiZ 1981, S. 41 (44); Kaissis, S. 68.

202 Richtig schon Wais, S. 120 f., 158, 170, 182.

203 Vgl. Schwab/Gottwald, S. 1 (73); gegen die Herausbildung eines Kernbereichs Fink, S. 15, der eine allgemeine Abwägung genügen lassen möchte, dabei allerdings verkennt, dass durchaus ein Bereich existiert, bei dem ein Eingriff niemals zu rechtfertigen ist. Im Wesentlichen stellt sich der Streit jedoch als rein begrifflicher Natur dar. Die h.L. hält im Ergebnis zurecht eine Verwertung im Prozess bei Eingriffen in den Kern des Grundrechts stets für unzulässig, vgl. Schwab, FS Hubmann, S. 421 (428); Zeiss, ZZP 89 (1976), S. 377 (390 f.).

204 Nach der Schwere des Eingriffs lassen sich Verstöße unterscheiden in solche gegen einfache Gesetze, solche gegen Grundrechte, ohne dass der Kernbereich berührt wird, und solche Verstöße in den absolut geschützten Kernbereich eines Grundrechts, vgl. BVerfG vom 31. Jan. 1973 in BVerfGE 34, 238 (245 ff.); BVerfG vom 5. Juni 1973 in BVerfGE 35, 202 (220).

zwingend eine Klärung der Frage voraus, ob der jetzige Verstoß bei Erhebung und Verwertung des Beweismittels die Unzulässigkeit dieses Beweismittels zur Folge hat[205]. Unzulässig ist jedenfalls, dass in den Kernbereich eines verfassungsrechtlich geschützten Grundrechts einer Partei oder eines Dritten eingegriffen wird[206]. Beispielsfälle für entsprechende Eingriffe in das von Art. 1 und 2 GG geschützte Persönlichkeitsrecht sind die Einführung von Tonbandaufnahmen, die ohne Zustimmung des Gesprächspartners aufgenommen wurden[207], die Verlesung von Tagebucheintragungen[208] und persönlichen Briefen, die Vorlage von heimlich aufgenommen Fotografien aus der Persönlichkeits- bzw. Intimsphäre[209] oder die Vernehmung eines Spitzels über entsprechende Beobachtungen[210] sowie die Vernehmung eines Zeugen, der ein privates Gespräch geheim belauscht hat[211]. Sind durch diese Vorgehensweisen auch bereits Grundrechtsverletzungen entstanden, so bedarf es dennoch für die Beurteilung, ob eine Einführung und Verwertung durch das deutsche Gericht erfolgen kann, einer Interessen- und Güterabwägung für den Zeitpunkt des Prozesses; die Abwägung kann zwar ausnahmsweise zu einer Rechtfertigung des neuen Eingriffs führen, sie wird jedoch in der Regel zur Folge haben, dass ein entsprechendes Vorgehen des deutschen Gerichts eine Rechtsverletzung bedeutet.

Diese Prinzipien gelten selbstverständlich nicht nur für das allgemeine Persönlichkeitsrecht, sondern auch für andere Grundrechte. Dabei erscheint in Zusammenhang mit der discovery ganz besonders das Wirtschaftsgeheimnis als Eigentumsrecht im Sinne des Art. 14 GG[212] sowie die damit korrespondierende und über Art. 2 I, 12 I, 14 I GG geschützte Wettbewerbsfreiheit und Wettbewerbsgleichheit von Bedeutung [213]. Dadurch wird eine faktische Ausschließlichkeitsposition verliehen, die derjenigen der absolut geschützten Immaterialgüterrechte gleichkommt[214]. Ein Wirtschaftsgeheimnis muss so geschützt werden, dass die Geltendmachung des Schutzes nicht zu seinem endgültigen Verlust führt. Ein absoluter Schutz kommt aber in der Regel nicht in Betracht[215]. Zudem kann es zu Einschränkungen aufgrund kollidierender höherwertiger Rechtsgüter kommen. Im Hinblick auf Unternehmensgeheimnisse wird sich allerdings bei der Einführung und Verwertung von discovery-Ergebnissen so gut wie keine Grund-

---

205 Vgl. hierzu unten § 4 IV 5.

206 Siehe oben Fn. 203. Beispiele für Grundrechtsverletzungen nennen Rosenberg/Schwab/Gottwald, S. 642; Fink, S. 85 ff.

207 BVerfG vom 31. Jan. 1973 in BVerfGE 34, 238 (247); BGH vom 20. Mai 1958 in BGHZ 27, 284; BGH vom 13. Okt. 1987 in JZ 1988, S. 304 ff.

208 BGH vom 21. Feb. 1964 in NJW 1964, S. 1139 (1142).

209 BGH vom 18. März 1959 in BGHZ 30, 7; BGH vom 19. Sep. 1961 in BGHZ 35, 363.

210 BGH vom 19. Juni 1970 in JZ 1971, S. 387 f.

211 BGH vom 4. Dez. 1990 in JZ 1991, S. 927 (928); BAG vom 2. Juni 1982 in NJW 1983, S. 1691.

212 Siehe BVerfG vom 15. Jan. 1974 in BVerfGE 36, 281 (290 f.).

213 Werner, FS Pfeiffer, S. 821 (822).

214 BGH vom 25. Jan. 1955 in BGHZ 16, 172 (175).

215 Siehe unten § 4 IV 5.

rechtsverletzung durch das deutsche Gericht ergeben, da die discovery das Geheimnis schon aufgedeckt haben wird. Ein einmal aufgedecktes Geheimnis ist aber gerade keines mehr. Damit ist dann der Eingriff in der Regel vollends abgeschlossen, so dass aus dem gerichtlichen Tätigwerden in Deutschland kein neuerlicher Grundrechtsverstoß resultieren kann.
Bei Eingriffen in das allgemeine Persönlichkeitsrecht stellt sich dies etwas anders dar, weil hier ein Eingriff in den innersten persönlichen Lebensbereich erfolgt, der jedesmal aufs Neue zu einer Verletzung führen kann[216].

Jedenfalls ergibt sich beim Auslösen oder Perpetuieren einer Grundrechtsverletzung schon ein Verbot der Beweisaufnahme bzw. Beweiserhebung und nicht erst einer späteren Beweisverwertung[217]. Trotz der Differenzierung zwischen Beweiserhebungsverbot und Beweisverwertungsverbot muss bereits die Erhebung unter den beschriebenen Umständen verboten sein. Erkennt das Gericht, dass eine Durchführung der Beweisaufnahme zu einer entsprechenden Rechtsverletzung führen wird, muss es zum Schutz des Betroffenen den Antrag auf Beweiserhebung und damit das Beweismittel als unzulässig ablehnen. Ergibt sich die Annahme der Rechtswidrigkeit hingegen erst im Laufe der Beweisaufnahme, so darf das Beweismittel nicht zur Begründung des Urteils verwendet werden[218]. Schließlich besteht eine sehr enge Verknüpfung beider Institute, wenn das Beweismaterial wie hier im Grunde schon vorliegt. Dann ist in der Beweisaufnahme weniger eine Erlangungshandlung als vielmehr eine prozessuale Verwendung zu erblicken, wie sie auch bei der Beweisverwertung zu erkennen ist. Ist bereits zu diesem Zeitpunkt ersichtlich, dass eine spätere Verwertung ausscheidet, darf eine Beweisaufnahme keinesfalls stattfinden.

c. Schlussfolgerung

Das skizzierte Anforderungsprofil stellt keine Ausnahme von dem zuvor aufgestellten Grundsatz der Verneinung allgemeiner Beweisverbote in Fällen der Nutzbarmachung amerikanischer discovery für ein deutsches Erkenntnisverfahren dar, sondern ausschließlich eine Präzisierung der Diskussion. Sobald das

216 Vgl. daher auch oben die aufgelisteten Beispielsfälle ausschließlich aus diesem Bereich.
217 Zur Terminologie vgl. oben § 4 II.
218 Eine Unterlassung der Beweiserhebung verhindert bereits die detaillierte Kenntnisnahme des Beweismittels durch das Gericht, während ein Beweisverwertungsverbot für den Richter unter Umständen problematisch ist, da er ein Beweisstück, das er schon kennt, nicht berücksichtigen darf und möglicherweise wider eigenen besseren Wissens ein Urteil entgegen der materiellen Wahrheit fällen muss. Die auftretende Gefahr einer psychologischen Überforderung, so Heinitz, JR 1964, S. 441 (444), wird auch nicht umgangen, wenn das fragliche Beweismittel das einzige war, so dass aufgrund dessen Unverwertbarkeit eine Entscheidung nach Beweislastregeln zu erfolgen hat. Der Hinweis auf eine mögliche Befangenheitserklärung des Richters, wie ihn Kodek, S. 137, vorschlägt, scheint ebenfalls kein tauglicher Weg zu sein; dies nicht zuletzt aufgrund des hohen Kosten- und Zeitaufwands sowie eines gewissen Missbrauchs- und Umgehungscharakters.

deutsche Gericht tätig wird, liegt eine rein innerstaatlich zu beurteilende Prozesssituation vor, für die keine Sonderregelung, wie sie der ordre public unzweifelhaft darstellt, eingreifen kann, jedenfalls nicht im Hinblick auf eine Beurteilung der Rechtmäßigkeit des Handelns des deutschen Gerichts. Das deutsche Forum ist bei seinen Aktivitäten an zwingende Normen der deutschen Verfahrensordnung gebunden, über die es sich nicht hinwegsetzen darf. Allerdings wird eine bloße Einführung von bereits vorhandenem Beweismaterial nur in vereinzelten Ausnahmefällen eine solche Rechtsverletzung, insbesondere einen Grundrechtsverstoß, darstellen, der eine Beweisaufnahme und Beweisverwertung verhindern kann.

4. Der ordre public als Beweisverbot im konkreten Fall

Festzuhalten bleibt, wann im konkreten Einzelfall das Verfahren der discovery trotz Einhaltung der lex fori ausnahmsweise gegen den deutschen verfahrensrechtlichen ordre public verstößt. Dies kann dann der Fall sein, wenn durch die Verfahrensgestaltung die unterlegene Partei in ihren Grundrechten verletzt worden ist[219]. An eine generelle Abweichung der grundlegenden Verfahrensprinzipien des deutschen und des US-amerikanischen Rechts allein lassen sich wie gezeigt weitreichende Folgen nicht anknüpfen. Maßstab für eine Beurteilung von gesonderten Einzelfällen ist ebenfalls der dargelegte Inhalt des ordre public[220].

Die hervorstechendsten Besonderheiten im Verlauf eines discovery-Verfahrens sind noch einmal genau zu betrachten. Handelt es sich dabei im Einzelnen um Extremsituationen, die aus deutscher Sicht schlicht intolerabel sind, hat dies ein Beweisverbot für den Rechtsstreit in Deutschland zur Folge. Die bisherige Prüfung hat gezeigt, dass allein die ausforschende Tendenz der discovery jedoch keinen ordre public-Einwand auf den Plan ruft. Ist die discovery an sich nicht zu beanstanden, fragt sich dennoch, ob eine im Rahmen der Beweisermittlung praktizierte konkrete Ausforschung verfahrensrechtlich anstößig sein kann.

a. Das Ausforschungsverbot

Es wurde schon im Grundsatz abgelehnt, aus dem Ausforschungsverbot tiefer greifende Einwände gegen die discovery zu folgern[221]. Die Andersartigkeit des

---

219 Zum Erfordernis der Kausalität der Verletzung vgl. Schütze, FS Stiefel, S. 697 (703 f.). Danach fehlt es an einem Verstoß, wenn eine Ausforschungsmaßnahme zu einem der ausgeforschten Partei günstigen Ergebnis führt. Die Kausalität wird allerdings zugunsten der ausgeforschten Partei vermutet.

220 Vgl. oben § 4 II 2.

221 Siehe hierzu oben § 4 III.

ausländischen Verfahrens ist grundsätzlich zu akzeptieren[222]. Dies gilt auch dann, wenn die Ergebnisse auf „mehr" Beweiserhebung beruhen als ein deutsches Verfahren zulässt, gleich ob ein solches Ausforschungsbeweisverfahren, wäre es von einem deutschen Richter praktiziert worden, rechtswidrig gewesen wäre. Das Problemfeld der discovery ist dabei ein Beispiel dafür, dass ein vergleichbarer Verstoß in einem deutschen Prozess durchaus ein Beweisverwertungsverbot nach sich ziehen kann, ein ordre public-Eingriff jedoch nicht in Betracht kommt. Nur letzterer kann im Fall US-amerikanischer discovery eine Verwertung ausschließen[223]. In dieser Beurteilung liegt auch kein Widerspruch. Es ist zwar richtig, dass ein Beweisverwertungsverbot oftmals aus einer Grundrechtsverletzung resultiert und der ordre public ebenfalls bei solchen Verstößen eingreift. Doch ist dies eben nicht zwingend. Wichtig erscheint die Beachtung des veränderten Sachverhalts, wonach nämlich die Beweisermittlung im Ausland im Rahmen eines dortigen selbständigen Verfahrens stattfindet. Dies führt einerseits schon zum Anwendungsausschluss allgemeiner Beweisverbote, andererseits erhält dadurch auch die Abwägung im Rahmen der Grundrechtsprüfung in Bezug auf das Beweisverbot eine neue Dimension, da eine Berücksichtigung gerade dieser Umstände sowie der Art und Weise des Eingriffs in die Abwägung einzufließen hat. Unter dem Strich ist daher ein Verwertungsverbot bzw. eine rechtswidrige Verletzung von Grundrechten in der Regel nicht zu verbuchen.

b. Ein Überblick

Um die Grenze präzise abzustecken, ist auf die Schutzrechte abzustellen, die dem Interesse der Beweisperson im Einzelnen Rechnung tragen. Diese stehen letztendlich auch einer Ausforschung entgegen. Ein kurzer Überblick stellt insoweit eine Zusammenfassung auf der Grundlage der bisherigen Ergebnisse dar: Eine besondere Form der Beweisgewinnung in den USA, wie beispielsweise mit Hilfe eines Kreuzverhörs, ist nicht zu beanstanden[224], dies auch deshalb, weil alleine hierdurch noch nichts über eventuell eingreifende Schutzrechte der Beweisperson gesagt ist. Gleiches trifft auf die großzügigen Ermittlungsmöglichkeiten und weiten Ermittlungsobjekte zu, die im US-Recht bereitstehen. Dies gilt darüber hinaus im Grundsatz auch für eine abweichende Beurteilung von Zeugnisverweigerungsrechten, und zwar auch dann, wenn bestimmte Rechte in den USA nicht bekannt sind, das deutsche Recht Zeugnisverweigerungsrechte aber gewährt. Zu denken ist hierbei unter anderem an den Schutz von Berufs- und Wirtschaftsgeheimnissen[225]. Da ein generelles Vertrauen auf absolute Nichtaufdeckung nicht geschützt wird, sondern nur im Rahmen des jeweiligen Gerichtssystems Schutz über ein von der lex fori gewährtes Zeugnisverweigerungsrecht

---

[222] Ebenso Geimer, IZPR, S. 742, Rdnr. 2962; ders., Anerkennung, S. 136.
[223] Siehe hierzu § 4 IV 1 und 2.
[224] Geimer, Anerkennung, S. 136.
[225] Vgl. oben § 3 VI 3.

erfolgt, steht einer vollen Berücksichtigung zumindest der bereits vorliegenden Beweismittel nichts im Wege[226].

Gegen den Einsatz von contempt of court als Zwangsmittel ist grundsätzlich ebenfalls nichts einzuwenden[227]. Zu berücksichtigen ist, dass auch nach deutschem Recht gegenüber Zeugen erhebliche Strafen in Form von Ordnungsgeld und Ordnungshaft vorgesehen sind. Richten sich contempt of court-Maßnahmen gegen eine Partei, so verstößt dies ebenfalls nicht gegen den ordre public, auch wenn der Beklagte von der weiteren Teilnahme am Rechtsstreit ausgeschlossen wird[228]. Erst wenn das rechtliche Gehör gänzlich verweigert wird und die Partei nicht mehr in der Lage ist, auf den Verfahrensgang aktiv Einfluss zu nehmen, liegt ein Verstoß gegen den verfahrensrechtlichen ordre public vor[229]. Solange überhaupt rechtliches Gehör gewährt wird, entscheidet das Recht des Forums über Art und Weise sowie Umfang der Gewährung.

In diesen Zusammenhang gehört auch das Erfordernis einer Ladung bzw. Benachrichtigung der nun belasteten Partei zu der ursprünglichen Beweisermittlung. War die jetzige Partei in den USA selbst Beweisperson, ergeben sich diesbezüglich keine Schwierigkeiten. War sie überhaupt nicht beteiligt am US-Verfahren, kommt eine Mitteilung erst gar nicht in Betracht. Lediglich dann, wenn sie auch Partei des US-Verfahrens war, kann ein solcher Rechtsverstoß zu einer ordre public-Widrigkeit führen. Dies setzt allerdings eine vorherige Anrufung des US-Gerichts voraus, da auch nach amerikanischen Vorschriften eine Verfahrensbeteiligung vorgesehen ist. Im Übrigen ist eine Beachtung der Parteiöffentlichkeit und der Unmittelbarkeit der Beweisaufnahme nun im Rahmen der deutschen Beweisaufnahme notwendig und gleichzeitig hinreichend, um das Beweismaterial einer Verwertung zuführen zu können.

Hinsichtlich des Verbots des Ausforschungsbeweises wird nach dem Gesagten die Frage obsolet, ob dieses Prinzip überhaupt als grundlegendes Prinzip des deutschen Zivilprozesses anzusehen ist[230]. Zum einen hat, wie gezeigt, ein Verwertungsverbot auch bei Verletzung des Prinzips im deutschen Verfahren die Ausnahme zu bleiben. Zum anderen stehen hinter einem Verstoß stets konkrete schutzwürdige Rechtsgüter, so dass die plakative Verwendung des Begriffs „Ausforschungsverbot" eher nichts sagend ist und daraus jedenfalls kein genereller Vorbehalt gegen die discovery hergeleitet werden kann. Entscheidend ist

[226] Vgl. Junker, Discovery als Herausforderung, S. 103 (113); Schack, IZVR, S. 271, Rdnr. 689 ff.; hierzu auch Coester-Waltjen, S. 419 ff., m.w.N., die darauf hinweist, dass eine Aussageperson, die sich mit ihrer Aussage nach anderem Recht strafbar machen würde, vom Gerichtsstaat, der zwar kein Zeugnisverweigerungsrecht gewährt, dennoch damit geschützt wird, dass auf eine Sanktion für die Verletzung der Zeugnispflicht verzichtet wird wegen Unfähigkeit des Zeugen, seiner Zeugnispflicht nachzukommen.

[227] Ebenso BGH vom 14. Nov. 1967 in BGHZ 48, 327.

[228] A.a.O.

[229] So auch Schütze, FS Stiefel, S. 697 (703); Geimer, Anerkennung, S. 135; Martiny, IZVR, III/1, Rdnr. 1096 ff.

[230] Bejahend Schütze, FS Stiefel, S. 697 (703).

der konkrete Eingriff in Grundrechtspositionen, die aber unzweifelhaft vom ordre public umfasst werden.

c. Grundrechtseingriffe

Ein ordre public-Einwand kommt stets dann zum Zuge, wenn durch die konkrete Verfahrensgestaltung der discovery in einem solchen Maße in Grundrechte eingegriffen wird, dass beispielsweise durch Preisgabe fundamentaler unternehmerischer Geheimnisse die wirtschaftliche Lebensgrundlage bedroht ist oder in den Kern der Persönlichkeitsentfaltung, wie die Intimsphäre, eingegriffen wird[231]. Das Persönlichkeitsrecht und die Wahrung von Unternehmensgeheimnissen[232] stehen bei einer Betrachtung im Vordergrund. Für beide Rechte gilt dabei, dass nicht der gesamte Bereich privater Lebensgestaltung bzw. unternehmerischer Tätigkeit unter dem Schutz der Verfassung steht[233]. Das dennoch existierende Spannungsverhältnis zwischen effektivem Rechtsschutz und angemessenem Geheimnisschutz bzw. Schutz der Persönlichkeitssphäre ist durch eine Güterabwägung im Einzelfall aufzulösen. Die Ausführungen zur ordre public-Widrigkeit des discovery-Verfahrens und der an dieser Stelle postulierte hohe Stellenwert des Rechts auf Beweis und des Anspruchs auf effektiven Rechtsschutz sowie das angenommene Regel-Ausnahme-Verhältnis[234] haben für die konkrete Interessenabwägung bei der Grundrechtsprüfung den grundsätzlichen Vorrang der Beweisführungsmöglichkeit ergeben. Die Güter- und Interessenabwägung kann lediglich in vereinzelten Ausnahmefällen zur Annahme der Rechtswidrigkeit eines Eingriffs führen. Eine Einzelfallabwägung kann eben nur bei Eingriffen in den unantastbaren innersten Lebensbereich zum Nachteil des Rechtssuchenden ausfallen[235]. Gleiches gilt für Wirtschaftsgeheimnisse, deren Aufdeckung geeignet ist, die Erfolgsaussichten eines Unternehmens im Wettbewerb so nachhaltig zu beeinträchtigen, dass die Existenz bedroht ist. Allerdings sind solch schwerwiegende Eingriffe auch in einem ordnungsgemäßen discovery-Verfahren so gut wie nicht vorstellbar[236], so dass sie sicherlich die Ausnahme bilden werden.

---

231 Siehe hierzu die allgemeinen Ausführungen zum Inhalt des ordre public. Dies ist jedenfalls keine Besonderheit, die speziell auf das discovery-Verfahren zugeschnitten ist. Vgl. § 4 II 2.

232 Hervorzuheben sind Fälle von Patentverletzungen und Wettbewerbsverstößen, bei denen es z.B. um die Offenlegung von Kundenstamm, Umsatz, Umsatzentwicklungen und Preisangaben geht.

233 Vgl. für das Persönlichkeitsrecht BVerfG vom 10. Mai 1957 in BVerfGE 6, 389 (433); BVerfG vom 15. Jan. 1970 in BVerfGE 27, 344 (351); BVerfG vom 8. März 1972 in BVerfGE 32, 373 (379).

234 Vgl. § 4 III 2 g.

235 BVerfG vom 5. Juni 1973 in NJW 1973, S. 1226 (1228).

236 Vgl. oben § 2 II 2 d. Im Zweifel wird eine Partei bzw. ein Zeuge eher Sanktionen in Kauf nehmen als der Aufforderung zur Informationspreisgabe nachzukommen. Handelt es sich von vornherein um ein rechtswidriges Ansinnen einer Partei, stehen bereits im US-Ver-

Hieraus ergibt sich insgesamt zwar kein feststehender abstrakter Vorrang einer Position, doch führt das Regel-Ausnahme-Verhältnis zu einer gewissen Rechtssicherheit. Rechnung trägt dieses Resultat auch dem Umstand, dass die Beurteilung des Grundrechtseingriffs nun im Nachhinein mit dem Wissen über eigene Rechtsverletzungen der betroffenen Partei bei der früheren Prozessführung zusammentreffen kann[237]. Nicht zuletzt bleibt einer Partei auch stets die Option der Inkaufnahme eines Prozessverlustes anstelle der Preisgabe von Unternehmensgeheimnissen.

d. Berücksichtigung eines Verstoßes

Ein ordre public-Verstoß ist von Amts wegen zu berücksichtigen und nicht lediglich als Einrede auf ausdrückliche Rüge eines Betroffenen hin[238]. Dies muss auch dann gelten, wenn der ordre public als Beweisverbot wirkt. Dient die Anwendung des ordre public im konkreten Fall allein dem Schutz einer Partei, wie etwa häufig bei Grundrechtsverletzungen, so kann die geschützte Person den Schutz allerdings verwirkt haben. Das Risiko der Unaufklärbarkeit trägt freilich entsprechend den im Zivilprozess herrschenden Grundsätzen die Partei, die das Beweisverbot einer Einführung und Verwertung des Beweises entgegengesetzt sehen möchte[239].

Eine weitere Frage ist damit auch schon geklärt, ob die Verwertung nämlich durch eine Partei nur dann verhindert werden kann, wenn eigene Rechte verletzt wurden. Auch hier muss bei bestehenden Anzeichen für eine Verletzung verfassungsrechtlich geschützter Rechte Dritter der Richter zum Schutz des Betroffenen von Amts wegen einschreiten[240]. Falls er dieser Pflicht nicht nachkommt, können sich die Parteien gegen die Beweisaufnahme und Verwertung aussprechen. Das deutsche Gericht darf schließlich selbst keine rechtswidrige Beweisaufnahme durchführen, unabhängig davon, ob in Rechte von Personen eingegriffen wird, die selbst am Verfahren beteiligt sind oder nicht. Auch die Folgen ei-

---

fahren Möglichkeiten zur Verfügung, sich dagegen zur Wehr zu setzen, die im Einzelnen auch wahrgenommen werden müssen, um nicht im deutschen Verfahren einen Rügeausschluss zu riskieren, vgl. oben § 4 IV 2 b.

237 Hinsichtlich einer Verletzung wegen Offenbarung von Unternehmensgeheimnissen können weitere für die Abwägung zu berücksichtigende Faktoren u.a. sein: der Marktanteil der Unternehmen, die wirtschaftliche Struktur, die Umsatzhöhen der Beteiligten, die Schwere des Verstoßes und die Schadenshöhe.

238 So die herrschende Meinung, vgl. Spellenberg, S. 183 (188); Baumbach/Lauterbach/Hartmann, § 328 Rdnr. 14; Schütze, FS Stiefel, S. 697 (701); Stein/Jonas/Roth, § 328 Rdnr. 30; a.A. Geimer, Anerkennung, S. 183; ders., IZPR, S. 741, Rdnr. 2957.

239 Bei der Anerkennung eines Urteils soll diejenige Partei, die sich auf das Urteil beruft, die Voraussetzungen der Anerkennung beweisen, vgl. Baumbach/Lauterbach/Hartmann, § 328 Rdnr. 14; siehe auch Stein/Jonas/Roth, § 328 Rdnr. 30, m.w.N.; a.A. BGH oben Fn. 81.

240 Vgl. Kodek, S. 179 für den Fall allgemeiner Beweisverwertungsverbote.

nes festgestellten ordre public-Verstoßes greifen unabhängig von der Person des Betroffenen einheitlich.

5. Interne Beweisverwertungsverbote im deutschen Recht

a. Sinn der Prüfung

Im Folgenden soll eine kasuistische Betrachtungsweise des Einsatzes von Beweisverwertungsverboten im deutschen Recht erfolgen, um einerseits das bisherige Ergebnis zu überprüfen und gegebenenfalls zu untermauern, ohne aber daraus gleichzeitig unmittelbar ein Verwertungsverbot für discovery-Ergebnisse abzuleiten. Andererseits sollen beispielhaft weitere Möglichkeiten für konkrete Verstöße präsentiert werden, die in ähnlicher Form auch in US-Verfahren stattfinden können. Dabei soll dann noch einmal die Dichotomie der Anknüpfung hinsichtlich der Verletzungshandlung konturiert werden. Dies jedoch im Bewusstsein, dass ein Versuch utopisch wäre, alle nur denkbaren Divergenzen kenntlich zu machen. Daher soll eine Beschränkung auf gewisse Grunddeterminanten bei der Beweisgewinnung erfolgen.

Es wurden bereits zwei Gruppen von Fehlern herausgearbeitet, bei denen sich gleichermaßen fragen lässt, ob rechtswidrig erlangte Beweise und Beweismittel im Zivilprozess verwertet werden dürfen. Neben solchen Beweismitteln, die auf materiell-rechtswidrige Art und Weise hergestellt oder beschafft wurden, gibt es auch die Möglichkeit des Verstoßes gegen prozessuale Vorschriften des Beweisverfahrens[241]. Da sich die vorliegende Arbeit mit dem Problem befasst, inwieweit in anderen ausländischen Zivilverfahren erlangte Beweisergebnisse im deutschen Prozess verwertbar sind, interessiert hier vornehmlich die Behandlung solcher Beweise, die durch einen Mangel im Beweisverfahren an die Oberfläche gelangt sind[242]. Diese Erörterung kann durchaus zu Rückschlüssen führen im Hinblick auf Verfahrensgestaltungen im Ausland, die zu deutschen Normen konträr stehen und deren Folgen für eine spätere Verwertung der Beweisergebnisse hierzulande.

Bezüglich des Verstoßes gegen prozessuale Vorschriften ist jedenfalls nicht mit einer Pauschalantwort zur Verwertbarkeit aufzuwarten, sondern stets ist jeder Sachverhalt gesondert darauf zu untersuchen, ob Sinn und Zweck sowie die Tragweite der verletzten Vorschrift ein Beweisverbot im Sinne eines Beweisverwertungsverbots fordern[243]. Bei der Prüfung spielt das Recht auf Beweis die zentrale Rolle.

---

241 Eine weitere Unterteilung dieser Kategorie in unzulässige Beweisaufnahmen und Fehler bei an sich zulässigen Beweisaufnahmen soll an dieser Stelle aufgrund fehlender Ergebnisrelevanz nicht vorgenommen werden.

242 Siehe oben § 4 IV 2 c dd.

243 So auch Schneider, S. 45; Peters, ZZP 76 (1963), S. 145 (164).

b. Die Fallgruppen

aa) Verstoß gegen Belehrungspflichten

Über Zeugnisverweigerungsrechte von Angehörigen gemäß § 383 I Nr. 1-3 ZPO hat das Gericht nach § 383 II ZPO zu belehren. Unterlässt es dies oder belehrt es fälschlicherweise den Zeugen dahingehend, dass ihm kein solches Weigerungsrecht zusteht, wird das Beweisverbot umgangen, vorausgesetzt natürlich, der Zeuge war gewillt, das Recht überhaupt in Anspruch zu nehmen. Das Weigerungsrecht dient dazu, die Belastung des familiären Verhältnisses durch die Gefahr einer nachteiligen Aussage eines Angehörigen zu Ungunsten der nahe stehenden Partei zu vermeiden. Zusätzlich genießt auch die Rechtspflege Schutz, die ansonsten bei akuten Konflikten, in denen eine wahrheitsgemäße Aussage zu Lasten eines Angehörigen als Partei ginge, verstärkt Falschaussagen ausgesetzt wäre[244]. Beiden Zielvorgaben ist aber erst damit Genüge getan, dass nicht nur das Zeugnisverweigerungsrecht bereitgestellt wird, sondern darüber hinaus ein Verstoß mit einem Verwertungsverbot geahndet wird. Denn die Gefahren realisieren sich nicht schon abschließend mit der Aussage selbst, sondern die Verletzung vollendet sich erst mit der Verwertung der Aussage[245]. Die angemessene Reaktion kann daher nur in einem Verwertungsverbot liegen[246].

Bei den anderen Zeugnisverweigerungsrechten kennt die ZPO keine Belehrungspflichten des Gerichts. Weigerungsrechte und Beweisverbote für Parteien existieren erst gar nicht, da das deutsche Gericht keinen Zwang ausüben kann. Hinsichtlich der Beurteilung von tatsächlichen Weigerungen der Partei auszusagen, ist zu berücksichtigen, dass das Gericht grundsätzlich berechtigt ist, gemäß § 446 ZPO aus einer Aussageverweigerung je nach den Umständen nachteilige Schlüsse gegen die sich weigernde Partei zu ziehen. Gleichsam kann bei unzu-

---

244 Peters, ZZP 76 (1963), S. 145 (160 f.), der insbesondere auf die Materialien zum Entwurf der CPO verweist, woraus sich ergibt, dass sich das Weigerungsrecht neben der Besorgnis um die Lockerung der Familienbande, auch aus der Furcht rechtfertigt, die Zeugnispflicht gebe zu falschem Zeugnis Anlass, vgl. hierzu Hahn, Die gesammten Materialien zur Civilprozeßordnung, 1. Abteilung, S. 312.

245 Peters, a.a.O.; Habscheid, ZZP 96 (1983), S. 306 (320); entsprechendes gilt auch für die Unterlassung der Belehrung eines Angehörigen des Angeklagten im Strafprozess gemäß § 52 III StPO, vgl. Schneider, S. 50.

246 A.a.O.; Thomas/Putzo, § 383 Rdnr. 10, der auf die Heilungsmöglichkeit nach § 295 ZPO hinweist; siehe zur Heilung auch BGH vom 19. Jan. 1984 in MDR 1984, S. 824; BGH vom 14. Nov. 1963 in NJW 1964, S. 449 (450). Etwas anderes gilt jedoch dann, wenn der Zeuge im Erstverfahren aus freien Stücken ausgesagt hat und sich erst jetzt auf das Weigerungsrecht beruft. In diesem Fall darf die Aussage aus dem früheren Verfahren verwertet werden, vgl. Zöller/Greger, § 383 Rdnr. 6. Maßgeblicher Zeitpunkt für eine Geltendmachung ist stets der Abschluss der Vernehmung, denn bis zu diesem Zeitpunkt kann von einem Weigerungsrecht Gebrauch gemacht werden mit der Folge eines Verwertungsverbots der bisherigen Aussage, vgl. Zöller/Greger, a.a.O.

lässigen Parteivernehmungen[247] die Aussage als gewöhnliches Parteivorbringen gewertet werden, das im Rahmen der freien Beweiswürdigung häufig zur Erschütterung der auf einem ordnungsgemäß erbrachten Beweis beruhenden Überzeugung des Richters führt[248].

bb) Weigerungsrechte von Geheimnisträgern, Aussagegenehmigungen und Eidesleistungen

Bei einem Zeugnisverweigerungsrecht kraft Amtes, Standes oder Gewerbes nach § 383 I Nr. 4-6 ZPO[249] führt eine fälschliche Versagung des Rechts durch das Gericht in der Regel nicht zu einem Verwertungsverbot[250]. Dies gilt selbst dann, wenn der Zeuge sich durch seine Aussage wegen Verletzung von Privatgeheimnissen gemäß § 203 StGB strafbar macht[251]. Ein Verstoß gegen § 383 III ZPO, indem die Vernehmung auf die von der Verschwiegenheitspflicht umfassten Umstände ausgedehnt wird, steht einer Verwertung ebenfalls nicht entgegen[252]. Etwas anderes kann lediglich dann gelten, wenn das Vertrauensverhältnis durch die Aussage selbst noch nicht endgültig zerstört worden ist, dies durch die Verwertung geheimhaltungsbedürftiger Tatsachen nun aber geschehen würde, insbesondere die Verwertung den grundrechtsgeschützten Persönlichkeitsbereich des Geheimnisherrn verletzen würde[253].
In Bezug auf die Behandlung von discovery-Ergebnissen sind solche Erwägungen, die in einer Verwertung einen erneuten Rechtsverstoß durch das deutsche Gericht sehen, in der Regel nicht einschlägig. Die einfachgesetzlich ausgestalteten Rechte und Pflichten im Zusammenhang mit Zeugnisverweigerungsrechten knüpfen zunächst an eine Beweiserhebung vor einem deutschen Gericht an. Fehlt es aber bereits hieran, können diese Rechte keine weiteren Pflichten für das Gericht im Hinblick auf eine Verwertung auslösen. Etwas anderes gilt aus-

---

247 Zu denken ist an Verstöße gegen die §§ 455, 445 II ZPO bei Vernehmung einer noch nicht sechzehn Jahre alten Partei oder bei einer Parteivernehmung zur Führung des Gegenbeweises.

248 Vgl. Wais, S. 43.

249 Das Recht entfällt, wenn der Betroffene von der Verpflichtung zur Verschwiegenheit entbunden ist. § 385 II ZPO erlaubt eine Entbindung allerdings nur bei dem in Nr. 4 und Nr. 6 genannten Personenkreis. Für Mitarbeiter der Presse besteht keine Aussagepflicht, da die Institution an sich und die jeweiligen Informationsgrundlagen prinzipiell geschützt werden sollen, BVerfG vom 5. Aug. 1966 in BVerfGE 20, 150 (221).

250 Vgl. BGH vom 23. Feb. 1990 in NJW 1990, S. 1734 (1735); Schneider, S. 50; Habscheid, ZZP 96 (1983), S. 306 (321); a.A. Peters, ZZP 76 (1963), S. 145 (162), der im Hinblick auf die Bindung zwischen dem Zeugen und der Partei eine Parallele zu dem Fall des Angehörigenweigerungsrechts zieht und daraus ebenfalls ein Verwertungsverbot herleiten möchte; so im Ergebnis auch Rosenberg/Schwab/Gottwald, S. 642; Wais, S. 100.

251 BGH vom 31. Mai 1976 in NJW 1977, S. 1198; a.A. Gießler, NJW 1977, S. 1185.

252 BGH vom 23. Feb. 1990 in NJW 1990, S. 1734 (1735); Thomas/Putzo, § 383 Rdnr. 11.

253 Habscheid, ZZP 96 (1983), S. 306 (321).

nahmsweise dann, wenn die Verwertung Grundrechte verletzt. Dann muss diese gänzlich unterbleiben, obgleich das Beweismaterial schon vorliegt.

Beweisverwertungsverbote greifen nicht ein bei der Aussage von Amtsträgern, die über § 376 ZPO einer Aussagegenehmigung bedürfen, diese jedoch nicht eingeholt wurde. Denn mit der Aussage ist ein Genehmigungsverbot zwecklos geworden[254]. Gleiches gilt für Aussagen unter Eid, bei denen eine Vereidigung nicht hätte erfolgen dürfen[255].

cc) Zeugnisverweigerungsrechte aus sachlichen Gründen

Hinsichtlich einer Zeugnisverweigerung aus sachlichen Gründen, die nach § 384 Nr. 1-3 ZPO die Nichtbeantwortung einzelner Fragen gestattet, finden sich im zivilprozessrechtlichen Schrifttum kaum Aussagen darüber, was eine zu Unrecht erfolgte Versagung des Weigerungsrechts durch das Gericht für die Verwertung zur Folge hat. Ausgangspunkt der Vorschrift ist jedenfalls eine ähnliche Konfliktlage wie in § 383 ZPO, die einem Zeugen erspart werden soll, soweit die Aussage zu einem unmittelbaren vermögensrechtlichen Schaden führen, zur Unehre gereichen, die Gefahr einer Strafverfolgung in sich bergen oder ein Kunst- oder Gewerbegeheimnis offenbaren würde. Da es hierbei aber durchweg darum geht, bestimmte Geheimnisse nicht an die Öffentlichkeit zu bringen, ist schon mit der Offenbarung der bestimmten Tatsache eine endgültige Verletzung eingetreten. Das Geheimnis ist bereits preisgegeben. Es ist nicht gerechtfertigt hieraus noch ein Verwertungsverbot zu folgern, da damit kein Schutz verbunden wäre, sondern umgekehrt zusätzlich zur eingetretenen Rechtsverletzung noch weiterer Schaden für die Rechtsfindung entstehen und ein gerechtes Urteil auf der Basis der objektiven Wahrheit unter Umständen verhindert werden würde.
Gerade bei Unternehmensgeheimnissen wird kein absoluter Schutz vor Aufdeckung gewährleistet, sondern soweit möglich nur ein relativer Schutz vor Preisgabe und missbräuchlicher Benutzung[256]. So lässt die Kenntnis durch den Urteilenden das Geheimnis weder offenkundig werden, noch wird es dadurch entwertet. Als Maßnahmen gegen eine Zerstörung und Entwertung kommen vielmehr der Ausschluss der Öffentlichkeit von den betreffenden Verhandlungsabschnitten, das Verbot an anwesende Personen das Geheimnis Abwesenden mitzuteilen, sowie die Einschränkung des Zugangs zu den Prozessakten und schließlich die Durchführung eines Geheimverfahrens unter zeitweisem Ausschluss bestimmter Personen in Betracht[257]. Oftmals genügt es zur Sicherung, die Gegenpartei von einer Kenntnisnahme des Wirtschaftsgeheimnisses auszuschließen und allein

---

[254] Peters, ZZP 76 (1963), S. 145 (159); Habscheid, ZZP 96 (1983), S. 306 (321); Schneider, S. 49.

[255] Vgl. § 393 ZPO. Siehe Schneider, S. 51.

[256] Zum Schutz von Wirtschaftsgeheimnissen im deutschen und amerikanischen Recht näher Kersting, Der Schutz des Wirtschaftsgeheimnisses im Zivilprozeß, 1995.

[257] Vgl. hierfür Stadler, NJW 1989, S. 1202 ff.; Stürner, Aufklärungspflichten, S. 223 f.

ihrem Anwalt die Einsichtnahme zu gestatten bzw. die Einsicht in Unterlagen nur einem Sachverständigen zu erlauben, der diese auch nicht offenlegen darf[258]. Ist nun ein Beitrag zur Wahrheitsfindung zumutbar, da grundsätzlich nur relativer Schutz gewährt wird[259], so steht bei Aufdeckung des Geheimnisses der vollen Nutzbarmachung nichts im Wege. Nicht zu verschweigen ist allerdings die ablehnende Haltung weiter Teile der Rechtsprechung und Literatur gegen ein Geheimverfahren[260]. Ein allgemeiner Hinweis auf die Gefahr der Falschbekundung[261], die auch gerade bei diesen Fällen nahe liegt, geht im Ergebnis allerdings fehl und rechtfertigt für sich alleine kein Verwertungsverbot. Schließlich sind falsche Aussagen zur Unterstützung einer Partei niemals gänzlich auszuschließen. Diese Gefahr alleine kann deshalb kein Verwertungsverbot rechtfertigen[262].

Für die Behandlung der discovery-Ergebnisse gelten die aufgestellten allgemeinen Grundsätze: Hat die jetzige Partei des deutschen Verfahrens in der discovery selbst als Zeuge oder Partei entsprechende Geheimnisse preisgeben müssen oder erfolgte die Preisgabe durch einen Dritten, so sind die Tatsachen nun verwertbar. Lediglich dann, wenn die Beweisermittlung zu einem Grundrechtsverstoß geführt hat, kommt ausnahmsweise ein ordre public-Vorbehalt in Betracht. Zudem greift ein Beweisverbot dann ein, wenn die Einführung und Verwertung der Resultate durch das deutsche Gericht selbst einen Eingriff in das Grundrecht bedeuten würde.
In den USA kann der Inhaber eines Wirtschaftsgeheimnisses im Grundsatz durchaus gezwungen werden, es zu offenbaren. Da der Schutz des Wirtschaftsgeheimnisses aber auch im US-Recht durch entsprechende Verfahrensgestaltungen in der Regel beachtet wird, bleibt dies die Ausnahme. Weitergehende Schutzrechte im deutschen Recht, wie beispielsweise die Ausgestaltung eines absoluten Weigerungsrechts für einen Zeugen, gehen über das notwendige Maß eines sinnvollen Schutzes hinaus. Ein Verstoß gegen diesen absoluten Schutz, wie er nach deutschem Recht teilweise gewährt wird, führt noch nicht zu einer Verletzung von Grundrechten. Es wird daher auch nur selten vorkommen, dass durch das discovery-Verfahren eine solche Grundrechtsverletzung eintritt und damit wegen ordre public-Widrigkeit das Ergebnis unverwertbar ist.

---

258 Hiergegen allerdings BGH vom 12. Nov. 1991 in BGHZ 116, 47 (58).

259 Vgl. Stadler, NJW 1989, S. 1202 (1203).

260 BGH, a.a.O.; MünchKommZPO/Prütting, § 285 Rdnr. 2, 10; Thomas/Putzo, § 286 Rdnr. 6. Zur Begründung vgl. Hackenberg, S. 173 ff.

261 So etwa Peters, ZZP 76 (1963), S. 145 (164); Wais, S. 113 ff.

262 Die Lage bei Weigerungsrechten von Angehörigen stellt sich aufgrund der dort existierenden zusätzlichen Motive insoweit anders dar.

dd) Unzulässige und fehlende Beweisantritte

Beweisantritte, die nur der Prozessverschleppung dienen bzw. durch die nur geworben, Aufsehen erregt oder dem Prozessgegner Unannehmlichkeiten bereitet werden sollen, sind zwar unzulässig[263], wird ihnen aber dennoch stattgegeben und bringen sie entscheidungserhebliches Material an die Oberfläche, so kann dieses verwertet werden. Schließlich hat sich in diesem Fall gezeigt, dass der Beweisantritt doch die Wahrheitsfindung beeinflussen konnte. Da eine etwaige Verzögerung des Prozesses zudem auch nicht mehr rückgängig gemacht werden kann, wäre eine Nichtverwertung sinnlos[264]. Erfolgt eine Beweisaufnahme vollkommen ohne vorherigen Beweisantritt, wird zumeist davon auszugehen sein, dass sich eine Partei auf das Ergebnis beruft und sich dieses zu Eigen macht, mag dies auch nicht ausdrücklich, sondern nur konkludent geschehen. Damit ist eine Verwertbarkeit jedenfalls möglich[265].

ee) Ausforschung und Verletzung des rechtlichen Gehörs

Die Verletzung des Ausforschungsverbots führt nur in seltenen Fällen zu einem Verbot der Verwertung so gewonnener Beweise[266]. Ist dagegen das rechtliche Gehör im Beweisverfahren verletzt worden, bleibt nur der Weg über ein Verwertungsverbot und gegebenenfalls die Wiederholung der Beweisaufnahme[267]. Vergleichbare Mängel in einem US-Verfahren während der discovery müssen, wie ausführlich aufgezeigt, im Rahmen der ordre public-Prüfung untersucht werden. So wie ein Verstoß gegen den Grundsatz des rechtlichen Gehörs stets eine Unverwertbarkeit hervorruft, muss bei einer Ausforschung auf zugrunde liegende Grundrechte und deren Verletzung abgestellt werden, was aber nur in seltenen Einzelfällen eine ordre public-Widrigkeit zur Folge haben wird.

ff) Gutachten eines abgelehnten Sachverständigen

Handelt es sich um die Ablehnung eines Sachverständigen, so kann das bereits erstattete Gutachten nicht verwertet werden[268], da es sich um ein zweifelhaftes Erkenntnismittel handelt, das gerade ausgeschlossen werden soll und zugunsten

---

263 Stein/Jonas/Leipold, § 284 Rdnr. 83; Wais, S. 44.
264 Siehe BGH vom 12. Nov. 1959 in ZZP 73 (1960), S. 291 (293).
265 RG vom 6. Apr. 1936 in RGZ 151, 93 (97).
266 Vgl. oben § 3 VII 3. Generell gegen ein Verwertungsverbot Peters, ZZP 76 (1963), S. 145 (156 f.); Schneider, S. 54.
267 Siehe BGH vom 12. Nov. 1991 in NJW 1992, S. 1817 (1819); Zöller/Greger, Vor § 128 Rdnr. 8a. Zu prüfen bleibt jedoch stets eine nachträgliche Gewährung rechtlichen Gehörs, vgl. BVerfG vom 22. Sep. 1958 in BVerfGE 8, 184 (185).
268 RG vom 7. Dez. 1906 in RGZ 64, 429 (432).

der Wahrheitsfindung ein anderer, nicht befangener Sachverständiger mit der Aufgabe betraut werden soll. Sind bestimmte Umstände nun nicht mehr festzustellen, steht der Vernehmung des alten Sachverständigen als sachverständiger Zeuge nichts im Wege, so dass sein Wissen nicht verloren geht.

gg) Verletzung der Grundsätze der Unmittelbarkeit und der Parteiöffentlichkeit

Ein kurzes Schlaglicht soll auch auf die Verletzung der Grundsätze der Unmittelbarkeit und Parteiöffentlichkeit geworfen werden. Beide dienen dazu, dem Prozessgericht eine zuverlässige Grundlage für die Wahrheitserforschung zu bieten, indem ein wahres und erschöpfendes Beweisergebnis erzielt wird.
Der Grundsatz der Unmittelbarkeit der Beweisaufnahme, der seinen Niederschlag in § 355 I S. 1 ZPO gefunden hat, bildet die notwendige Voraussetzung für das Prinzip der freien Beweiswürdigung[269]. Denn nur derjenige Richter, der die Beweiserhebung selbst miterlebt hat, vermag sich ein eigenes Urteil über den Wert eines Beweises zu bilden[270]. Aufgrund der herausragenden Bedeutung des Grundsatzes für das Urteil, muss aus einer Verletzung ein revisibler Verstoß gegen § 286 ZPO und ein Verbot der Verwertung gefolgert werden[271]. Verwertet werden darf nur, woran sich alle an der Entscheidung beteiligten Richter erinnern oder, für den Fall einer anderen Besetzung des Gerichts, was aktenkundig ist und wozu die Parteien sich erklären konnten. Alles andere ist nicht verwertbar[272]. Diese Problematik wird jedoch dadurch entschärft, dass überwiegend die Heilung eines entsprechenden Verstoßes nach § 295 I ZPO zugelassen wird[273]. Schließlich soll die Unmittelbarkeit die ordnungsgemäße Sachaufklärung sichern und unterliegt daher ebenso wie Beweisangebote der Parteidisposition[274]. Entsprechendes gilt für einen Verstoß gegen die Parteiöffentlichkeit gemäß § 357 ZPO. Auch hier wird durch die Möglichkeit der Beiwohnung der Partei an der Beweisaufnahme und der Einwirkung auf dieselbe, beispielsweise durch die

---

269 Stein/Jonas/Berger, § 355 Rdnr. 5.

270 A.a.O.; MünchKommZPO/Musielak, § 355 Rdnr. 1.

271 So die herrschende Meinung, vgl. Stein/Jonas/Berger, § 355 Rdnr. 30; Zöller/Greger, § 355 Rdnr. 8; BGH vom 30. Jan. 1990 in NJW 1991, S. 1302; BGH vom 18. März 1992 in NJW 1992, S. 1966.

272 BGH vom 4. Feb. 1997 in NJW 1997, S. 1586 (1587); BGH vom 9. Jan. 1997 in NJW-RR 1997, S. 506; BGH vom 11. Juli 1990 in NJW 1990, S. 3088 (3089); Thomas/Putzo, § 285 Rdnr. 2. Während das RG es noch mit dem Hinweis auf § 355 II ZPO abgelehnt hat, eine Überprüfung von Urteilen auf einen entsprechenden Verstoß vorzunehmen, geht die ganz herrschende Meinung heute davon aus, dass durch § 355 II ZPO lediglich die selbständige Anfechtung des Beweisbeschlusses sowie die Nachprüfung der Nichtübertragung ausgeschlossen sind, nicht aber die Rüge eines Verstoßes gegen den Unmittelbarkeitsgrundsatz; vgl. Zöller/Greger, a.a.O.

273 BGH vom 9. Dez. 1982 in BGHZ 86, 104 (113 f.); BGH vom 2. Feb. 1979 in NJW 1979, S. 2518; Rosenberg/Schwab/Gottwald, S. 684; Stein/Jonas/Leipold, § 295 Rdnr. 17; Zöller/Greger, § 355 Rdnr. 8; a.A. Weth, JuS 1991, S. 34 (36).

274 A.a.O.

Vorlegung von Fragen an Zeugen gemäß § 397 ZPO, die Erzielung eines wahren und erschöpfenden Beweisergebnisses gewährleistet. Die Parteien wissen nämlich zumeist besser Bescheid über die beweiserheblichen Vorgänge als das Gericht, so dass sie wesentlich zur sachgerechten Beweiserhebung beitragen können[275]. Ein Verstoß stellt die Zuverlässigkeit des Beweisergebnisses generell in Frage[276]. Allerdings führt § 295 I ZPO gegebenenfalls auch hier zu einer Heilung des Mangels[277].

Eine Parallele zur Beweisgewinnung in der discovery erweist sich als schwierig. Doch werden die Beweise in beiden Verfahren grundsätzlich unmittelbar erhoben und die Parteien haben dabei ein Recht auf Anwesenheit. Lediglich der Fall, dass eine Partei des jetzigen deutschen Verfahrens vormals während der discovery weder als Partei noch als Beweisperson beteiligt war, könnte Zweifel an der Einhaltung der Vorschriften über die Parteiöffentlichkeit hervorrufen[278]. Doch muss sich die jetzige Partei grundsätzlich damit begnügen, dass ihre Belange erst im Zuge der deutschen Beweisaufnahme Berücksichtigung finden. Für die Zeit davor, während der damals stattfindenden Informationsgewinnung, stehen ihr keine weitergehenden Beteiligungsrechte zu.

hh) Materiell-rechtswidrige Beweiserlangung

Die zahlreichen Erörterungen materiell-rechtswidriger Beweiserlangung sind aus bereits genannten Gründen im hier behandelten Zusammenhang wenig hilfreich. Dem steht nicht entgegen, dass einzelne Argumente hier wie dort Verwendung finden. Da insgesamt jedoch keine vergleichbaren Situationen zugrunde liegen, soll an dieser Stelle eine ausführliche Behandlung dieser Problematik unterbleiben. Die heutige herrschende Meinung sieht jedenfalls kein Beweisverbot für alle materiell-rechtswidrig erlangten Beweismittel, sondern zieht eine Verwertungsschranke nur dort, wo durch die Beweisaufnahme oder die Beweisverwertung in grundrechtlich geschützte Postitionen der Parteien oder Dritter eingegriffen wird und wo eine Güter- und Interessenabwägung der weiteren Nichtverwendung den Vorrang vor einer umfänglichen Wahrheitserforschung durch das

---

[275] Habscheid, ZZP 96 (1983), S. 306 (324).

[276] Peters, ZZP 76 (1963), S. 145 (158); Zöller/Greger, § 357 Rdnr. 2; BGH vom 12. Juli 1984 in VersR 1984, S. 946 (947).

[277] Siehe Zöller/Greger, § 357 Rdnr. 2 mit dem Hinweis auf die Regelung des § 367 ZPO, die trotz Ausbleibens einer Partei die Durchführung der Beweisaufnahme vorsieht.

[278] Ein Verstoß gegen den Unmittelbarkeitsgrundsatz kommt jedenfalls nicht aus Gründen in Betracht, die alleine darin bestehen, dass die Informations- und Beweiserlangung zunächst vor einem US-Gericht erfolgte. Denn diesem Umstand wird bereits damit genügend Rechnung getragen, dass die Verwertung von Beweisen auch deren Einführung im Rahmen einer ordnungsgemäßen Beweisaufnahme vor dem deutschen Gericht voraussetzt. Hinsichtlich dieses Verfahrens sind nun die Grundsätze der Unmittelbarkeit einzuhalten.

Gericht einräumt. Jedenfalls ergibt sich alleine aus der rechtswidrigen Handlung noch keine Unverwertbarkeit des Beweismittels[279].

c. Fazit

Letzten Endes zeigt sich, dass durchgreifende Beweisverwertungsverbote im deutschen Recht nur vereinzelt zu finden sind. Treten sie dennoch auf, helfen oftmals weitreichende Heilungsmöglichkeiten darüber hinweg. Ein völliges Ignorieren der Beweise wäre in der Regel verfehlt, da grundsätzlich kein Beweisverlust eintreten soll. Nur wesentliche Fehler bei der Beweisaufnahme führen zur Unverwertbarkeit des Beweisergebnisses. Fehler werden gewöhnlich als unbeachtlich eingestuft, wenn sie sich bei vernünftiger Betrachtung nicht auf das Prozessergebnis auswirken. Demgegenüber führen solche Fehler zu einem Ausschluss der Verwertung, welche die Güte des Beweisergebnisses gefährden oder die sich aus dem verfassungsmäßigen Charakter der verletzten Norm ergeben[280]. Denn Grundrechte bestimmen als Verfahrensvorschriften, auf welche Art Beweis erhoben werden kann. Grundrechtsverletzungen sind folglich Verfahrensverstößen gleichzusetzen[281]. Das Grundgesetz ist selbst Zulässigkeitsschranke für die Gestaltung der Beweisaufnahme sowie Verwertungsschranke.
Der Anwendung des Grundsatzes der freien Beweiswürdigung wird jedoch letztendlich kaum die Grundlage entzogen, vielmehr kommt ihm die entscheidende Bedeutung bei der Behandlung möglicher Anomalien zu, die zumeist auf dem Wege einer Schwächung der Beweiskraft zu lösen versucht werden. Die Entscheidung wird im Wesentlichen in die Hände des Tatrichters gelegt. Die Beweiswürdigung kann also stets von Verfahrensfehlern beeinflusst werden. Verbietet es sich auch, worauf ausführlich hingewiesen wurde, aus der Handhabung von Beweisverwertungsverboten bei internen Verfahrensverstößen im deutschen Recht direkt auf die Behandlung von Ergebnissen aus ordnungsgemäßen Beweisverfahren des Auslands zu schließen, so wird dennoch die grundsätzliche Tendenz der deutschen Verfahrensordnung sichtbar, vorsichtig und zurückhaltend das Fallbeil eines Verwertungsverbots zum Einsatz zu bringen.

---

[279] Vgl. hierzu die bereits in Fn. 195 aufgelisteten Abhandlungen sowie § 3 VII 3.

[280] Bei Verstößen gegen Grundrechte kann differenziert werden zwischen solchen, die den absolut geschützten Kernbereich berühren, und solchen, die nicht so tief vordringen.

[281] Vgl. BGH vom 24. März 1964 in JZ 1965, S. 66 (67).

6. Die Fernwirkung

a. Problemstellung

Kommt es aufgrund einer Grundrechtsverletzung tatsächlich zu einem Verwertungsverbot von durch discovery erlangten Beweisen, bedarf es der Bestimmung der Reichweite eines solchen Verbots. Was ist beispielsweise mit Informationen, die anläßlich der discovery bekannt werden und über die weitere Beweismittel in Erfahrung gebracht werden? Greift diesbezüglich auch ein Verwertungsverbot oder verbietet der ordre public lediglich die Benutzung des unmittelbar erlangten Hauptbeweismittels?
Es wurde dargelegt, dass die Übernahme von Beweisergebnissen aus US-Verfahren nur über den Vorbehalt des ordre public verhindert werden kann. Dieser wirkt insoweit wie ein Beweisverwertungsverbot. Darüber hinaus sind die allgemeinen Beweisverbote auf Verfahren im Ausland grundsätzlich nicht übertragbar und anwendbar, es sei denn die Beweisaufnahme vor dem deutschen Gericht selbst führt zu einer Rechtsverletzung. Geht es nun um die Reichweite des ordre public in diesem Zusammenhang, so kann sie allgemein unter den Sammelbegriff der Fernwirkung von Beweisverboten gefasst werden. Eine entsprechende Problemstellung ergibt sich für alle Beweisverbote, gleich worauf sie im Einzelnen beruhen und welchen dogmatischen Hintergrund sie aufweisen. Mögen die spezielle Ausprägung der Fragestellung im Hinblick auf den ordre public und die Grenzen der Nutzbarmachung von discovery-Resultaten auch Neuland sein, so bietet sich ein Rückgriff auf die Behandlung der Fernwirkung allgemeiner Beweisverbote des deutschen Zivilprozessrechts an. Allerdings ist auch für diesen Bereich festzustellen, dass es sich weitgehend um terra incognita handelt. Wenn bisher überhaupt eine Problemerörterung erfolgt ist, dann zumeist unter strafprozessualen Gesichtspunkten.
Gerade bei der discovery ist diese Problematik besonders virulent, schließlich führt das Verfahren oftmals zu einer allgemeinen Informationserlangung, auf deren Grundlage einer Partei erst klar wird, wonach sie zu suchen hat bzw. welche Beweismittel für den Prozess wichtig sind, ohne dass diese Beweismittel aber bereits unmittelbar Gegenstand der discovery waren. Nicht zuletzt aus dieser Möglichkeit entspringt die Aufmerksamkeit, die dem discovery-Verfahren von deutscher Seite entgegengebracht wird. Sollte nur das durch discovery unmittelbar erforschte Beweismittel unverwertbar sein, liegt jedenfalls eine vielgestaltige Umgehung des Verbots auf der Hand.

Die Bestimmung des Umfangs der Unverwertbarkeit stellt sich als äußerst kompliziert dar. Dabei soll unter der hier zu behandelnden Fernwirkung eine solche im weiten Sinne verstanden werden. Dies bedeutet, dass darunter sowohl die Frage nach den Grenzen eines Verbots und dessen Umgehbarkeit durch alternative Beweisantritte fällt als auch die Fernwirkung im eigentlichen Sinne, nämlich die Untersuchung, ob sich ein Beweisverbot auch auf die Früchte des verbotenen Beweismittels erstreckt[282].

Verwertung im engeren Sinne ist die Benutzung von Beweisergebnissen zur Begründung des Urteils. Hält der Richter beispielsweise eine bestimmte Aussage für glaubhaft, entscheidet er dementsprechend. Die Zuverlässigkeit des Zeugen entnimmt er dabei den gesamten Begleitumständen. Doch nach allgemeiner Ansicht müssen diese Umstände nicht stets förmlich festgestellt werden[283]. Der Kreis der Erkenntnismöglichkeiten, die als so genannte Beweishilfsmittel formlos verwertet werden dürfen, ist beträchtlich. Letztlich muss sich aus der schriftlichen Begründung des Urteils lediglich ergeben, dass eine sachgerechte Beurteilung überhaupt stattgefunden hat[284]. Offen bleibt daher oftmals, inwieweit privates Wissen des Richters in den Prozess eingeflossen ist. Prinzipiell kann solches Wissen in mancherlei Formen berücksichtigt werden[285]. Zu klären ist, ob durch ein Verwertungsverbot entsprechende Vorhaltungen an Zeugen und Parteien ausgeschlossen sind.
Fraglich ist zudem, inwieweit sonstige Schlüsse durch den Richter gezogen werden dürfen[286]. Dürfen die Parteien eventuell sogar aufgrund von tatsächlich erlangten discovery-Erkenntnissen neue Beweismittel anbieten und werden Beweisantritte, die ohne diese Kenntnis aus der Luft gegriffen wären, nun als ausreichend substantiiert behandelt und sind deshalb zulässig? Man sieht, es gibt zwischen den beiden starren Polen völliger Verwertbarkeit und gänzlichen Ignorierens eine Vielzahl von Abstufungen, die eine genaue Kenntlichmachung des Umfangs eines Beweisverbots erschwert.

b. Begrenzung der Fernwirkung im Zivilprozess

Um sich der Lösung ein Stück zu nähern, ist zunächst auf Erwägungen im Rahmen prozessordnungswidriger und materiell-rechtswidriger Beweiserlangungen im deutschen Zivil- und Strafprozessrecht abzustellen. Für diese Fälle muss da-

---

[282] Während Kaissis, S. 223 ff. diesbezüglich eine Differenzierung gänzlich vermissen lässt, nimmt Kodek, S. 134 zurecht eine entsprechende Unterscheidung vor.

[283] Vgl. Schneider, S. 169 ff.

[284] A.a.O.

[285] Die Verwendung privater Kenntnisse des Richters darf sich neben Fällen der Offenkundigkeit i.S.d. § 291 ZPO und der Anwendung allgemeiner Erfahrungssätze auch auf anderes privates Wissen beziehen, soweit er dieses den Parteien vorher mitgeteilt hat, vgl. BGH vom 22. März 1967 in MDR 1967, S. 745; Thomas/Putzo, § 286 Rdnr. 9. Dies ist im Einzelnen allerdings umstritten, vgl. § 3 I 2 b.

[286] Wais, S. 37 nennt ein Beispiel aus dem Bereich der materiell-rechtswidrigen Beweiserlangung durch eine Partei, wonach der Ehemann im Scheidungsprozess seiner Frau heimlich private Briefe entwendet hat. Werden diese Briefe auch nicht zugelassen, so fragt sich, ob die Tatsache zu berücksichtigen ist, dass die Frau überhaupt Briefe von einem anderen erhalten hat oder wenigstens, dass der Ehemann die Post seiner Frau durchsucht hat.

von ausgegangen werden, dass die Annahme eines Verwertungsverbots nicht grundsätzlich auch zu einer gänzlichen Nichtbeachtung der gewonnenen Erkenntnisse führt. Denn entscheidend ist, wie sonst auch, der Schutzzweck des zugrunde liegenden Beweisverbots[287]. Allein hieraus kann sich eine etwaige Fernwirkung entwickeln. Einige Beweisverwertungsverbote haben nun aber ihre Ursache in dem Beweisprinzip, dass das Verfahren dem Richter die für die Wahrheitsfindung erforderliche Sicherheit geben soll. Bei Missachtung bestimmter Verfahrensgrundsätze ist ein Verwertungsverbot im Hinblick auf die dadurch erforderlich werdende Wiederholung der Beweisaufnahme eine sinnvolle Sanktion. Ist eine Wiederholung jedoch gar nicht mehr möglich, würde sich die Annahme einer Fernwirkung als unumgängliche Wahrheitsermittlungsschranke präsentieren. Neben der Widersinnigkeit einer solchen Reaktion in Bezug auf die dahinter stehenden Prinzipien, wäre es insbesondere bei Beweisaufnahmefehlern des Gerichts unbillig, wenn für die Parteien ein gänzlicher Beweisverlust eintreten würde. Es ist daher generell davon auszugehen, dass die Fernwirkungen eines Verfahrensverstoßes im Interesse der Wahrheitsfindung zumindest im Zivilprozess Grenzen haben müssen[288].

Als Beispiel zur Untermauerung der aufgestellten These soll eine Beweisaufnahme dienen, die bei einem Angehörigen einer Partei trotz bestehendem Zeugnisverweigerungsrecht durchgeführt wird. Mag ein Beweisverwertungsverbot in einem solchen Fall auch angebracht sein, so fordern die Interessen des Zeugen keine vollständige Außerachtlassung seiner Aussage. Es ist vielmehr im Nachhinein von einer deutlichen Verschiebung der Interessen zugunsten des Beweisführers auszugehen. Danach muss dem Antrag einer Partei, neue Beweise zu erheben, von deren Existenz sie erst durch die Aussage des Zeugen erfahren hat, stattgegeben werden. Eine mögliche seelische Belastung des Zeugen wegen des Einflusses seiner Aussage auf die Entscheidung des Gerichts wie auch das eventuell beeinträchtigte Vertrauensverhältnis zwischen Zeuge und Angehörigen können eine Hemmung des Verfahrens auf der ganzen Breite nicht rechtfertigen. Ebenso besteht auch keine weitere Gefahr für die Rechtspflege wegen unwahrer Aussagen. Aus diesem Grunde kann dem Richter ähnlich wie bei privatem Wissen eine Berücksichtigung nicht versagt werden. Zeigt sich zudem, dass die Parteien die Wahrheitspflicht verletzen oder sogar einen Prozessbetrug beabsichtigen, würde ein derart grenzenloses Ignorieren der Erkenntnisse durch den Richter gleichbedeutend sein mit dessen Verwendung als dolosem Werkzeug der Parteien. Gezielte Fragen müssen dem Richter immer gestattet sein, schließlich legitimiert ihn hierzu auch sein privates Wissen[289].

---

[287] Vgl. Kodek, S. 140; Wais, S. 67; Kaissis, S. 225, wonach die Fernwirkung lediglich die notwendige Folgemaßnahme für die Aufrechterhaltung der ratio eines anerkannten Beweisverbots darstellt.

[288] In dieser Weise OLG Hamm vom 15. Juni 1988 in NJW-RR 1989, S. 573; BGH vom 19. Jan. 1984 in NJW 1985, S. 1158 (1159).

[289] Vgl. zu dem Komplex der Fernwirkung bei Verstößen gegen Zeugnisverweigerungsrechte, Wais, S. 98 f.

Zur weiteren Klärung der noch offenen Fragen bedarf es einer Differenzierung hinsichtlich des Beweisgegenstands, der trotz Beweisverbots weiterhin nutzbar sein soll. Zu unterscheiden ist dabei einerseits zwischen solchen Beweismitteln, die als Ersatz für das aufgrund des Verbots unzulässig gewordene ursprüngliche Beweismittel einspringen sollen. Paradebeispiele sind die Vernehmung einer Verhörperson oder die eines Zeugen, der über den Inhalt einer Urkunde Auskunft geben soll, die selbst nicht vorgelegt werden darf. Hierbei würde eine Verwertung eine Umgehung des Verbots bedeuten, die sogar zu einer Verschlechterung der Beweisaufnahme im Hinblick auf die Sicherheit und Zuverlässigkeit des Beweismittels und die materielle Unmittelbarkeit der Erhebung führen würde.
Andererseits können aber auch solche Beweismittel vorgelegt werden, die lediglich aus Anlass der missbilligten Beweiserhebung ans Licht gekommen sind, die aber im Grunde in keinem näheren Zusammenhang mit ihr stehen[290]. Das verbotene Beweismittel ist hier nicht selbst Kern des Interesses, sondern vielmehr nur der Anstoß für die Entdeckung des wirklich relevanten Beweismittels.
Während die erste Gruppe weniger Schwierigkeiten bereitet und eine Ablehnung dieser Beweismittel oftmals aus den schon genannten Gründen in Frage kommt, ist für die zweite Gruppe die Handhabung weiterhin offen.

c. Grundsätze aus dem US-amerikanischen Strafprozess

Vereinzelt wird versucht, eine Lösung über eine Heranziehung der Erkenntnisse aus einem US-Strafprozess zu erreichen[291]. Dies wird mit fehlender Problementwicklung im deutschen Rechtskreis begründet. Dabei ist zuzugestehen, dass zahlreiche Vorschläge, die insbesondere aus dem deutschen strafprozessualen Bereich kommen, keine hinreichende Differenzierung enthalten, wie sie aber nach dem dargestellten Schema vonnöten ist. Das US-Recht sieht entsprechend der so genannten „fruit of poisonous tree doctrine" vor[292], dass die mit dem rechtswidrig erlangten Beweismittel in Zusammenhang stehenden weiteren Erkenntnisse grundsätzlich ebenfalls unverwertbar sind. Eine Einschränkung besteht jedoch insoweit, als hiervon auch durch andere Erkenntnisquellen hätte Kenntnis erlangt werden können bzw. auch auf rechtmäßige Weise eine Erlangung möglich gewesen wäre[293]. In manchen Fällen wird der bestehende Zusam-

---

[290] Dies entspricht weitgehend der bereits zuvor getroffenen Unterscheidung in Umgehungsfälle und Fernwirkungen im engeren Sinne.

[291] Vgl. hierzu Kaissis, S. 220 ff.

[292] Ausgangspunkt war insoweit die Entscheidung Silverthorne Lumber Co. v. United States, 251 U.S. 385 (1920).

[293] Diese Einschränkungen über die Prinzipien der „independant source" und „attenuation theory" sind anerkannt, vgl. hierzu Pitler, 56 Cal. L. Rev. 579, 624 ff. (1968). Vergleichbare Überlegungen werden auch im Rahmen der Interessenabwägung, ob ein Verwertungsverbot überhaupt eingreifen soll, für den deutschen Strafprozess angestellt. Danach soll ein Verwertungsverbot dann abzulehnen sein, wenn das Beweismittel bei abstrakter

menhang zwischen rechtswidrig erlangtem und abgeleitetem Beweismittel so schwach, dass nicht mehr von rechtswidriger Beweiserlangung die Rede sein kann[294].

Für eine Übertragung auf den deutschen Zivilprozess hieße dies, dass der Ausschluss von Beweismaterial einzuschränken ist. In Fällen, in denen das umstrittene Beweismittel zwar auf das rechtswidrige zurückzuführen ist, es aber mit großer Wahrscheinlichkeit auch ohne dieses hätte erlangt werden können, soll das abgeleitete zulässig sein. Greift der Gedanke der alternativen Rechtmäßigkeit oder einer Durchtrennung der Kausalitätskette jedoch nicht, bliebe es bei der Regel der Fernwirkung von Beweisverwertungsverboten, um eine Aushöhlung der Verbote zu vermeiden. Ein solches Vorgehen stellt zwar einen Versuch der Konkretisierung der Fernwirkung dar, leidet aber dennoch an dem Mangel nicht hinreichender Bestimmtheit. Denn in praxi bleibt es sehr schwierig festzulegen, wann im Einzelnen eine Einschränkung der Fernwirkung wirklich eingreift, da der Nachweis eines hypothetischen Kausalverlaufs Probleme und Unsicherheiten aufweist. Zudem wird es meist so sein, dass der tatsächlich eingeschlagene Weg zu den Folgebeweismitteln auch der einzig gangbare für die Parteien in ihrer konkreten Situation war, schließlich wäre es sonst auf die Nutzbarmachung des rechtswidrig erlangten Beweismittels gar nicht in dem Maße angekommen. Die Parteien wissen in der Regel zwar, dass sie etwas suchen, nur wonach sie genau suchen sollen und welcher Weg hierfür der beste ist, liegt oftmals im Ungewissen.

Nicht bezweifelt werden soll jedenfalls, dass in solchen Fällen, in denen andere Wege offen stehen und auch offensichtlich auf der Hand liegen, die rechtswidrige Beweiserlangung kein die Wahrheitsermittlung hinderndes Beweisverbot mit Fernwirkung nach sich zieht. Zu fragen bleibt aber, ob nur unter diesen Voraussetzungen eine weitere Verwertung möglich sein soll.

d. Kopplung an Sinn und Zweck des zugrunde liegenden Beweisverbots

Richtigerweise muss man zur Bewältigung des Problems darauf rekurrieren, weshalb das Beweisverwertungsverbot überhaupt eingreift. Handelt es sich lediglich um prozessuale Fehler, welche die Zuverlässigkeit des Beweisergebnisses schmälern und daher eine neue Beweisaufnahme erforderlich machen, wird man bei Unmöglichkeit einer erneuten Beweisaufnahme eine Umgehung des Verbots zulassen müssen. Der Grund der Unverwertbarkeit liegt bei einem einfachen Verstoß gegen die Grundsätze einer ordnungsgemäßen Beweisaufnahme nur in der Beeinträchtigung des Beweiswerts aufgrund des Fehlers. Da eine Wiederholung der Korrektur dieses Fehlers dient, kann das bisherige Ergebnis keinesfalls ganz unberücksichtigt bleiben. Ist aber die Verwertungsschranke aus

Verlaufshypothese auch auf rechtmäßigem Wege hätte erreicht werden können, vgl. hierzu Wolter, NStZ 1984, S. 275 (277).

294 Siehe Kaissis, S. 221.

einem Grundrechtsverstoß abzuleiten, wird eine mittelbare Verwertung durch Verwendung von Beweisprotokollen sowie durch Vernehmung der bei der ersten Beweisaufnahme anwesenden Personen als Zeugen nicht in Betracht kommen[295]. Die Beweisaufnahme über dieses bestimmte Thema, unabhängig von den zum Einsatz kommenden Mitteln, würde wieder in den verfassungsrechtlich geschützten Bereich eindringen. Eine Vertiefung der Verletzung des Grundrechts wäre die Folge. Geht das Gericht über das zulässige Maß der Wahrheitserforschung in dieser gravierenden Weise hinaus, kann das Mehr weder direkt noch indirekt Beachtung finden.
Diese Aussagen gelten entsprechend der zuvor getroffenen Zweiteilung zunächst nur für die Behandlung reiner Umgehungsfälle. In Bezug auf die Informationsgewinnung durch discovery wurde gezeigt, dass ein ordre public-Verstoß und damit ein Beweisverbot nur dann eingreifen wird, wenn es aus Sicht der deutschen Rechtsordnung zu einem Grundrechtsverstoß im US-Verfahren gekommen ist. Für diesen Spezialfall ist daher stets davon auszugehen, dass eine Umgehung durch nunmehrige Zeugenvernehmungen und Urkundenvorlagen nicht möglich ist. Andernfalls wäre der mit dem Verbot bezweckte Schutz des Betroffenen nicht gewährleistet.

Für die Fernwirkung im engeren Sinne, d.h. die Verwendung weiterer Erkenntnisse, bleibt die Frage nach der Möglichkeit eines neuen Beweisantritts. Im Ergebnis jedenfalls muss ein Beweisantritt möglich bleiben. Zur Veranschaulichung hilft ein Blick auf die bei der discovery besonders relevante Ausforschungsproblematik. Kommt es zu einem Verstoß gegen das Ausforschungsverbot und werden in diesem Zuge wesentliche Informationen preisgegeben, so haftet diesen kein Mangel an. Die Güte des Beweisergebnisses wird nicht geschmälert[296]. Ein neuer Beweisantritt mit anderen Beweismitteln ist davon nicht berührt. Es kann nunmehr ein ordnungsgemäßer Antrag unter Beachtung der Substantiierungsanforderungen bezüglich desselben Themas gestellt werden. Die Stellung eines solchen Beweisantrags kann in diesem Zusammenhang auch niemals arglistig sein[297]. Denn die Partei selbst hat mit der Durchführung der disco-

---

295 Vgl. Kodek, S. 135; Wais, S. 115 f., jeweils mit weiteren Nachweisen.

296 Siehe Peters, ZZP 76 (1963), S. 145 (157 f.), der den Fall eines Unterhaltsprozesses anführt, in dem der Beklagte die Kindesmutter nach anderweitigen Beziehungen zu Männern ausfragt, obwohl diesbezüglich keine Anhaltspunkte vorhanden sind. Bei Verneinung der Frage ergäben sich jedenfalls keine Bedenken hinsichtlich einer Verwertung. Auch bei Bejahung stünden keine schutzwürdigen Interessen der Kindesmutter einer solchen entgegen.

297 Die Frage eines Verstoßes gegen Treu und Glauben stellt sich vielmehr auf der Gegenseite des Antragstellers. Denn ergibt sich aus der Zulassung der zum Beweis gestellten Beweismittel ein bestimmter Sachverhalt eindeutig als wahr zugunsten des Antragstellers, könnte ein Bestreiten gegen die prozessualen Wahrheitspflichten der Gegenpartei verstoßen. Mag man im Ergebnis dennoch ein Bestreiten zulassen, so wird das Gericht gerade aufgrund der neuen Beweisführung in die Lage versetzt, nicht blind im Dickicht des Prozesses umher zu tappen, sondern das Vorbringen der Parteien auf den Wahrheitsgehalt hin zu überprüfen.

very keinesfalls treuwidrig gehandelt. Auch wenn ursprünglich im US-Verfahren die Beweiserhebung in der discovery unter Verletzung von Grundrechten zustande kam, ergibt sich im Grundsatz für das deutsche Verfahren keine Begrenzung der Möglichkeit neuer Beweisantritte im Hinblick auf die Nutzbarmachung auf diesem Wege erlangter Informationen.
Berücksichtigung finden dabei des Weiteren im Wesentlichen die Erwägungen, die schon an anderer Stelle angeführt wurden. So steht nämlich ein radikales Verwertungsverbot konträr zu der Überlegung, dass ein bereits abgeschlossener Verstoß gegen Grundrechte nicht mehr rückgängig zu machen ist, eine Erstreckung auf die Fernwirkung daher oftmals nur bewirken würde, dass dem ersten Fehler bzw. inakzeptablen Vorgehen des US-Rechts ein falsches Urteil vor dem deutschen Gericht hinzugefügt würde. Zudem ist mit Recht darauf hinzuweisen, dass die bloße Kenntnis von Tatsachen niemals rechtswidrig sein kann[298]. Dieses Wissen kann daher auch zur Formulierung neuer Prozessbehauptungen und Beweisanträge verwendet werden, gleich auf welche Art die Partei von der Existenz eines Beweismittels erfahren hat[299]. Schlussendlich ist bereits schon mehrfach auf das Erfordernis einer restriktiven Handhabung der Verwertungsverbote im Interesse der Wahrheitsfindung hingewiesen worden[300].
Eine Einschränkung ist allerdings auch hier hinsichtlich solcher Beweisaufnahmen und Beweisverwertungen durch das deutsche Gericht zu machen, bei dem es zu einer erneuten Rechtsverletzung und damit zu einer Vertiefung der zuvor dem US-Verfahren attestierten Grundrechtsverletzung kommt. In einem solchen Fall überschreitet das deutsche Gericht die ihm gesetzten Grenzen[301].

e. Lösung

Abschließend ist festzuhalten, dass der weitere Ausschluss von Beweisergebnissen von der Verwertung über das primäre Beweisverbot hinaus nur im Falle der

---

[298] Zutreffend insoweit KG vom 19. Sep. 1966 in NJW 1967, S. 115.
[299] Vgl. auch Wais, S. 81 f.
[300] Siehe OLG Hamm vom 15. Juni 1988 in NJW-RR 1989, S. 573.
[301] Teilweise wird noch differenziert, ob die letztendlich im Urteil zu verwertenden Umstände isoliert einem Verwertungsverbot unterfallen. Dies soll getrennt werden von der möglicherweise einem Beweisverbot unterfallenden Gesamtbeweisaufnahme. Kodek, S. 138 nennt als Beispiele die Verlesung eines privaten Tagebuches oder einer unrechtmäßigen Tonbandaufzeichung, woraus jeweils nur einige Sätze für das Urteil relevant sind, die aber isoliert betrachtet nicht zum geschützten Grundrechtsbereich dazugehören. Damit wird allerdings m.E. eine unzulässige Trennung vorgenommen, die insbesondere im Hinblick auf die discovery nicht möglich ist. Für das gesamte Beweismittel besteht ein Beweisverbot, das vom deutschen Gericht beachtet werden muss. Es darf nicht billigend in Kauf genommen werden, dass bei Gelegenheit einer Beweiserhebung von möglicherweise zulässigem Material, auf andere Weise unmittelbar oder mittelbar Rechte Dritter verletzt werden. Im Ergebnis ist daher auch in einem solchen Fall ein Beweisverbot anzunehmen und eine Aufspaltung abzulehnen.

Umgehung erfolgen kann. Damit eine Aushöhlung des Verbots vermieden wird, kann die zu missbilligende Beweismittelerlangung selbst nicht zum Gegenstand einer neuen Beweisaufnahme gemacht werden. Für Informationen, die im Zuge der discovery-Durchführung erlangt wurden, gilt hingegen der Grundsatz der uneingeschränkten Verwertbarkeit. Darin liegt der große Vorteil der discovery, ein Potential, das sich auch deutsche Parteien zunutze machen können. Die allgemeine Beschränkung der Beweisaufnahme und damit auch der Beweisverwertung durch das Verbot der Begehung von Rechtsverletzungen durch das deutsche Gericht bleibt unberührt.

Mag der Richter in der Praxis die auftretenden Schwierigkeiten auch oftmals damit lösen, dass er in den Urteilsgründen andere Beweismittel als überzeugend angibt, die für sich alleine betrachtet, ihm nicht genügt hätten, so kommt ein solcher Ausweg jedenfalls dann nicht in Betracht, wenn es sich bei der Erkenntnis aus der discovery um das einzig verfügbar zu machende Beweismittel handelt. Für ein solches Szenario gewinnt die discovery gerade ihre außerordentliche Bedeutung.

V. Ergebnis

Im Hinblick auf die Verwertbarkeit von discovery-Ergebnissen hat sich gezeigt, dass ein Beweisverbot in deutschen Verfahren nur aus Gründen des ordre public in Betracht kommt. Die Aussage, Beweisverbote dürften einer Einführung und Verwertung des Beweismaterials nicht entgegenstehen, wurde dahin konkretisiert, dass neben der durchschlagenden Wirkung des ordre public lediglich die allgemeine Pflicht deutscher Gerichte zu rechtmäßigem Handeln im Zeitpunkt der Beweisaufnahme und Beweisverwertung eine Schranke darstellt. Discovery produziert für ein deutsches Verfahren im Grundsatz gerichtsverwertbare Beweisstücke. Ein generelles Verbot der Verwertung der im Wege der discovery erlangten Beweise ist abzulehnen. Aus dem Auslandssachverhalt lassen sich über die ordre public-Prüfung hinausgehende Einwände nicht herleiten. Insoweit ist die Prüfungskompetenz deutscher Gerichte hinsichtlich des vorangegangenen US-Verfahrens beschränkt.

Es wurde weiter herausgearbeitet, dass sich ein ordre public-Verstoß auf Grundrechtsverletzungen im Rahmen der discovery reduziert. Die einzelnen Verfahrensmerkmale an sich stehen hingegen nicht im Widerspruch zum verfahrensrechtlichen ordre public. Die Mindestanforderungen an ein geordnetes und rechtsstaatliches Verfahren werden vielmehr erfüllt. Beweisverbote müssen verfassungsmäßigen Charakter haben. Nur dann sind sie im Rahmen der untersuchten Problemstellung als Ausnahme vom Prinzip der Wahrheitserforschung zuzu-

lassen. Die Verletzung des Wesensgehalts eines Grundrechts führt dabei immer zu einer Unverwertbarkeit des Beweismittels[302].
In diesem Zusammenhang ist auf die erhebliche rechtspolitische Bedeutung der Ausgestaltung der Informations- und Beweisgewinnung hinzuweisen. Eine mehr oder weniger rigorose Zulassung von Restriktionen und die damit einhergehende automatische Beschränkung der Möglichkeit einer gründlichen Wahrheitserforschung bedeuten gleichzeitig den bewussten Verzicht auf ein wichtiges Rechtsgut zugunsten eines anderen. Bei Entscheidungen dieser Art und den dabei getroffenen Wertungen stehen die politischen und sozialen Einstellungen einer Gesellschaft im Vordergrund. Letzten Endes dreht sich alles um diese Wertungen, die wie dargelegt, von der jeweils anderen Rechtsordnung in der Regel zu akzeptieren sind. Dies ist auch bei Eingriffen in Grundrechte ohne Berührung des Kernbereichs im Rahmen der Güterabwägung zu beachten. Eine rechtswidrige Verletzung von Grundrechten durch die discovery ist in diesen Fällen nicht festzustellen, vielmehr ist dem Recht auf Beweis bzw. dem Anspruch auf effektiven Rechtsschutz der Vorrang einzuräumen.
Resultiert die Grundrechtsverletzung bereits aus einem Verstoß gegen das US-Recht, entsteht eine Rügepflicht schon in dem amerikanischen Verfahren soweit dies möglich und zumutbar ist. Aber auch im deutschen Verfahren kann ein Verzicht auf die Geltendmachung erfolgen, denn auf den Schutz von Grundrechten kann grundsätzlich verzichtet werden[303]. Hierzu bedarf es lediglich eines Einverständnisses der betroffenen Person zur Verwertung des fraglichen Beweismittels.
Greift ein Verwertungsverbot ein, beschränkt sich dessen Reichweite über das unmittelbare Beweismittel hinaus nur auf reine Umgehungsfälle. Ansonsten ist von der Zulässigkeit der gewonnenen Ergebnisse und der Verwertbarkeit der Informationen auszugehen.

Die Behandlung des gesamten Fragenkomplexes erhält vor allem Bedeutung in den Fällen, in denen das in Rede stehende Beweismittel aus der discovery das im deutschen Prozess einzig verfügbare ist. Eine auf dieser Grundlage beantragte Beweiserhebung kann vom deutschen Gericht grundsätzlich nicht abgelehnt werden. Dabei spielt das im deutschen Recht auftretende Dilemma hier keine Rolle. Denn entscheidet man sonst vor der Erhebung und Verwertung des Beweises über die Zulässigkeit, bleibt die Gefahr, dass man eine unredlich handelnde und die Wahrheit verschweigende Gegenpartei sehenden Auges davon kommen lässt. Wird die Entscheidung über die Zulässigkeit des Beweises erst nach der Beweisaufnahme getroffen und damit die Logik der Prüfung verkehrt, ist es nachher zumeist schwierig, gegen die offenbarte Wahrheit zu entscheiden und diese gänzlich unberücksichtigt zu lassen. Bei der Übernahme von discove-

---

302 Beispiele sind die Verletzung der Menschenwürde oder der Eingriff in den persönlichen Intimbereich.

303 BGH vom 13. Okt. 1987 in NJW 1988, S. 1016 (1017); allerdings mit Einschränkungen bei schwerwiegenden Verletzungen der Menschenwürde.

ry-Ergebnissen sind die Folgen, positiv wie negativ, jedoch in der Regel abzusehen, da es lediglich noch einer gewissermaßen formalisierten Einführung der zuvor gewonnenen Resultate in den deutschen Prozess bedarf.

Resümierend ist für die Beurteilung zweier eigenständiger Verfahren festzustellen, dass der Prozess in den USA allgemein zu einer weiten Informationserlangung im Wege der discovery führt. Damit wahrt eine Partei auch ihre Beweisfähigkeit in einem deutschen Prozess. Die faktische „Umgehung" nationaler Beweiszuständigkeiten und Beweismöglichkeiten ist dabei zu tolerieren. Primärer Gesichtspunkt ist die Effektivität des Rechtsschutzes. Die Voraussetzungen hierfür sind mit der Herleitung eines Grundsatzes der Verwertbarkeit[304] und der weitgehend uneingeschränkten Gewährleistung der Verfahrenseinleitung und Verfahrensdurchführung[305] des US-Prozesses durch eine deutsche Partei geschaffen.

---

304 Vgl. hierzu § 4.
305 Hierzu im Einzelnen § 2.

§ 5
Selbständige Beweisverfahren

Im Anschluss an die Betrachtung von Beweisergebnissen aus Hauptsacheverfahren in den USA soll eine discovery-Durchführung im Rahmen von selbständigen Beweisverfahren bzw. Beweissicherungsverfahren und die Möglichkeit deren Fruchtbarmachung für ein deutsches Erkenntnisverfahren untersucht werden[1]. Der Vorteil solcher Beweissicherungsverfahren liegt darin, bereits vor Klageerhebung, d.h. außerhalb eines Prozesses, auf Informationen zuzugreifen und Beweismittel zu sichern und damit eine effektive Rechtsverfolgung zu gewährleisten. Charakteristisch ist dabei ein Auseinanderfallen des Prozessverfahrens als dem Ort der eigentlichen Streitentscheidung und der Beweisaufnahme im weiteren Sinne. Daneben kommt ein solches Verfahren aber auch während eines Streitverfahrens in Betracht. Die Beweissicherungsverfahren sollen zunächst unabhängig von der Gewährung internationaler Rechtshilfe betrachtet werden.

I. Beweissicherungsverfahren in den USA

Der discovery wird ganz allgemein schon eine beweissichernde Funktion zugewiesen[2], dies nicht zuletzt aufgrund ihres Standorts in der pre-trial-Phase und den oftmals sehr lange andauernden Prozessen. Discovery sichert automatisch den Beweis für die Hauptverhandlung[3]. Systematisch hiervon zu trennen ist jedoch eine spezielle Ausgestaltung eines Beweissicherungsverfahrens nach Rule 27 (a) F.R.C.P., die so genannte pre-litigation discovery. Denn dieses Verfahren darf schon vor Klageerhebung in Gang gesetzt werden. Es ist zudem beschränkt auf die Beweissicherung, eine allgemeine Beweisermittlung ist hierdurch nicht gestattet[4]. Der Anwendungsbereich begrenzt sich damit auf den Zugriff auf bereits bekannte Beweismittel[5].
Im Einzelnen kann die Beweissicherungsmaßnahme die Vernehmung von potentiellen Beweispersonen durch depositions[6], die Vorlage von Urkunden und die Ortsbesichtigung gemäß Rule 34 F.R.C.P. sowie die Anordnung medizinischer

[1] Zu der hier nicht behandelten Frage einer Beweissicherung nach Normen der ZPO zur Unterstützung ausländischer Hauptsacheverfahren und der auftretenden Problematik der Zuständigkeitsbegründung deutscher Gerichte, vgl. Gronstedt, S. 222 ff.
[2] Vgl. oben § 2 II 2 a.
[3] Vgl. Heidenberger, RIW 1982, S. 872 (875) mit Beispielen.
[4] Friedenthal/Kane/Miller, § 7.3, S. 383 f.; 8 Wright & Miller, § 2071, S. 332 f.
[5] Vgl. Junker, Discovery, S. 116.
[6] Siehe hierzu Friedenthal/Kane/Miller, a.a.O.

Untersuchungen nach Rule 35 F.R.C.P. umfassen[7]. Eine entsprechende gerichtliche Anordnung des zuständigen U.S. District Court ergeht auf Antrag[8].

Die Voraussetzungen für den Erlass einer Anordnung im Rahmen dieses eigenständigen Verfahrens sind allerdings recht streng. So hat der Antragsteller zur Überzeugung des Gerichts darzutun, dass er demnächst Partei eines Rechtsstreits sein werde, momentan an einer Klageerhebung aber noch rechtlich gehindert sei[9]. Des Weiteren hat er die Erheblichkeit des zu sichernden Beweismaterials für den bevorstehenden Rechtsstreit und das Vorliegen eines besonderen Bedürfnisses für eine Beweissicherung aufzuzeigen[10]. Die Umstände, die eine solche Anordnung rechtfertigen, einschließlich des erwarteten Inhalts der Beweismittel sind ausführlich darzulegen.
Schließlich hat der Antragsteller den Antragsgegner über sein Vorgehen in Kenntnis zu setzen. Die Einleitung einer Maßnahme bedingt den Zugang einer entsprechenden notice spätestens 20 Tage vor dem angesetzten Gerichtstermin beim Gegner[11]. Dieses insgesamt doch recht schwerfällige Verfahren eignet sich für eine „Überrumpelung" der Beweisperson bzw. das Ausnutzen eines Überraschungseffekts daher nicht[12]. Die Bedeutung dieses Verfahrens ist insgesamt sehr eingeschränkt. Eine Möglichkeit, hierdurch erst Material für eine Klageerhebung an die Hand zu bekommen, scheidet jedenfalls aus. Aufgrund des Umstands einer recht einfachen Klageerhebung in den USA, insbesondere des Systems des notice pleading und der Nutzbarmachung der pre-trial-Phase zur umfassenden Beweisermittlung machen sich etwaige Defizite aber unbedeutend aus[13]. Möchte ein Kläger erst Sachverhalte eruieren, wird er ohne weiteres gleich eine Klage vor einem US-Gericht erheben, wobei der konkrete Streitgegenstand vor dem Hintergrund dieser Zielsetzung eher von untergeordnetem Interesse erscheint. Zugute kommt ihm dabei auch die bestehende Option einer beschleunigten discovery. Mit einer expedited discovery steht ein effektives Instrumentari-

---

[7] Vgl. neben dem etwas missverständlichen Wortlaut der Vorschrift F.R.C.P. 27 (a) (3) daher auch 8 Wright & Miller, § 2074, S. 342 f.; Martin v. Reynolds Metals Corp., 297 F.2d 49, 55 f. (9th Cir. 1961).

[8] Zur Zuständigkeit siehe oben § 2 II 1 b.

[9] Zu denken ist dabei beispielsweise an die erforderliche Beendigung eines vorgreiflichen behördlichen Verfahrens. Nicht gestattet ist jedenfalls der Einsatz des Beweissicherungsverfahrens zum Auffinden eines Klagegrundes, allenfalls möglich erscheint eine Präzisierung des Klagevorbringens, was aber bereits umstritten ist und nur nach dem Recht von wenigen Einzelstaaten ausdrücklich erlaubt ist, vgl. Friedenthal/Kane/Miller, a.a.O.

[10] In Betracht kommt ein drohender Verlust oder die Zerstörung von Beweismitteln. Der Nachweis zur Überzeugung des Gerichts kann im Einzelfall aber außerordentlich schwierig sein, vgl. Martin v. Reynolds Metals Corp., 297 F.2d 49, 54 (9th Cir. 1961). Daher wird vereinzelt eine Aufweichung dieses Erfordernisses vorgeschlagen, so 8 Wright & Miller, § 2072, S. 339.

[11] Vgl. Rule 27 (a) (2), (b) F.R.C.P.

[12] Anders dagegen die sog. Anton Piller Order im englischen Recht, vgl. Schaaf, S. 119 ff.

[13] Darauf weist zurecht schon Junker, Discovery, S. 116 hin; siehe auch Friedenthal/Kane/Miller, § 7.3, S. 384.

um zur Beweissicherung und gleichzeitig zur Beweisermittlung zur Verfügung. Im Wesentlichen handelt es sich diesbezüglich um die Verkürzung von Fristen im Rahmen der discovery und den Verzicht auf bestimmte langatmige Verfahrensweisen, so dass der Vernichtung von Beweismaterial zuvorgekommen und die gegnerische Seite überrascht werden kann[14]. Ein solcher Antrag auf Verfahrensbeschleunigung und sofortige discovery-Durchführung setzt allerdings eine umfassende Verhältnismäßigkeitsprüfung voraus, welche einerseits die Belastung des Gegners und andererseits die Notwendigkeit sowie den Nutzen des unmittelbaren Vorgehens für den Antragsteller miteinbezieht und die im Ergebnis der Eilbedürftigkeit den Vorrang einräumt[15].

II. Das selbständige Beweisverfahren der §§ 485 ff. ZPO

Das Pendant hierzu im deutschen Recht ist das in der Zivilprozessordnung 1991 eingeführte selbständige Beweisverfahren der §§ 485 ff.[16]. Danach kann während oder außerhalb eines Prozesses eine Augenscheinseinnahme, eine Zeugenvernehmung oder eine Begutachtung durch einen Sachverständigen angeordnet werden. Nach § 485 I ZPO bedarf es hierfür der Zustimmung des Gegners oder der Gefahr einer späteren Beweiserschwerung bzw. Beweisvereitelung. Ist ein Rechtsstreit noch gar nicht anhängig, kann ohne diese besonderen Voraussetzungen ein schriftliches Sachverständigengutachten eingeholt werden, falls ein rechtliches Interesse an bestimmten, in § 485 II Nr. 1-3 ZPO aufgelisteten Feststellungen besteht. Das selbständige Beweisverfahren zielt damit auf eine vorsorgliche und sofortige Beweiserhebung durch das Gericht[17]. Denn eine durchgeführte selbständige Beweiserhebung ist nach § 493 ZPO einer Beweisaufnahme vor dem Prozessgericht gleichgestellt[18]. Doch der Anwendungsbereich bei vorprozessualer Beweissicherung ist insgesamt recht eng. Das Verfahren ist zur

---

[14] Vgl. hierzu die Rules 30 (a) (2) (C); 33 (a), (b) (3); 34 (b); 36 (a) F.R.C.P.

[15] Vgl. Notaro v. Koch, 95 F.R.D. 403, 405 (S.D. N.Y. 1982). Handelt es sich nicht gerade um Zeugenaussagen, kann mit dem Antrag auf expedited discovery auch gleichzeitig der Erlass einer einstweiligen Verfügung beantragt werden, in welcher dem Antragsgegner die Vernichtung oder Veränderung von Beweismitteln ausdrücklich verboten wird, vgl. hierzu Karger, S. 284 f.

[16] Mit Wirkung zum 1. April 1991 wurde das frühere Beweissicherungsverfahren durch das Rechtspflegevereinfachungsgesetz vom 17. Dezember 1990 (BGBl. 1990 I, S. 2847) reformiert.

[17] Thomas/Putzo, Vorbem. § 485 Rdnr. 2. Im Gegensatz dazu die Beweisbeschaffung für einen späteren Prozess mit anschließender Durchführung einer Beweisaufnahme im Hauptverfahren, wofür insbesondere im Wege einstweiliger Verfügungen Beweismittel beschafft werden können.

[18] Jauernig, S. 203; nach Baumbach/Lauterbach/Hartmann, § 493 Rdnr. 1 ergänzt die Regelung als Vorschrift zur Beweiswürdigung die §§ 286, 287 ZPO. Der Grundsatz freier Beweiswürdigung bleibt aber unangetastet.

Ermittlung verborgener Tatbestände ungeeignet. Es ermöglicht auch keine Beschlagnahme bzw. Vorlage von Beweisgegenständen[19].
Für die Zuständigkeit gilt, dass sobald ein Rechtsstreit anhängig ist, ein Antrag bei dem Prozessgericht zu stellen ist[20]. Andernfalls, d.h. vor einem Prozess, ist das künftige Gericht der Hauptsache zuständig[21]. Nur in Fällen dringender Gefahr kann nach § 486 III ZPO der Antrag auch bei dem Amtsgericht gestellt werden, in dessen Bezirk die Beweiserhebung durchzuführen ist. Das hierbei erforderliche höhere Maß an Dringlichkeit liegt dann vor, wenn vom Gericht der Hauptsache eine sofortige Beweisaufnahme nicht zu erwarten ist[22].

III. Die Verwertung der Ergebnisse ausländischer Beweissicherungsverfahren

Bei direkter Einleitung eines Beweissicherungsverfahrens im Ausland durch eine Partei tritt das Problem zutage, wie die hervorgebrachten Verfahrensergebnisse zu behandeln sind. Dies beurteilt sich im Grundsatz nach der lex fori des Gerichts, bei dem das nunmehrige Hauptsacheverfahren anhängig ist. Insoweit sind noch keine Abweichungen von der bereits behandelten Problemstellung in Bezug auf Erkenntnisverfahren zu konstatieren.
Eine Regelung allgemeiner Art befindet sich, wie schon erwähnt, in § 493 I ZPO. Danach stehen die Ergebnisse eines selbständigen Beweisverfahrens einer Beweisaufnahme vor dem Prozessgericht gleich. Mit dieser Regelung wird die Beweiserhebung bei Identität der Beteiligten und Beteiligung des Gegners am Verfahren[23] einer solchen im Urteilsverfahren gleichgestellt, so dass diese wie ein vor dem Prozessgericht erhobener Beweis zu behandeln ist und es daher keiner gesonderten Einführung im Wege des Urkundenbeweises bedarf[24]. Ohne einen neuerlichen Beweisantrag sowie einen Beweisbeschluss reichen der Vortrag des Beweisergebnisses gemäß § 285 II ZPO[25] und die Feststellung der Beweisverwertung im Protokoll nach § 160 III ZPO aus. Die Beiziehung der Akten und

---

19 Insoweit bedarf es des erwähnten Rückgriffs auf eine einstweilige Verfügung gemäß den §§ 935, 940, 938 II ZPO, die auf Beschlagnahme, Sequestration und Besichtigung gerichtet sein kann.
20 Vgl. § 486 I ZPO.
21 § 486 II ZPO.
22 MünchKommZPO/Schreiber, § 486 Rdnr. 5.
23 Vgl. § 491 ZPO.
24 Zöller/Herget, § 493 Rdnr. 1; Thomas/Putzo, § 493 Rdnr. 1; Musielak/Huber, § 493 Rdnr. 1; Stein/Jonas/Leipold, § 493 Rdnr. 4.
25 In dieser Weise, falls die Beweisaufnahme nicht vor dem Gericht der Hauptsache stattfand, OLG Hamm, Beschluss vom 21. Okt. 1991 in MDR 1992, S. 713; MünchKommZPO/Prütting, § 285 Rdnr. 8; Stein/Jonas/Leipold, § 493 Rdnr. 4; Musielak/Huber, § 493 Rdnr. 2; a.A. Zöller/Herget, § 493 Rdnr. 1, der eine Beweiserörterung nach § 285 I ZPO für geboten erachtet; ebenso Baumbach/Lauterbach/Hartmann, § 493 Rdnr. 5. Zur Bedeutung des § 285 ZPO vgl. oben § 4 I 2, Fn. 21.

die Beweisverwertung im Hauptsacheverfahren erfolgt bei streitigem Tatsachenvortrag von Amts wegen[26]. Das Gericht verwertet die Ergebnisse so, wie wenn es selbst Augenschein eingenommen, die Zeugen vernommen oder Sachverständigenbeweis erhoben hätte.

Doch gilt dies auch für Beweissicherungsverfahren, die von einer Partei auf eigenes Betreiben im Ausland durchgeführt wurden? Hierzu äußert sich das Gesetz nicht explizit. Zu fragen ist, ob solche Verfahren überhaupt Berücksichtigung finden sollen bzw. wie eine Einführung und Verwertung eventuell vonstatten zu gehen hat, und ob die Vorteile des § 493 ZPO, die nicht nur in der Verfahrensbeschleunigung liegen, auch auf solche Sachverhalte auszudehnen sind. Über diese Fragen herrscht weitgehend Uneinigkeit in Rechtsprechung und Literatur. Schließlich interessiert eine Betrachtung unter dem speziellen Blickwinkel der US-amerikanischen Beweissicherung.

1. Die Benutzung ausländischer Beweissicherungsverfahren im Allgemeinen

a. Der Beschluss des OLG Köln

Im Rahmen einer sofortigen Beschwerde gegen eine Kostenentscheidung, mit der sich der Kläger des Hauptsacheverfahrens dagegen wehrte, dass die Kosten für ein zuvor im französischen Ausland durchgeführtes Beweissicherungsverfahren nicht als Kosten des vorliegenden Rechtsstreits angesehen und diese ihm deshalb nicht erstattet wurden, entschied das OLG Köln, die Ergebnisse eines solchen Beweissicherungsverfahrens seien nicht gemäß § 493 I ZPO im deutschen Hauptsacheverfahren verwertbar[27]. In dieser Entscheidung wird offensichtlich pauschal von einer Unverwertbarkeit ausländischer Beweissicherungsverfahren im Hinblick auf § 493 I ZPO ausgegangen[28], woraus das Gericht im konkreten Fall kostenrechtliche Folgen zieht. Doch diese Sichtweise ist in der Literatur weitgehend auf Kritik gestoßen. Jedenfalls bedarf es einer eingehenden Problemerörterung.

---

[26] MünchKommZPO/Schreiber, § 493 Rdnr. 1; Stein/Jonas/Leipold, § 493 Rdnr. 1; Zöller/Herget, § 493 Rdnr. 1; Musielak/Huber, § 493 Rdnr. 1.

[27] OLG Köln, Beschluss vom 5. Jan. 1983 in NJW 1983, S. 2779. Dies bestätigt jetzt auch ein Beschluss des OLG Hamburg vom 29. Sep. 1999 in IPRax 2000, S. 530, wonach ein selbständig im Ausland durchgeführtes Beweissicherungsverfahren nicht über § 493 I ZPO verwertet werden könne.

[28] Zustimmend insoweit Baumbach/Lauterbach/Hartmann, § 493 Rdnr. 2; Thomas/Putzo, § 493 Rdnr. 1; MünchKommZPO/Schreiber, § 493 Rdnr. 2; Försterling, IPRax 2000, S. 499 (500).

b. Zuständigkeitsregelungen

Zunächst ist an die deutsche internationale Zuständigkeitsregelung für entsprechende Beweissicherungsmaßnahmen im Ausland anzuknüpfen. Diese erklärt in § 486 I, II ZPO zwar das Gericht der Hauptsache für zuständig, allerdings ist dies nicht zwingend, wie § 486 III ZPO zeigt. Da die Vorschrift des Absatz III durchaus als Anknüpfung an die örtliche Zuständigkeit interpretiert werden kann, zieht dies bei Belegenheit des Beweismittels im Ausland unmittelbar die Zuständigkeit ausländischer Gerichte nach sich[29]. Sieht nun aber die deutsche internationale Zuständigkeitsregelung das ausländische Gericht als zuständig an, wäre es nur konsequent, hieraus auch die Anwendung der allgemeinen Verwertungsvorschriften und damit des § 493 ZPO zu folgern.

c. Lösungsmöglichkeiten

Neben der direkten Anwendung des § 493 ZPO kommt auch in Betracht, entsprechend den Regeln über die Verwertung von Beweisergebnissen aus separaten Hauptsacheverfahren, eine Einführung im Wege des Urkundenbeweises und eine Gestattung anderer neuerlicher Beweisanträge zu ermöglichen[30].

Damit wird zwar die generelle Beweistauglichkeit solcher Verfahrensergebnisse ebenfalls bestätigt. Nachteilige Auswirkungen hat dies aber zum einen wegen der Beschränkung auf den Urkundenbeweis als einzige Möglichkeit der unmittelbaren Übernahme der Ergebnisse sowie zum anderen aufgrund der Gefahr deutlich längerer Verfahrensweisen, da erneute Vernehmungen oder Begutachtungen nicht mehr ohne weiteres abgelehnt werden dürfen[31].

Gegen eine solche Lösung und für die Einbeziehung ausländischer Beweissicherungsverfahren in den Regelungsbereich von § 493 I ZPO sprechen aber noch weitere stichhaltige Argumente. So ist der Verweis auf mögliche Rechtshilfeersuchen des zuständigen deutschen Gerichts, namentlich des Hauptsachegerichts, in der Regel nicht interessengerecht. Damit würde es sich zwar um ein deutsches Beweissicherungsverfahren handeln, das unzweifelhaft nach § 493 I ZPO zu beurteilen ist, allerdings würde die Möglichkeit effektiven Rechtsschutzes für diese Klarheit geopfert. Denn gerade bei einer Beweissicherung bedarf es in besonderem Maße einer überaus schnellen Handlungsweise und eines raschen Zugriffs auf die Beweismittel, wozu die Einschlagung des Rechtshilfeweges geradezu in

[29] Vgl. insoweit die zutreffenden Erwägungen von Stürner, IPRax 1984, S. 299 (300), m.w.N., der auch auf die Kongruenz einer solchen Lösung mit den Vorschriften des EuGVÜ, insbes. Art. 24 EuGVÜ, verweist. Für ein Wahlrecht der Parteien Ahrens, FS Schütze, S. 1 (12); Gronstedt, S. 221.

[30] In dieser Weise Zöller/Geimer, § 363 Rdnr. 155; Geimer, IZPR, S. 645, Rdnr. 2541; im Ergebnis so auch Ahrens, a.a.O., S. 13.

[31] Stein/Jonas/Leipold, § 493 Rdnr. 7. Die Vorschrift des § 493 I ZPO dient nicht zuletzt der Verfahrensbeschleunigung, vgl. Musielak/Huber, § 493 Rdnr. 1.

diametralem Gegensatz steht. Kennzeichnend für diesen sind langwierige Verfahren, Reibungsverluste und Koordinationsmängel[32], die den Erfordernissen des internationalen Wirtschaftsverkehrs und einer effektiven Rechtsverwirklichung gerade im Bereich der Beweissicherung entgegenstehen. Darüber hinaus hat sich mit einer solchen Verfahrensweise in der Sache selbst im Grunde nichts geändert, weil das ausländische Gericht, dessen Einschaltung es in jedem Fall bedarf, in beiden Fällen regelmäßig sein eigenes Beweisverfahrensrecht zur Anwendung bringen wird. Es ist aber nicht einzusehen, dass demjenigen, der unmittelbar im Ausland ein Beweissicherungsverfahren einleitet, die direkte Beweisverwertung versagt wird, obwohl die Ergebnisse jeweils auf ein und dieselbe Art und Weise gewonnen wurden[33].
Es erscheint auch nicht überzeugend, mit einem Hinweis auf den Grundsatz der Unmittelbarkeit der Beweisaufnahme gemäß § 355 ZPO eine ausländische Beweiserhebung nicht in gleichem Maße anzuerkennen wie etwa eine vergleichbare Verfahrensdurchführung im Inland[34]. Schließlich handelt es sich in beiden Fällen, also sowohl bei ausländischen als auch bei inländischen Beweissicherungsverfahren, um eine Ausnahme von diesem Prinzip, soweit die Beweissicherung selbst nicht vom Hauptsachegericht vorgenommen wird. Daher stellt die beschriebene Alternative der Inanspruchnahme von Rechtshilfe auf Veranlassung des Prozessgerichts ebenfalls eine Ausnahme zum Unmittelbarkeitsgrundsatz dar[35]. Letzteres Vorgehen ist jedoch unstreitig nach § 493 I i.V.m. § 363 ZPO einer Beweisaufnahme vor dem Prozessgericht gleichgestellt[36]. Im Ergebnis wird deshalb durch eine Ablehnung der Gleichstellung unter Hinweis auf den Rechtshilfeweg nichts gewonnen. Zudem sind ausländische Verfahrensgestaltungen zunächst als durchaus gleichwertig gegenüber der Durchführung entsprechender Verfahren vor deutschen Gerichten anzusehen. Was für Erkenntnisverfahren gilt, behält auch im Rahmen von Beweissicherungsverfahren seine Gültigkeit, auch wenn mit der Norm des § 493 ZPO eine eigene Vorschrift bereitsteht. Für eine Korrektur finden hier wie dort andere Vorschriften Anwendung, die eine Restriktion im Rahmen des § 493 I ZPO jedenfalls unnötig erscheinen lassen.

d. Schlussfolgerungen

Im Ergebnis steht es damit einer Partei offen, anstatt den Rechtshilfeweg zu beschreiten, einen Direktantrag beim ausländischen Gericht zu stellen, ohne dadurch Nachteile im Hinblick auf die Verwertung der Resultate in Kauf nehmen

---

[32] Zum Verfahren im Einzelnen unten § 7.
[33] Zutreffend insoweit Nagel/Gottwald, IZPR, § 15 Rdnr. 54, S. 585.
[34] Dagegen wohl Zöller/Herget, § 486 Rdnr. 5.
[35] Hierzu § 7 II.
[36] Siehe Stein/Jonas/Leipold, § 493 Rdnr. 9; Linke, IZPR, S. 128; MünchKommZPO/Schreiber, § 493 Rdnr. 2; Ahrens, FS Schütze, S. 1 (11).

zu müssen[37]. Mit der Annahme der Gleichstellung der Beweisaufnahmen findet direkt § 286 ZPO Anwendung. Selbst wenn sich nun herausstellt, dass die Anordnung des Beweissicherungsverfahrens unzulässig war, kann gleichwohl eine Verwertung erfolgen[38]. Erforderlich ist allerdings die Mangelfreiheit der Beweisaufnahme, so dass eine Benutzung dann unzulässig ist, wenn das Beweisergebnis bei entsprechendem Ablauf im Hauptsacheverfahren unverwertbar wäre. Heilbare Verfahrensmängel müssen daher gemäß § 295 ZPO gerügt werden.
Handelt es sich um ein selbständiges Beweisverfahren zwischen anderen Parteien als denen des Hauptsacheverfahrens, so scheidet zwar eine Gleichstellung nach § 493 I ZPO aus, möglich bleibt aber eine Einführung der Ergebnisse als Urkundenbeweis oder der Antritt anderer Beweise[39].
Eine Einschränkung enthält die Gleichstellungsklausel insoweit, als nach § 493 II ZPO eine Benutzung der Ergebnisse eine rechtzeitige Ladung des Gegners gemäß § 491 ZPO voraussetzt. Findet diese nicht statt und rügt der nicht erschienene Gegner diesen Mangel rechtzeitig im Hauptsacheverfahren[40], bleibt nur noch die Möglichkeit die erzielten Resultate über neue Beweisantritte im Prozess einzuführen[41]. Dadurch wirkt die Vorschrift nicht wie ein absolutes Beweisverwertungsverbot[42]. Eine Berufung auf diese Einschränkung ist jedoch nicht gestattet, wenn das Verfahren rechtmäßigerweise aufgrund des § 494 ZPO ohne Gegner stattgefunden hat, weil ein solcher zu diesem Zeitpunkt noch nicht bezeichnet werden konnte[43].

2. Die Verwertung des US-Beweissicherungsverfahrens

Aus diesen Erörterungen lassen sich nun in Bezug auf ein unmittelbares Beweissicherungsverfahren in den USA und eine Durchführung der discovery folgende Schlüsse ziehen. Abgesehen davon, dass für die Einleitung eines solchen Verfahrens vor amerikanischen Stellen erhebliche Hürden zu überwinden sind und

---

37 In diesem Sinne auch Stürner, a.a.O., S. 301; Nagel/Gottwald, a.a.O.; Schütze, Rechtsverfolgung, S. 158. So wohl auch Meilicke, NJW 1984, S. 2017 f., der etwas mehrdeutig davon spricht, dass jedenfalls eine Verwertung generell im Wege des Zeugenbeweises erfolgen könne. Einschränkend Linke, IZPR, S. 128, der bei bereits anhängigem Inlandsverfahren ein Rechtshilfeverfahren für notwendig hält.

38 Stein/Jonas/Leipold, § 493 Rdnr. 3; Thomas/Putzo, § 493 Rdnr. 1. Es ist daher letztendlich unwichtig, ob tatsächlich eine „dringende Gefahr" i.S.d. § 486 III ZPO vorlag oder eine Beweismaßnahme über die in § 485 ZPO als zulässig beschriebenen Methoden hinausgeht.

39 OLG Frankfurt, Beschluss vom 8. Okt. 1984 in MDR 1985, S. 853; Stein/Jonas/Leipold, § 493 Rdnr. 5.

40 Ansonsten besteht nach § 295 ZPO eine Heilungsmöglichkeit.

41 So auch Stein/Jonas/Leipold, § 493 Rdnr. 10; Musielak/Huber, § 493 Rdnr. 3; dagegen KG vom 19. März 1921 in JW 1922, S. 498.

42 Vgl. Zöller/Herget, § 493 Rdnr. 5.

43 MünchKommZPO/Schreiber, § 493 Rdnr. 3.

das Beweissicherungsverfahren nur eingeschränkten Umfang aufweist[44], erleichtert die entsprechende Anwendung des § 493 I ZPO auf ausländische Verfahrensgestaltungen die Verwertung im deutschen Hauptsacheverfahren. Der Grundsatz der freien Beweiswürdigung nach § 286 I ZPO findet auf die Resultate ohne Umweg in Gestalt neuer Beweisantritte und Beweisbeschlüsse direkte Anwendung. Insoweit stellt sich das Ergebnis anders dar als bei der Betrachtung separater Hauptsacheverfahren im deutschen und US-amerikanischen Recht. Findet das Beweissicherungsverfahren jedoch ohne Beteiligung einer späteren Partei des deutschen Hauptsacheverfahrens statt, bleibt es bei dem Erfordernis einer neuerlichen Beweisaufnahme. Dies ergibt sich schon aus der Vorschrift des § 493 II ZPO[45], die zweifelsohne ebenfalls Anwendung findet.
Grundsätzlich wird aber auch im Hinblick auf selbständige Beweisverfahren des ausländischen Rechts für eine Verwertbarkeit der Ergebnisse die generelle Anerkennung des fremden Verfahrens vorausgesetzt. Trotz der Unterschiedlichkeit zur Frage der Anerkennung von Urteilen, auf die bereits an vorangegangener Stelle hingewiesen wurde[46], ist eine Beurteilung der Verfahrensergebnisse in Analogie zu § 328 I Nr. 1, 2, 4 und 5 ZPO sachgerecht[47]. Insbesondere im Hinblick auf den Vorbehalt des ordre public hat sich bei der Überprüfung der discovery gezeigt, dass gegen ein solches Verfahren aus deutscher Sicht im Grundsatz nichts einzuwenden ist. Dies muss im Ergebnis auch für discovery-Maßnahmen im Rahmen von Beweissicherungsverfahren gelten. Lediglich in Fällen von Grundrechtsverletzungen wird man zu einer Unverwertbarkeit der Beweisergebnisse kommen. Ansonsten sind Beweisverwertungsverbote ausgeschlossen; es gelten insoweit die Grundsätze, die für separate Erkenntnisverfahren entwickelt wurden. Bei amerikanischen Beweissicherungsverfahren kommt es zu einer Entschärfung des Problemfeldes nicht zuletzt dadurch, dass eine Beweisermittlung und damit auch Beweisfischzüge in diesen Verfahren überhaupt nicht vorgesehen sind. Zudem gilt auch hier für prozessuale Divergenzen das vorrangige Bemühen um Akzeptanz fremder Wertungen und das überragende Postulat der Gewährung effektiven Rechtsschutzes. Jedenfalls kann in solchen Fällen, in denen ein entsprechendes Vorgehen in einem deutschen selbständigen Beweisverfahren nicht zulässig gewesen wäre, eine Verwertung dennoch erfolgen, solange bei einer vergleichbaren Erhebung im Hauptsacheverfahren, und sei es auch in einem im Ausland stattfindenden Prozess, die Ergebnisse zur Verwertung berechtigen würden[48]. Dies bedeutet im Grundsatz eine Gleichstellung der discovery mit Formen deutscher Beweiserhebung. Daher ist auch der Beweiswert des hervorgebrachten Beweismaterials als grundsätzlich identisch zu erachten.

---

[44] Siehe oben § 5 I.
[45] Ähnliche Erwägungen finden sich auch in den §§ 364 IV, 357 II 2 ZPO.
[46] Vgl. oben § 4 II 1; siehe auch Ahrens, FS Schütze, S. 1 (6).
[47] So auch ausdrücklich für diesen Problemkreis Stein/Jonas/Leipold, § 493 Rdnr. 7; Stürner, IPRax 1984, S. 299 (301); vgl. auch Gronstedt, S. 222 zu einem Verwertungsverbot analog § 328 I Nr. 4 ZPO.
[48] Vgl. oben § 5 III 1.

3. Die Kostenfrage

Im Gegensatz zur Behandlung separater Erkenntnisverfahren spielt bei der Einleitung von selbständigen Beweisverfahren die Kostenregelung eine maßgebliche Rolle und zwar insbesondere für eine deutsche Partei, die sich diese Instrumente zunutze machen möchte. Da die Kosten eines Hauptsacheverfahrens vor einem anderen Gericht, also hier vor einem Bundesgericht der USA, grundsätzlich nicht zu denen des jetzt anhängigen Rechtsstreits vor einem deutschen Gericht zählen[49], sind diese auch nicht über § 91 I ZPO erstattungsfähig. Es reicht vollkommen aus, die Parteien in diesem Falle auf eine Kostenerstattung im Rahmen des dortigen Verfahrens, d.h. auf die Kostenregelungen des US-amerikanischen Rechts zu verweisen, mögen diese auch anders aussehen als die deutschen Vorschriften[50].

Demgegenüber ist in der ZPO eine Kostenerstattung im anschließenden Hauptsacheverfahren bezüglich selbständiger Beweisverfahren vorgesehen[51]. Das OLG Köln hat in der oben zitierten Entscheidung[52] die Frage unmittelbar mit der Anwendbarkeit des § 493 I ZPO verknüpft und daher konsequenterweise eine Erstattung abgelehnt. Ist aus der hier vertretenen Bejahung der Anwendung dieser Vorschrift nun ein gegenteiliges Ergebnis zu folgern? Unbehagen ruft dies dann hervor, wenn unter Umständen das ausländische Beweissicherungsverfahren exzessiv betrieben wird und enorme Kosten dadurch zu verbuchen sind. So ist denn auch die Ansicht anzutreffen, die Kosten für selbständige ausländische Beweisverfahren könnten trotz einer Gleichstellung im Rahmen des § 493 I ZPO nicht in der Kostenentscheidung des deutschen Hauptsacheverfahrens ausgeglichen werden[53]. Dies gelte auch deshalb, weil die Beweiserhebung nicht von einem deutschen Gericht angeordnet worden sei und dem Betroffenen mit materiellrechtlichen Erstattungsansprüchen ausreichend geholfen werden könne.

Doch überzeugt das in dieser Form nicht. Man wird vielmehr nicht umhinkönnen, die Kosten eines ausländischen Beweissicherungsverfahrens als grundsätzlich erstattungsfähig anzusehen, so das Ergebnis der Beweiserhebung im inländischen Prozess denn verwertet werden kann[54]. Hierfür entscheidend ist der Umstand, dass wenn eine direkte Beweissicherung im Ausland wie eine Beweisaufnahme vor dem Prozessgericht gewertet wird, was eben gerade anzunehmen ist,

---

49 MünchKommZPO/Belz, § 91 Rdnr. 16.

50 Hierzu oben § 2 I 2.

51 Siehe Thomas/Putzo, § 91 Rdnr. 6; Baumbach/Lauterbach/Hartmann, § 91 Rdnr. 15. Vgl. auch die Vorschrift des § 494a ZPO, wonach eine Klageerhebung nötig ist, falls bei Durchführung des selbständigen Beweisverfahrens diese noch nicht vorliegt, um eine Kostentragung zu verhindern.

52 Siehe oben Fn. 27.

53 In dieser Weise Nagel/Gottwald, IZPR, § 15 Rdnr. 56, S. 586; Stein/Jonas/Leipold, § 493 Rdnr. 8.

54 Zustimmend Stürner, IPRax 1984, S. 299 (301); Meilicke, NJW 1984, S. 2017 (2018); Schütze, Rechtsverfolgung, S. 158; Ahrens, FS Schütze, S. 1 (13).

auch eine kostenmäßige Gleichbehandlung aus Gründen der Systematik erforderlich ist. Der Hinweis auf die fehlende Anordnung durch ein deutsches Gericht kann nicht durchgreifen, schließlich spielt dies bei der Frage der Verwertung auch keine Rolle. Auch der Verweis auf andere Institute, wie materiellrechtliche Ansprüche, vermag die doch recht eindeutige Regelungskette des Kostenrechts in Bezug auf selbständige Beweisverfahren nicht zu durchbrechen. Es gilt hier statt dessen ernst zu machen mit der Anerkennung und Zulassung ausländischer Verfahren und nicht etwa auf halbem Wege stehen zu bleiben. Im Hinblick auf die Bereitstellung eines effektiven Rechtsschutzes ist es auch nicht förderlich, diesen mit Schlechterstellungen bei der Kostenregelung zu torpedieren. Ein mehr oder weniger apodiktischer Hinweis auf eine Trennung der Regelungsbereiche „Verwertung" und „Kosten" überzeugt dabei nicht.

Die dennoch erforderliche Einschränkung wird erreicht, indem § 91 I S. 1 ZPO auf die „Notwendigkeit" zur zweckentsprechenden Rechtsverfolgung oder Rechtsverteidigung abstellt. Hiermit wird sichergestellt, dass jede Partei die Kosten ihrer Prozessführung, die sie vom Gegner erstattet haben möchte, so niedrig zu halten hat, wie sich dies mit der vollen Wahrung ihrer berechtigten Interessen vereinbaren lässt. Was aus Sicht einer wirtschaftlich denkenden Partei nicht erforderlich erscheint, ist grundsätzlich nicht erstattungsfähig[55].

Der sich daraus ergebende Grundsatz der kostenmäßigen Erstattbarkeit ist allerdings nur von relativ geringer Bedeutung, da reine Beweissicherungsmaßnahmen im US-Recht sehr restriktiv angewendet werden, nur solche aber von der Kostenregelung umfasst sind und nicht etwa die discovery-Durchführung während streitiger Hauptsacheverfahren, mag diese auch beweissichernde Funktionen erfüllen. Im Ergebnis gebietet der Zweck der konkreten Beweissicherungsmaßnahme, der in der Beschaffung von Beweismaterial für den deutschen Hauptsacheprozess liegt, sowie die vollumfängliche Eingliederung der Beweisaufnahme in den Prozess, der US-Kostenregelung in Gestalt der „American Rule" entgegenzutreten und deutsches Kostenrecht uneingeschränkt auf diesen Auslandssachverhalt anzuwenden.

---

55 Vgl. Zöller/Herget, § 91 Rdnr. 12.

§ 6
Beweishilfe nach Rule 28 U.S.C. § 1782

I. Inhalt und Bedeutung

Eine für deutsche Parteien besonders interessante Variante der Beweisgewinnung in den USA eröffnet Rule 28 U.S.C. § 1782. Diese Vorschrift ermächtigt amerikanische Gerichte zur Gewährung von Beweishilfe für die Nutzung in einem ausländischen Verfahren. Ein Ersuchen kann ohne vorherige Einschaltung des Prozessgerichts eingereicht werden. Daraufhin kann ein discovery-Verfahren betrieben werden, ohne dass der Rechtshilfeweg des HBÜ[1] beschritten werden muss. Für die Erledigung solcher Ersuchen an den zuständigen U.S. District Court sieht der United States International Judicial Assistance Act, 28 U.S.C. § 1782 im genauen Wortlaut vor:

> „Assistance to foreign and international tribunals and to litigants before such tribunals
>
> (a) The district court of the district in which a person resides or is found may order him to give his testimony or statement or to produce a document or other thing for use in a proceeding in a foreign or international tribunal. The order may be made pursuant to a letter rogatory issued, or request made, by a foreign or international tribunal or upon the application of any interested person and may direct that the testimony or statement be given, or the document or other thing be produced, before a person appointed by the court. By virtue of his appointment, the person appointed has power to administer any necessary oath and take the testimony or statement. The order may prescribe the practice and procedure, which may be in whole or part the practice and procedure of the foreign country or the international tribunal, for taking the testimony or statement or producing the document or other thing. To the extent that the order does not prescribe otherwise, the testimony or statement shall be taken, and the document or other thing produced, in accordance with the Federal Rules of Civil Procedure.
>
> A person may not be compelled to give his testimony or statement or to produce a document or other thing in violation of any legally applicable privilege.
>
> (b) This chapter does not preclude a person within the United States from voluntarily giving his testimony or statement, or producing a document or other thing, for use in a proceeding in a foreign or international tribunal before any person and in any manner acceptable to him."

---

[1] Siehe bereits oben § 1 I 3.

Die Norm gestattet ausdrücklich einer ausländischen Partei eines im Ausland anhängigen Rechtsstreits ein discovery-Verfahren in den USA einzuleiten, um Informationen für den ausländischen Prozess zu sammeln. Konkret kann ein U.S. District Court eine Person in seinem Gerichtsbezirk auffordern, eine Aussage zu machen und Urkunden oder andere Gegenstände vorzulegen. Bei einer unberechtigten Weigerung der Beweisperson kann das Gericht entsprechend den Federal Rules of Civil Procedure Zwangsmittel anwenden[2].

1. Charakteristika

Eine Beschreibung der charakteristischen Merkmale der Vorschrift macht gleichzeitig den Vorteil dieses Weges zu in den USA befindlichen Beweismitteln deutlich:

Das Verfahren beginnt mit einem Antrag auf Beweishilfe, der direkt an einen U.S. District Court gerichtet wird. Die umständliche Einschaltung einer „Zentralen Behörde“, wie im HBÜ vorgesehen, unterbleibt demnach. Die Vorschrift konkretisiert selbst den allgemeinen Anwesenheitsgerichtsstand speziell für Beweisanträge zur Unterstützung ausländischer Verfahren, indem sie das erstinstanzliche Bundesgericht für zuständig erklärt, in dessen Bezirk die Beweisperson ihren Wohnsitz hat oder anzutreffen ist („ ... in which a person resides or is found ...“)[3].

Ein Antrag kann von jeder interessierten Person gestellt werden, also auch von der Partei eines ausländischen Prozesses („ ... by a foreign or international tribunal or upon the application of any interested person ...“)[4]. Es bedarf hierfür keines formellen Rechtshilfeersuchens[5].

Als weitere Tatbestandsvoraussetzung verlangt die Norm, dass die Beweisaufnahme zur Verwendung in einem späteren Verfahren bestimmt sein muss („ ... for use in a proceeding in a foreign or international tribunal.“). Ob damit nur Verfahren gemeint sind, die bereits im Ausland anhängig sind, oder ob es ausreicht, dass die Möglichkeit der Einleitung eines solchen Verfahrens in der Zukunft besteht, kann der Wortlaut alleine nicht klären. Doch es scheint einhellige Meinung, dass auch eine Beweissicherung von Rule 28 U.S.C. § 1782 umfasst wird und ein Prozess im Ausland noch nicht anhängig sein muss[6].

---

[2] Vgl. hierzu Junker, Discovery, S. 412 ff.

[3] So Hay, Informationsbeschaffung, S. 1 (23 f.).

[4] Gerber, 62 Mich. L. Rev. 1375, 1393 ff. (1964).

[5] Die Einreichung eines formellen Rechtshilfeersuchens durch ein Gericht ist danach zwar nicht notwendig, allerdings gleichwohl zulässig. Die Übermittlung des Ersuchens unabhängig vom HBÜ regelt dabei 28 U.S.C. § 1781, vgl. hierzu Junker, Discovery, S. 423 ff.

[6] Vgl. Stahr, 30 Va. J. Int. L. 597, 623 ff. (1990), der allerdings auf einige Entscheidungen verweist, die verlangen, dass gute Gründe für das Bevorstehen eines solchen Verfahrens sprechen müssen und dies nicht nur eine unbestimmte theoretische Möglichkeit bleibt. Auf die Nichteinbeziehung von Beweissicherungsmaßnahmen vor der Gesetzesänderung von

Damit der Antrag auch von Erfolg gekrönt sein kann, muss die Beweisperson, von der die Handlung verlangt wird, der Gewalt der amerikanischen Gerichte unterliegen. Doch im Hinblick auf die Zuständigkeitsregelung des § 1782 ergibt sich die Begründung der jurisdiction zwangsläufig, da die Person im Gerichtsbezirk anzutreffen ist und dies schon ausreicht zur Annahme von Gerichtsgewalt[7].

Sind diese Voraussetzungen alle erfüllt, wird das Gericht erwägen, ob die beantragte Beweishilfe gewährt wird. Die Entscheidung steht im Ermessen des Gerichts. Es entscheidet hierüber in den sehr weit gesteckten Grenzen von due process und fairness. Hieraus ergeben sich im Einzelnen eine Reihe von Unwägbarkeiten für eine deutsche Partei, auf die noch einzugehen sein wird[8].

2. Vorteile aus deutscher Sicht

Aus Sicht einer deutschen Partei liegen die Vorteile dieser Verfahrensgestaltung auf der Hand. Neben der bereits angesprochenen Ingangsetzung einer discovery ohne Zwischenschaltung deutscher Stellen, liegt ein wesentlicher Vorteil gegenüber einem separaten Hauptsacheverfahren darin, dass die Gefahr einer Klageabweisung aufgrund der forum non conveniens-Lehre hier nicht besteht. Die discovery wird ja gerade zur Unterstützung in einem ausländischen Verfahren gewährt, so dass ein fehlender oder zu geringer Inlandsbezug über die beschriebenen Erfordernisse hinaus nicht entgegenstehen kann. Welche weiteren Vorteile gegenüber einem Rechtshilfeverfahren nach den Vorschriften des HBÜ zu verzeichnen sind, muss noch untersucht werden. Festzuhalten ist schon an dieser Stelle, dass im Rahmen des HBÜ auf jeden Fall von dem um Rechtshilfe ersuchenden Staat engere Regeln zu beachten sind und einer Informationsgewinnung auf diesem Wege durch das deutsche Prozessrecht Grenzen gesetzt sind[9]. Allerdings handelt es sich bei Rule 28 U.S.C. § 1782 auch um eine Form von Rechtshilfegewährung. Dies gilt unabhängig davon, ob nun ein ausländisches Gericht um Mithilfe amerikanischer Behörden nachsucht oder ob der Antrag von einer Privatperson gestellt wird. Neben der Überschrift der Norm, die dies bereits erkennen lässt, befindet sich der Inhalt der Vorschrift im Einklang mit der in § 2 ZRHO[10] befindlichen Begriffsbestimmung von „Rechtshilfe“, die da lautet:

> „Rechtshilfe ist jede gerichtliche oder behördliche Hilfe in einer bürgerlichen Rechtsangelegenheit, die entweder zur Förderung eines inländischen Verfahrens im Ausland oder zur Förderung eines ausländischen Verfahrens im Inland geleistet wird.“

1964 weist Junker, Discovery, S. 217 hin. Siehe auch In re Request For Assistance, 848 F.2d 1151, 1154 f. (11th Cir. 1988).

7 Siehe oben § 2 II 1 b bb.

8 Hierzu unten § 6 II.

9 Vgl. die Ausführungen in § 7.

10 Zur Rechtshilfeordnung für Zivilsachen (ZRHO) siehe bereits § 1 I 3.

3. US-amerikanische Sichtweise

Von maßgeblicher Bedeutung für eine richtige Bewertung der Rule ist der Blickwinkel der amerikanischen Seite. So wollten die USA mit der Schaffung des 28 U.S.C. § 1782 zunächst einseitig eine aktive Rechtshilfemöglichkeit auf internationaler Ebene zur Verfügung stellen. Hierzu wurde schon im Jahre 1948 eine Vorschrift vom Kongress erlassen[11], die dann im Rahmen einer Novelle im Jahre 1964 schließlich in die heutige Fassung des § 1782 gegossen wurde[12]. Mit der Bereitstellung dieser sehr freizügigen Rechtshilfemöglichkeit für ausländische Verfahren wurde im Wesentlichen beabsichtigt, dass solch ein amerikanischer Vorstoß vorbildhaft auf andere Staaten und deren Handhabung abfärbt[13]. Auch wenn eine Nachahmung weitgehend unterblieben ist[14], steht die liberale und großzügige Rechtshilfenorm immer noch dem internationalen Rechtsverkehr offen.

Doch auch in den Einzelstaaten existieren vergleichbare Rechtshilferegelungen. So haben eine Reihe von Bundesstaaten den so genannten „Uniform Interstate and International Procedure Act" von 1962 in ihr Recht übernommen. Den entsprechenden Abschnitt zu Rule 28 U.S.C. § 1782 enthält section 3.02[15]. Bis auf den Verweis auf die Berücksichtigung von Mitwirkungsbeschränkungen in 28 U.S.C. § 1782 (a) II, der im Uniform Act fehlt, ist der Inhalt im Grunde identisch. Doch insgesamt variieren die in allen Einzelstaaten zumindest rudimentär vorhandenen Rechtshilfevorschriften recht stark, so dass sich diesbezüglich kein einheitliches Bild ergibt[16]. Hinzuweisen ist allerdings darauf, dass eine Rechtshilfegewährung stets ins Ermessen des Gerichts gestellt ist, was auch hier eine beträchtliche Unsicherheit für den Hilfesuchenden bedeutet.

4. Beteiligungsmöglichkeiten eines deutschen Gerichts

Die Regelung des 28 U.S.C. § 1782 (b) gestattet sogar Beweisaufnahmen durch ausländische Richter[17]. Danach haben die USA grundsätzlich keine Einwände, wenn ein deutsches Gericht vor Ort in den USA nach deutschem Verfahrens-

---

[11] Mundiya, 42 Int. Comp. L. Q. 356, 357 (1993) verweist auf die Anfänge im Jahre 1855.

[12] Zur geschichtlichen Entwicklung Stahr, 30 Va. J. Int. L. 597, 600 ff. (1990); In re Request For Assistance, 848 F.2d 1151, 1153 (11th Cir. 1988).

[13] Vgl. insoweit In re Application of Silvia Gianoli Aldunate, 3 F.3d 54, 57 f. (2nd Cir. 1993).

[14] Hierzu Junker, Discovery, S. 217 f.

[15] Abgedruckt in 13 Uniforms Laws Annotated 459, 492 (1980); 11 Am. J. Comp. L. 415, 429 f. (1962).

[16] Im Einzelnen hierzu Junker, Discovery, S. 424 ff. mit einem Hinweis auf den Vorläufer des Uniform Interstate and International Procedure Act, den Uniform Foreign Depositions Act von 1920, der von einigen Staaten übernommen wurde und bis heute gilt.

[17] Streng abzugrenzen ist dies von einer bloßen Teilnahme deutscher Richter, z.B. gemäß Art. 8 HBÜ, an Beweisaufnahmen im Ausland, die im Wege der Rechtshilfe von ausländischen Stellen durchgeführt werden, vgl. hierzu § 7.

recht direkt Beweise erheben möchte[18]. Dies steht im Einklang mit Art. 27 lit. c) HBÜ, wonach Vertragsstaaten nach eigenem innerstaatlichen Recht andere als die im Abkommen vorgesehenen Verfahren zulassen dürfen. Doch aus dieser Gestattung durch die USA folgt noch keineswegs zwingend die Zulässigkeit nach deutschem Recht[19]. Diese ist vielmehr äußerst umstritten und wird nicht selten in Fällen verneint, in denen sich das deutsche Prozessgericht zur selbständigen Durchführung von Beweisaufnahmen auf fremdes Territorium begeben muss. Dies soll sich aus § 363 ZPO und dessen abschließendem Regelungsgehalt für Beweisaufnahmen im Ausland ergeben. Da die Norm bestimmt, dass bei Beweisaufnahmen im Ausland die zuständige Behörde um Aufnahme des Beweises zu ersuchen ist, könne hieraus unmittelbar ein Verbot direkter Auslandsbeweisaufnahmen deutscher Richter unabhängig vom völkerrechtlichen Aspekt hergeleitet werden[20]. Allenfalls soll die bloße Teilnahme eines deutschen Richters an der Erledigung eines Rechtshilfeersuchens im Ausland möglich Mag[21] man dieser sehr rigorosen Ansicht auch nicht vollumfänglich folgen und sieht man bei Vorliegen einer dienstrechtlichen Genehmigung der Landesjustizverwaltung sowie der Einwilligung des Bundes eine Auslandsreise zur selbständigen Durchführung einer Beweisaufnahme als zulässig an[22], so kann jedenfalls von deutscher Seite kein Zwang in den Vereinigten Staaten ausgeübt werden[23].

In Erwägung zu ziehen ist auch, ein Mitglied des Prozessgerichts nach § 361 ZPO als beauftragten Richter mit der Beweisaufnahme im Ausland zu betrauen. Dieser könnte dann als Beauftragter bzw. commissioner im Sinne des Art. 17 HBÜ angesehen werden. Eine commissioner-Bestellung sieht darüber hinaus 28 U.S.C. § 1782 (a) ausdrücklich vor. Damit wird der teilnehmende Richter vom ersuchten Gericht in die Abwicklung des Rechtshilfeersuchens eingeschaltet.

Solche alternativen Vorgehensweisen sind im Rahmen der hier angestellten Untersuchung allerdings von geringerem Interesse, da die Nutzbarmachung der discovery im Blickpunkt steht, nicht aber übergreifende Möglichkeiten zur Anwendung deutscher Verfahrensweisen, welche vor allem einer vollumfänglichen Gewährleistung der Unmittelbarkeit der Beweisaufnahme nach § 355 ZPO die-

---

[18] Junker, Discovery, S. 433 ff., m.w.N.

[19] Unrichtig daher Pfeil-Kammerer, S. 258.

[20] Im Ergebnis zustimmend Böckstiegel/Schlafen, NJW 1978, S. 1073 (1077); Stürner, JZ 1987, S. 42 (45); Schabenberger, S. 127 ff.

[21] Schabenberger, S. 133 ff.; Böckstiegel/Schlafen, a.a.O.

[22] In dieser Weise MünchKommZPO/Musielak, § 363 Rdnr. 1; Zöller/Geimer, § 363 Rdnr. 6; Pfeil-Kammerer, S. 258; Junker, Discovey, S. 433 ff.; E. Geimer, S. 113 ff.; Stein/Jonas/Berger, § 363 Rdnr. 26; vgl. insbesondere § 38a I S. 1 ZRHO, wonach schon die bloße Teilnahme deutscher Richter an Beweisaufnahmen im Ausland im Rahmen der Rechtshilfe der Genehmigung der Bundesregierung bedarf.

[23] Inwieweit amerikanische Stellen um Erzwingung nachgesucht werden können, erörtert Junker, Discovery, S. 434 f.

nen[24]. Zudem soll die Einschaltung des Prozessgerichts bei der Beweisermittlung im Rahmen der gewählten Fragestellung eine eher untergeordnete Rolle spielen.

5. Fazit

Es kann festgehalten werden, dass nach 28 U.S.C. § 1782 gerichtliche Beweishilfe von US-amerikanischen Gerichten für gegenwärtig stattfindende und zukünftige Prozesse in Deutschland geleistet werden kann. Dieses Vorgehen stellt im Grundsatz einen direkten und relativ unkomplizierten Weg zur Beschaffung von in den USA befindlichen Beweismitteln und Informationen dar. Sind mit der Bereitstellung dieser Norm auch die Voraussetzungen geschaffen für eine großzügige Erledigung von Rechtshilfeersuchen, bleibt dennoch zu fragen, in welchem Umfang Beweise und Informationen gesammelt werden können und inwieweit regelungsimmanente Unsicherheiten eine Zielerreichung behindern können.

II. Anwendung und Auslegung der Norm

1. Verfahrensfragen

Im Hinblick auf die konkrete Ausgestaltung des Verfahrens interessieren vordringlich zwei Fragen. Erstens, nach welchem Recht werden die Beweise erhoben, und zweitens, wonach richtet sich die Berücksichtigung von Weigerungsrechten der Beweisperson.

Zunächst muss allerdings die Art und Weise des Verfahrens bestimmt werden. Es steht zur Wahl, dass das US-Gericht die Beweisaufnahme selbst vornimmt oder aber einen Gerichtsbeauftragten (commissioner) damit betraut[25]. Dies kann dann auch eine Person sein, die vom Antragsteller vorgeschlagen wurde[26]. Im Regelfall handelt es sich dabei jedoch um US-magistrates, die als commissioner ernannt werden, da sie insbesondere hinsichtlich Zeugenvernehmungen Erfahrung aufzuweisen haben und einen korrekten Ablauf gewährleisten können. Ein commissioner ist auch zur Eidesabnahme befugt.

Nach dem Wortlaut von § 1782 ist das Gericht flexibel bei der Bestimmung des anzuwendenden Verfahrensrechts. So kann das ausländische Recht im Ganzen

---

24 Vgl. Junker, Discovery, S. 438 mit dem Hinweis auf den Ausnahmecharakter eines solchen Vorgehens gegenüber anderen Methoden nach dem HBÜ, da insbesondere hohe Kosten entgegenstünden.

25 Smit, 65 Colum. L. Rev. 1015, 1027 (1965).

26 Zu den Möglichkeiten für ein deutsches Gericht vgl. oben § 6 I 4.

oder teilweise angeordnet werden („ ... in whole or in part the practice and procedure of the foreign country or international tribunal ...“). Dabei wird man allerdings im Normalfall davon ausgehen können, dass amerikanische Richter eher dazu neigen, die Beweisaufnahme nach den Regeln der Federal Rules of Civil Procedure und nicht nach dem für sie fremden Recht anzuordnen. Schließlich sind sie mit den eigenen Regeln besser vertraut, zudem können sie danach das weitere Verfahren der discovery in die Hände der Parteien legen[27]. Dies gilt umso mehr für die Fälle, in denen der Antragsteller eine Privatperson ist, die in erster Linie auf die Durchführung des discovery-Verfahrens Wert legt. Wünscht hingegen das Prozessgericht in seiner Antragstellung ausdrücklich die Anwendung eigener Verfahrensregeln, so wird die Beachtung der Federal Rules oftmals nur als subsidiär bezeichnet[28]. Soweit jedoch keine gesonderte Anordnung durch das amerikanische Gericht erfolgt, gelten gemäß § 1782 die Federal Rules of Civil Procedure[29].

Die Beweisperson, von der die Informationen und Beweise erlangt werden sollen, kann sich nach 28 U.S.C. § 1782 (a) II auf Weigerungsrechte berufen und zwar konkret auf „any legally applicable privilege“. Welche Weigerungsrechte welcher Staaten damit aber genau gemeint sind, ist nicht eindeutig geklärt. Die Formulierung lässt zwar auf die Beachtung aller Mitwirkungsbeschränkungen schließen, also auch derjenigen nach ausländischem Recht[30]. Doch ist dies im Einzelnen höhergerichtlich noch nicht entschieden worden. So gibt es durchaus Stimmen, die mit Hinweis auf den unklaren Wortlaut in den Fällen, in denen nach den Federal Rules of Civil Procedure vorgegangen wird und ein ausländisches Gericht nicht die Beachtung bestimmter Rechte anmahnt, lediglich privileges nach den Federal Rules zulassen wollen[31]. Dies vermeidet insbesondere Schwierigkeiten bei der Bestimmung einzelner Länderkontakte und bei der Bewertung, ob hinreichende Beziehungen zwischen der betroffenen Beweisperson und einem anderen Staat vorliegen, die bei ausschließlicher Beteiligung von Privatpersonen nicht immer leicht zu eruieren sein werden. Während diese Handhabung aber nach vereinzelter Ansicht darauf beschränkt werden soll, dass die Bestimmung und Anwendung ausländischer Weigerungsrechte zu unverhältnismäßigen Schwierigkeiten für das US-Gericht führt[32], möchten andere wiederum eine auf ausländische privileges ausgedehnte Beschränkung der discovery gänz-

---

[27] Insoweit zutreffend Roggenbuck, IPRax 1997, S. 76 (78).

[28] So etwa Junker, Discovery, S. 217.

[29] Insgesamt wird die Möglichkeit der Anwendung ausländischen Rechts sehr unterschiedlich eingestuft. Angesichts des Fehlens von entsprechenden Fällen in der Gerichtspraxis, in denen das ausländische Recht zur Anwendung kam, wird die Vorschrift insoweit als rein theoretische Wunschvorstellung mit fehlender praktischer Relevanz bewertet, so Stahr, 30 Va. J. Int. L. 597, 629 (1990).

[30] Siehe Pfeil-Kammerer, S. 344, m.w.N.

[31] Vgl. Stahr, 30 Va. J. Int. L. 597, 632 ff. (1990).

[32] Andernfalls hätte das amerikanische Gericht auf jeden Fall Weigerungsrechte des Staates mit der nächsten Verbindung zu dem Fall und insbesondere zur Beweisperson zu ermitteln und zu berücksichtigen, Stahr, a.a.O.

lich unterbinden[33]. Letztendlich ist es aufgrund dieser unübersichtlichen Situation durchaus möglich, dass das amerikanische Beweisaufnahmegericht nur seine privileges anerkennt und der Beweisperson damit insbesondere auch weitreichendere deutsche Weigerungsrechte verwehrt. Dies gilt ganz besonders dann, wenn wie hier beabsichtigt, das Verfahren grundsätzlich nach den F.R.C.P. stattfindet und kein deutsches Gericht in das Rechtshilfeverfahren eingeschaltet ist. Im Hinblick auf das Fehlen einer entsprechenden Gesetzespassage in den Rechtshilferegeln der Einzelstaaten ist dort noch unwahrscheinlicher, dass der Beweisaufnahmestaat einer discovery-Durchführung tatsächlich zusätzliche Grenzen setzt[34]. Damit wäre dann im Ergebnis eine Nutzbarmachung extensiver discovery-Methoden im Rahmen eines Rechtshilfegesuchs nach Rule 28 U.S.C. § 1782 möglich[35].

2. Auslegung und Beachtung ausländischer Belange

Die Interpretation von Rule 28 U.S.C. § 1782 erfolgt entsprechend der Zielsetzung insgesamt recht großzügig. Denn wie schon erwähnt, steht hinter der Norm die Intention, den internationalen Rechtsverkehr zu erleichtern und für andere Staaten in puncto Liberalisierung eine Vorreiterrolle und Vorbildfunktion zu übernehmen[36].

Im Einzelnen bedürfen einige bisweilen recht umstrittene Fragen einer Klärung, die über eine isolierte Betrachtung des 28 U.S.C.§ 1782 hinausgehen und die sich mit dem Verhältnis der Vorschrift zu dem ausländischen Hauptsacheverfahren auseinandersetzen. Der Themenkomplex hat in den USA teilweise zu divergierenden Gerichtsentscheiden geführt, allerdings ohne eine bisherige Klärung durch den U.S. Supreme Court.

Der Streit dreht sich in erster Linie darum, ob eine Berücksichtigung des ausländischen Verfahrensrechts durch das US-Gericht in der Weise erfolgen muss, dass eine Beweisanordnung im Einklang mit dem Beweisverfahren des Staates steht, in dem der Prozess stattfindet, für den letztendlich Rechtshilfe geleistet wird. Dies umfasst zum einen die Frage nach einem möglichen Erfordernis der vorherigen Ausschöpfung des Beweisverfahrens des Prozessstaates, zum anderen nach der generellen Erlaubnis der Art und Weise der Beweisermittlung am ausländischen Prozessort selbst.

---

33 Vgl. Wotman, 7 Brooklyn J. Int. L. 365, 394 (1981); Stahr, a.a.O., S. 636, m.w.N. und einer Darstellung der verschiedenen Meinungen.

34 Hierzu schon Pfeil-Kammerer, S. 345; Junker, Discovery, S. 427.

35 Vgl. insoweit unten § 7 zu der etwas anderen Lage bei Rechtshilfegewährung im Rahmen des HBÜ.

36 Siehe Roggenbuck, IPRax 1997, S. 76 (78); Malev Hungarian v. United Technologies International Inc., 964 F.2d 97, 100 (2nd Cir. 1992).

a. Berücksichtigung deutschen Verfahrensrechts?

Sieht das betreffende ausländische Prozessrecht, wie etwa die deutsche Zivilprozessordnung, gerade keine discovery-Maßnahmen oder ähnlich weitgehende Ermittlungen vor, so könnte dies dagegen sprechen, einer Partei ein solches Vorgehen innerhalb der jurisdiction der Vereinigten Staaten zu gewähren[37]. Mit Hinweis auf die Umgehungstendenz von Rechtshilfeanträgen einzelner Privatpersonen im Hinblick auf eigene nationale Verfahrensrestriktionen[38] wird daher teilweise verlangt, dass die konkrete Beweisermittlung auch am Prozessort selbst erlaubt sein muss[39]. Denn durch die Unterstützung solcher parteilichen Handlungsweisen durch eine Rechtshilfegewährung sei keine Förderung internationaler Zusammenarbeit und Rücksichtnahme gegeben, sondern dies wirke sich eher kontraproduktiv aus[40]. In der Tat könnte eine deutsche Partei eine weitgehende Ausforschung einer Beweisperson, gleich ob es sich dabei um einen Zeugen oder die gegnerische Partei handelt, auf amerikanischem Boden betreiben, was nach deutschen Vorschriften so mit Sicherheit nicht erfolgen könnte. Damit würde zugleich die Gefahr einseitiger Benachteiligung einer Partei einhergehen, die mit den USA enger verbunden ist und über die insbesondere amerikanische Gerichtsgewalt besteht[41]. Sie selbst könnte Beweise in der Regel nicht unter Verwendung der discovery ermitteln, müsste aber umgekehrt einer umfangreichen discovery Folge leisten. Doch trotz dieser Gegenseitigkeits- und Gerechtigkeitserwägungen und dem hineinspielenden Schutzgedanken gegenüber eigenen Staatsangehörigen sehen manche Gerichte es nicht als notwendig an, dass die Beweiserhebung auch nach dem Recht des Prozessgerichts erlaubt ist[42]. Entscheidend für eine solche Beurteilung sei die Entstehungsgeschichte sowie die beschriebene Zielsetzung der Vorschrift, die darauf angelegt sei, einseitig Rechtshilfe nach US-Recht zu gewähren[43]. Zudem gäbe der Wortlaut nichts für eine solche Einschränkung her, die auch nicht hineingelesen werden dürfe[44].

---

37 In den USA wird dieser Gesichtspunkt unter dem Begriff „discoverability“ behandelt.

38 So ausdrücklich Stahr, 30 Va. J. Int. L. 597, 613 (1990).

39 In dieser Weise In re the Court Of the Commissioner Of Patents For the Republic Of South Africa, 88 F.R.D. 75, 76 (E.D. Pa. 1980); In re Application of Asta Medica, 981 F.2d 1 (1st Cir. 1992); John Deere v. Sperry Corp., 754 F.2d 132, 136 (3rd Cir. 1985); In re Letter Rogatory, 42 F.3d 308, 310 (5th Cir. 1995).

40 In re the Court Of the Commissioner Of Patents For the Republic Of South Africa, 88 F.R.D. 75, 77 (E.D. Pa.1980).

41 Dazu In re Application of Asta Medica, 981 F.2d 1 (1st Cir. 1992).

42 So die Entscheidung In re Application of Gianoli Aldunate, 3 F.3d 54, 57, 62 (2nd Cir. 1993).

43 Die Zeichnung eines Bildes der USA als „special masters for discovery“, so Richter Feinberg in der Malev-Entscheidung, a.a.O., S. 103 sowie Mundiya, 42 Int. Comp. L. Q. 356, 359, 365 (1993), wird danach nicht nur toleriert, sondern wegen der Sichtweise der Norm als „one way street“ ohne Einforderung von Gegenseitigkeit geradezu unterstützt, vgl. insoweit In re Application of Silvia Ginoli Aldunate, 3 F.3d 54, 59 (2nd Cir. 1993).

44 In diesen Zusammenhang passt auch der Hinweis eines US-Gerichts in dem Fall Euromepa S.A. v. R. Esmerian Inc., 51 F.3d 1095 (2nd Cir. 1995), dass die discovery-Durchführung

b. Ausschöpfung des Beweisverfahrens des Prozessstaates?

Ist im Ausland ein Prozess schon anhängig, ist ebenfalls streitig, ob vor einer Rechtshilfegewährung das Beweisverfahren des Prozessstaates vollständig ausgeschöpft sein muss[45]. Bei Beantwortung dieser Frage haben sich einige Gerichte auf dieselben Argumente gestützt, mit denen auch ein discoverability-Erfordernis abgelehnt wurde. Sie sehen daher trotz Nichtausschöpfung des ausländischen Beweisverfahrens keinen Anlass eine Rechtshilfegewährung zu unterbinden[46]. Doch Einwände wie Mehrbelastung amerikanischer Gerichte, Rechtsmissbrauchstendenzen, Prozessverschleppung und schließlich Schaffung von internationalen Konfliktsituationen aufgrund Übergehung staatlicher Souveränitätsinteressen, haben insgesamt zu eindeutig restriktiven Tendenzen bei der Bereitstellung von Rechtshilfe im Rahmen des 28 U.S.C. § 1782 geführt[47]. Dies bezieht sich einmal auf die unterschiedliche Rechtsprechung bezüglich der dargestellten Streitpunkte, darüber hinaus wird aber auch der Umfang der discovery von den Gerichten generell im Vergleich zu einer pre-trial discovery während eines Hauptsacheverfahrens eingeschränkt. Das Verfahren soll insgesamt nicht so breit angelegt sein, sondern sich nur auf konkrete Streitfragen des ausländischen Prozesses beziehen[48]. Zudem haben ausländische Parteien bestimmte Richtlinien einzuhalten, wie zum Beispiel einen genauen discovery-Plan vorzulegen[49].

c. Ermessensausübung

Vor allem aber steht am Ende jeder Prüfung eines Rechtshilfeantrags nach 28 U.S.C. § 1782 durch ein US-Gericht die Ausübung des weit gefassten Ermessens. Damit sind Unsicherheiten im Hinblick auf eine Vorhersehbarkeit der Entscheidung immanent. Um nun einer generell uneinheitlichen Auslegung der

---

keinesfalls eine unerlaubte Einmischung in das Beweisaufnahmeverfahren eines anderen Staates darstellen würde, denn schließlich könne jeder Staat durch gerichtliche Verfügungen und gesetzliche Anordnungen eine Verwertung im eigenen Prozess verhindern bzw. einer Partei ein Vorgehen im Rechtshilfewege in den USA schon von vornherein verbieten, a.a.O., S. 1098 ff.. Solche Verbote würden dann in der Ermessenserwägung Berücksichtigung finden. Allerdings finden sich im deutschen Recht in der Regel weder blocking statutes, noch sind gerichtliche Verfügungen zur Verhinderung von Verfahrenseinleitungen an der Tagesordnung, vgl. insoweit oben § 2 II 1 e.

45 Solche Überlegungen werden unter dem Stichwort „quasi-exhausting requirement" angestellt.

46 Vgl. Malev Hungarian Airlines v. United Technologies International Inc., 964 F.2d 97 (2nd Cir. 1992). Siehe auch In re Application of Technostroyexport, 853 F.Supp. 695 (S.D. N.Y. 1994).

47 Siehe hierzu Mundiya, 42 Int. Comp. L. Q. 356, 363 ff. (1993).

48 Junker, Discovery als Herausforderung, S. 103 (109 f.).

49 So schon in Malev Hungarian Airlines v. United Technologies International Inc., 964 F.2d 97 (2nd Cir. 1992).

Norm selbst entgegenzuwirken, wird zwar zurecht von amerikanischer Seite darauf hingewiesen, dass nicht die Tatbestandsmerkmale zur Disposition einzelner Gerichte stünden, sondern allenfalls konkrete Umstände des Falles in die Ermessensausübung mit einfließen könnten[50]. Bei den erwähnten Streitpunkten handele es sich nämlich nur um einzelne Kriterien, die nicht von vornherein eine Barriere aufstellen würden. Das Gericht könne aber neben den bereits angesprochenen Aspekten die generelle Bedeutung für das Hauptsacheverfahren im Ausland, insbesondere die Erheblichkeit der Beweisaufnahme für die dortige Entscheidung, eine umgekehrte Bereitstellung von Beweishilfeverfahren durch den Prozessstaat, d.h. eine gewisse Gegenseitigkeit, sowie die Nationalität der Parteien im Rahmen seines Ermessens berücksichtigen. Doch diese dogmatische Richtigstellung ändert für deutsche Parteien, die sich ein solches Verfahren zunutze machen möchten, am Ergebnis nichts. Es bleibt bei einer insgesamt sehr uneinheitlichen Haltung amerikanischer Gerichte gegenüber der Rule 28 U.S.C. § 1782 und damit gegenüber ausländischen Rechtshilfeersuchen.
Die ausgemachten Tendenzen zu restriktiver Anwendung erschweren eine Nutzbarmachung in hohem Maße[51]. Die prinzipiell durchaus vorhandenen Vorteile eines Weges über § 1782 können daher von den Umständen des Einzelfalles, insbesondere der Zufälligkeit der Zuständigkeit des amerikanischen Gerichts, zunichte gemacht werden. Zwar kann die Beschreitung eines solchen Rechtshilfewegs theoretisch zu durchaus günstigen Ergebnissen für den Beweissuchenden führen, tatsächlich ist dies jedoch nicht gewährleistet. Da jedoch die Rechtsprechung eines einzelnen Gerichts zumeist einheitlich sein wird, kann bei Zuständigkeit eines insoweit großzügigen Gerichts eine vorteilhafte Anwendungspraxis ausgenutzt werden. Positiv in Bezug auf eine Verfahrensdurchführung hat sich insbesondere der Second Circuit hervorgetan, der für New York und damit für viele Fälle des deutsch-amerikanischen Rechtsverkehrs zuständig ist[52]. Die flexible und effiziente Verfahrensgestaltung kann unter solchen Umständen genutzt werden.

III. Verwertung der Ergebnisse im deutschen Prozess

1. Grundsätzliches

Werden die Vorteile des 28 U.S.C. § 1782 zur Beweisbeschaffung von einer Partei eines deutschen Prozesses tatsächlich genutzt, nicht zuletzt deswegen,

---

[50] So Stahr, 30 Va. J. Int. L. 597, 641 (1990). Vgl. auch In re the Court Of the Commissioner Of Patents For the Republic Of South Africa, 88 F.R.D. 75, 77 (E.D. Pa. 1980).

[51] Sehr kritisch gegenüber einem solchen Verfahren daher Saathoff, S. 121 f.

[52] Hierauf weist schon Roggenbuck, IPRax 1997, S. 76 (79) hin. Vgl. auch Junker, Discovery, S. 411 mit weiteren Belegen für die besondere Häufigkeit des New York-Bezugs von Rechtshilfeersuchen.

weil es ein US-Gericht zulässt, können die Ergebnisse im deutschen Verfahren grundsätzlich verwertet werden. Dies gilt auch dann, wenn die Beweisermittlung ausschließlich nach Vorschriften der Federal Rules of Civil Procedure erfolgt ist. Denn für die Bewertung von US-amerikanischen discovery-Verfahren gilt auch an dieser Stelle der Grundsatz der Verwertbarkeit, der lediglich durch eine Anwendung des ordre public eingeschränkt werden kann. Beweisverwertungsverbote kommen dabei, wie schon dargelegt, nur in Einzelfällen aufgrund von Grundrechtsverletzungen in Betracht. Insoweit gelten die Ausführungen bezüglich separater Erkenntnisverfahren entsprechend.
Gegen ein solches Ergebnis spricht auch nicht die Existenz des Haager Beweisübereinkommens (HBÜ). Weder kommt diesem Abkommen im Bereich der Rechtshilfe eine Ausschließlichkeitsstellung zu, was sich bereits aus Art. 27 lit. c) HBÜ ergibt und dem dort verankerten Recht der Vertragsstaaten weitere Beweisaufnahmeverfahren zuzulassen. Noch verlangt das HBÜ, dass eine Beweisermittlung stets nach den Vorschriften des Staates durchzuführen ist, in dem der Hauptsacheprozess anhängig ist und eine Verwertung der Ergebnisse erfolgt[53]. Im Übrigen kann es auch nicht negativ gewertet werden, dass eine Partei selbst unmittelbar auf das amerikanische Recht zugreift und eventuell auf diese Weise gänzlich unabhängig vom HBÜ prozessentscheidendes Material herbeischafft. Schließlich wird das Beweismaterial unabhängig von der Person des Antragstellers durch identische Verfahrensgestaltungen ans Tageslicht befördert.

2. Einführung der Beweisergebnisse

Der Umstand selbständigen Parteihandelns hat allerdings Auswirkungen auf die Art und Weise der Einführung der Resultate in den deutschen Zivilprozess. Im Gegensatz zur Einreichung eines amtlichen Rechtshilfeersuchens durch das deutsche Prozessgericht, bei dem über die §§ 363, 369 ZPO die auf dem Rechtshilfewege erzielte Beweisermittlung einer Beweisaufnahme im Rahmen des Prozesses gleichgestellt ist[54], liegt bei einer eigenständigen, parteilichen Antragstellung in den USA keine Beteiligung des Prozessgerichts vor. Insofern kann auch keine Rede davon sein, dass es sich bei dieser Beweisermittlung um eine Beweisaufnahme im Rahmen des Erkenntnisverfahrens vor dem deutschen Prozessgericht handelt. Der bloße Vortrag der Beweisergebnisse vor dem Prozessgericht gemäß § 285 II ZPO kommt folglich nicht in Betracht, da dies gerade

---

[53] Hierzu näher § 7.

[54] Im Übrigen gilt dies für gerichtliche Rechtshilfeersuchen im vertraglosen Zustand genauso wie für Ersuchen im Rahmen des HBÜ. Allerdings wird ein gerichtliches Vorgehen nach Rule 28 U.S.C. § 1782 im Hinblick auf das Ermessen der US-Gerichte bei der Erledigung und die daraus resultierende Rechtsunsicherheit in der Regel gegenüber einem Rechtshilfeverfahren nach dem HBÜ ausscheiden; ähnlich Junker, Discovery, S. 430 bezüglich eines Rechtshilfeersuchens an Einzelstaaten.

eine Beweisaufnahme im Rahmen desselben Prozesses erfordert[55], die hier eben nicht vorliegt. Des Weiteren greifen Sonderregelungen, wie etwa die Vorschrift des § 493 ZPO, wonach eine selbständige Beweiserhebung einer Beweisaufnahme vor dem Prozessgericht gleichsteht, ausnahmsweise nur dann, wenn die Inanspruchnahme der Rechtshilfe lediglich beweissichernde Maßnahmen umfasst. Ist dieser Spezialfall aber nicht gegeben, bleibt nur der Weg über eine Einführung der erlangten Beweise durch neue Beweisantritte im deutschen Verfahren. Insoweit besteht eine identische Situation wie bei separaten Hauptsacheverfahren[56]. Mag die amerikanische Seite auch der einzelnen Privatperson großzügig Rechtshilfe gewähren, so kann die Durchführung von unabhängigen Rechtshilfeverfahren im Ausland durch eine Partei nicht entsprechend behandelt werden wie Beweisaufnahmen im Rahmen desselben Prozesses. Hierfür besteht auch keine Veranlassung. Schließlich ist der Beweisführer mit der Möglichkeit von neuerlichen Beweisantritten ausreichend geschützt. Zudem verlangt der Grundsatz der Unmittelbarkeit der Beweisaufnahme nach § 355 ZPO, dass die Beweisaufnahme vor dem Prozessgericht zu erfolgen hat. Allzu weit gefasste Ausnahmen, die über die gebotenen gesetzlichen Grenzziehungen hinausgehen, widersprechen diesem Grundprinzip, zumal die gesetzlichen Ausnahmen, wie zum Beispiel die §§ 355 I S. 2, 375 ZPO, lediglich ausdrückliche Übertragungen der Beweisaufnahme durch das Prozessgericht selbst beinhalten. Insoweit gilt dies auch für Beweisaufnahmen im Ausland.

Ein möglicher Ausweg besteht allenfalls darin, dass vom deutschen Prozessgericht dem Beweisführer gemäß § 364 I ZPO aufgegeben wird, ein Ersuchungsschreiben zu besorgen und die Erledigung des Ersuchens selbst zu betreiben[57]. In einem solchen Fall kann dieser eigenständig den Rechtshilfeweg nach 28 U.S.C. § 1782 beschreiten bzw. ein entsprechendes Verfahren vor einem Einzelstaatengericht der USA einleiten. Die Verwertung erfolgt dann wie bei der Anwendung des § 363 ZPO über die Regelung des § 285 II in Verbindung mit § 286 ZPO, so dass ein Vortrag der Beweisergebnisse genügt und es keiner neuen Beweisantritte bedarf[58]. Eine entsprechende Übertragung steht nach § 364 ZPO im Ermessen des Prozessgerichts, doch sieht der BGH mit Zustimmung weiter Teile des Schrifttums ein Vorgehen nach § 363 ZPO als generell vorrangig an[59]. Daher findet diese Methode der Beweisaufnahme nur Anwendung, wenn ein anderes

---

[55] Vgl. nur oben § 4 I 2, Fn. 21.

[56] Vgl. hierzu § 4 I 1.

[57] Eine allgemeine Darstellung des § 364 ZPO findet sich bei Schabenberger, S. 120 ff.

[58] Siehe Schabenberger, S. 125; nach MünchKommZPO/Musielak, § 364 Rdnr. 4 soll hingegen § 285 I ZPO zur Anwendung kommen.

[59] BGH vom 27. Okt. 1988 in NJW-RR 1989, S. 160 (161); MünchKommZPO/Musielak, Rdnr. 1; Baumbach/Lauterbach/Hartmann, § 364 Rdnr. 2; Thomas/Putzo, § 364 Rdnr. 1; andere wollen lediglich einen Vorrang des § 363 II ZPO zulassen, vgl. Zöller/Geimer, § 364 Rdnr. 1.

Vorgehen im Ausland nicht durchführbar ist[60]. Letzteres betrifft nur Fälle, in denen keine diplomatischen Beziehungen bestehen oder die Behörden des ausländischen Staates trotz Rechtshilfeersuchens untätig bleiben, was im Verhältnis zu den USA aufgrund des einschlägigen Haager Beweisabkommens mit Sicherheit nicht vorkommen wird. Teilweise wird eine Anordnung gemäß § 364 ZPO zwar befürwortet, wenn eine Partei selbst die Übertragung anregt und gleichzeitig darlegen kann, dass dieses Vorgehen schneller, einfacher, kostengünstiger und Erfolg versprechender zum Ziel führt als ein gerichtliches Ersuchen[61]. Doch beschränkt sich dies letztendlich auf den vertraglosen Rechtsverkehr[62].

Bleibt es folglich im Ergebnis bei dem Erfordernis einer gesonderten Beweiseinführung durch formgerechten Beweisantritt, so bestehen auch keine Bedenken im Hinblick auf den Grundsatz der Unmittelbarkeit der Beweisaufnahme, da dieser durch die neuerliche Beweisaufnahme vor dem Prozessgericht auf jeden Fall gewährleistet ist.

Die Kosten eines parteilich initiierten Rechtshilfeverfahrens, insbesondere die durch die Teilnahme an der Beweisaufnahme entstandenen Kosten, sind grundsätzlich erstattungsfähig, soweit sie für eine zweckentsprechende Rechtsverfolgung oder Rechtsverteidigung notwendig waren[63]. Hiervon umfasst werden auch etwaige Kostenvorschüsse, die eine Partei im Rahmen des Rechtshilfeverfahrens geleistet hat. Die Beschaffung von Beweismitteln ist allgemein als erstattungsfähig anzusehen[64]. Dies gilt auch für Beweisaufnahmen im Ausland[65]. Schlägt eine Partei unmittelbar im Ausland den Rechtshilfeweg ein, kann ihr dies kostenmäßig nicht zum Nachteil gereichen, solange die Ergebnisse im Prozess verwertbar sind, zumal das Verfahren in der Regel billiger sein wird als ein alternatives Vorgehen im Rahmen des HBÜ unter Einschaltung des Prozessgerichts.

---

[60] Siehe auch § 36 ZRHO, wo der zurückhaltende Standpunkt gegenüber der Norm deutlich wird.

[61] Vgl. Pfeil-Kammerer, S. 261; Junker, Discovery, S. 427.

[62] A.a.O.; Schabenberger, S. 120 ff.. Zur Frage, inwieweit die Einzelstaaten in die Verpflichtungen nach dem HBÜ eingebunden sind, vgl. Junker, a.a.O., S. 425.

[63] Vgl. MünchKommZPO/Musielak, § 364 Rdnr. 6.

[64] Thomas/Putzo, § 91 Rdnr. 64.

[65] Vgl. E. Geimer, S. 170 für solche Beweisaufnahmen, die durch ein deutsches Gericht im Ausland veranlasst wurden.

§ 7
Rechtshilfe nach dem HBÜ

Als Abschluss der Untersuchung soll das Haager Übereinkommen über die Beweisaufnahme im Ausland in Zivil- und Handelssachen vom 18. März 1970 (HBÜ)[1] einer Betrachtung unterzogen werden. Dieses Abkommen, das der Regelung des Rechtshilfeverkehrs dient, ist der wichtigste Kollektivvertrag über Beweisaufnahmen im Ausland und gilt insbesondere zwischen den USA und der Bundesrepublik Deutschland, die beide zu den Vertragsstaaten zählen. Der Rechtshilfeweg nach dem HBÜ unterscheidet sich von den zuvor dargestellten Optionen darin, dass nun erstmalig das Prozessgericht selbst in die Beweisermittlung einbezogen ist. Wurde ein solches Charakteristikum bei der Erörterung des 28 U.S.C. § 1782, in dessen Rahmen eine Verfahrensteilnahme deutscher Gerichte grundsätzlich möglich ist, im Wesentlichen noch außen vor gelassen[2], so gerät dies nun ins Zentrum der Prüfung. Neben der Frage der späteren Verwertung von Beweisergebnissen, um die sich auch hier das maßgebliche Interesse rankt, ist es daher von Bedeutung zu klären, ob überhaupt aufgrund dieses veränderten Sachverhalts eine umfangreiche Beweisermittlung im Wege der discovery zu erwarten ist oder aber von vornherein einem solchen Anliegen einer Partei Grenzen gesetzt sind. Dies hängt sicherlich von der Reaktion amerikanischer Stellen auf ein Rechtshilfeersuchen ab, ganz maßgeblich ist jedoch das Korsett, das deutschen Gerichten bereits im Hinblick auf die Stellung des Ersuchens angelegt ist und das diese nicht sprengen können.

Aufgrund der Vielzahl der schon vorhandenen Abhandlungen, die das HBÜ zum Gegenstand haben, soll über den Verfahrensgang im Einzelnen nur ein kurzer Überblick gegeben werden, bei dem die zentralen Vorschriften kenntlich gemacht werden. Dies geschieht vorrangig unter dem Aspekt der Durchführungsmöglichkeit einer discovery in den USA unter Umgehung eigener Verfahrensformen. In diesem Zusammenhang interessiert zudem das Verhältnis einer Beweisaufnahme im Ausland zu einer sich zweifellos nach deutschem Recht richtenden Beweisbeschaffung aus dem Ausland. Zu guter Letzt soll dann wieder die Verwertbarkeit der Resultate in den Mittelpunkt gerückt werden.

---

[1] BGBl. 1977 II, S. 1452, 1472.
[2] Zu den Gründen oben § 6 III 2, Fn. 54.

I. Das Haager Beweisabkommen und sein Verfahren

1. Grundlegendes

Das HBÜ[3], das die älteren Beweisübereinkommen von 1905 und 1954 abgelöst hat, soll eine Erleichterung des Rechtshilfeverkehrs bewirken und gleichzeitig sicherstellen, dass Beweis so erhoben wird, dass er für das Prozessgericht tatsächlich brauchbar ist. Nicht zuletzt wurde damit bezweckt, den Ländern des anglo-amerikanischen Rechtskreises den Beitritt zu dem Abkommen zu ermöglichen[4].

Das Abkommen erlaubt ausnahmslos nur Rechtshilfeersuchen von gerichtlichen Behörden. Ein Rechtshilfeersuchen im Parteibetrieb nach § 364 ZPO[5] ist im Rahmen des HBÜ nicht möglich. Für ein deutsches Gericht ergibt sich die Rechtsgrundlage für eine Beweisaufnahme in den USA aus den Vorschriften der §§ 363, 369 ZPO in Verbindung mit dem HBÜ und der Rechtshilfeordnung in Zivilsachen (ZRHO)[6]. Nach § 363 I ZPO hat der Vorsitzende des deutschen Gerichts die zuständige Behörde um Aufnahme des Beweises zu ersuchen[7]. Neben dem HBÜ regelt vor allem die ZRHO, eine Verwaltungsvorschrift, die wesentlichen Förmlichkeiten des Ersuchens um aktive Rechtshilfe[8]. Der praktische Ablauf sieht so aus, dass das Gericht an den Staat, in dem die Beweisaufnahme stattfinden soll, ein Rechtshilfeersuchen richtet, eine Beweisaufnahme oder eine andere gerichtliche Handlung vorzunehmen[9]. Dabei erfolgt die Übermittlung über eine zentrale Behörde, die von jedem einzelnen Vertragsstaat zur Entgegennahme eingesetzt wurde[10]. Das Ersuchen muss die Sach- und Rechtslage ausführlich darstellen[11] und eine englische Übersetzung beinhalten[12]. Wurde der Weg bis hierhin ordnungsgemäß beschritten, kann das Rechtshilfegesuch von vornherein noch nach Art. 12 HBÜ abgelehnt werden. Dies umfasst gemäß

---

[3] Abhandlungen zum HBÜ finden sich u.a. bei Pfeil-Kammerer, S. 171 ff.; Trittmann, Anwendungsprobleme, S. 129 ff.; Junker, Discovery, S. 213 ff.; Nagel/Gottwald, § 8 Rdnr. 6 ff., S. 281 ff.. Vgl. zur geschichtlichen Entwicklung insbesondere Böckstiegel/Schlafen, NJW 1978, S. 1073.

[4] Vgl. BT-Dr. 7/4892. Zu den Problemen im Rechtshilfeverkehr mit den USA und dem auch durch das Abkommen heraufbeschworenen Justizkonflikt siehe § 2 II 2 e.

[5] Vgl. hierzu § 6 III 2.

[6] Zur ZRHO vgl. oben § 1 I 3, Fn. 35.

[7] Das Rechtshilfeersuchen selbst ist von der Anordnung im zugrunde liegenden Beweisbeschluss zu unterscheiden, vgl. Stein/Jonas/Berger, § 363 Rdnr. 68 ff.

[8] Vor der Absendung des Ersuchens wird eine deutsche Prüfungsstelle eingeschaltet, die eine verwaltungsmäßige Prüfung vornimmt, hierzu näher E. Geimer, S. 148 ff.

[9] Die Ausführung des Ersuchens in den USA obliegt grundsätzlich den United States Attorneys, vgl. Junker, Discovery, S. 411 f.

[10] Vgl. Art. 2 HBÜ. Während das in Deutschland die jeweiligen Justizministerien der Länder sind, übernimmt dies in den USA das United States Department of Justice, das Justizministerium der Vereinigten Staaten.

[11] Vgl. Art. 3 HBÜ, § 7 Nr. 3 und § 24 ZRHO.

[12] Art. 4 HBÜ.

Art. 12 I lit. a) HBÜ den Fall, dass die Erledigung des Ersuchens im ersuchten Staat nicht in den Bereich der Gerichtsgewalt fällt, oder aber gemäß Art. 12 I lit. b) die Erledigung die Hoheitsrechte oder die Sicherheit des ersuchten Staates gefährden würde. Kommt es zu der Beweisaufnahme im Ausland, gestattet Art. 7 HBÜ die Anwesenheit der Parteien im Beweistermin vor dem ersuchten Gericht[13]. Diese Möglichkeit eröffnet Art. 8 HBÜ auch für ein Mitglied des Prozessgerichts[14], da die USA eine Teilnahme ausdrücklich erlauben[15].

Von weitaus größerer Bedeutung für das Ergebnis der Beweisermittlung ist allerdings, welches Recht bei der Beweiserhebung vor Ort Anwendung findet, d.h. welche Beweismethoden konkret angewendet werden dürfen. Daran anzuknüpfen ist des Weiteren die Bestimmung der Weigerungsrechte der Beweisperson sowie der einschlägigen Vorschriften über eine etwaige Zwangsausübung des Gerichts. Antworten hierauf finden sich im HBÜ in den Art. 9, 10 und 11.

2. Anzuwendendes Beweisverfahrensrecht

Zunächst ist gemäß Art. 9 I HBÜ von dem Grundsatz auszugehen, dass für die Erledigung des Ersuchens die Beweisverfahrensvorschriften des ersuchten Staates maßgebend sind. Einen Vorbehalt statuiert jedoch Art. 9 II HBÜ, wonach auf Antrag des ersuchenden Gerichts nach einer besonderen Form vorzugehen ist, solange dies nicht mit dem Recht des ersuchten Staates unvereinbar ist. Damit ist prinzipiell die Möglichkeit geschaffen, bei der Beweisaufnahme in den USA nach deutschem Recht vorzugehen. Nützlich erscheint dies insbesondere dann, wenn eine US-Verfahrensmethode nicht den deutschen Gepflogenheiten entspricht, wie etwa im Falle von Beeidigungen und Protokollierungen. So kann auf speziellen Wunsch des deutschen Gerichts eine eventuelle Eidesabnahme bei der Aussageperson statt vor der Vernehmung erst im Anschluss an die Vernehmung und eine Protokollierung nicht wörtlich, sondern in zusammenfassender Form erfolgen[16]. Deutsches Recht und US-Recht unterscheiden sich insoweit. Im deutsch-amerikanischen Rechtsverkehr besteht die Verpflichtung, auf entsprechende Ersuchen des Antragstellers die Verfahrensvorschriften des Prozessgerichts anzuwenden, soweit nach Art. 9 II HBÜ kein Ablehnungsrecht besteht, was in der Regel auch nicht der Fall sein wird[17]. Nach diesen Vorschriften kann folglich das deutsche Gericht die ausländische Behörde ersuchen, Beweis nach

---

[13] Hierzu auch § 38 ZRHO.

[14] Nach § 38a I S. 1 ZRHO bedarf dies in jedem Falle der Genehmigung der Bundesregierung.

[15] Streitig ist jedoch, ob hieraus dem teilnehmenden Richter ein Fragerecht erwächst, vgl. dazu Junker, Discovery, S. 415. Dagegen Böckstiegel/Schlafen, NJW 1978, S. 1073 (1077).

[16] Vgl. Stein/Jonas/Berger, Anhang zu § 363 A Art. 9 Rdnr. 72; Zu denken ist auch an einen Verzicht auf ein Kreuzverhör, das nach amerikanischem Recht prinzipiell vorgesehen ist.

[17] Für eine enge Auslegung der Ausschlussklausel Stein/Jonas/Berger, Anhang zu § 363 A Art. 9 Rdnr. 71.

den Regeln der ZPO zu erheben. Doch steht auch von US-Seite einem solchen Verlangen nichts im Wege, wird einer generellen Handhabung in diese Richtung dadurch ein Riegel vorgeschoben, dass in der Zivilprozessordnung selbst von einem solchen Vorgehen nicht gesprochen wird. Vielmehr genügt nach den §§ 363, 369 ZPO eine Beweiserhebung nach den Regeln der lex fori des ersuchten Staates. Mehr noch verlangt § 20 ZRHO derartige Anträge nicht zu stellen, da dem ersuchten Gericht ansonsten zugemutet werden würde, nach einem ihm ungewohnten Verfahren vorzugehen. Dem wäre die Gefahr inhärent, dass eine falsche Anwendung des deutschen Rechts durch das ersuchte Gericht eine Beweisverwertung unmöglich macht. Mag die ZRHO als reine Verwaltungsvorschrift auch keine Bindung staatlicher Stellen entgegen gesetzlichen Normen bewirken können, so zeigt sich zumindest das Fehlen der Notwendigkeit nach Art. 9 II HBÜ zu verfahren. Aus diesem Grunde kommt der Möglichkeit des Art. 9 II HBÜ über die angesprochenen Beispiele hinaus, keine große praktische Bedeutung zu[18]. Doch selbst bei besonderen Formen der Protokollierung, Beeidung und Vernehmung handelt es sich nicht um derart wesentliche Vorschriften, die bei einer Abweichung zwingend erfordern, das erzielte Beweisergebnis einem Verwertungsverbot zu unterziehen[19]. Es bleibt damit in der Regel bei der Beachtung amerikanischen Prozessrechts gemäß den Rules 26 ff. F.R.C.P., die bereits eingehend vorgestellt wurden[20].

3. Gerichtliche Zwangsausübung

Kommt die Beweisperson einer Anordnung nicht freiwillig nach, ist der ersuchte Vertragsstaat nach Art. 10 HBÜ[21] verpflichtet, seine eigenen Zwangsmittel zur Verfügung zu stellen[22]. Dies gilt aber nur dann, wenn die Beweisaufnahme nach seinen Verfahrensformen abläuft, also Art. 9 I HBÜ zur Anwendung kommt[23]. Auf bestehende Zwangsmittel im Recht des ersuchenden Staates kommt es mithin nicht an[24]. Dem US-Gericht stehen dabei die Zwangsmittel des contempt of court[25] zur Verfügung. In der direkten Umsetzungsmöglichkeit solcher Zwangsmittel liegt denn auch der große Vorteil des HBÜ gegenüber den Di-

---

[18] Zu diesem Schluss kommt auch Schack, IZPR, S. 285, Rdnr. 729; vgl. auch Pfeil-Kammerer, S. 306.

[19] Siehe hierzu ausführlich § 4.

[20] Vgl. oben § 2.

[21] Vgl. auch Art. 18 II HBÜ bei Beweiserhebungen durch deutsche Konsuln.

[22] Stein/Jonas/Berger, Anhang zu § 363 A Art. 10 Rdnr. 75.

[23] A.a.O., Rdnr. 76. Besteht ansonsten auch keine Pflicht, so ist eine zwangsweise Durchsetzung dennoch nach der lex fori des ersuchten Staates möglich.

[24] Was allenfalls in Frage kommt, ist die Möglichkeit der Verhängung prozessualer Nachteile, a.a.O., Rdnr. 78.

[25] Hierzu oben § 2 II 2 d bb.

rektmethoden der Beweisaufnahme durch deutsche Gerichte, bei denen ein unmittelbarer Zugriff auf Beweispersonen in den USA nicht zulässig ist[26].
Das US-Rechtshilfegericht hat lediglich dann Schwierigkeiten dem Ersuchen nachzukommen, wenn es sich um die Durchführung körperlicher Untersuchungen handelt. Doch gerade diese Gruppe von Anträgen steht nach empirischen Untersuchungen ganz oben auf der Wunschliste deutscher Gerichte[27]. Diese sind in Familien- und Kindschaftssachen zur Feststellung der Vaterschaft oftmals auf Blutgruppenuntersuchungen angewiesen. Die grundsätzlich einschlägige Rule 35 F.R.C.P. enthält hohe Voraussetzungen[28] und bietet keine Grundlage gegen Dritte vorzugehen, die nicht selbst Partei sind. In den meisten Fällen wird allerdings die betreffende Person, an der die Untersuchung vorgenommen werden soll, zugleich auch Prozesspartei des deutschen Verfahrens sein, so dass dieses Merkmal nicht entgegensteht. Zudem hat sich diesbezüglich die amerikanische Rechtshilfepraxis mittlerweile in Richtung einer positiven Zusammenarbeit entwickelt, so dass entsprechende Ersuchen erfüllt werden[29].

4. Bestimmung der zu beachtenden Weigerungsrechte

Nach Art. 11 HBÜ kann sich die Beweisperson bei einer Einvernahme sowohl auf Weigerungsrechte des ersuchten als auch des ersuchenden Staates berufen[30]. In dieser Vorschrift zeigt sich die begrenzte Wirkungskraft des HBÜ gegenüber den anderen Ermittlungsmethoden. Die bisher untersuchten Wege zur Beweisgewinnung verbindet die Gemeinsamkeit, dass eine Weigerung nur nach der lex fori und damit nach US-amerikanischem Recht in Betracht kam. Der Schutz war auf das gewählte Gerichtssystem beschränkt. Im Rahmen des HBÜ statuiert Art. 11 nun aber einen Grundsatz der Meistbegünstigung der Beweisperson[31]. Art. 11 HBÜ spricht dabei von Aussageverweigerungsrechten, meint damit jedoch sämtliche Aussageverbote und Verweigerungsrechte, mit denen die Beweisperson eine Mitwirkung an der Beweisaufnahme ablehnen darf[32]. Damit die Weigerungsrechte aber dem Rechtshilfegericht auch zur Kenntnis gelangen und tatsächlich berücksichtigt werden, muss eine Bezeichnung der Rechte bereits im Ersuchen erfolgen oder, erforderlichenfalls auf Verlangen des ersuchten Ge-

---

26 Vgl. § 3 VI 2.
27 Vgl. Weiner, In Search of International Evidence: A Lawyer's Guide Through the United States Department of Jusice, 58 Notre Dame L. Rev., 60 (1982) zitiert nach Junker, Discovery, S. 408.
28 Hierzu oben § 2 II 2 c ee 5.
29 So Junker, Discovery, S. 416 f.; anders noch Pfeil-Kammerer, S. 330.
30 Die Vorschrift enthält insoweit eine Sonderregelung gegenüber Art. 9 I HBÜ. Von der Möglichkeit des Art. 11 II HBÜ, auch Weigerungsrechte eines dritten Rechts für beachtlich zu erklären, hat weder das deutsche noch das US-Recht Gebrauch gemacht, vgl. Pfeil-Kammerer, S. 347.
31 Vgl. Junker, Discovery als Herausforderung, S. 103 (113).
32 MünchKommZPO/Musielak, Anhang zu § 363 Rdnr. 1.

richts, von der ersuchenden Stelle bestätigt werden[33]. § 37 ZRHO sieht vor, in dem Ersuchen stets die Bitte anzubringen, die zu vernehmende Person über ihre Rechte zu belehren. Daneben soll ein Hinweis auf die Berechtigung einer Partei enthalten sein, die Aussage oder den Eid zu verweigern. Die Belehrung hierüber soll nach den §§ 453 II, 446 ZPO erfolgen. Schließlich haben Parteien nach deutschen Vorschriften, anders als in den USA, stets ein Aussageverweigerungsrecht.
Da das deutsche Prozessrecht mit seinen Weigerungsrechten im internationalen Rechtsverkehr am äußeren Ende einer Skala steht[34], bedeutet die Anwendung vor dem Rechtshilfegericht eine gravierende Begrenzung der Möglichkeiten der Nutzbarmachung einer discovery.

5. Besondere Formen der Beweisermittlung

Schließlich ist noch auf zwei weitere Ausformungen der Beweisermittlung hinzuweisen, die aber beide nur geringe Bedeutung aufweisen.
Zum einen kann der Rechtshilfeweg über das HBÜ auch im Rahmen von selbständigen Beweisverfahren nach §§ 485 ff. ZPO beschritten werden kann. Art. 1 II HBÜ spricht insofern unmissverständlich von „anhängigen oder künftigen gerichtlichen Verfahren", für die Beweishilfe geleistet werden soll. Da sich allerdings das amerikanische Recht, das im Grundsatz hier ebenfalls Anwendung findet, in einem solchen Fall nicht dem gesamten Arsenal der discovery-Methoden, insbesondere keiner pre-trial discovery bedienen kann[35], sondern seinerseits auf beweissichernde Maßnahmen beschränkt ist[36], muss ein solches Vorgehen als relativ unvorteilhaft eingestuft werden. Hinzukommt, dass sich das kennzeichnende Merkmal eines Rechtshilfeverfahrens nach dem HBÜ in Gestalt der langwierigen Verfahrensformen mit dem Zweck der Beweissicherung einer schnellen und effektiven Hilfe nicht vereinbaren lässt.

Eine weitere Möglichkeit der Beweisgewinnung bietet das Verfahren der konsularischen Beweisaufnahme nach § 363 II ZPO. Eine solche Direktmethode der Beweisaufnahme ist in den Art. 15-21 HBÜ normiert. Die Beweisaufnahme durch deutsche Konsuln im Ausland stellt nach allgemeiner Ansicht zu dem beschriebenen Weg des § 363 I ZPO ein vorrangiges Verfahren dar, welches bei

[33] Vgl. Art. 11 I lit. b) HBÜ. Nach § 37 II ZRHO sind bei Ersuchen um Vernehmung von Zeugen und Sachverständigen die Rechte sogar wörtlich aufzunehmen. Es ist auch anzugeben, ob die Vernehmungen eidlich oder uneidlich erfolgen sollen, was insbesondere wegen der US-Praxis eidlicher Vernehmungen Bedeutung hat.

[34] So zurecht Schlosser, ZZP 94 (1981), S. 369 (398).

[35] In diesem Sinne MünchKommZPO/Musielak, Anhang zu § 363 Rdnr. 4; Stein/Jonas/Berger, Anhang zu § 363 A Art. 1 Rdnr. 31; Trittmann, Anwendungsprobleme, S. 135.

[36] Vgl. hierzu oben § 5 und § 6.

Zulässigkeit und Durchführbarkeit sogar zwingend zu betreiben ist[37]. Dies gilt deshalb, weil deutsches Verfahrensrecht zur Anwendung kommt und damit eine Verwertbarkeit im deutschen Prozess gesichert scheint. Zudem ist im Regelfall eine schnellere Erledigung als bei umständlichen Rechtshilfeverfahren nach § 363 I ZPO zu erwarten[38]. Doch die Nachteile liegen in der fehlenden Befugnis zur Zwangsanwendung, was bei mangelnder Kooperationsbereitschaft wiederum die Einschaltung der amerikanischen Stellen vonnöten macht[39]. In der Praxis bleibt es zumeist bei einem Rechtshilfeersuchen im Rahmen des § 363 I ZPO. Dies sicherlich auch aufgrund der Tatsache, dass § 13 II S. 1 ZRHO ausdrücklich anordnet, Ersuchen um eine konsularische Beweisaufnahme in solche Länder, mit deren Behörden der unmittelbare Geschäftsverkehr gestattet ist, von der Prüfungsstelle nicht weiterzuleiten. Diese Anweisung macht sich jedoch vor dem eindeutigen Hintergrund der gegensätzlichen Gesetzeslage recht merkwürdig aus. Daher wird die Verwaltungsvorschrift häufig als rechtswidrig eingestuft[40]. Andere wollen das Spannungsfeld zwischen Art. 97 GG und § 363 II ZPO auf der einen Seite und Art. 32 I GG auf der anderen mit einem Überwiegen von Letzterem auflösen[41]. Letztendlich spielt eine konsularische Beweisaufnahme unter dem zugrunde gelegten Zielaspekt keine Rolle. Denn die Durchführung von discovery-Maßnahmen scheidet gänzlich aus.

II. Rechtshilfe, Beweisbeschaffung aus dem Ausland und Unmittelbarkeit der Beweisaufnahme

Geht die Beweisaufnahmetätigkeit von vornherein unter Mitwirkung und Einbeziehung des deutschen Prozessgerichts vonstatten, fragt sich in welchem Verhältnis die einzelnen Optionen zueinander stehen und inwieweit ein mögliches Wahlrecht besteht bzw. im Ermessen des Gerichts liegt.

Neben dem konsularischen Weg gemäß § 363 II ZPO und einem gerichtlichen Rechtshilfeantrag nach § 363 I ZPO kommt ein Vorgehen über § 364 ZPO ohnehin nur ausnahmsweise in Betracht[42]. Unter diese Vorschrift fällt schon gar nicht eine „private" Beweisermittlung oder Beweiserhebung durch eine Partei,

---

37 Zöller/Geimer, § 363 Rdnr. 2, 13; Stein/Jonas/Berger, § 363 Rdnr. 30; MünchKommZPO/Musielak, § 363 Rdnr. 7; Musielak/Stadler, § 363 Rdnr. 5; Thomas/Putzo, § 363 Rdnr. 1.

38 Vgl. insoweit nur Musielak/Stadler, § 363 Rdnr. 5.

39 Nach Art. 18 I HBÜ kann jeder Vertragsstaat erklären, dass der konsularische Vertreter von der zuständigen Behörde des ersuchten Staates Zwangsmaßnahmen erlangen kann. Die Vereinigten Staaten stellen diese Hilfe grundsätzlich auch umfassend zur Verfügung.

40 So etwa Junker, Discovery, S. 431, m.w.N.

41 Siehe E. Geimer, S. 126.

42 Z.B. wenn zu einem ausländischen Staat keine diplomatischen Beziehungen bestehen oder keine Rechtshilfe geleistet wird, vgl. BGH vom 27. Okt. 1988 in NJW-RR 1989, S. 160 (161).

wie etwa eine Zeugenvernehmung im Ausland auf eigene Faust[43]. Dieses kann jedenfalls nicht auf Anordnung des Gerichts geschehen. Während in den §§ 363, 364 ZPO nur die Methoden einer Beweisaufnahme im Ausland geregelt sind, kann ein deutscher Richter unter besonderen Voraussetzungen aber auch selbst im Ausland Beweis erheben[44]. Schließlich kann das Gericht auch versuchen, Beweismittel, die sich im Ausland befinden, ins Inland zu schaffen[45]. Dieser Weg ist als Beweisbeschaffung aus dem Ausland weder in den §§ 363, 364 ZPO noch im HBÜ geregelt. In welchem Verhältnis diese Möglichkeit zu den zuvor beschriebenen Vorgehensweisen steht, ist umstritten, zumal dem Grundsatz der Unmittelbarkeit nach § 355 ZPO in unterschiedlicher Weise Rechnung getragen wird.

Dabei ist zunächst zu berücksichtigen, dass nach dem HBÜ einer Beweismittelbeschaffung keine Grenzen gesetzt sind, wie aus der Zielsetzung sowie dem Wortlaut in den Art. 1, 15, 16 und 17 HBÜ hervorgeht[46]. Denn Ziel des Abkommens ist eine Erleichterung des Rechtshilfeverkehrs, nicht eine Erschwerung der Beweisaufnahme für die Vertragsstaaten durch ein Versperren effektiver Ermittlungswege. In den genannten Vorschriften ist zudem für einen entsprechenden Rechtshilfeantrag des ersuchenden Gerichts mit dem Wort „kann“ deutlich gemacht, dass ein solches Prozedere nicht zwingend in Gang gesetzt werden muss. Ein Verzicht auf nach eigenem Verfahrensrecht erlaubte Methoden der Tatsachenfeststellung kann dem HBÜ jedenfalls nicht entnommen werden. Ein wesentlicher Vorteil einer Beschaffung von Beweisen unmittelbar vor das Prozessgericht liegt denn auch in der vollumfänglichen Verträglichkeit mit dem Unmittelbarkeitsgrundsatz und der Beachtung der Parteiöffentlichkeit nach § 357 ZPO. Aus diesen Prinzipien kann hergeleitet werden, dass die Beweisaufnahme in der Regel vor dem Prozessgericht durchgeführt werden soll und zu diesem Zweck Beweismittel herbeizuschaffen sind. Teilweise wird daher die Auffassung vertreten, es existiere ein grundsätzlicher Vorrang einer Beweisbeschaffung aus dem Ausland[47]. Die dagegen vorgebrachte Behauptung, solche Maßnahmen seien zumeist am Rande der Legalität[48], sind jedenfalls zu plakativ und zudem auch tatsächlich unzutreffend; schließlich kommt ein solches Vorgehen nur unter Beachtung ausländischer Souveränitätsrechte in wenigen geregel-

---

[43] Musielak/Stadler, § 364 Rdnr. 3; Stein/Jonas/Berger, § 364 Rdnr. 3. Insoweit darf eine Privatperson auch nicht zum „Beauftragten“ des Gerichts gemacht werden, a.a.O., § 363 Rdnr. 27. Geht eine Partei auf eigene Faust vor, können Protokolle oder schriftliche Zeugenaussagen nur als Urkundenbeweis in den Prozess eingeführt werden, BGH vom 10. Mai 1984 in NJW 1984, S. 2039.

[44] Hierzu oben § 6 I 4; vgl. auch Stein/Jonas/Berger, § 363 Rdnr. 26.

[45] Siehe die Ausführungen in § 3 VI 2.

[46] So auch Stein/Jonas/Berger, § 363 Rdnr. 8; Gottwald, FS Habscheid, S. 119 (125); Daoudi, S. 79 f.

[47] MünchKommZPO/Musielak, § 363 Rdnr. 1; Schabenberger, S. 221 ff.; zustimmend auch Geimer, IZPR, S. 603, Rdnr. 2380; Daoudi, S. 75 f.

[48] So etwa Linke, IZPR, S. 125; Leipold, S. 66.

ten Fällen in Betracht[49]. Doch ist zu berücksichtigen, dass eine Beweisaufnahme im Wege der internationalen Rechtshilfe, mag sie auch unmittelbar im Ausland stattfinden, nach den §§ 363, 364, 369 ZPO einer Beweisaufnahme vor dem Prozessgericht gleichgestellt ist. Gleichgültig, ob man daher die Rechtshilfe als Ausnahme vom Grundsatz der Unmittelbarkeit ansieht[50] oder nicht[51], ist gegen ein solches Vorgehen nichts einzuwenden, es ist im Gegenteil vom Gesetz als gleichwertig anerkannt[52]. Jedenfalls sollen nach Ansicht des BGH die Parteien auch keinen Anspruch darauf haben, dass eine sich im Ausland aufhaltende Beweisperson vor das deutsche Gericht geladen wird[53]. Überzeugend sind auch die weiteren Sachgründe gegen die Annahme eines Vorrangs der Beweisbeschaffung aus dem Ausland und eines Regel-Ausnahme-Verhältnisses. So stehen Zwangsmittel, was von erheblichem Belang ist, nicht zur Verfügung, wenn die Beweisperson im Ausland sich weigert, vor dem Prozessgericht in Deutschland zu erscheinen bzw. entsprechende Handlungen zur Bewirkung der Übersendung von Beweismitteln vorzunehmen.

Aufgrund der Vielzahl von Unwägbarkeiten ist daher im Ergebnis dem deutschen Gericht bei der Wahl des weiteren Vorgehens ein Ermessen einzuräumen[54]. Die angestellten Erwägungen ergeben für das Prozessgericht jedenfalls keine bestimmte Reihenfolge bei der Anwendung von Maßnahmen zur Abwicklung grenzüberschreitender Beweisverfahren. Das Gericht sollte sich – was es im Ergebnis auch tun wird – von Praktikabilitätserwägungen leiten lassen, die das Ziel im Auge behalten, dem gestellten Beweisantrag im Hinblick auf eine breite Sachverhaltserforschung in hinreichendem Maße nachzukommen, um letztendlich den Erlass eines gerechten Urteils zu ermöglichen.

Für eine Partei, die eine discovery-Durchführung erreichen möchte, sind somit Möglichkeiten vorhanden, trotz Einschaltung des deutschen Prozessgerichts an ihr Ziel zu gelangen. Beweisbeschaffungen aus dem Ausland durch das Gericht sind jedenfalls nicht zwingend, auch wenn sie vom Prozessgericht selbstverständlich zunächst angeordnet werden können. Allerdings sind diese Möglichkeiten insgesamt recht begrenzt und von der freiwilligen Mitwirkung der Beweisperson abhängig. Ein Rechtshilfeverfahren nach dem HBÜ kann in den meisten Fällen durchgeführt werden. Ein solches Vorgehen ist zudem vorrangig gegenüber der Stellung eines Rechtshilfeersuchens außerhalb des Abkommens[55]. Im Regelfall findet daher bei Einschaltung des Prozessgerichts und im Ausland

---

49 Vgl. hierzu die umfassende Darstellung in § 3 VI 2.

50 So Schabenberger, S. 215 ff., 222; Musielak/Stadler, § 363 Rdnr. 1.

51 E. Geimer, S. 115.

52 Für den Vorrang einer Rechtshilfeinanspruchnahme bei Zeugen im Ausland auch Leipold, ZZP 105 (1992), S. 500 (508 ff.).

53 BGH vom 24. Apr. 1980 in IPRax 1981, S. 57 (58); a.A. Stein/Jonas/Berger, § 363 Rdnr. 6, wonach ein Zeuge oder Sachverständiger, der zum freiwilligen Erscheinen vor Gericht bereit sei, geladen werden müsse.

54 Im Ergebnis zustimmend Stein/Jonas/Berger, § 363 Rdnr. 6.

55 Vgl. hierzu § 6 III 2, Fn. 54.

belegenen Beweismitteln gemäß § 363 I ZPO ein Rechtshilfeverfahren nach dem HBÜ statt.

III. Ambivalenz des HBÜ oder Restriktion der Möglichkeiten?

Wird ein Rechtshilfeverfahren in Deutschland eingeleitet, um an Beweismittel in den USA zu gelangen, kommt es in der Regel auch zu einer Anwendung der discovery-Regeln nach den Federal Rules of Civil Procedure. Die bisherige Deskription hat das entsprechende Einfallstor in Art. 9 I HBÜ kenntlich gemacht, dies freilich ohne die Hürde des Art. 11 HBÜ zu unterschlagen. Der Satz, die Beweiserhebung erfolge nach der lex fori des ersuchten Staates, gilt eben nur eingeschränkt.

Während im Hinblick auf Weigerungsrechte der beiden Rechtsordnungen der Grundsatz der Meistbegünstigung für die Beweisperson zum Tragen kommt, stellt sich aber gleichzeitig die Frage, ob das deutsche Gericht das Rechtshilfeverfahren dazu nutzen darf, auf die Beweisperson mehr Zwang auszuüben, als dies bei einer Beweisaufnahme vor dem Prozessgericht nach deutschen Vorschriften möglich wäre. Im Bereich außerhalb der Weigerungsrechte kann es aufgrund divergierender Verfahrensregelungen zu solchen Diskrepanzen kommen. Im Gegensatz zum amerikanischen Recht hält die deutsche ZPO keine rechtlichen Mittel bereit, Prozessparteien zur Aussage oder zur Urkundenvorlage zu zwingen. Ebenso fehlt es an Möglichkeiten, bei Dritten eine Urkundenvorlage durchzusetzen. Kann nun das deutsche Prozessgericht ein Rechtshilfeersuchen stellen trotz der Tatsache, dass nach deutschem Recht einer Beweisaufnahme mit Sicherheit kein Erfolg beschieden wäre und nur die weitreichenden Zwangsmittel des US-Rechts ein positives Ende erwarten lassen. Oder ist es wegen einer möglichen Verwertbarkeit der Ergebnisse im deutschen Erkenntnisverfahren umgekehrt gerade so, dass die Mitwirkung des Prozessgerichts bei der Rechtshilfeerlangung auf jeden Fall erfolgen soll.

Bezüglich Parteivernehmungen stehen einer Zwangsanwendung die Aussageverweigerungsrechte entgegen. § 37 IV ZRHO nimmt hierauf ausdrücklich Bezug. Doch was ist insbesondere mit Urkundenvorlagen, für die im deutschen Recht keine Weigerungsrechte bestehen, da eine Vorlage im Rahmen des Hauptsacheverfahrens erst gar nicht erzwingbar ist?

Man könnte versuchen das Problem damit in den Griff zu bekommen, dass man die im deutschen Recht vorhandenen Zeugnisverweigerungsrechte entsprechende Anwendung finden lässt bzw. aus der fehlenden Erzwingbarkeit ein Weigerungsrecht konstruiert, welches im Ersuchen dann anzugeben ist. Allerdings ist eine solche Analogie aufgrund der unterschiedlichen Interessenlage bei einer Vernehmungsmitwirkung und einer Urkundenvorlage abzulehnen. Bei einer Urkunde steht mehr noch die Belegenheit der Sache im Vordergrund. Zudem verweist Art. 10 HBÜ unzweideutig auf die Anwendung von Zwangsmitteln des ersuchten Staates. Ist ein Rechtshilfegesuch gestellt worden, soll sich die Durchsetzung und Durchsetzbarkeit eben nach dem Recht des Rechtshilfegerichts richten. Dies deutet darauf hin, dass eine Nutzbarmachung der weiten US-amerikanischen Möglichkeiten in einem solchen Fall erfolgen kann[56]. Schließlich ist die Urkundenvorlage selbst nach deutschem Recht durchaus möglich, auch wenn keine Zwangsmittel vorgesehen sind. Insoweit handelt das Prozessgericht korrekt. Das weitere Verfahren liegt dann aber beim US-Gericht.

Allerdings ist einem solchen Vorgehen nicht in jedem Fall Tür und Tor zu öffnen. Dann nämlich, wenn über den Umweg der Inanspruchnahme ausländischer Rechtshilfe eine Handlung offensichtlich erzwungen werden soll, die im Rahmen des deutschen Rechts vor dem Prozessgericht auf gar keinen Fall erreicht werden könnte, da eine Weigerung der Beweisperson beispielsweise von vornherein feststeht[57]. Denn die ausländische Rechtshilfe wird nur für das Verfahren vor dem deutschen Gericht tätig. Da Art. 10 HBÜ lediglich den ersuchten Staat verpflichtet, seine Zwangsmittel auch einzusetzen, nicht aber das ersuchende Gericht anhält, davon Gebrauch zu machen, muss bei einem reinen Umgehungscharakter der Maßnahme von deutscher Seite die Mitwirkung und damit schon die Antragstellung auf Rechtshilfegewährung unterbleiben. Ist jedoch erst einmal ein Ersuchen hinausgegangen, kann die zwangsweise Durchführung entsprechend den US-Vorschriften nach der Gesamtkonzeption der Regelungen und der Interessenlage der Beteiligten erfolgen. Ein Rückgriff auf eine Analogie zu bekannten Weigerungsrechten oder begrenzten Möglichkeiten nach deutschem Recht kommt nicht in Betracht.
Im Ergebnis bedarf es folglich einer moderaten Auflösung des Spannungsfelds zwischen der verbotenen Hinwirkung auf eine reine Umgehung der am Prozessort geltenden Möglichkeiten und dem fehlenden Erfordernis, auf dem eigenen Verfahren bei einer Rechtshilfebeantragung zu bestehen. Im Normalfall wird gegen eine zwangsweise Erledigung des Ersuchens aber nichts einzuwenden sein, auch wenn dies zu mehr Beweisermittlung führt als bei reinen Inlandsfällen.

---

[56] Vgl. zum Problem der Urkundenvorlage allgemein Junker, Discovery, S. 418 ff., der letztendlich zu diesem Ergebnis kommt, a.a.O., S. 420.

[57] Für ein generelles Verbot für deutsche Gerichte, um eine Beweisaufnahme zu ersuchen, die in einem reinen Inlandsfall nicht möglich wäre, E. Geimer, S. 129.

IV. Verwertung der Beweisergebnisse

1. Grundsätze

Die Verwertung der Ergebnisse richtet sich ausnahmslos nach der lex fori des Prozessgerichts. Das deutsche Recht bestimmt folglich, ob und wie die im Ausland erlangten Beweise zu verwerten sind und welchen Beweiswert sie haben. Für die Art und Weise der Einführung sieht § 285 II ZPO vor, dass die Parteien das Ergebnis der Beweisaufnahme vorzutragen haben, sofern die Beweisaufnahme nicht vor dem Prozessgericht erfolgt ist[58]. Eine Beweisaufnahme im Ausland im Wege internationaler Rechtshilfe stellt eine solche Beweisaufnahme dar[59]. Damit wird deutlich, dass es sich bei der Beweisaufnahme im Rahmen eines Rechtshilfeverfahrens, das von dem Prozessgericht selbst angeordnet wurde, um eine Durchführung innerhalb desselben Prozesses handelt und eine erneute Beweisaufnahme unmittelbar vor dem Prozessgericht selbst nicht mehr nötig ist[60]. In diesem Charakteristikum liegt der große Vorteil eines Vorgehens im Rahmen der gerichtlich veranlassten Rechtshilfe. Eine gesonderte Einführung des im Ausland erlangten Beweismaterials ist nicht mehr notwendig, so dass die Verwertung entsprechend der Form der ausländischen Beweiserhebung erfolgen kann. Die Vernehmung eines Zeugen führt daher auch zu einem Zeugenbeweis und nicht etwa zum Antritt eines Urkundenbeweises[61].

Aus diesem Umstand ergibt sich denn auch der grundsätzlich ungeschmälerte Beweiswert der einzelnen Beweismittel. Es muss nicht auf den Umweg eines Urkundenbeweises oder einer Vernehmung von Zeugen vom Hörensagen zurückgegriffen werden. Die damit einhergehende eingeschränkte Beweiskraft bleibt bei Rechtshilfeverfahren erspart. Die unmittelbare Verwertbarkeit besteht bei allen Vorgehensweisen nach den §§ 363, 364 ZPO. Dies schließt aber nicht aus, dass sich beispielsweise die Umstände für die Beurteilung der Glaubwürdigkeit eines Zeugen aus dem Vernehmungsprotokoll ergeben müssen, falls die Glaubwürdigkeit ernsthaft in Zweifel gezogen wird. Lässt sich aus der vorliegenden Niederschrift hierzu nichts Eindeutiges entnehmen, muss eine erneute Beweiserhebung, am besten vor dem Prozessgericht selbst, versucht werden. Insofern ist der Beweiswert dieses Beweismittels ebenfalls eingeschränkt[62]. Nicht richtig ist aber, wenn man an die bloße Andersartigkeit des ausländischen Rechts eine besonders kritische Würdigung anknüpft, die einen geringeren Beweiswert nach sich zieht[63].

---

[58] Vgl. oben § 4 I 2, Fn. 21.

[59] MünchKommZPO/Prütting, § 285 Rdnr. 8; Baumbach/Lauterbach/Hartmann, § 285 Rdnr. 7; Thomas/Putzo, § 285 Rdnr. 2.

[60] In dieser Weise auch Schabenberger, S. 104.

[61] Unzutreffend daher BGH vom 11. Juli 1990 in NJW 1990, S. 3088 (3089).

[62] BGH, a.a.O., in dieser Hinsicht korrekt.

[63] So aber MünchKommZPO/Musielak, § 369 Rdnr. 3.

Aufgrund der Tatsache, dass das Beweisaufnahmeverfahren im Ausland bei Rechtshilfeersuchen in der Regel nach fremdem Recht abläuft, statuiert § 369 ZPO ein Prinzip der Meistbegünstigung[64]. Danach ist die ausländische Beweisaufnahme bereits verwertbar, wenn die Beweiserhebung entweder nach dem ausländischen oder nach dem deutschen Prozessrecht ordnungsgemäß durchgeführt wurde. Lediglich in Fällen, in denen das konkrete Verfahren weder nach der einen noch nach der anderen Verfahrensordnung zulässig war, muss eine Verwertung unterbleiben, soweit keine Heilung gemäß § 295 ZPO eingetreten ist. Dies ist dann allerdings auch zwingend, da § 369 ZPO zusammen mit der Vorschrift des § 295 ZPO eine unzweideutige Regelung enthält, die insoweit § 286 ZPO nicht zum Zuge kommen lässt[65]. Das Ergebnis der fehlerhaften Beweisaufnahme soll eben gerade nicht im Wege freier Beweiswürdigung zur Verwertung gelangen[66]. Die Beweisaufnahme ist statt dessen bei solchen Doppelmängeln zu wiederholen, ansonsten würde das Prinzip der formellen Verwertbarkeit, das § 369 ZPO regelt, verletzt.

Aber auch bei der Verwertung von Ergebnissen aus Rechtshilfeverfahren gilt der aufgestellte Grundsatz, dass bei Anwendung ausländischer Beweismethoden das Prozessgericht den Beweis nur in dem Umfang verwerten darf, wie das inländische Recht das ausländische Beweisaufnahmeverfahren anerkennt. Bei dieser Anerkennungshürde ist wieder auf den ordre public abzustellen. Dessen Auslegung erfolgt entsprechend den Erkenntnissen, die bei der Überprüfung separater Hauptsacheverfahren gewonnen wurden[67]. Die vorsichtige Haltung gegenüber einer Anerkennungs- und Verwertungsverweigerung wird im Rahmen der Rechtshilfe dadurch verstärkt, dass in der Vorschrift des § 369 ZPO der Grundsatz einer Verwertbarkeit kodifiziert wurde. Interne deutsche Beweisverbote, die noch dazu meist nicht positivrechtlich geregelt sind, stehen hinter dieser Regelung zurück. Erst dann, wenn die Mindestanforderungen an ein geordnetes und rechtsstaatliches Verfahren nicht mehr erfüllt sind, kann eine Verwertung auszuschließen sein. Bei der US-amerikanischen discovery wurde dies allerdings hinsichtlich der generellen Verfahrensgestaltung verneint. Allenfalls bei gravierenden Grundrechtseingriffen kann es zu der Ablehnung einer Maßnahme und dem Verbot einer Verwertung im Einzelfall kommen. In Anbetracht der geringeren Zugriffsmöglichkeiten auf Beweispersonen bei einem Vorgehen innerhalb des HBÜ ist eine Ablehnung der discovery-Ergebnisse aber wesentlich unwahr-

[64] Vgl. hierzu Stein/Jonas/Berger, § 369 Rdnr. 2; Musielak/Stadler, § 369 Rdnr. 5.

[65] Vgl. Musielak/Stadler, § 369 Rdnr. 6; a.A. Baumbach/Lauterbach/Hartmann, § 369 Rdnr. 5; Thomas/Putzo, § 369 Rdnr. 1; Zöller/Greger, § 369 Rdnr. 1.

[66] Stein/Jonas/Berger, § 369 Rdnr. 2; MünchKommZPO/Musielak, § 369 Rdnr. 4; beide möchten, falls eine neuerliche Beweiserhebung nicht möglich ist, das fehlerhaft zustande gekommene Ergebnis verwerten; dies unter Berücksichtigung des geschmälerten Beweiswerts.

[67] Hierzu ausführlich § 4.

scheinlicher als bei Beweisermittlungen gänzlich ohne Mitwirkung des deutschen Prozessgerichts.

2. Die Bedeutung fehlender richterlicher Beteiligung bei der Beweiserhebung

Von besonderem Interesse ist das Phänomen US-amerikanischer Beweiserhebung ohne richterliche Mitwirkung vor Ort. Abschließend soll daher betrachtet werden, ob dadurch einer Verwertung im deutschen Prozess negative Auswirkungen drohen. Dieses Problem gewinnt erst richtig an Bedeutung, wenn man sich vor Augen führt, dass bei Beweisaufnahmen im Rahmen der Rechtshilfe eine Gleichstellung mit einer Beweisaufnahme vor dem Prozessgericht erfolgt. Bei anderen, zuvor beschriebenen Wegen ist stets noch einmal eine gesonderte Einführung der Ergebnisse durch neue Beweisantritte nötig[68]. Damit wird die entscheidende Beweisaufnahme vor dem Prozessgericht vorgenommen, bei der die richterliche Mitwirkung gesichert ist. Der Beweiswert der vorgelegten Urkunde oder eines Zeugen vom Hörensagen ergibt sich dabei aus denselben Maßstäben, die an entsprechende Beweismittel aus dem Inland angelegt werden.
Soll daher eine Verwertung einer Aussage nach deutschem Prozessrecht etwa nur dann erfolgen können, wenn sie vor einem Richter abgegeben wurde? Bedenken könnten aufgrund der §§ 355, 375 ZPO bestehen. Doch weder aus § 363 ZPO folgt ein solches Erfordernis, noch ist im HBÜ vorgeschrieben, dass eine Erledigung von Rechtshilfeersuchen durch den Richter geschehen muss. Auch aus verfassungsrechtlicher Sicht ist es nicht geboten, über die Beweiswürdigung hinaus auch die tatsächliche Aufnahme der Beweise als wesensimmanente und ausschließliche Richtertätigkeit zu statuieren[69]. Man wird daher eine Beweiserhebung im US-Recht ohne unmittelbare Beteiligung eines Richters als zulässig erachten müssen und eine richterliche Beweisaufnahme allenfalls als erstrebenswert bezeichnen können[70]. Demgemäß ist auch nicht zu beanstanden, dass eine Beweiserhebung im Ausland nach § 363 II ZPO über deutsche Konsuln erfolgt[71]. Dies ist ebenfalls mit dem Richtervorbehalt des Art. 92 GG vereinbar, da die wesentlichen Tätigkeiten, wie Beurteilung der Beweiserheblichkeit und Beweiswürdigung, dem Richter weiterhin vorbehalten sind[72]. Der entscheidende Gesichtspunkt ist in beiden Fällen, dass die Durchführung der Beweisaufnahme jeweils im Rahmen der gerichtlichen Zustimmung bzw. Anordnung erfolgt[73].

---

[68] Dasselbe Problem fehlender richterlicher Mitwirkung stellt sich allerdings bei Beweissicherungsverfahren, die gemäß § 493 I ZPO einer Beweisaufnahme vor dem Prozessgericht gleichgestellt werden, vgl. hierzu im Einzelnen oben § 5 III.

[69] Vgl. hierzu E. Geimer, S. 142.

[70] Dies ausdrücklich Zöller/Geimer, § 363 Rdnr. 24, 10; E. Geimer, S. 148; Junker, Discovery, S. 414; Musielak/Stadler, § 363 Rdnr. 7.

[71] Gemäß den §§ 15, 19 KonsularG tritt der Konsul an die Stelle des Richters.

[72] Vgl. Zöller/Geimer, § 363 Rdnr. 14; Stein/Jonas/Berger, § 363 Rdnr. 48.

[73] Abzugrenzen ist dieser Fall deshalb von einer rein privaten Beweiserhebung einer Partei, vgl. Zöller/Geimer, § 364 Rdnr. 1.

Letztendlich stellt die richterliche Beweiserhebung bei Rechtshilfeverfahren kein zwingendes Erfordernis dar. Dennoch ist es sinnvoll, auf eine richterliche Mitwirkung zu drängen. Dies gilt für alle Methoden einer Beweisgewinnung in den USA. Im Rahmen des HBÜ stellt Art. 9 II eine solche Möglichkeit zur Verfügung. Hiervon sollte im Hinblick auf eine richterliche Beteiligung auch Gebrauch gemacht werden. Schließlich können nichtrichterliche Vernehmungen einen geminderten Beweiswert zur Folge haben.

V. Fazit

Es hat sich gezeigt, dass auch das HBÜ Wege bereitstellt, um mit discovery-Maßnahmen an in den USA befindliche Beweismittel zu gelangen[74]. Ein bedeutender Vorteil der vertraglich geregelten Rechtshilfe ist die Tatsache, dass nach dem HBÜ eine Pflicht zur Rechtshilfegewährung besteht. Dennoch ergeben sich aus der Einschaltung und Mitwirkung des Prozessgerichts im Hinblick auf die Zielsetzung möglichst umfangreicher Beweiserhebungen einige Einschränkungen. Speerspitze bildet sicherlich die Vorschrift des Art. 11 HBÜ. Das Beweisabkommen trägt in hohem Maße dem Gedanken Rechnung, dass es sich lediglich um eine Hilfe des Auslands für ein fremdes Verfahren handelt. Hohe Schutzansprüche des Prozessstaates werden beachtet, so dass dessen Regeln dem Beweisverlangen Grenzen setzen. Diese Grenzen sind im deutschen Recht weitaus enger als etwa bei discovery-Anträgen, die von einer Partei direkt in den USA ohne Vermittlung des Prozessgerichts gestellt werden. Rechtshilfeverfahren nach dem HBÜ sind daher nicht in dem Maße geeignet, Informationen aufzudecken, wie dies durch die anderen aufgezeigten Möglichkeiten der Fall ist. Zusätzlich präsentiert sich der Rechtshilfeweg über das HBÜ als umständlich, teuer und langatmig.

Der maßgebliche Unterschied zu den direkten Wegen liegt in der Mitwirkung des deutschen Gerichts von Anfang an. Es wirkt daher in der Regel so auf die Verfahrensgestaltung ein, dass es erst gar keines eventuellen, späteren Rückgriffs auf die Korrekturfunktion des ordre public bedürfen wird. Die Verwertbarkeit wird bereits durch die eigene Einflussnahme gesichert, zumal es sich hier sogar unmittelbar um eine Beweisaufnahme im Rahmen des deutschen Hauptsacheverfahrens handelt. Aus diesem Grunde bleibt das Verfahren der Beweisermittlung im Wege der Rechtshilfe hinter möglichen „Ausforschungsformen" zurück, die aus dem Blickwinkel der Verwertbarkeit der Ergebnisse aber zulässig und für deutsche Parteien daher so attraktiv erscheinen.

[74] Die Kosten einer Beweisaufnahme im Ausland werden nach den gewöhnlichen Grundsätzen bei der Kostenfestsetzung berücksichtigt, vgl. hierzu Stürner, IPRax 1984, S. 299 (301). Einen Überblick über die Kosten, die im Rahmen eines solchen Verfahrens überhaupt anfallen, gibt E. Geimer, S. 170 ff.; vgl. auch Böckstiegel/Schlafen, NJW 1978, S. 1073 (1077).

§ 8

Zusammenfassung und Schlussbetrachtung

Gegenstand der vorliegenden Untersuchung ist die Frage gewesen, inwieweit einer Partei Möglichkeiten zur Verfügung stehen, Beweismaterial in den USA mittels Durchführung von discovery-Maßnahmen für einen deutschen Zivilprozess nutzbar zu machen, und ob auf solchen Wegen erlangte Informationen und Beweismittel in einem deutschen Erkenntnisverfahren zulässig und verwertbar sind.

Dabei wurden folgende Erkenntnisse erzielt:

1. Dem Beweisrecht kommt innerhalb der prozessualen Regelwerke überragende Bedeutung zu, denn der Beweis bestimmt weitgehend den Prozessausgang. Bei im Ausland belegenen Beweismitteln kann auf alternative Beweisverfahren zugegriffen werden, die in unterschiedlicher Weise Möglichkeiten zur Wahrheitsfindung eröffnen. Im Gegensatz zur Beweiswürdigung ist die Anwendung des Verfahrensrechts nicht zwingend an die lex fori des Prozessgerichts gekoppelt.
2. Für Beweismittel auf dem Staatsgebiet der USA ermöglicht das discovery-Verfahren eine umfangreiche und sehr weitgehende Informations- und Beweismittelbeschaffung. Dies gilt in besonderem Maße für eine pre-trial discovery, die innerhalb eines in den Vereinigten Staaten anhängigen Hauptverfahrens stattfindet, der Hauptverhandlung selbst aber vorgelagert ist. Eine deutsche Partei kann ein Hauptsacheverfahren in den Vereinigten Staaten parallel zu einem solchen in der Bundesrepublik anstrengen, um sich die discovery zunutze zu machen. Dies wird durch eine weite Zuständigkeitsbegründung amerikanischer Gerichte, effiziente Zustellungsregelungen und die geringen Barrieren für internationale Doppelprozesse ermöglicht. Lediglich in Fällen, in denen der US-Verfahrensbeginn zeitlich vor einer Klageerhebung in Deutschland liegt und eine identische Parteibeteiligung sowie derselbe Streitgegenstand in beiden Prozessen gegeben sind, ist eine parallele Verfahrensgestaltung nach deutschem Recht ausgeschlossen.
3. Die „Entdeckungsreise" der discovery findet im deutschen Recht nichts unmittelbar Vergleichbares. Doch hat das deutsche Recht eigene Ansatzpunkte für eine Sachverhaltsaufklärung entwickelt. Dabei geht es nicht den Weg über eine allgemeine prozessuale oder materiellrechtliche Aufklärungspflicht. Die Tendenz zu größerer Offenheit und einem ausforschungsfreundlicheren Verfahrensverständnis spiegelt sich jedoch in Veränderungen des Substantiierungsgrundsatzes, einer Ausdehnung der sekundären Behauptungslast, der Erweiterung materiellrechtlicher Aufklärungsansprüche, sachgerechten Verschiebungen der Beweis- und Behauptungslast sowie Erleichterungen hinsichtlich der Art und Weise des Beweisantritts wieder. Die Grenzziehung

durch das Ausforschungsverbot stellt kein unüberwindliches Hindernis im deutschen Recht dar. Vielmehr ist eine umfängliche Aufklärung durch die Gegenseite in bestimmten Prozesssituationen geboten. Dies gilt immer dann, wenn eine objektiv typische Unkenntnis der darlegungs- und beweisbelasteten Partei vorliegt und eine Kenntnis ohne Einschaltung des Prozessgegners nicht in zumutbarer Weise erlangt werden kann. Eine maßgebliche Rolle spielt dabei die Bedeutung des Verfassungsrechts und der Anspruch auf effektiven Rechtsschutz einer Beweis suchenden Partei.

4. Discovery produziert für ein deutsches Verfahren im Grundsatz gerichtsverwertbare Beweisstücke. Ein generelles Verbot der Verwertung von im Wege der discovery erlangten Beweisen ist abzulehnen. Das Verfahren der discovery erfüllt die Mindestanforderungen, die an ein geordnetes und rechtsstaatliches Verfahren zu stellen sind.

5. Ein Beweisverbot kommt lediglich ausnahmsweise im Einzelfall aus Gründen des ordre public in Betracht. Hierauf ist die Prüfungskompetenz deutscher Gerichte hinsichtlich des vorangegangenen US-Verfahrens beschränkt. Die entsprechende Anwendung der Grundsätze des deutschen ordre public bei der Beurteilung ausländischer Beweisverfahren und der Verwertbarkeit damit hervorgebrachter Beweisresultate ist geboten und sachgerecht. Da die einzelnen Verfahrensmerkmale der discovery für sich genommen nicht im Widerspruch zum verfahrensrechtlichen ordre public stehen, reduziert sich die Möglichkeit einer Ablehnung auf konkrete Grundrechtsverstöße im Rahmen der discovery. Kommt es zu einer Verletzung des Wesensgehalts eines Grundrechts, führt dies zwangsläufig zu einer Unverwertbarkeit der Ergebnisse. Es muss dann bereits die Beweisaufnahme vor dem deutschen Gericht über das discovery-Ergebnis unterbleiben. Weil solch schwerwiegende Grundrechtseingriffe die Ausnahme bilden, ist von einem Grundsatz der Verwertbarkeit auszugehen.

   Mit dem ordre public als einzige Hürde wird bewirkt, dass im Bereich des internationalen Rechtsverkehrs und der grenzüberschreitenden Beweiserhebung die Funktion zwischenstaatlicher Souveränitätsgrenzen auf ein Wächteramt begrenzt wird. Der dadurch vorhandene Rahmen kann unter vorrangiger Beachtung des Rechts auf Beweis und des Anspruchs auf effektiven Rechtsschutz für eine gründliche Wahrheitserforschung genutzt werden.

   Verstößt das deutsche Prozessgericht mit einer Beweiserhebung bzw. Beweisverwertung selbst gegen zwingendes Recht oder verletzt es hierdurch Grundrechte, greift unabhängig von einer Anknüpfung an das US-amerikanische discovery-Verfahren ein Beweisverbot ein.

6. Kommt es zu Verstößen gegen den ordre public, ist dies vom deutschen Gericht von Amts wegen zu berücksichtigen. Allerdings kommt neben einem Verzicht auf die Geltendmachung der Grundrechtsverletzung auch eine Verwirkung durch den Verletzten in Betracht. Denn es entsteht eine Rügepflicht

des Betroffenen bereits im US-Verfahren, falls eine Rüge dort möglich und zumutbar ist.
Greift ein Verwertungsverbot ein, beschränkt sich dessen Reichweite über das unmittelbare Beweismittel hinaus auf reine Umgehungsfälle. Eine weitere Fernwirkung ist abzulehnen.

7. Die Einführung der discovery-Ergebnisse aus separaten Hauptsacheverfahren in den USA muss im Wege neuer Beweisantritte vor dem deutschen Prozessgericht geschehen. Die Verwertung erfolgt dann gemäß den Grundsätzen des § 286 ZPO. Den durch discovery erlangten Beweismitteln kommt grundsätzlich der volle Beweiswert zu. Eine Minderung des Beweiswerts des eingeführten Beweismittels kann nicht alleine an die Tatsache geknüpft werden, dass die Gewinnung in einem discovery-Verfahren nach den dort vorgesehenen Regeln erfolgt ist. Es bleibt allerdings bei der Beachtung der materiellen Unmittelbarkeit des Beweismittels, wie sie im gesamten deutschen Beweisrecht vorkommt. Da es sich bei dem discovery-Ergebnis regelmäßig um mittelbare Beweismittel handelt, kann der Informationsgewinn durch discovery-Verfahren eine Relativierung erfahren.

8. Im Ergebnis ist festzuhalten, dass discovery im Wesentlichen dazu dient, den Nebel zu lichten und die Sicht auf den wahren Sachverhalt freizugeben. Der existierende Wahrheitsliberalismus des US-amerikanischen Zivilprozesses kann für deutsche Erkenntnisverfahren nutzbar gemacht werden; dies am effektivsten dadurch, dass die Information und Beweis suchende Partei eine direkte Klageerhebung bzw. Antragstellung zum Zwecke einer discovery-Durchführung bei einem US-Gericht vornimmt. Im Gegensatz zu einer Beteiligung des deutschen Prozessgerichts wirkt keine Beschränkung restriktiver deutscher Verfahrensnormen auf die Beweisermittlung ein. Dieser Vorteil wird allerdings damit erkauft, dass die in den USA gewonnenen Ergebnisse einer formellen Beweiseinführung in den deutschen Prozess im Wege einer Beweisaufnahme bedürfen. Eine Gleichstellung der Beweisaufnahme im Ausland mit einer solchen vor dem Prozessgericht erfolgt außerhalb von Rechtshilfeersuchen, die vom Prozessgericht ausgehen, lediglich bei Beweissicherungsmaßnahmen. § 493 ZPO gilt für ausländische Beweissicherungsverfahren entsprechend.

Für den einführend geschilderten Fall der Hannoveraner G-GmbH, die von ihrem ehemaligen Geschäftsführer H. sowie dritten Personen Informationen über dessen früheres Handeln und etwaige Pflichtverletzungen zu Lasten des Unternehmens erhalten möchte, ergibt sich damit folgendes Bild:

Eine Informationsbeschaffung zur Untermauerung der von der G-GmbH angestellten Vermutungen kann nur im Wege der discovery gelingen. Die Federal Rules of Civil Procedure stellen die Mittel bereit, um Vernehmungen, Urkun-

denvorlagen und Beantwortungen von Fragenkatalogen von Parteien und Dritten zu erreichen und dies gegebenenfalls sogar zwangsweise durchzusetzen.
Um eine umfassende discovery gänzlich ohne Restriktionen des deutschen Verfahrensrechts durchführen zu können, ist die Erhebung einer Klage vor einem US-amerikanischen Gericht mit jurisdiction über die Beweispersonen vorzuziehen. Die Rahmenbedingungen für eine Klage, die alleine den Zweck verfolgt, eine pre-trial discovery zu ermöglichen, sind von Seiten des US-Rechts erfüllt. Die Rechtshängigkeit des Verfahrens in der Bundesrepublik steht dem US-Prozess unabhängig von dem zugrunde liegenden Streitgegenstand nicht entgegen. Gegen wen die Klage tatsächlich gerichtet wird, ist von sekundärer Bedeutung, da gegen Parteien wie gegen Zeugen gleichermaßen discovery-Maßnahmen eingeleitet werden können.
Als Alternative zu diesem Vorgehen kommt ein Rechtshilfeersuchen in den USA nach Rule 28 U.S.C. § 1782 in Betracht. Doch Schwachstelle dieses Verfahrens ist das dem US-Gericht eingeräumte Ermessen bei der Gewährung der Rechtshilfe. Aufgrund der unterschiedlichen Haltung amerikanischer Behörden gegenüber Anträgen aus dem Ausland ist der Erfolg eines solchen Vorgehens im Hinblick auf eine umfangreiche discovery-Gewährung letztendlich ungewiss.

Literaturverzeichnis

Ahrens, Hans-Jürgen: Grenzüberschreitende selbständige Beweisverfahren – eine Skizze, in: Wege zur Globalisierung des Rechts, Festschrift für Rolf A. Schütze zum 65. Geburtstag, hrsg. von Reinhold Geimer, München 1999, S. 1-13.

Albrecht, Wolfgang: Informationspflichten der Parteien und Schutz der Prozessvorbereitung im Zivilprozess in den U.S.A., Hamburg 1983 (Dissertation).

Alternativkommentar: Kommentar zur Zivilprozeßordnung, hrsg. von Rudolf Wassermann, Neuwied-Darmstadt 1987 (zitiert: AK-ZPO/ Bearbeiter).

Ambs, Stephane: Bestreiten mit Nichtwissen – Die Auslegungsregel des § 138 Abs. 4 ZPO, Bielefeld 1997 (Dissertation).

Arens, Peter: Zur Aufklärungspflicht der nicht beweisbelasteten Partei im Zivilprozeß, ZZP 96 (1983), S. 1-24.

ders.: Dogmatik und Praxis der Schadensschätzung, ZZP 88 (1975), S. 1-48.

Arnold, Hans: Die Rechtshilfeordnung für Zivilsachen vom 19.10.1956, MDR 1957, S. 385-388.

Baer, Teresa D.: Injunctions Against the Prosecution of Litigation Abroad: Towards a Transnational Approach, 37 Stan. L. Rev. 155-186 (1984).

Baum, Harald: Inländische Abwehrklagen gegen US-amerikanische Produkthaftungsklagen?, in: Herausforderungen des Internationalen Zivilverfahrensrechts, hrsg. von Andreas Heldrich und Toshiyuki Kono, Tübingen 1994, S. 185-207.

Baumbach, Adolf/ Lauterbach, Wolfgang/ Albers, Jan/ Hartmann, Peter: Zivilprozeßordnung, 57. Auflage, München 1999 (zitiert: Baumbach/ Lauterbach/ Bearbeiter).

Baumgärtel, Gottfried: Treu und Glauben, gute Sitten und Schikaneverbot im Erkenntnisverfahren, ZZP 69 (1956), S. 89-131.

ders.: Der BGH zu Indizienketten und Lauschzeugen im Beweisrecht, MDR 1994, S. 766-768.

Baur, Fritz: Richtermacht und Formalismus im Verfahrensrecht, in: Summum ius, summa inuria, Ringvorlesung der Tübinger Juristenfakultät, Tübingen 1963, S. 97-116.

ders./ Grunsky, Wolfgang: Zivilprozeßrecht, 9. Auflage, Neuwied et al. 1997 (zitiert: Baur/ Grunsky).

Beck'sches Prozeßformularbuch, hrsg. von Horst Locher und Peter Mes, 8. Auflage, München 1998.

Benda, E./ Weber, A.: Der Einfluß der Verfassung im Prozeßrecht, ZZP 96 (1983), S. 285-306 (zitiert: Benda/ Weber).

Berkemann, Jörg: Fairneß als Rechtsprinzip, JR 1989, S. 221-228.

Bernhardt, Wolfgang: Die Aufklärung des Sachverhalts im Zivilprozeß, in: Beiträge zum Zivilprozessrecht, Festgabe zum 70. Geburtstag von Leo Rosenberg, hrsg. von Wolfgang Bernhardt, München 1949, S. 9-50.

Black, Steven F.: United States Transnational Discovery: The Rise and Fall of the Hague Evidence Convention, 40 Int. Comp. L. Q. 901-906 (1991).

Blumenwitz, Dieter: Einführung in das anglo-amerikanische Recht, 6. Auflage, München 1998.

Bodungen, Thilo von/ Jestaedt, Thomas: Deutsche Bedenken gegen „Discovery" mit extraterritorialen Wirkungen im US-Prozeß, in: Festschrift für Ernst C. Stiefel zum 80. Geburtstag, hrsg. von Marcus Lutter, u.a., München 1987, S. 65-85 (zitiert: v. Bodungen/ Jestaedt).

Böckstiegel, Karl-Heinz/ Schlafen, Dieter: Die Haager Reformübereinkommen über die Zustellung und die Beweisaufnahme im Ausland, NJW 1978, S. 1073-1077 (zitiert: Böckstiegel/ Schlafen).

Böhmer, Christof: Spannungen im deutsch-amerikanischen Rechtsverkehr in Zivilsachen, NJW 1990, S. 3049-3054.

Born, Gary B./ Vollmer, Andrew N.: The Effect of the Revised Federal Rules of Civil Procedure on Personal Jurisdiction, Service, and Discovery in International Cases, 150 F.R.D. 221-245 (1994) (zitiert: Born/ Vollmer).

Born, Gary B./ Westin, David: International Litigation in U.S. Courts, 2nd ed., Deventer 1992 (zitiert: Born/ Westin).

Braun, Thomas: Die Rolle des Federal District Court Judge im Verhältnis zu den Parteien, Berlin 1986 (Dissertation).

Brazil, Wayne D.: Civil Discovery: How bad are the problems?, 67 A.B.A.J. 450-456 (1981).

ders.: Discovery Abuse under the Federal Rules: Causes and Cures, 92 Yale L. J. 352-375 (1982).

Brehm, Wolfgang: Die Bindung des Richters an den Parteivortrag und Grenzen freier Verhandlungswürdigung, Tübingen 1982.

Bülow, Arthur/ Böckstiegel, Karl-Heinz/ Geimer, Reinhold/ Schütze, Rolf A.: Der Internationale Rechtsverkehr in Zivil- und Handelssachen, Band 3, Loseblattsammlung, München Stand: 1. Januar 1998.

Bürge, Alfons: Der Kupolofenfall – zwischen Beweislastverteilung und Auskunftsanspruch, in: Verfahrensrecht am Ausgang des 20. Jahrhunderts, Festschrift für Gerhard Lüke zum 70. Geburtstag, hrsg. von Hanns Prütting und Helmut Rüssmann, München 1997, S. 7-33.

Büttner, Siegfied: Vaterschaftsprozesse und Ausforschungsbeweis, ZZP 67 (1954), S. 73-107.

Bungert, Hartwin: Vollstreckbarkeit US-amerikanischer Schadensersatzurteile in exorbitanter Höhe in der Bundesrepublik, ZIP 1992, S. 1707-1725.

Campbell, Dennis/ Campbell, Christian (Hrsg.): International Civil Procedures, London et al. 1995 (zitiert: Campbell/ Campbell/ Bearbeiter).

Chudoba, Gerd: Der ausforschende Beweisantrag, Berlin 1993 (Dissertation).

Coester-Waltjen, Dagmar: Internationales Beweisrecht, Ebelsbach 1983.

Cooley, John W.: Puncturing Three Myths about Litigation, 70 A.B.A.J. 75-77 (1984).

Cound, John J., u.a.: Civil Procedure, 5th ed., St. Paul, Minn. 1989.

Daoudi, Jamal: Extraterritoriale Beweisbeschaffung im deutschen Zivilprozeß – Möglichkeiten und Grenzen der Beweisbeschaffung außerhalb des internationalen Rechtshilfeweges, Berlin 2000 (Dissertation).

Debernitz, Reinhard: Das Recht auf ein sachgerechtes Verfahren im Zivilprozeß, Regensburg 1985 (Dissertation).

Diederichsen, Uwe: Zur Rechtsnatur und systematischen Stellung von Beweislast und Anscheinsbeweis, VersR 1966, S. 211-222.

Döhring, Erich: Die Erforschung des Sachverhalts im Prozess, Berlin 1964.

Dörr, Dieter: Faires Verfahren: Gewährleistung im Grundgesetz der Bundesrepublik Deutschland, Kehl a. Rh.-Straßburg 1984 (Dissertation).

Dohm, Christian: Die Einrede ausländischer Rechtshängigkeit im deutschen internationalen Zivilprozeßrecht, Berlin 1996 (Dissertation).

Dorsel, Christoph: Forum non conveniens, Berlin 1996 (Dissertation).

Dunz, Walter: Der unzulässige Ausforschungsbeweis, NJW 1956, S. 769-773.

Ekelhöf, Per Olof: Beweiswürdigung, Beweislast und Beweis des ersten Anscheins, ZZP 75 (1962), S. 289-301.

Elsing, Siegfried H./ Van Alstine, Michael P.: US-amerikanisches Handels- und Wirtschaftsrecht, 2. Auflage, Heidelberg 1999 (zitiert: Elsing/ Van Alstine).

Esser, Guido: Der Ausforschungsbeweis, Bonn 1969 (Dissertation).

Feuerich, Wilhelm E./ Braun, Anton: Bundesrechtsanwaltsordnung, Kommentar, 4. Auflage, München 1999 (zitiert: Feuerich/ Braun).

Fink, Andreas: Die Verwertbarkeit rechtswidrig erlangter Beweismittel im Zivilprozeß, Köln 1994 (Dissertation).

Finman, Ted: The Request for Admissions in Federal Civil Procedure, 71 Yale L. J. 371-436 (1962).

Fleischhauer, Jens: Inlandszustellung an Ausländer, Berlin 1996 (Dissertation).

Försterling, Thomas: Internationales Beweissicherungsverfahren und Kostentragung, IPRax 2000, S. 499-500.

Frank, Jerome: Courts on trial: Myth and Reality in American Justice, Princeton, New York 1950.

Friedenthal, Jack H.: The Rulemaking Power of the Supreme Court: A Contemporary Crisis, 27 Stan. L. Rev. 673-686 (1975).

ders.: A Divided Supreme Court Adopts Discovery Amendments to the Federal Rules of Civil Procedure, 69 Cal. L. Rev. 806-820 (1981).

ders./ Kane, Mary Kay/ Miller, Arthur R.: Civil procedure, 2nd ed., St. Paul, Minn. 1993 (zitiert: Friedenthal/ Kane/ Miller).

Friedman, Aryeh S.: Laker Airways – The Dilemma of Concurrent Jurisdiction and Conflicting National Policies, 11 Brooklyn J. Int. L. 181-236 (1985).

Friedman, Barry: A Revisionist Theory of Abstention, 88 Mich. L. Rev. 530-602 (1989).

Gamp, Lothar: Die Bedeutung des Ausforschungsbeweises im Zivilprozeß, DRiZ 1982, S. 165-171.

ders.: Die Ablehnung von rechtswidrig erlangten Beweismitteln im Zivilprozeß, DRiZ 1981, S. 41-48.

Gaul, Hans Friedhelm: Zur Frage nach dem Zweck des Zivilprozesses, AcP 168 (1968), S. 27-62.

Geimer, Ewald: Internationale Beweisaufnahme, München 1998 (Dissertation).

Geimer, Reinhold: Internationales Zivilprozeßrecht, 3. Auflage, Köln 1997.

ders.: Anerkennung ausländischer Entscheidungen in Deutschland, München 1995.

ders.: Beachtung ausländischer Rechtshängigkeit und Justizgewährungsanspruch, NJW 1984, S. 527-530.

ders.: Verfassung, Völkerrecht und Internationales Zivilverfahrensrecht, ZfRV 33 (1992), S. 321-347 und S. 401-420.

ders.: Die Prüfung der internationalen Zuständigkeit, WM 1986, S. 117-123.

ders.: Anmerkung zu BGH, Beschluss vom 9. Mai 1990 – XII ZB 133/88, in ZZP 103 (1990), S. 471-490.

Gerber, Richard F.: Revitalization of the International Judicial Assistance Procedures of the United States: Service of Documents und Taking of Testimony, 62 Mich. L. Rev. 1375-1397 (1964).

Gießler, Hans: Das Beweisverbot des § 383 III ZPO, NJW 1977, S. 1185-1186.

Givens, Richard A.: Manual of Federal Practice, 3rd ed., Colorado Springs 1991.

Goldschmidt, James: Der Prozeß als Rechtslage. Eine Kritik des prozessualen Denkens, Berlin 1925 – Neudruck 1962.

Gottwald, Peter: Grenzen zivilgerichtlicher Maßnahmen mit Auslandswirkung, in: Festschrift für Walther J. Habscheid zum 65. Geburtstag, hrsg. von Walter F. Lindacher, u.a., Bielefeld 1989, S. 119-130.

ders.: Zur Wahrung von Geschäftsgeheimnissen im Zivilprozeß, BB 1979, S. 1780-1787.

ders.: Grundfragen der Anerkennung und Vollstreckung ausländischer Entscheidungen in Zivilsachen, ZZP 103 (1990), S. 257-293.

ders.: The Probative Value of Testimony in Private Law, in: German National Reports in Civil Law Matters for the XIVth Congress of Comparative Law in Athens 1994 – Deutsche Landesberichte im Zivilrecht für den XIV. Kongreß für Rechtsvergleichung in Athen 1994, hrsg. von Erik Jayme, Heidelberg 1994, S. 135-151.

Greger, Reinhard: Discovery am Amtsgericht?, ZRP 1988, S. 164-167.

ders.: Beweis und Wahrscheinlichkeit, Köln 1978 (Dissertation).

Gronstedt, Sebastian: Grenzüberschreitender einstweiliger Rechtsschutz, Frankfurt a. M. 1994 (Dissertation).

Großfeld, Bernhard: Probleme der Rechtsvergleichung im Verhältnis Vereinigte Staaten von Amerika – Deutschland, RabelsZ 39 (1975), S. 5-28.

Grunsky, Wolfgang: Lex fori und Verfahrensrecht, ZZP 89 (1976), S. 241-259.

Habscheid, Walther J.: Beweislast und Beweismaß – Ein kontinentaleuropäischer-angelsächsicher Rechtsvergleich, in: Festschrift für Gottfried Baumgärtel zum 70. Geburtstag, hrsg. von Hanns Prütting, Köln et al. 1990, S. 105-119.

ders.: Zur Berücksichtigung der Rechtshängigkeit eines ausländischen Verfahrens, RabelsZ 31 (1967), S. 254-274.

ders.: Richtermacht oder Parteifreiheit, ZZP 81 (1968), S. 175-196.

ders.: Das Recht auf Beweis, ZZP 96 (1983), S. 306-334.

ders.: Randvermerke im Geburtenbuch auf Grund ausländischer gerichtlicher Entscheidungen, FamRZ 1981, S. 1142-1148.

Hackenberg, Wolfgang: Die Erklärung mit Nichtwissen (§ 138 ZPO), Berlin 1995 (Dissertation).

Hällmayer, Heinz: Anmerkung zu BGH, Urteil vom 9. Juni 1992 – VI ZR 215/91, in NZV 1992, S. 481-483.

Hahn, Bernhard: Kooperationsmaxime im Zivilprozeß?, Frankfurt a. M. 1983 (Dissertation).

Hahn, Carl (Hrsg.): Die gesammten Materialien zur Civilprozeßordnung und dem Einführungsgesetz zu derselben vom 30. Januar 1877, 1. Abteilung, Berlin 1880.

Hauser, R.: Anmerkung zu BGH, Urteil vom 18. März 1987 – IV b ZR 24/86, in JR 1988, S. 24-25.

Hay, Peter: Einführung in das amerikanische Recht, 4. Auflage, Darmstadt 1995.

ders.: Informationsbeschaffung über schriftliche Unterlagen und Augenscheinsobjekte im Zivilprozeß – unter besonderer Berücksichtigung des angloamerikanischen Rechts, in: Die Informationsbeschaffung für den Zivilprozeß – Die verfahrensmäßige Behandlung von Nachlässen, ausländisches Recht und Internationales Zivilprozeßrecht, hrsg. von Peter F. Schlosser, Bielefeld 1996, S. 1-61.

Hazard, Geoffrey C./ Taruffo, Michele: American Civil Procedure, New Haven-London 1993 (zitiert: Hazard/ Taruffo).

Heck, Axel: Die Haager Konvention über die Beweisaufnahme im Ausland aus der Sicht der amerikanischen Prozeßgerichte sowie der amerikanischen Regierung, ZVglRWiss 84 (1985), S. 208-228.

Heidenberger, Peter: Zur Vollstreckbarerklärung von US-Jury-Urteilen gegen deutsche Hersteller, RIW 1990, S. 804-808.

ders.: U.S. Supreme Court wird über die Anwendung des Haager Beweisübereinkommens entscheiden, RIW 1986, S. 489-493.

ders.: Der amerikanische Juryprozeß in Produkthaftungsfällen, RIW 1982, S. 872-878.

ders.: Deutsche Parteien vor amerikanischen Gerichten, Heidelberg 1988.

ders.: Zustellung amerikanischer Punitive-damages-Klagen weiterhin ein Problem, RIW 1995, S. 705-708.

Heinitz, Ernst: Die Verwertung von Tagebüchern als Beweismittel im Strafprozeß, JR 1964, S. 441-445.

Heldrich, Andreas: Aktuelle Probleme des internationalen Zivilprozeßrechts unter besonderer Berücksichtigung des Verhältnisses zu den USA, in: Herausforderungen des Internationalen Zivilverfahrensrechts, hrsg. von Andreas Heldrich und Toshiyuki Kono, Tübingen 1994, S. 1-14.

Helle, Jürgen: Anmerkung zu BGH, Urteil vom 4. Dezember 1990 – XI ZR 310/89, in JZ 1991, S. 929-932.

Henckel, Wolfram: Prozeßrecht und materielles Recht, Göttingen 1970.

Henninger, Michael: Die Frage der Beweislast im Rahmen des UN-Kaufrechts – zugleich eine rechtsvergleichende Grundlagenstudie zur Beweislast, München 1995 (Dissertation).

Hippel, Fritz von: Wahrheitspflicht und Aufklärungspflicht der Parteien im Zivilprozeß, Frankfurt a. M. 1939.

Hök, Götz-Sebastian: Discovery-proceedings als Anerkennungshindernis, Göttingen 1993 (Dissertation).

Hülsen, Hans-Viggo von: Gebrauch und Mißbrauch US-amerikanischer „pre-trial discovery" und die internationale Rechtshilfe, RIW 1982, S. 225-235.

Imwinkelried, Edward J.: Evidentiary Foundations, 2nd ed., Charlottesville, Virginia 1989.

Jaeckel, Fritz: Die Reichweite der lex fori im internationalen Zivilprozeßrecht, Berlin 1995 (Dissertation).

James, Fleming Jr./ Hazard, Geoffrey C. Jr.: Civil Procedure, 3rd ed., Boston-Toronto 1985 (zitiert: James/ Hazard).

Jauernig, Othmar: Zivilprozeßrecht, 25. Auflage, München 1998.

Jayme, Erik: Anmerkung zu OLG Düsseldorf, Beschluss vom 21. November 1996 – 13 VA 4/96, in IPRax 1997, S. 195.

ders.: Nationaler ordre public und europäische Integration – Betrachtungen zum Krombach-Urteil des EuGH, in: Ludwig Boltzmann Institut für Europarecht, Vorlesungen und Vorträge, hrsg. von Gerte Reichelt, Heft 6, Wien 2000.

ders./ Nicolaus, Helmut: Rechtswahl- und Gerichtsstandsklauseln – Gesetzesnovelle in New York, IPRax 1987, S. 131-134 (zitiert: Jayme/ Nicolaus).

ders./ Hausmann, Rainer: Internationales Privat- und Verfahrensrecht, 9. Auflage, München 1998 (zitiert: Jayme/ Hausmann).

Juenger, Friedrich K.: Der Kampf ums Forum, RabelsZ 46 (1982), S. 708-716.

Junker, Abbo: Discovery im deutsch-amerikanischen Rechtsverkehr, Heidelberg 1987 (Dissertation).

ders.: Der lange Arm amerikanischer Gerichte: Gerichtsgewalt, Zustellung und Jurisdictional Discovery, IPRax 1986, S. 197-208.

ders.: Einheit und Vielfalt: Die Zivilprozeßrechte der Vereinigten Staaten von Amerika – Geschichte, Systematik, Rezeption, ZZP 101 (1988), S. 241-293.

ders.: US-amerikanische „Discovery“ als Herausforderung des Internationalen Zivilprozeßrechts, in: Herausforderungen des Internationalen Zivilverfahrensrechts, hrsg. von Andreas Heldrich und Toshiyuki Kono, Tübingen 1994, S. 103-118.

ders.: Die Informationsbeschaffung für den Zivilprozeß: Informationsbeschaffung durch Beweispersonen, in: Die Informationsbeschaffung für den Zivilprozeß – Die verfahrensmäßige Behandlung von Nachlässen, ausländisches Recht und Internationales Zivilprozeßrecht, hrsg. von Peter F. Schlosser, Bielefeld 1996, S. 63-135.

ders.: Die Discovery-Reform des Jahres 1993: Zeitenwende oder Gesetzeskosmetik?, ZZPInt 1 (1996), S. 235-268.

Kaissis, Athanassios: Die Verwertbarkeit materiell-rechtswidrig erlangter Beweismittel im Zivilprozeß, Frankfurt a. M. 1978 (Dissertation).

Karger, Michael: Beweisermittlung im deutschen und US-amerikanischen Softwareverletzungsprozeß, Köln 1996 (Dissertation).

Karwacki, Angelika Christiane: Der Anspruch der Parteien auf einen fairen Zivilprozeß, Köln 1984 (Dissertation).

Kauper, Karl Georg: Zur Frage der Verwertbarkeit rechtswidrig erlangter Beweismittel im deutschen und schweizerischen Zivilprozeß, 1965 (Dissertation).

Kegel, Gerhard/ Schurig, Klaus: Internationales Privatrecht, 8. Auflage, München 2000 (zitiert: Kegel/ Schurig).

Kersting, Mark Oliver: Der Schutz des Wirtschaftsgeheimnisses im Zivilprozeß, Bielefeld 1995 (Dissertation).

Knichel, Franz-Josef: Der Ausforschungsbeweis im deutschen Zivilprozeß, Bonn 1959 (Dissertation).

Koch, Harald: Neuordnung der Rechtsfamilien im Prozeßrecht. Die Lehre von den Rechtskreisen (Rechtsfamilien) und das deutsche Zivilprozeßrecht, in: Transnationales Prozeßrecht, hrsg. von Peter Gilles, Baden-Baden 1995, S. 119-140.

ders.: US-Supreme Court hält Haager Beweisübereinkommen nur für fakultativ, IPRax 1987, S. 328-329.

ders./ Zekoll, Joachim: Mammutverfahren im amerikanischen und deutschen Zivilprozeß, RIW 1985, S. 837-842 (zitiert: Koch/ Zekoll).

Kodek, Georg E.: Rechtswidrig erlangte Beweismittel im Zivilprozeß, Wien 1987 (Dissertation).

Köhler, Helmut: Der Schadensersatz-, Bereicherungs- und Auskunftsanspruch im Wettbewerbsrecht, NJW 1992, S. 1477-1482.

Konzen, Horst: Rechtsverhältnisse zwischen Prozeßparteien, Berlin 1976.

Krause-Ablass, Wolf-D./ Bastuck, Burkhard: Deutsche Klagen zur Abwehr amerikanischer Prozesse?, in: Festschrift für Ernst C. Stiefel zum 80. Geburtstag, hrsg. von Marcus Lutter, u.a., München 1987, S. 445-470 (zitiert: Krause-Ablass/ Bastuck).

Kropholler, Jan: Internationales Privatrecht, 3. Auflage, Tübingen 1997.

Kuhns, Richard B.: The Summary Contempt Power: A Critique and a New Perspective, 88 Yale L. J. 39-123 (1978).

Kur, Annette: Beweislast und Beweisführung im Wettbewerbsprozeß, Köln et al. 1981 (Dissertation).

Kurth, Jürgen: Inländischer Rechtsschutz gegen Verfahren vor ausländischen Gerichten, Berlin 1989 (Dissertation).

Langbein, John H.: Trashing the German Advantage, 82 Nw. U. L. Rev. 763-784 (1988).

Lange, Dieter G./ Black, Stephen F.: Der Zivilprozeß in den Vereinigten Saaten, Heidelberg 1987 (zitiert: Lange/ Black).

Lange, Dieter G./ Leyendecker, Ludwig: Der Zivilprozeß in den USA – Besonderheiten und Gefahren für deutsche Unternehmen, in: Deutsche Unternehmen auf dem amerikanischen Markt, hrsg. von Henning von Boehmer, Stuttgart 1988, S. 275-294 (zitiert: Lange/ Leyendecker).

Lange, Hans Dieter: Bestreiten mit Nichtwissen, NJW 1990, S. 3233-3240.

Larenz, Karl: Methodenlehre der Rechtswissenschaft, 6. Auflage, Berlin et al. 1991.

Leipold, Dieter: Lex fori, Souveränität, Discovery – Grundfragen des Internationalen Zivilprozeßrechts, Heidelberg 1989.

ders.: Anmerkung zu BGH, Urteil vom 29. Januar 1992 – VIII ZR 202/90, in ZZP 105 (1992), S. 500-512.

Lejeune, Mathias: „Personal Jurisdiction" über ausländische Firmen nach amerikanischem Zivilprozeßrecht, RIW 1998, S. 8-19.

Lent: Zeugenvernehmung einer nicht parteieidesfähigen Prozeßpartei, ZZP 52 (1927), S. 14-24.

Liesen, Rainer: Zivilprozeßrecht I – Erkenntnisverfahren, München 1998.

Lilly, Graham C.: An Introduction to the law of evidence, 2nd ed., St. Paul, Minn. 1987.

Linke, Hartmut: Internationales Zivilprozeßrecht, 2. Auflage, Köln 1995.

ders.: Anderweitige Rechtshängigkeit im Ausland und inländischer Justizgewährungsanspruch, IPRax 1994, S. 17-19.

Lorenz, Stephan: Die Neuregelung der pre-trial-Discovery im US-amerikanischen Zivilprozeßrecht – Inspiration für den deutschen und europäischen Zivilprozeß?, ZZP 111 (1998), S. 35-65.

Louis, Martin B.: Intercepting and Discouraging Doubtful Litigation: A Golden Anniversary View of Pleading, Summary Judgement, and Rule 11 Sanctions Under the Federal Rules of Civil Procedure, 67 N.C. L. Rev. 1023-1062 (1989).

Lowenfeld, Andreas F.: Discovery-Verfahren und internationale Rechtshilfe, IPRax 1984, S. 51-53.

Lüderitz, Alexander: Ausforschungsverbot und Auskunftsanspruch bei Verfolgung privater Rechte, Tübingen 1966.

Lüke, Gerhard: Der Informationsanspruch im Zivilrecht, JuS 1986, S. 2-7.

Mann, F. A.: Prozeßhandlungen gegenüber ausländischen Staaten und Staatsorganen, NJW 1990, S. 618-619.

Marcus, Richard L.: The Perils of Privilege: Waiver and the Litigator, 84 Mich. L. Rev. 1605-1655 (1986).

Martens, Dirk-Reiner: Erfahrungen mit Rechtshilfeersuchen aus den USA nach dem Haager Beweisaufnahme-Übereinkommen, RIW 1981, S. 725-733.

Martiny, Dieter: Handbuch des internationalen Zivilverfahrensrechts, Band III/1, Anerkennung ausländischer Entscheidungen nach autonomem Recht, Tübingen 1984.

Masterson, William A./ Posner, Harriet S.: Use of Discovery at Trial, in: William A. Masterson (Hrsg.), Civil Trial Practice – Strategies and Techniques, New York, N.Y. 1986, S. 179-200 (zitiert: Masterson/ Posner).

Meilicke, Wienand: Beweissicherungsverfahren bei Auslandssachverhalten, NJW 1984, S. 2017-2018.

Mentz, Alexander: Das „Pre-Trial Discovery“ Verfahren im US-amerikanischen Zivilprozeßrecht, RIW 1981, S. 73-79.

Meyke, Rolf: Die Funktion der Zeugenaussage im Zivilprozeß, NJW 1989, S. 2032-2036.

Michel, Helmut/ Seipen, Christoph von der: Der Schriftsatz des Anwalts im Zivilprozeß, 4. Auflage, München 1997 (zitiert: Michel/ von der Seipen).

Miller, Arthur R.: Confidentiality, Protective Orders, and Public Access to the Courts, 105 Harv. L. Rev. 428-502 (1991).

Mössle, Klaus P.: Extraterritoriale Beweisbeschaffung im internationalen Wirtschaftsrecht, Baden-Baden 1990 (Dissertation).

Morhard, Peter: Die Informationspflicht der Parteien bei der Erklärung mit Nichtwissen, Köln et al. 1993 (Dissertation).

Müller, Paul: Beweisaufnahme vor dem beauftragten Richter, DRiZ 1977, S. 305-307.

Müller, Rosmarie: Der Ausforschungsbeweis, Zürich 1991 (Dissertation).

Münchener Kommentar: Kommentar zur Zivilprozeßordnung, hrsg. von Gerhard Lüke und Alfred Walchshöfer, Band 1: §§ 1-354, Band 2: §§ 355-802, München 1992 (zitiert: MünchKommZPO/ Bearbeiter).

Mullenix, Linda S.: Discovery in Disarray: The Pervasive Myth of Pervasive Discovery Abuse and the Consequences for Unfounded Rulemaking, 46 Stan. L. Rev. 1393-1445 (1994).

Mundiya, Tariq: US Court invites foreign litigants to use US Discovery Laws, 42 Int. Comp. L. Q. 356-366 (1993).

Musielak, Hans-Joachim: Die Grundlagen der Beweislast im Zivilprozeß, Berlin 1975.

ders.: Kommentar zur Zivilprozeßordnung, München 1999 (zitiert: Musielak/ Bearbeiter).

ders./ Stadler, Max: Grundfragen des Beweisrechts, München 1984 (zitiert: Musielak/ Stadler).

Nagel, Heinrich: Zur Erledigung von Rechtshilfeersuchen im Wege der internationalen Rechtshilfe, IPRax 1982, S. 138-140.

ders.: Nationale und internationale Rechtshilfe im Zivilprozeß; das europäische Modell, Baden-Baden 1971.

ders.: Kann die Subsidiarität der Parteivernehmung in der deutschen ZPO noch vertreten werden?, in: Festschrift für Walther J. Habscheid zum 65. Geburtstag, hrsg. von Walter F. Lindacher, u.a., Bielefeld 1989, S. 195-203.

ders./ Gottwald, Peter: Internationales Zivilprozeßrecht, 4. Auflage, Münster 1997 (zitiert: Nagel/ Gottwald).

Nakamura, Hideo: Die Aufgabe des Gerichts, in: Festschrift für Walther J. Habscheid zum 65. Geburtstag, hrsg. von Walter F. Lindacher, u.a., Bielefeld 1989, S. 205-215.

Neymeyer, Karl: Der Beweis im internationalen Beweisrecht, Manuskript 1938, abgedruckt in: RabelsZ 43 (1979), S. 225-244.

Nordenberg, Marc A.: The Supreme Court and Discovery Reform: The Continuing Need for an Umpire, 31 Syracuse L. Rev. 543-599 (1980).

Nordmann, Eberhard: Die Beschaffung von Beweismitteln aus dem Ausland durch staatliche Stellen, Berlin 1979 (Dissertation).

Note: Developments in the Law – Discovery, 74 Harv. L. Rev. 940-1072 (1961).

Note: Developments – Privileged Communications, 98 Harv. L. Rev. 1451-1666 (1985).

Note: The Emerging Deterrence Orientation in the Imposition of Discovery Sanctions, 91 Harv. L. Rev. 1033-1055 (1978).

Olzen, Dirk: Die Wahrheitspflicht der Parteien im Zivilprozeß, ZZP 98 (1985), S. 403-426.

Otte, Karsten: Territorial jurisdiction – persönliche Anwesenheit als ausreichender Minimalkontakt für internationale Zuständigkeit, IPRax 1991, S. 263-267.

Palandt, Otto: Bürgerliches Gesetzbuch, 58. Auflage, München 1999 (zitiert: Palandt/ Bearbeiter).

Paulus, Christoph: Discovery, Deutsches Recht und das Haager Beweisübereinkommen, ZZP 104 (1991), S. 397-412.

Peters, Egbert: Die Verwertbarkeit rechtswidrig erlangter Beweise und Beweismittel im Prozeß, ZZP 76 (1963), S. 145-165.

ders.: Ausforschungsbeweis im Zivilprozeß, Köln 1966.

ders.: Beweisvereitelung und Mitwirkungspflicht des Beweisgegners, ZZP 82 (1969), S. 200-224.

ders.: Rezensionen, ZZP 107 (1994), S. 264-268.

Pfeiffer, Thomas: Internationale Zusammenarbeit bei der Vornahme innerstaatlicher Prozeßhandlungen, in: Transnationales Prozeßrecht, hrsg. von Peter Gilles, Baden-Baden 1995, S. 77-117.

ders.: Kooperative Reziprozität - § 328 I Nr. 5 neu besichtigt, RabelsZ 55 (1991), S. 734-768.

Pfeil-Kammerer, Christa: Deutsch-amerikanischer Rechtshilfeverkehr in Zivilsachen, Tübingen 1987 (Dissertation).

Pitler, Robert M.: "The Fruit of the Poisonous Tree" Revisited and Shepardized, 56 Cal. L. Rev. 579-651 (1968).

Pleyer, Klemens: Schallaufnahmen als Beweismittel im Zivilprozeß, ZZP 69 (1956), S. 321-338.

Pollack, David W.: Sanctions Imposed by Court on Attorneys Who Abuse the Judicial Process, 44 U.Chic. L. Rev. 619-640 (1977).

Prütting, Hanns: Die Grundlagen des Zivilprozesses im Wandel der Gesetzgebung, NJW 1980, S. 361-367.

ders.: Gegenwartsprobleme der Beweislast, München 1983.

Raeder, Myran S.: Federal Pretrial Practice, New York 1987.

Rauscher, Thomas: Rechtshängigkeitseinwand bei belgischem Parallelverfahren, IPRax 1994, S. 188-191.

Reimann, Mathias: Beyond Fishing – Weitreichende Neuerungen im amerikanischen Discovery-Verfahren, IPRax 1994, S. 152-156.

Reinecke, Gerhard: Die Beweislastverteilung im Bürgerlichen Recht und im Arbeitsrecht als rechtspolitische Regelungsaufgabe, Berlin 1976 (Dissertation).

Reitz, John C.: Grundlegende Unterschiede zwischen dem deutschen und dem U.S.-amerikanischen Zivilprozeßrecht: Vorzüge, die sich ausschließen?, ZZP 104 (1991), S. 381-396.

Rempp, Ansgar C./ Lienemeyer, Max: Auswirkungen der Änderungen der US-amerikanischen „Rules of Civil Procedure" unter Berücksichtigung des deutsch-amerikanischen Rechtsverkehrs, ZVglRWiss 94 (1995), S. 383-408 (zitiert: Rempp/ Lienemeyer).

Renfrew, Charles B.: Discovery Sanctions: A Judicial Perspective, 67 Cal. L. Rev. 264-282 (1979).

Resnik, Judith: Managerial Judges, 96 Harv. L. Rev. 374-448 (1982).

Reufels, Martin J.: Pre-trial discovery-Maßnahmen in Deutschland: Neuauflage des deutsch-amerikanischen Justizkonflikts?, RIW 1999, S. 667-674.

Rheinstein, Max: Einführung in die Rechtsvergleichung, 2. Auflage, München 1987.

Riedel, Erwin: Vom zulässigen und unzulässigen Ausforschungsbeweis, NJW 1956, S. 6-8.

Riezler, Erwin: Internationales Zivilprozeßrecht und prozessuales Fremdenrecht, Berlin-Tübingen 1949.

Rippert, Stephan K.: Das Beweisverfahren im amerikanischen Recht, RIW 1993, S. 626-631.

Röhm, Eberhard Heinrich/ Koch, Robert: Neuere Entwicklungen im US-amerikanischen Zivilprozeßrecht, RIW 1995, S. 465-474 (zitiert: Röhm/ Koch).

Roggenbuck, Susanne: US-amerikanische Discovery im deutschen Zivilprozeß?, IPRax 1997, S. 76-80.

Rosenberg, Leo: Die Beweislast auf der Grundlage des BGB und der ZPO, 5. Auflage, München 1965.

ders./ Schwab, Karl Heinz/ Gottwald, Peter: Zivilprozeßrecht, 15. Auflage, München 1993 (zitiert: Rosenberg/ Schwab/ Gottwald).

Roth, Herbert: Herausbildung von Prinzipien im europäischen Vollstreckungsrecht, IPRax 1989, S. 14-18.

ders.: Die Reichweite der lex-fori-Regel im internationalen Zivilprozeßrecht, in: Beiträge zur Rechtswissenschaft, Festschrift für Walter Stree und Johannes Wessels zum 70. Geburtstag, hrsg. von Wilfried Küper und Jürgen Welp, Heidelberg 1993, S. 1045-1060.

ders.: Die Vorschläge der Kommission für ein europäisches Zivilprozeßgesetzbuch – das Erkenntnisverfahren, ZZP 109 (1996), S. 271-313.

ders.: Die Verwertung rechtswidrig erlangter Beweismittel im Zivilprozeß, in: Recht der Persönlichkeit, hrsg. von Hans-Uwe Erichsen, u.a., Berlin 1996, S. 279-295.

Roth, Marianne: Die Parteivernehmung als Voraussetzung eines fairen Zivilverfahrens nach Artikel 6 I EMRK, ZEuP 1996, S. 484-498.

Rümelin, Gustav: Rechtsgefühl und Gerechtigkeit, Frankfurt a. M. 1948.

Saathoff, Arno: Möglichkeiten und Verfahren gerichtlicher Hilfe bei der Beweisaufnahme zugunsten fremdnationaler Handelsschiedsgerichtsverfahren mit internationaler Beteiligung, Alzey 1987 (Dissertation).

Schaaff, Petra: Discovery und andere Mittel der Sachverhaltsaufklärung im englischen Pre-Trial-Verfahren im Vergleich zum deutschen Zivilprozeß, Berlin 1983 (Dissertation).

Schabenberger, Andreas: Der Zeuge im Ausland im deutschen Zivilprozess, Freiburg i. Br. 1995 (Dissertation).

Schack, Haimo: Einführung in das US-amerikanische Zivilprozeßrecht, 2. Auflage, München 1995.

ders.: Internationales Zivilverfahrensrecht, 2. Auflage, München 1996.

ders.: Die Versagung der deutschen internationalen Zuständigkeit wegen forum non conveniens und lis alibi pendens, RabelsZ 58 (1994), S. 40-58.

Schlesinger, Rudolf B.: Comparative Law, 3rd ed., Mineola, New York 1970.

Schlosser, Peter: Internationale Rechtshilfe und rechtsstaatlicher Schutz von Beweispersonen, ZZP 94 (1981), S. 369-406.

ders.: Extraterritoriale Rechtsdurchsetzung im Zivilprozeß, in: Festschrift für Werner Lorenz zum 70. Geburtstag, hrsg. von Bernhard Pfister und Michael R. Will, Tübingen 1991, S. 497-512.

ders.: Das Bundesverfassungsgericht und der Zugang zu den Informationsquellen im Zivilprozeß, NJW 1992, S. 3275-3277.

ders.: Die lange deutsche Reise in die prozessuale Moderne, JZ 1991, S. 599-608.

Schneider, Egon: Beweis und Beweiswürdigung, 5. Auflage, München 1994.

Schöpflin, Martin: Die Parteianhörung als Beweismittel, NJW 1996, S. 2134-2138.

ders.: Die Beweiserhebung von Amts wegen im Zivilprozeß, Frankfurt a. M. 1992 (Dissertation).

Schütze, Rolf A.: Rechtsverfolgung im Ausland, 2. Auflage, Heidelberg 1998.

ders.: Deutsches Internationales Zivilprozeßrecht, Berlin-New York 1985.

ders.: Die Wirkungen ausländischer Rechtshängigkeit in inländischen Verfahren, ZZP 104 (1991), S. 136-149.

ders.: Die Anerkennung und Vollstreckbarerklärung US-amerikanischer Zivilurteile, die nach einer pre-trial-discovery ergangen sind, in der Bundesrepublik Deutschland, in: Festschrift für Ernst C. Stiefel zum 80. Geburtstag, hrsg. von Marcus Lutter, u.a., München 1987, S. 697-707.

ders.: Zur Verteidigung im Beweiserhebungsverfahren in US-amerikanischen Zivilprozessen, WM 1986, S. 633-636.

ders.: Anmerkung zu BGH vom 4. Juli 1975 – I ZR 115/73, in JZ 1976, S. 320-323.

ders.: Deutsch-amerikanische Urteilsanerkennung, Berlin-New York 1992.

ders.: Die Anerkennung und Vollstreckbarerklärung US-amerikanischer Schadenersatzurteile in Produkthaftungssachen in der Bundesrepublik Deutschland, in: Beiträge zum internationalen Verfahrensrecht und zur Schiedsgerichtsbarkeit, Festschrift für Heinrich Nagel zum 75. Geburtstag, hrsg. von Walther J. Habscheid und Karl Heinz Schwab, Aschendorff-Münster 1987, S. 392-401.

Schurtmann, William/ Walter, Otto L.: Der amerikanische Zivilprozeß, Frankfurt a. M. 1978 (zitiert: Schurtmann/ Walter).

Schwab, Karl Heinz: Unzulässigkeit von Beweismitteln bei Verletzung des Persönlichkeitsrechts, in: Beiträge zum Schutz der Persönlichkeit und ihrer schöpferischen Leistungen, Festschrift für Heinrich Hubmann zum 70. Geburtstag, hrsg. von Hans Forkel und Alfons Kraft, Frankfurt a. M. 1985, S. 421-434.

ders./ Gottwald, Peter: Verfassung und Zivilprozeß, in: Effektiver Rechtsschutz und verfassungsmäßige Ordnung, hrsg. von Walther J. Habscheid, Bielefeld 1983, S. 1-89 (zitiert: Schwab/ Gottwald).

Schwung, Siegfried: Der US-Prozeß in der Beratung des deutschen Rechtsanwalts, AnwBl 1993, S. 436-446.

Scoles, Eugene F./ Hay, Peter: Conflict of laws, 2nd ed., St. Paul, Minn. 1992 (zitiert: Scoles/ Hay).

Siegel, David D.: The Recent (Dec. 1, 1993) Changes in the Federal Rules of Civil Procedure: Background, the Question of Retroactivity, and a Word About Mandatory Disclosure, 151 F.R.D. 147-152 (1994).

Smit, Hans: International Litigation under the United States Code, 65 Colum. L. Rev. 1015-1046 (1965).

Sobich, Philip: Die Civil Procedure Rules 1999 – Zivilprozeßrecht in England, JZ 1999, S. 775-780.

Spellenberg, Ulrich: Der ordre public im Internationalen Insolvenzrecht, in: Stellungnahmen und Gutachten zur Reform des deutschen Internationalen Insolvenzrechts, vorgelegt von Hans Stoll, Tübingen 1992, S. 183-200.

Sprung, Rainer: Die Ausgangspositionen österreichischer Zivilprozessualistik und ihr Einfluß auf das deutsche Recht, ZZP 92 (1979), S. 4-28.

Stadler, Astrid: Der Schutz des Unternehmensgeheimnisses im deutschen und US-amerikanischen Zivilprozeß und im Rechtshilfeverfahren, Tübingen 1989 (Dissertation).

dies.: Der Schutz von Unternehmensgeheimnissen im Zivilprozeß, NJW 1989, S. 1202-1206.

Stahr, Walter B.: Discovery under 28 U.S.C. § 1782 for foreign and international proceedings, 30 Va. J. Int. L. 597-641 (1990).

Steeger, Winfried: Die zivilprozessuale Mitwirkungspflicht der Parteien beim Urkunden- und Augenscheinsbeweis, Hamburg 1990 (Dissertation).

Stein/ Jonas: Kommentar zur Zivilprozeßordnung – 20. Auflage: Band 1 (§§ 1-252), Tübingen 1984; Band 2, Teilbd. 2 (§§ 300-510b), Tübingen 1989 (zitiert: Stein/ Jonas/ Bearbeiter, 20. Auflage) – 21. Auflage: Band 2 (§§ 91-252), Tübingen 1994; Band 3 (§§ 253-299a), Tübingen 1997; Band 4/1 (§§ 300-347), Tübingen 1998; Band 4/2 (§§ 348-510b), Tübingen 1999 (zitiert: Stein/ Jonas/ Bearbeiter).

Stiefel, Ernst C./ Stürner, Rolf: Die Vollstreckbarkeit US-amerikanischer Schadensersatzurteile exzessiver Höhe, VersR 1987, S. 829-846 (zitiert: Stiefel/ Stürner).

ders./ Petzinger, Walter F.: Deutsche Parallelprozesse zur Abwehr amerikanischer Beweiserhebungsverfahren?, RIW 1983, S. 242-249 (zitiert: Stiefel/ Petzinger).

Stürner, Rolf: Das ausländische Beweissicherungsverfahren, IPRax 1984, S. 299-301.

ders.: Der Justizkonflikt zwischen USA und Europa, in: Der Justizkonflikt mit den Vereinigten Staaten von Amerika, hrsg. von Walther J. Habscheid, Bielefeld 1986, S. 3-63.

ders.: U.S.-amerikanisches und europäisches Verfahrensverständnis, in: Festschrift für Ernst C. Stiefel zum 80. Geburtstag, hrsg. von Marcus Lutter, u.a., München 1987, S. 763-784.

ders.: Prozeßzweck und Verfassung, in: Festschrift für Gottfried Baumgärtel zum 70. Geburtstag, hrsg. von Hanns Prütting, Köln et al. 1990, S. 545-552.

ders.: Die Gerichte und Behörden der U.S.A. und die Beweisaufnahme in Deutschland, ZZP 81 (1982), S. 159-214.

ders.: Parteipflichten bei der Sachverhaltsaufklärung im Zivilprozeß, ZZP 98 (1985), S. 237-256.

ders.: Die Aufklärungspflicht der Parteien des Zivilprozesses, Tübingen 1976.

ders.: Urteilsanmerkung zu BGH, Urteil vom 11. Juni 1990 – II ZR 159/89, in ZZP 104 (1991), S. 208-217.

ders.: Anmerkung zu BGH NJW 1976, 193 = JZ 1976, 318, in JZ 1976, S. 320-323.

ders.: Anmerkung zu BGH, Urteil vom 9. April 1986 – IV b ZR 27/85, in JZ 1987, S. 42-46.

ders.: Die Einwirkungen der Verfassung auf das Zivilrecht und den Zivilprozeß, NJW 1979, S. 2334-2338.

ders.: Die richterliche Aufklärung im Zivilprozeß, Tübingen 1982.

ders.: Die prozessuale Untersuchungspflicht (§ 372 a ZPO) der Partei im Ausland, JZ 1987, S. 607-611.

ders.: Strafrechtliche Selbstbelastung und verfahrensförmige Wahrheitsermittlung, NJW 1981, S. 1757-1763.

ders.: Modellregeln für den internationalen Zivilprozeß, ZZP 112 (1999), S. 185-203.

Tettinger, Peter J.: Fairneß und Waffengleichheit, München 1984.

Thomas, Heinz/ Putzo, Hans: Zivilprozeßordnung, 22. Auflage, München 1999 (zitiert: Thomas/ Putzo).

Tobias, Carl: Congress and the 1993 Civil Rules Proposals, 148 F.R.D. 383-391 (1994).

Trittmann, Rolf: Anwendungsprobleme des Haager Beweisübereinkommens im Rechtshilfeverkehr zwischen der Bundesrepublik und den Vereinigten Staaten von Amerika, Frankfurt a. M. et al. 1989 (Dissertation).

ders.: Extraterritoriale Beweisaufnahmen und Souveränitätsverletzungen im deutsch-amerikanischen Rechtsverkehr, AVR 27 (1989), S. 195-217.

Trubek, David M./ Sarat, Austin/ Felstiner, William L.F./ Kritzer, Herbert M./ Grossman, Joel B.: The Costs of Ordinary Litigation, 31 UCLA L. Rev. 72-127 (1983) (zitiert: Trubek).

Tuerkheimer, Frank M.: Service of Process in New York City: A proposed end to unregulated crimanality, 72 Colum. L. Rev. 847-872 (1972).

Veltnis, Michael A.: Die neuen New Yorker Rechtswahl- und Gerichtsstandsklauseln, RIW 1985, S. 12-13.

ders.: Anwendung der Regeln des Haager Beweisübereinkommens in internationalen Gerichtsverfahren mit den USA nur noch in Ausnahmefällen?, DB 1987, S. 2396-2398.

Wach, Adolf: Vorträge über die Reichscivilprocessordnung, Bonn 1879.

Wais, Edgar: Die Verwertbarkeit fehlerhaft erzielter Beweisergebnisse und rechtswidrig erlangter Beweismittel im Zivilprozeß, Tübingen 1966 (Dissertation).

Waldman, Vincent M.: Pro Se Can You Sue?: Attorney Fees for Pro Se Litigants, 34 Stan. L. Rev. 659-683 (1982).

Walter, Gerhard: Neuere Entwicklungen im internationalen Zivilprozessrecht, in: Verfahrensrecht am Ausgang des 20. Jahrhunderts, Festschrift für Gerhard Lüke zum 70. Geburtstag, hrsg. von Hanns Prütting und Helmut Rüssmann, München 1997, S. 921-940.

Wassermann, Rudolf: Der soziale Zivilprozeß, Neuwied-Darmstadt 1978.

Weinstein, Jack B.: Reform of Federal Court Rulemaking Procedures, 76 Colum. L. Rev. 905-964 (1976).

Werner, Olaf: Verwertung rechtswidrig erlangter Beweismittel, NJW 1988, S. 993-1002.

Werner, Rosemarie: Der Konflikt zwischen Geheimnisschutz und Sachaufklärung im Kartellverfahren, in: Strafrecht, Unternehmensrecht, Anwaltsrecht, Festschrift für Gerd Pfeiffer, hrsg. von Otto Friedrich von Gamm, u.a., Köln 1988, S. 821-328.

Weth, Stephan: Der Grundsatz der Unmittelbarkeit der Beweisaufnahme, JuS 1991, S. 34-36.

Weyers, Hans-Leo: Über Sinn und Grenzen der Verhandlungsmaxime im Zivilprozess, in: Dogmatik und Methode, Josef Esser zum 65. Geburtstag, hrsg. von Roland Dubischar, u.a., Kronberg 1975, S. 193-224.

Wieczorek, Bernhard: Zivilprozeßordnung und Nebengesetze, Kommentar, 2. Band: §§ 253-510c, 2. Auflage, Berlin-New York 1976.

Winkler v. Mohrenfels, Peter: Abgeleitete Informationspflichten im deutschen Zivilrecht, Berlin 1986 (Dissertation).

Wolter, Jürgen: Anmerkung zu BGH, Urteil vom 24. August 1983 – 3 StR 136/83, in NStZ 1984, S. 275-278.

Wotman, Daniel: The Hague Convention on the Taking of Evidence Abroad in Civil or Commercial Matters – A Comparison with Federal Rules Procedures, 7 Brooklyn J. Int. L. 365-412 (1981).

Wright, Charles A./ Miller, Arthur R.: Federal Practice and Procedure, Federal Rules of Civil Procedure, Volume 8, St. Paul, Minn. 1970, Supplement 1993 (zitiert: 8 Wright & Miller).

Zeiss, Walter: Zivilprozeßrecht, 9. Auflage, Tübingen 1997.

ders.: Die Verwertung rechtswidrig erlangter Beweismittel, ZZP 89 (1976), S. 377-399.

Zekoll, Joachim: US-amerikanisches Produkthaftpflichtrecht vor deutschen Gerichten, Baden-Baden 1987 (Dissertation).

ders.: Zur Vollstreckbarkeit eines US-amerikanischen Schadensurteils, RIW 1990, S. 302-305.

Zöller, Richard: Zivilprozeßordnung, 21. Auflage, Köln 1999 (zitiert: Zöller/ Bearbeiter).

STUDIEN ZUM VERGLEICHENDEN UND INTERNATIONALEN RECHT

Herausgeber: Bernd von Hoffmann und Erik Jayme

- Band 1 Ferdinand Henke: Die Datenschutzkonvention des Europarates. 1986.
- Band 2 Peter Czermak: Der express trust im internationalen Privatrecht. 1986.
- Band 3 Peter Kindler: Der Ausgleichsanspruch des Handelsvertreters im deutsch-italienischen Warenverkehr. Eine rechtsvergleichende und kollisionsrechtliche Untersuchung. 1987.
- Band 4 Wilhelm Denzer: Stellung und Bedeutung des Engineers in den FIDIC-Bauvertragsbedingungen. 1988.
- Band 5 Marijan-Maximilian Lederer: Die internationale Enteignung von Mitgliedschaftsrechten unter besonderer Berücksichtigung der französischen Enteignungen 1982. 1989.
- Band 6 Rainer Esser: Klagen gegen ausländische Staaten. 1990.
- Band 7 Chang Jae-Ok: Auf dem Weg zu einer Materialisierung des Immateriellen ? Personen-, Persönlichkeitsschutz und Geldersatz des immateriellen Schadens in rechtsvergleichender Hinsicht am Beispiel des koreanischen und japanischen Zivilrechts unter besonderer Berücksichtigung des deutschen Rechts. 1990.
- Band 8 Paul-Frank Weise: Lex mercatoria. Materielles Recht vor der internationalen Handelsschiedsgerichtbarkeit.1990.
- Band 9 Werner Born: Der Auftrittsvertrag für Musikgruppen im Bereich der Rock- und Popmusik. 1990.
- Band 10 Ralf Erich Jürgens: IPR und Verfassung in Italien und in der Bundesrepublik Deutschland. 1990.
- Band 11 Rainer Gildeggen: Internationale Schieds- und Schiedsverfahrensvereinbarungen in Allgemeinen Geschäftsbedingungen vor deutschen Gerichten. 1991.
- Band 12 Klaus Grabinski: Die kollisionsrechtliche Behandlung des Durchgriffs bei rechtlich verselbständigten Unternehmen in privater oder öffentlicher Hand. 1991.
- Band 13 Dieter Stummel: Konkurs und Integration. Konventionsrechtliche Wege zur Bewältigung grenzüberschreitender Insolvenzverfahren. 1991.
- Band 14 Joachim Güntzer: Die Rechtsstellung des Geschäftsführers im spanischen Aktienrecht. Die Neuregelung des spanischen Aktienrechts nach dem Beitritt Spaniens zur EG. 1991.
- Band 15 Sabine Isenburg-Epple: Die Berücksichtigung ausländischer Rechtshängigkeit nach dem Europäischen Gerichtsstands- und Vollstreckungsübereinkommen vom 27.9.1968. Untersuchungen zum Anwendungsbereich von Art. 21 EuGVÜ unter schwerpunktmäßiger Behandlung der Frage nach der Bestimmung eines europäischen Streitgegenstandsbegriffs. 1992.
- Band 16 Ulrich Nickl: Die Qualifikation der culpa in contrahendo im Internationalen Privatrecht. 1992.
- Band 17 Theo Rauh: Leistungserschwerungen im Schuldvertrag. Eine rechtsvergleichende Untersuchung des englischen, US-amerikanischen, französischen und deutschen Rechts unter besonderer Berücksichtigung der gerichtlichen Praxis. 1992.
- Band 18 Bernadette Chaussade-Klein: Vorvertragliche "obligation de renseignements" im französischen Recht. 1992.
- Band 19 Josef Sievers: Verbraucherschutz gegen unlautere Vertragsbedingungen im französischen Recht. Vom Code civil zum "Code de la consommation" – die Entstehung eines Sonderprivatrechts für Verbraucher. 1993.

Band 20 Achim Schäfer: Grenzüberschreitende Kreditsicherung an Grundstücken, unter besonderer Berücksichtigung des deutschen und italienischen Rechts. 1993.

Band 21 Eugenio Hernández-Breton: Internationale Gerichtsstandsklauseln in Allgemeinen Geschäftsbedingungen. Unter besonderer Berücksichtigung des deutsch-südamerikanischen Rechtsverkehrs (dargestellt am Beispiel Argentinien, Brasilien und Venezuela). 1993.

Band 22 Ingo Reng: Unterhaltsansprüche aufgrund nichtehelicher Lebensgemeinschaft – Internationales Privatrecht und ausländisches materielles Recht. 1994.

Band 23 Stefanie Roloff: Die Geltendmachung ausländischer öffentlicher Ansprüche im Inland. 1994.

Band 24 Katharina Ludwig: Der Vertragsschluß nach UN-Kaufrecht im Spannungsverhältnis von Common Law und Civil Law. Dargestellt auf der Grundlage der Rechtsordnungen Englands und Deutschlands. 1994.

Band 25 Malte Diesselhorst: Mehrparteienschiedsverfahren. Internationale Schiedsverfahren unter Beteiligung von mehr als zwei Parteien. 1994.

Band 26 Manfred Kost: Konsensprobleme im internationalen Schuldvertragsrecht. 1995.

Band 27 Wolff-Heinrich Fleischer: Das italienische Wettbewerbsrecht und die Probleme des selektiven Parfümvertriebs unter Berücksichtigung der Rechtslage in Frankreich und Deutschland. 1995.

Band 28 Angelika Fuchs: Lateinamerikanische Devisenkontrollen in der internationalen Schuldenkrise und Art. VIII Abschn. 2 b) IWF-Abkommen. 1995.

Band 29 Jacques Matthias Aull: Der Geltungsanspruch des EuGVÜ: "Binnensachverhalte" und Internationales Zivilverfahrensrecht in der Europäischen Union. Zur Auslegung von Art. 17 Abs. 1 S. 1 EuGVÜ. 1996.

Band 30 Hartmut Ost: EVÜ und fact doctrine. Konflikte zwischen europäischer IPR-Vereinheitlichung und der Stellung ausländischen Rechts im angelsächsischen Zivilprozeß. 1996.

Band 31 Stefan Wagner: Die Testierfähigkeit im Internationalen Privatrecht. 1996.

Band 32 Wolfgang Jakob Hau: Positive Kompetenzkonflikte im Internationalen Zivilprozeßrecht. Überlegungen zur Bewältigung von *multi-fora disputes*. 1996.

Band 33 Markus Schütz: UN-Kaufrecht und *Culpa in contrahendo*. 1996.

Band 34 Volker Geyrhalter: Das Lösungsrecht des gutgläubigen Erwerbers. Ein "vergessener" Kompromiß und die Auswirkungen auf das heutige deutsche Recht unter besonderer Berücksichtigung des internationalen Sachenrechts. 1996.

Band 35 Andreas Kramer: Abwicklungsstörungen bei Kaufverträgen. Die Lieferung vertragswidriger Sachen im deutschen und italienischen Recht. 1996.

Band 36 Petra Krings: Erfüllungsmodalitäten im internationalen Schuldvertragsrecht. 1997.

Band 37 Tonja Gaibler: Der rechtsgeschäftliche Irrtum im französischen Recht. 1997.

Band 38 Dirk Otto: Rechtsspaltung im indischen Erbrecht. Bedeutung und Auswirkungen auf deutsch-indische Nachlaßfälle. 1997.

Band 39 Gregor W. Decku: Zwischen Vertrag und Delikt. Grenzfälle vertraglicher und deliktischer Haftung dargestellt am Beispiel der Berufs- und Expertenhaftung zum Schutze des Vermögens Dritter im deutschen und englischen Recht. 1997.

Band 40 Ulrike Höpping: Auswirkungen der Warenverkehrsfreiheit auf das IPR unter besonderer Berücksichtigung des Internationalen Produkthaftungsrechts und des Internationalen Vertragsrechts. 1997.

Band 41 Andreas Bartosch: Die vermögensrechtlichen Beziehungen der Ehegatten bei bestehender Ehe im englischen Recht – Eigentum, Besitz, Schuldvertrag. 1997.

Band 42 Helene Boriths Müller: Die Umsetzung der europäischen Übereinkommen von Rom und Brüssel in das Recht der Mitgliedstaaten. Dargestellt am Beispiel Deutschlands und Dänemarks. 1997.

Band 43 Bernd von Hoffmann / Myong-Chang Hwang (eds.): The Public Concept of Land Ownership. Reports and Discussions of a German-Korean Symposium held in Seoul on October 7-9, 1996. 1997.

Band 44 Oliver Heeder: Fraus legis. Eine rechtsvergleichende Untersuchung über den Vorbehalt der Gesetzesumgehung in Deutschland, Österreich, der Schweiz, Frankreich und Belgien unter besonderer Berücksichtigung des Internationalen Privatrechts. 1998.

Band 45 Heinrich Schütt: Deliktstyp und Internationales Privatrecht. Dargestellt an grenzüberschreitenden Problemen der Arzthaftung. 1998.

Band 46 Axel Steiner: Die stillschweigende Rechtswahl im Prozeß im System der subjektiven Anknüpfungen im deutschen Internationalen Privatrecht. 1998.

Band 47 Martina Schulz: Der Eigentumsvorbehalt in europäischen Rechtsordnungen. Rechtsvergleichende Untersuchung des deutschen, englischen und französischen Rechts unter besonderer Berücksichtigung von Erweiterungen und Verlängerungen. 1998.

Band 48 Karin Dreher: Die Rechtswahl im internationalen Erbrecht. Unter besonderer Berücksichtigung des italienischen IPR-Reformgesetzes N. 218 vom 31. Mai 1995. 1999.

Band 49 Giuliano Gabrielli: Das Verhältnis zwischen der Anfechtung wegen Eigenschaftsirrtums und den Gewährleistungsansprüchen im deutschen, österreichischen und italienischen Recht. 1999.

Band 50 Bernd von Hoffmann / Myong-Chan Hwang (eds.): Developments in Land Law. Reports and Discussions of a German-Korean Symposium held in Berlin and Trier on July 21-24, 1997. 1999.

Band 51 Volker Heidbüchel: Das UNCITRAL-Übereinkommen über unabhängige Garantien und Standby Letters of Credit. Vergleiche mit den Richtlinien der Internationalen Handelskammer, dem deutschen, englischen und US-amerikanischen Recht. 1999.

Band 52 Jan Christoph Nordmeyer: Pflichtteilsansprüche und Wiedervereinigung. Eine systematische Analyse der Ausgleichsansprüche nach BGB-Pflichtteilsrecht unter besonderer Berücksichtigung der durch den Wiedervereinigungsprozeß eingetretenen Wertveränderungen. 1999.

Band 53 Bettina Linder: Vertragsabschluß beim grenzüberschreitenden Verbraucherleasing. 1999.

Band 54 Almontasser Fetih: Die zivilrechtliche Haftung bei Vertragsverhandlungen. Eine rechtsvergleichende Studie zum deutschen, französischen, ägyptischen und islamischen Recht. 2000.

Band 55 Sona Rajani: Die Geltung und Anwendung des Gemeinschaftsrechts im Vereinigten Königreich von Großbritannien und Nordirland. Der Grundsatz der Parlamentssouveränität im Wandel. 2000.

Band 56 Joachim Kayser: Gegenmaßnahmen im Außenwirtschaftsrecht und das System des europäischen Kollisionsrechts. Eine Analyse der EU-Abwehrverordnung gegen die Auswirkungen extraterritorialer Rechtserstreckung eines Drittlandes. 2001.

Band 57 Albrecht Conrad: Qualifikationsfragen des Trust im Europäischen Zivilprozeßrecht. 2001.

Band 58 Bernd Borgmann: Die Entsendung von Arbeitnehmern in der Europäischen Gemeinschaft. Wechselwirkungen zwischen Kollisionsrecht, Grundfreiheiten und Spezialgesetzen. 2001.

Band 59 Aleksandar Jakcis: Arbitration and Human Rights. 2001.

Band 60 Islamisches und arabisches Recht als Problem der Rechtsanwendung. Symposium zu Ehren von Professor Emeritus Dr. iur. Omaia Elwan. Veranstaltet vom Institut für ausländisches und internationales Privat- und Wirtschaftsrecht der Universität Heidelberg und der Gesellschaft für Arabisches und Islamisches Recht e.V. Herausgegeben von Herbert Kronke, Gert Reinhart und Nika Witteborg. 2001.

Band 61 Patrick Fiedler: Stabilisierungsklauseln und materielle Verweisung im internationalen Vertragsrecht. 2001.

Band 62 Werner Mangold: Die Abtretung im Europäischen Kollisionsrecht. Unter besonderer Berücksichtigung des spanischen Rechts. 2001.

Band 63 Eike Dirk Eschenfelder: Beweiserhebung im Ausland und ihre Verwertung im inländischen Zivilprozess. Zur Bedeutung des US-amerikanischen discovery-Verfahrens für das deutsche Erkenntnisverfahren. 2002.

Peter Lang · Europäischer Verlag der Wissenschaften

Aline Bruer-Schäfer

Der Internationale Strafgerichtshof

Die Internationale Strafgerichtsbarkeit im Spannungsfeld von Recht und Politik

Frankfurt/M., Berlin, Bern, Bruxelles, New York, Oxford, Wien, 2001. 388 S.
Schriften zum Staats- und Völkerrecht.
Herausgegeben von Dieter Blumenwitz. Bd. 90
ISBN 3-631-37940-4 · br. € 50.10*

Am 17. Juli 1998 wurde in Rom ein Statut beschlossen, das die Tür zur Errichtung eines Internationalen Strafgerichtshofs (IStGH) öffnet. Der IStGH will die Straflosigkeit schwerster Verletzungen der Menschenrechte verhindern und die Bestrafung der Täter auch bei hoheitlichem Tätigwerden sicherstellen. Vor diesem Hintergrund zeigt die Arbeit das zwischen (Völkerstraf-) Recht und Politik bestehende Spannungsverhältnis auf. Zur Einführung in die Thematik wird das Problemfeld Völkerrecht und Strafe erörtert und dadurch die Grundlage für die weitere Betrachtung geschaffen. Im Mittelpunkt der Arbeit steht die zu bejahende Frage, ob auf der Grundlage des Statuts von Rom ein unabhängig, unparteiisch und effektiv arbeitender IStGH errichtet werden kann.

Aus dem Inhalt: Das Spannungsfeld zwischen (Völkerstraf-) Recht und Politik · Die Problematik Völkerrecht und Strafe · Das Statut von Rom vom 17. Juli 1998 und die internationale Strafgerichtsbarkeit · Der IStGH auf der Grundlage des Statuts von Rom als wirksamer Beitrag zur Friedenssicherung und -erhaltung und als unabhängiger sowie effektiver Garant für Gerechtigkeit

Frankfurt/M · Berlin · Bern · Bruxelles · New York · Oxford · Wien
Auslieferung: Verlag Peter Lang AG
Jupiterstr. 15, CH-3000 Bern 15
Telefax (004131) 9402131

*inklusive der in Deutschland gültigen Mehrwertsteuer
Preisänderungen vorbehalten

Homepage http://www.peterlang.de

FSC
www.fsc.org
MIX
Papier | Fördert
gute Waldnutzung
FSC® C083411

Kolibri 360 GmbH
Ferdinand-Jühlke-Straße 7
99095 Erfurt, Deutschland
produktsicherheit@kolibri360.de

Druck:
CPI Druckdienstleistungen GmbH
im Auftrag der
Kolibri 360 GmbH
Ferdinand-Jühlke-Str. 7
99095 Erfurt